求真之路

百名全国中医药博士优秀论文获奖者自述集萃

王永炎——主编

全国百佳图书出版单位
中国中医药出版社
·北京·

图书在版编目（CIP）数据

求真之路：百名全国中医药博士优秀论文获奖者自述集萃 / 王永炎主编. -- 北京：中国中医药出版社，2025. 5（2025.7重印）
ISBN 978-7-5132-9264-1

Ⅰ. R2-53

中国国家版本馆 CIP 数据核字第 2025WY9410 号

中国中医药出版社出版
北京经济技术开发区科创十三街 31 号院二区 8 号楼
邮政编码　100176
传真　010-64405721
唐山市润丰印务有限公司印刷
各地新华书店经销

开本 787 × 1092　1/16　印张 28.75　字数 546 千字
2025 年 5 月第 1 版　2025 年 7 月第 2 次印刷
书号　ISBN 978 – 7 – 5132 – 9264 – 1

定价　149.00 元
网址　www.cptcm.com

服务热线　010-64405510
购书热线　010-89535836
维权打假　010-64405753

微信服务号　zgzyycbs
微商城网址　https://kdt.im/LIdUGr
官方微博　http://e.weibo.com/cptcm
天猫旗舰店网址　https://zgzyycbs.tmall.com

如有印装质量问题请与本社出版部联系（010-64405510）

《求真之路——百名全国中医药博士优秀论文获奖者自述集萃》

编委会

写在前面的话

中医药学向称国医国药，学科的基础理论体现了国学的精髓，孕育深邃的哲理，是当今世界唯一全面系统传承的医药学。中华哲学思维是中华文明的瑰宝，中医临床医学独具原创优势，以司苍生性命为共识、疗效为命脉。它始终与时俱进，无论民族兴衰，中医师们永远在防控瘟疫、疗伤治病、维护生命的前沿，保障着国家民族的繁荣发展，积极促进学科事业产业体制的日臻完善，大力推动中医、西医双相挺立、深化、融合、进步。

21 世纪文明互鉴是历史的必然，科技历史范畴带来创新涌动的时代。中医药发展研究工作的每一滴汗水都凝聚着对真理的不懈追求与探索，年轻一代的成长，意味着中医药事业的发展后继有人。近年来，“全国中医药博士生优秀论文评选活动”作为一项支持青年中医药学子的公益项目，在培养中医药接班人才的道路上发挥了积极的作用。我非常珍视与历届的获奖者共同回顾这一有社会意义、有历史沉淀、有庄严使命感的历程，这不仅是对既往成就的肯定，更是对未来中医药事业蓬勃发展的期许与展望。《求真之路——百名全国中医药博士优秀论文获奖者自述集萃》的编纂，旨在通过展现一批批中医药博士的卓越成就与成长轨迹，为后来者点亮一盏明灯，照亮他们在中医药领域的求真探索之路。

由《中华中医药杂志》社与北京岐黄中医药文化发展基金会共同主办的“全国中医药博士生优秀论文评选活动”设立以来，已历十五载春秋。这 15 年，是中国传统医学与现代科学技术走向深度融合、交相辉映的 15 年，也是中医药博士人才辈出、科研成果频现的良好时期。每一篇获奖论文，都是中医智慧的结晶，是对传统理论的现代创新诠释，也是对当今医学难题的挑战。它们不仅夯实了学生们的中医理论基础，更推动了他们科学研究的现代化进程，为中医药的传承与发展贡献着自己的聪明才智。我很高兴看到，越来越多的高校参与其中，不仅包括中医药高校，也包括了很多具有中医药博士点的综合性大学，它成功地搭建了一个属于在校博士生的大范围、深层次的交流互鉴互动平台，启迪了在校博士生开展学术创新的积极性和人才的成长，成为中医药高层次教育领域的一项盛事。

回首这十五载的历程，我们见证了中医后继人才的不断成长，也看到了国家对中医药事业发展的高度重视与支持。全国中医药博士生优秀论文评选活动的设立，不仅是对高水平研究成果的认可，更是对中医药科研人才成长的激励与鞭策。它指引着广大中医青年学者勇攀高峰，为中医药事业的传承与发展贡献青春力量。

1956年，国务院决定建立4所中医高等学校，我是北京中医学院（现北京中医药大学）的首届学生。1992年，北京中医药大学王玉川教授，时任国务院学位委员会中医学与中药学学科评议组召集人，策划授权博士学位建设、培养计划、导师责任制与学位论文审议答辩等白皮书的编写，曾授命我担当责任人。我在任12年学科评议组召集人，出于完生秉承的责任担当，我先后对北京大学医学部、清华大学、中国协和医科大学（现北京协和医学院）等进行了系统调研，对于国内已授权的11所中医学院研究生导师的培养工作进行调研，充分尊重师长们的建设性意见，形成文件，获批后执行。

回顾自己的学医之路，有喜悦兴奋，也有苦涩和惆怅。从初入杏林的懵懂无知，到在浩瀚的中医典籍中寻找智慧的火花；从实验室里的无数次尝试与失败，到最终科研成果的破茧成蝶，每一步都凝聚着对中医药事业的热爱与执着。我深知，中医之路从无坦途，唯有不断学习、勇于创新、大胆质疑、坚持不懈，方能在探索的道路上越走越远。

在人生历程中，我深刻体会到，我们中华文明与世界文明是多样化的，我们要吸收新的因素，兼容他国文化精髓和科技成就。中医药科研既要扎根于深厚的传统中华文明土壤，又要积极吸收现代科技的营养，重始源，恪守中华文明本底特色，只有将大成智慧与现代科技相结合，才能推动中医药事业的创新发展。

一直以来，我对下一代的成长有着“任我”的责任，担任这本书的主编，自觉任务艰巨，但也是增长见识的好机会。适值本书付梓，我想对广大中医年轻学者说几句话：你们是中医药事业的未来与希望，应成为事业创新的主宰，面对新时代的挑战与机遇，希望你们能够继承和发扬中医的优良传统，勇于求真、敢于创新、勤于实践。在科研的道路上，不仅要追求学术的卓越与突破，更要注重医德修养与人文关怀。用你们的智慧与汗水，为中医药事业的传承与发展贡献力量。

优秀的中华传统文明是一种存在，是一种运动，它不仅仅是过去的科技文明的伟大创造，更多的是串接过去、现在、未来的历史进程，“不忘本来，学用外来，面向未来，以我为主展现出强劲的生命力”。我已垂暮之年，在生命的最后阶段坚守仁者寿、死而不亡者寿，老骥伏枥，为年轻一辈营造宽松、和谐、创新的学术环境，弘扬传承中医药学。传承精华、守正创新，只要生命的烛光还能照亮脚下的路，就要向前行。

最后，我要衷心感谢为本书编纂和持续为中医药科研事业提供公益支持的北京岐黄中医药文化发展基金会及配套支持单位《中华中医药杂志》社。“全国中医药博士生优秀论文评选活动”这一公益项目的成功推行，使得更多优秀的中医药科研成果得以展示与传播，激励着更多的中医药青年学者投身于科研事业之中，滋润着中医药科研的沃土，让中医药学在世界的健康生命共同体舞台上再创佳绩。愿《求真之路——百名全国中医药博士优秀论文获奖者自述集萃》一书能够成为指引中医青年学者的一盏明灯，引领他们在中医药的广阔天地里砥砺前行、勇攀高峰！愿我们的中医药事业如同璀璨星辰，照亮人类健康之路，传承精华，守正创新，为全球健康事业贡献中国力量。

国务院学位委员会第三、第四、第五届中医中药学科评议组召集人

原卫生部学位委员会第一、第二届委员

中央文史研究馆馆员

中国工程院院士

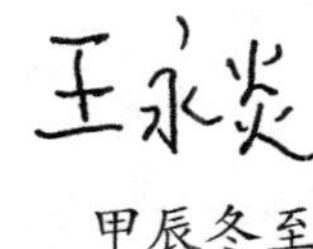

甲辰冬至

目　录

第一届

第二届

第六届

第七届

第八届

第九届

第十届

第十一届

第十二届

第十五届

第一届

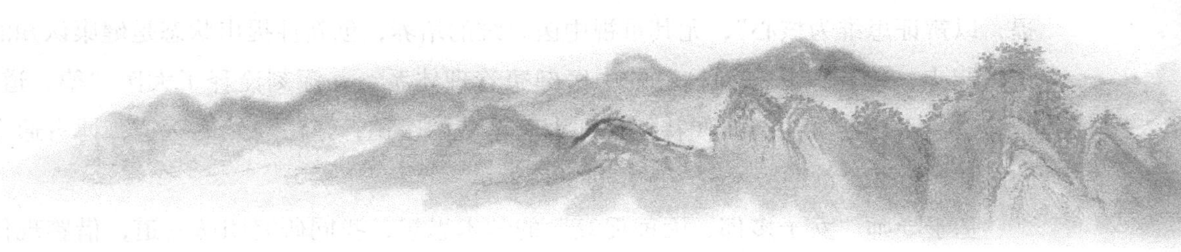

求真务实　传承岐黄

梁文娜（福建中医药大学　教授）

在全国中医药博士生学术论坛15周年之际，收到北京岐黄中医药文化发展基金会的邀请，撰写“求真之路”论文，我感到无比荣幸。作为首届全国中医药博士生优秀论文获奖者，有幸参加了“首届中医药博士生学术年会”，并且作了学术汇报，那时我还是一名博士研究生。在那次盛会上，来自全国各中医药院校的优秀博士研究生畅所欲言，分享自己的研究成果，至今记忆犹新。

正是从那时起，我更加坚定了中医药的文化自信与专业自信。博士毕业后，我有幸成为福建中医药大学的一名教师，从事中医诊断学的教学、科研和临床工作。全国中医药博士生学术论坛发展的15年，也是中医药“传承精华、守正创新”的15年。

一、跟名师，求真之路

跟名师，读经典，践行“求真之路”。“求真”，即中医经典的求真文、明真义，传承精华、守正创新；中医医理的求原意、求真意，勤求古训、博采众方。中医经典蕴含了中医名家筚路蓝缕的创新之路、岐黄有术的薪火相传之路，读中医经典如乘一叶扁舟，在时光之河里逆流而上，看中医在历史天空中云卷云舒，望中医在文化山川间蜿蜒向前。所有这些，赋予了读中医经典的渴望与温度。

跟名师，将传统教育的精粹融入现代教育体系之中，让岐黄之术薪火相传。我的导师李灿东教授是享受国务院政府特殊津贴专家、国家有突出贡献中青年专家、岐黄学者、国家百千万人才工程专家，提出“以中医理论为基石，以四诊规范为前提，以辨证思维为核心”，尤其重视中医思维的培养，创新性提出状态是健康认知的逻辑起点，构建以状态为核心的中医健康管理体系，并深刻诠释了大医“德、道、学、法、术、器”的新时代特征，即大医精诚的医德，道法自然的医道，博古通今的医学，辨证论治的医术，与时俱进的医器。

基于导师“女子多郁、因郁促衰”的学术思想，我同研究团队一道，借鉴现代科学的新技术、新方法、新理论，进一步深入诠释“女子多郁、因郁促衰”的科学内涵。采用数据挖掘的方法，明确了肝郁证是围绝经期抑郁的常见证型，以天癸渐竭、肾虚髓亏为关键诱因，以肝失疏泄、脑神失养为病理基础；采用证素辨证的方法，揭示了围绝经期肝郁证的易患因素与证候演变，丰富了女子多郁的病因病机；借助生物信息学、中药网络药理学等技术，初步阐明了围绝经期肝郁证的病理特点与药效靶点，完善了从郁论治的科学内涵；借助 fMRI 活体成像、活体荧光示踪等技术，初步探索了围绝经期肝郁证的神经环路与活体评价方法，为拓展中医的研究方法提供了新的范式。

二、明志向，守正创新

张仲景在《伤寒杂病论》序中讲，“上以疗君亲之疾，下以救贫贱之厄，中以保身长全”，即要忠孝、仁爱、自利、利他。学医之路漫长且艰辛，需要坚定的信念和不懈的努力。吴鞠通在《温病条辨》自序中强调，“学医不精，不若不学医也”。学医必须精益求精，正如唐代孙思邈《备急千金要方》中“大医精诚”所言，唯有医术精湛、医德高尚者方能称为“大医”。

中医药的发展史，就是一部创新史。从《黄帝内经》奠定中医理论体系，到明清时期温病学的产生，再到现代青蒿素的诞生，创新始终是推动中医药发展的根本动力。随着人类疾病谱的变化，中医药需要源源不断地注入创新的“源头活水”，力争新的突破。作为中医药学子，必须把“守正”与“创新”有机结合起来。

信息时代、数字时代、人工智能时代，正在引领着医学领域发生翻天覆地的变化，要学会“师夷长技以自强”；中医的创新，路漫漫其修远兮，要做到“路遥而不坠其志，行远而不忘初心”。

三、建团队，科教融合

我所在教学团队是全国高校黄大年式教师团队、教育部课程思政教学团队、教育部中医诊断学虚拟教研室牵头单位。我们以强大的团队为基础，以完备的实验室为支撑，汇集多学科交叉人才，注重解决中医诊断学的薄弱问题、克服中医诊断学的脆弱环节、把握中医诊断学的虚弱节点，旨在解决制约中医诊断学数字化、智能化的瓶颈和短板。

借助多模态的教学方法，以“患者问题－临床问题－教学问题－科研问题”为主线，构建“教学－模拟－实践－科研”四位一体的教学模式；整合教学资源，建立 PBL 教学中心，形成中医诊断临床模拟训练的教学体系。以突出能力为导向，建立“评教－评学－评管”考评方式。以提高中医临床辨证思维的能力为主导，以强化解决临床的实际问题为目的，采用循序渐进、多元评价的质控体系，从而保证中医诊断学的教学水平与质量。以深化专业内涵，建设高水平实践教学基地与教学团队，助力中医诊断学的优势特色学科建设。

教学团队重视科研反哺教学，加强科教融合、校地融合、产教融合，拓宽协同创新机制。以教育科学研究为抓手，促进科教互动融合育人常态化。在教学过程中，注重将国际前沿学术发展、最新研究成果和实践经验融入中医诊断学，促进科研成果转化为教学资源，推动科研优势最大限度地转化为教学优势，聚焦探索中医诊断学的教学规律、破解中医诊断学的教学难题、引领中医诊断学的改革创新。

以科研项目为载体，驱动科研成果转化为优质教学资源。助力打造教育教学改革新成果，搭建师生教科研创新实践平台，建立双向互动的机制，鼓励本科生参与教师科研课题，推动本科生创新项目与教师科研项目挂钩，吸收优秀学生参与科学研究，注重培养学生的探究能力与创造性思维，激发创新的内驱力，指导学生参与各类比赛。

在科研反哺教学过程中，牢固树立“一个中心、两个坚持、四个强化”的教学理念，即以科教融合为中心；坚持育人为本、需求导向，坚持传承创新、改革驱动；强化课程整合，强化课程思政，强化教学队伍，强化服务社会。教师在科教融合中成长，学生在科教融合中受益，学科在科教融合中提升内涵。

四、学国学，培铸医魂

天行健，君子以自强不息；地势坤，君子以厚德载物。中医与国学有着密切的联系，学习国学可以帮助我们提升文化素养，更好地理解中医理论和文化背景。中医理论蕴含着丰富的哲学思想，如阴阳五行、天人合一等。学习国学有助于我们更好地掌握中医理论，有助于培铸大医精诚、止于至善的医学精神。

坚持学习——蓄势待发。追风赶月莫停留，平芜尽处是春山。学历只能代表过去，学习力才能代表未来，作为中医药学子，要"静以修身，俭以养德""淡泊明志，宁静致远"，这样才能更好地弘扬岐黄之术。书如药也，善读之可以治愚。书读多了，能读出智慧，参悟人生，明辨舍得。正如苏轼经历风雨之后所说，"竹杖芒鞋轻胜马，谁怕？一蓑烟雨任平生……回首向来萧瑟处，归去，也无风雨也无晴"。强大的人之所以强大，并不是因为征服了什么，而是承受了什么。好好爱自己，坚持做自己，慢慢沉淀自己，这就是培风，培育积累能量，就像《逍遥游》里的大鹏鸟，在等风来，蓄势待发。

不断成长——顺势而为。山以险峻，成其巍峨；海以奔涌，成其壮阔。在成长道路上，要像一棵树一样，一半在尘土里安详，努力向下扎根；一半在风中飞扬，努力向上生长；一半洒落阴凉，静心凝虑铸医魂；一半沐浴阳光，不畏浮云遮望眼。作为中医药学子，要在专业上成长、在认知上成长、在团队中成长，把眼光放远，把格局变大，把心胸拓宽。通过不断的成长，风雨兼程，披荆斩棘，一定会"大鹏一日同风起，扶摇直上九万里"，顺势而为。

综上所述，作为中医药学子，不仅是中医经典传承的塑造者，也是中医经典创新的践行者。我们要紧密围绕健康战略需求，聚焦新质生产力要求，结合中医药人才成长规律和教育发展规律，注重培养学生的实践能力和创新精神，为中医药事业的发展贡献力量。

【特别鸣谢指导老师 李灿东】

求真问道之路

——精研医术，求实创新

戚　莉（上海中医药大学　副研究员）

在浩瀚的医学长河中，中医药犹如一颗璀璨的明珠，以其独特的理论体系、丰富的诊疗手段和显著的治疗效果，滋养着华夏儿女。作为一名深耕于中医药领域的工作者，我以此为荣，我的求学与探索之旅，便是一场对中医药“求真”精神的不懈追求。在求真问道之路上，我有幸遇到了一位杰出的榜样——上海中医药大学吴焕淦教授，这是我中医学习的重要转折点。吴老师一直鼓励我中医临床、科研并重，要学会由理论到实践，再由实践到理论。2010 年，在吴老师的鼓励下，我参加了由中国科学技术协会、中华中医药学会、《中华中医药杂志》社主办的首届中医药博士及博士后优秀论文评选活动，撰写的论文《艾灸治疗肠易激综合征临床及相关基础研究》获得了优胜奖，该论文也获得了第一届《中华中医药杂志》百篇高影响学术论文的荣誉。这次获奖是我继续求真问道之路的重要动力，一直激励着我继续前行，不断探索。

一、缘起

我与中医的缘分始于小时候的亲身经历。当时我读小学，每年冬天扁桃体都要发炎，每次发炎都要静脉注射青霉素。后来，一位亲戚向我推荐了中医，听说中医可以从整体的角度来看待疾病，注重全身调理，我们决定尝试一次。我来到了家附近的中医院，开始接受中医治疗。与西医治疗不同，中医师对我进行了详细的问诊，观察了我的舌苔、脉搏等，随手用细针扎了几个穴位，病情当时就缓解了很多，然后我又喝了中药，之后的冬天再没有出现过类似的症状。这让我对针灸产生了浓厚的兴趣，想深入了解针灸，希望能够学会针灸，帮助更多的人。于是我高考毫不犹豫地选择了针灸专业，接触到中医的丰富知识体系和深厚的历史文化，自此，我开始追求真正的道、真正的医。

二、求真问道

初涉中医之时，我对中医学的深奥和广博感到无比敬畏，也面临着迷茫和困惑。中医学是一门庞大而复杂的学科，需要长时间的学习实践以掌握大量的知识和技能。此外，中医学的理论基础深奥，阴阳五行、脏腑经络、病因病机等概念相互交织、相互依存，需要不断地思考和领悟，自己常感到像在迷宫中徘徊，难以找到正确的方向。西医的影响也使中医受到了一定程度的质疑和排斥，给我的学习带来一些困惑。为了克服这些困难，我坚持不懈地学习，通过阅读经典著作、参加专业讲座来扩展我的知识面。同时，我还注重实践，通过观察和总结经验，不断提高自己的临床技能。通过初步学习，我认识到中医的独特之处，中医注重整体观察和辨证施治，强调人与自然的关系和身心的平衡，它关注疾病的症状，也注重对病因病机的分析，这种综合性的分析方式使我对中医产生了更深的热爱和更强的信心。我也意识到在西医学快速发展的背景下，中医既面临挑战，也迎来机遇，实现与西医学的有机结合，才能更好地促进中医的传承与发展。

三、遇恩师

在求真问道的重要阶段，我有幸成为吴焕淦教授的研究生，硕博连读，这是我学习中医的重要转折点，为我打开了一扇全新的门。吴老师是上海市针灸经络研究所所长，“973 计划”项目首席科学家，全国老中医药专家学术经验继承工作指导老师，上海市名中医，上海市领军人才，先后获得“上海市五一劳动奖章”“上海工匠”“上海市文史研究馆馆员”等奖项及荣誉称号。

吴老师一直强调，中医针灸是中华民族的瑰宝，是一种博大精深的实用医学。在业内普遍重针轻灸的情况下，吴老师继承和发展元代罗天益“灸补脾胃”、陆氏针灸”“重胃气、肾气”的学术思想，积极开展艾灸的临床科研工作，在上海本土灸疗基础上，汲取浙江高氏灸法的精华，兼容并蓄，独树一帜。2013 年，吴老师作为牵头人完成了首个国家“973 计划”灸法项目，带领团队从灸法理论到临床进行了深入的研究，取得了临床原创性成果，获得了国家科技进步奖二等奖。作为“海派灸法”的代表人物，吴老师在传承的基础上创立了“脏腑灸”“太乙灸”等独到的灸疗技术。在吴老师的带动下，“海派灸法”立足临床需求，挖掘出灸法防治肿瘤、延缓衰老的临床价值。2024 年，“海派灸法”被列入第七批上海市非物质文化遗产代表性项目名录。吴老师几十年如一日，从未放松对自己的要求，每晚都会留在办公室学习、研究针灸理论，那盏每晚要亮到 11 点的灯也激励着我们不断前行。吴老师一直鼓励我们积极申请各类课题，在课题设计、标书撰写等方面给予无私帮助。他常对我们说："申请课题不要害怕失败，谁也不是一次就成功的。要抓住每一次申请机会，愈挫愈勇，才能积累经验和基础。"就是在这样不断地鼓励下，我们团队拿到了一个又一个课题。我在博士毕业的时候被评为上海市优秀毕业生，进入上海中医药大学进行师资博士后的研究工作，很快获得了国家自然科学基金青年基金项目的资助。在吴老师的指导下，我逐渐成长为一名科研工作者，每次在工作中遇到困难时，他总是耐心地解答我的问题，帮助我更好地理解和应用中医理论，并向我介绍了国内顶尖的中医学者，让我有机会跟他们交流学习。这些学者们或潜心研究古籍文献，或致力于中医药的现代化转型，或积极参与国际交流与合作……他们的努力和成就，为我树立了学习的榜样，也让我更加坚定了走中医药求真问道之路的决心。

吴老师不仅在科研上给予我指导，还不厌其烦地讲解中医经典著作，鼓励我们多进行临床实践。他还教会了我如何运用这些知识来帮助患者。他强调科研与临床相结合，要把实验室的成果应用于临床。随着时间的推移，我逐渐掌握了中医针灸的临床技能，并且在吴老师的帮助下，开始独立处理一些病例。吴老师总是鼓励我勇敢尝试，同时提醒我要保持谦虚和持续学习。他说："中医学无止境，我们要不断追求真理，为中医的传承和发展贡献自己的力量。"吴老师的指导和榜样作用使我对中医充满了信心和热情，他的医德医风也深深地影响着我。曾有一位五十多岁的女性患者慕名前来，左侧面瘫已半年之久，非常焦虑，进门便哭诉自己坎坷的求医之路，吴焕淦老师检查后，采用针刺结合艾灸的方法治疗，经过两个多月的精心治疗，患者眼睛及面部肌肉群基本恢复正常。这样的事，在吴老师的从医生涯中数不胜数。他始终以针灸专业技能服务患者，用求实创新的精神不断突破慢性病及疑难杂症的疗效瓶颈。我在吴老师身上看到了求真、求是、求实的作风。

四、传承创新

作为一名上海中医药大学的硕士研究生导师，我也开始承担起了传承中医的责任，吴老师"拼却老红一万点，换得新绿百千重"的育才之心也深深影响着我。从研究生上课科目的选择、课题的设计、中期考核、论文答辩，到具体实验的操作、数据的整理、论文的撰写，事无巨细，我都仔细耐心地指导学生们。吴老师经常强调，"中医流派传承工作要以临床传承为重点，以课题为抓手，以传人为载体，与研究生教育相结合"，"高明热情的老师是'耕耘者'，聪明好学的学生是'种子'，好的制度保障是'土壤'，这是流派传承的 3 个要素"。在课上他讲到："中医是中华民族的瑰宝，我们要坚守传统，同时不断创新，让中医在现代社会发光发热。"吴老师将传承和发扬中医药文化作为自己一直以来的使命和责任，我努力将吴老师所教的知识和精神传递给学生，在传承吴老师精神和知识的基础上，也开始在灸药结合方向上进行探索。探索之路上虽然取得一定的成绩，但也充满了坎坷和曲折，每次遇到困难，吴老师的点拨就如同黑暗里的明灯，让我继续坚定不移地走在求真问道的路上。

展望未来，我对中医药的求真之路充满了无限的憧憬和期待。我深知，中医药的发展仍然面临着诸多挑战和困难。但我相信，只要我们保持对中医药事业的热爱和执着追求，不断学习、传承和创新，就一定能够克服这些困难，发展中医药新质生产力，推动中医药事业高质量发展。

【特别鸣谢指导老师 吴焕淦】

我的求真之路

李　敏（中国人民解放军总医院　副教授　副主任医师）

小时候崇拜身着迷彩、袖上印有红“十”字的军医，长大后，梦想的“种子”破土成苗，我考上了第一军医大学，并先后在第四军医大学和解放军总医院锤炼深造。

在解放军总医院攻读博士期间，我有幸成为杨明会教授的中西医结合临床博士研究生。跟随导师学习3年，传承中医药治疗帕金森病经验，得蒙导师谆谆教导，俯拾仰取，获益良多。导师杨明会教授，主任医师、教授、博士研究生导师、专业技术三级，兼任中华中医药学会副会长、世界中医药学会联合会脑病专业委员会副主任委员等学术职务，是我国中医、中西医结合领域的著名专家。对于还是研究生的我来说，帕金森病是一个陌生的病种，印象中只有老年、震颤、难治等仅仅几个关键词，甚至对于研究这个疑难、难治性疾病，心里还存有很多困惑。帕金森病病因是什么？帕金森病可以根治吗？中医在治疗帕金森病方面有什么优势？导师让我找来人民卫生出版社出版的、陈生弟教授主编的《帕金森病》一书进行研读。在学习的过程中，我曾遇到过无数的困难。与帕金森病相关的复杂精细的解剖结构，无数琐碎却重要的疾病症状，以及那看似无尽的医学术语，一切都让我感到困惑和畏惧。然而，正是这些困难，使我学会了深入思考，学会了耐心解决问题。我明白了，学习医学不仅仅是记忆知识，更是锤炼理解、分析和解决问题的能力。经过对相关书籍进行细致学习，我对帕金森病的发病机制、影响因素、临床诊断、治疗和预后等等有了一定了解，认识到帕金森病是一种中老年人常见的以静止性震颤、运动迟缓、肌张力增高和姿势异常为主要临床特征的神经退行性疾病。帕金森病机制复杂，可能与年龄、遗传、环境、氧化应激、神经毒性等多因素有关，缺乏确切有效的治疗方法。再结合随老师跟诊和临床科研接触到的帕金森病患者，我对帕金森病慢慢地了解和熟悉了。我认识到帕金森病不是由单一因素引起的，多巴胺能神经元变性、合成、释放和代谢过程中多个环节的功能失衡均参与其中，涉及神经、内分泌、免疫调节等多个方面。同时我也对研究帕金森病产生了兴趣、树立了信心。

导师临证经验丰富，尊崇经典而不囿于典籍，提倡继承创新，中西合璧，强调将中医证候辨证方法与现代医学病理形态变化结合起来，将宏观辨证的整体化和微观辨证的具体定位化相结合。在治疗帕金森病方面，导师突破了中医学关于帕金森病“诸风掉眩，皆属于肝”的传统理论，从发病年龄、临床症状、病位、病程、病理等方面深刻阐释了帕金森病“肾虚血瘀”的基本病机，确立了补肾活血法为其基本治法，从组织、细胞、分子、基因水平等层面明确了中药治疗帕金森病多靶点、多途径、多环节作用机制，阐明了中药治疗帕金森病的神经保护作用，并研发了专治帕金森病的中药——补肾活血颗粒，拓展了中医药治疗帕金森病的思路和策略。

理论要与临床结合，学与用要结合。学习中医经典，虽然可以习得前人的医学知识和实践经验，但却不能代替自己的认识和实践，许多经验和方法都是从临床中得来的。在攻读博士期间，我参与了“十一五”国家科技支撑计划重大项目：脑退行性疾病的中医药干预治疗（2006BAI04A11）研究。以“补肾活血”为治法，采用多中心、随机、双盲对照的临床研究方法，通过研究，优化中西医结合治疗方案以提高临床疗效，减轻并发症，改善患者的生活质量。通过3年的阶段性研究，我撰写的论文《补肾活血法对帕金森病患者中医证候的影响》获得了首届中华中医药学会优秀博士论文奖，并入选了第八届博士生学术年会论文摘要集。作为主要完成人，我还获得了解放军科技进步奖二等奖及中华中医药学会科技进步奖一等奖等。

应届博士毕业后，我顺利于解放军总医院留院工作，并继续进行中西医结合治疗帕金森病的临床与基础研究。当走向临床实践岗位，接触到了越来越多的帕金森病患者，我才真正领略到了医学的魅力。每一个病例都充满了复杂性和多变性，需要不断地学习、分析和调整治疗方案。尽管有时会面临失败和挫折，但正是这些困难，让我更加坚定了对中医学的热爱。

经过我们团队的研究，结果证实，早期应用中药治疗帕金森病可提高帕金森病患者脑内多巴胺含量，且具有神经保护作用；同时可不同程度改善患者的运动症状，降低肌张力，尤其对帕金森病患者的非运动症状，如便秘、嗅觉减退、失眠多梦、头晕、自汗盗汗、流涎、口干等，有显著的改善效果，可明显提高患者的生活质量。工作后的10余年中，我从未停止在帕金森病中医药研究的道路上求索，尤其是在进一步阐明中药治疗帕金森病的作用机制和途径方面。近年来，越来越多的研究表明，肠－脑轴在帕金森病发生发展中起着重要作用，肠道菌群失调与帕金森病的病程进展密切相关。而帕金森病临床起病隐匿，发病机制不清。便秘是帕金森病常见的临床前驱症状，与病情发生发展密切相关。“肾司二便”，肾精不足导致肾阴、肾阳不能濡养或温煦肠道，可导致便秘。肾主藏精，精生髓，髓生脑，肾脑相关。肾虚在前，帕金森病发生在后，这与便秘是帕金森病的临床前驱症状相吻合。帕金森病便秘与中医肾虚有密切关系。肠道菌群失调是便秘的发病机制之一，且可导致 α－突触核蛋白在肠神经系统中沉积，并通过迷走神经传导进入脑黑质积聚，进而促进帕金森病的发生发展。肠道菌群－肠道－脑轴理论与肾脑相关理论有高度契合性。补肾活血中药能改善帕金森病患者便秘等胃肠功能障碍症状，提高患者的生活质量。有鉴于此，我提出了新的想法：补肾活血中药治疗帕金森病可能与通过调节肠道菌群、改善肠道炎症、修复肠道屏障功能及多巴胺能神经元炎症反应有关，并由此获得了国家自然科学基金面上项目的资助（“基于肠－脑轴对 a-Syn 的调控研究补肾活血方治疗帕金森病的作用机制” 82274613）。

从事军医工作的 20 余年里，前辈们敬业、勤奋、谦虚、无私等精神风采深深影响着我。大医精诚，精于高超医术，诚于高尚品德，二者缺一不可。多年的临床经验告诉我，要想坚定不移地走好中西医结合之路，必须既要重视中医“审证求因”“辨人识体”的整体辨证论治观念，又要结合西医的微观辨证，充分利用好现代科技手段研究和发展中医，才能提高临床疗效。

作为一名中医临床医生，课本知识可能只是一个医学入门的基础，医生都是在不断学习、不断积累、不断完善中成长的。我们既要学习同行老师们的精湛医术和高尚医德，汲取中医思维；也要将患者及其家属看作医学路上的考官，获得临证经验。多年的临床磨炼告诉我，要学会多角度考虑患者的病情，开方遣药中尽量减少患者家庭的经济负担；有些专科用药多啰嗦多交待几句，也不要嫌麻烦，要让患者听明白、记得住、放得心。我觉得这些细节之处既能体现一名医生的专业素养和岗位职责，更是一个医患彼此信任的过程。

2018 年秋，从解放军总医院海南三亚分院代职回来，我在病房工作，不出门诊。一位海南省琼海市的患者辗转找到我。患者常年患有哮喘，宿疾缠身，十分影响生活质量。之前我给她的治疗很有效，基本不用服药。后来她间断在当地继续治疗，一直没有好转。由于没有我的联系方式和出诊信息，患者就给我写信，想尽办法只想找到我继续诊疗。我感动，因为患者的认可；我坚定，因为患者的信任。我愿意给每位患者带来最大获益，至精至诚，遇见更加优秀的自己。

回顾我的从医之路，可谓是感慨万分。学医之路，我从无知走向有知，从疑惑走向明理。我期待着未来，期待着能够将我所学习的知识应用到实践中，为人类的健康事业贡献出我的一份力量。

要想让中医事业蓬勃发展，中医人必须敞开自己的胸怀，吸收现代医学知识，勇于实践，不断探索，取长补短，创新中医理论，才能适应社会需要，成为优秀的医生。岐黄之路漫漫，吾将上下求索。历经新冠此疫，中医未来可期，我会更加坚定从医的信心，在学医之路上勇往直前。

【特别鸣谢指导老师 杨明会】

银针济世保健康，科普传播惠万家

刘乃刚（中日友好医院　副主任医师）

我是一名中医针灸医生，从最初选择针灸专业，到现在成为一名专业的针灸医生，已经走过了24年的历程。回想自己20余年的学习工作之路，我想可以用18个字来总结：因机缘而相遇，因敬畏而热爱，因坚持而受益！

读大学，勤求博采筑基础

我来自山东农村。小时候的农村清净安宁，春天有百花野菜，夏天可以听蛙叫蝉鸣，秋天有果香谷盈，冬天则可以看雪落炉红。生活虽清苦，但也不愁温饱。一旦生病，缺医少药的状况往往使人感到绝望。记得小时候生麻疹，体温高得让人浑身乏力且意识模糊，但却无计可施，只能靠土办法在被窝里捂出一身又一身的大汗，症状却没有丝毫缓解。连续数天的煎熬，让人感觉度日如年，最后千方百计打听，以芦根和葱根煮水喝下后才慢慢恢复。还有一次突然头痛欲裂，数天不能缓解，邻村一位医生用银针为我治疗后竟瞬忽痊愈。种种这些，使我对中医、针灸有莫名的亲切感和敬畏感。高考填报志愿时，我果断地选择了山东中医药大学。如愿进入大学后，我格外珍惜这来之不易的机会，博学多识的老师、勤奋上进的同学和学校浩如烟海的书籍，也为我打开了中医之门，使我对中医针灸渐渐有了深入的了解和掌握。古今医籍中对医理环环相扣、细致缜密的讲解，独辟蹊径、效如桴鼓的治病经验，都令我对中医学有敬畏之心和传承之愿，梦想有一天也能如先贤一样救民于疾苦。慢慢地，我对中医学有了由衷的热爱，也有了不断学习提高的基础和动力。五年的本科学习，在学校深厚的中医积淀加持下，我阅读了大量中医古籍，对中医的基础理论和临床思维有了初步的掌握，为我今后的学习和临床工作奠定了坚实的基础。

拜名师，传承发展术精进

本科毕业以后，我考入了北京中医药大学，拜入郭长青教授门下学习，跟随郭老师完成了六年的硕士、博士研究生生涯。郭老师专注于教学、临床、科研，从不偏废，除了日常教学，数十年间坚持临床和科研工作。

郭老师在临床中博采众家之长，综合运用针灸、针刀、中药、推拿等多种方法，对很多疾病的治疗效果显著，常见患者惊叹效果的神奇。我在近五年的临床跟诊中也学到了很多实用的临床技术，临床水平获得了锻炼，得到显著的提升。其间，郭老师推荐我跟诊了北京军区总医院东院的王全贵主任、北京针刀总医院王燮荣教授等专家，使我对骨科疾病的诊断和针刀治疗获得了较全面的提高。在此期间，不仅我的专业知识、专业技能得到了突飞猛进的发展，郭老师的很多优秀品格也对我产生了深远影响，使我能在针灸的传承、创新过程中有源源不断的动力。郭老师在生活中积极向上，严于律己，对待生活总是呈现积极向上的态度，看待生活中的各种事情也是乐观豁达，从不会斤斤计较；在思想上，不故步自封，敢于挑战。对于很多复杂的工作，郭老师能脚踏实地地开展工作，先从简单的、基础的开始，在工作中不断探索，并善于思考，找准突破口，逐步深入，使工作得以稳步推进，并最终圆满完成任务。在学术上，郭老师能兼收并蓄，能综合各种学术观点，使其各得所宜，而不是拘泥于己之所长。郭老师经常说，中医药学是一个宝库，其中有非常多的治疗方法，包括当前临床中出现的各种治疗方法，其之所以能够存在，肯定都有各自的优势和特点，不能不深入了解就给予否定，要持有宽容开放的态度，这样才能不断学习，取其所长，为己所用。在带教学生中，郭老师会严格要求，信任放手，同时又会督促落实。

回想我的六年硕博士研究生生涯，那是我一生中最值得珍藏、进步最快的时光，为我今后的工作奠定了坚实的基础。

勤临床，祛疾除痛保健康

2011 年毕业以后，我进入了中日友好医院针灸科工作。科主任李石良教授给了我深入的指导和极大的帮助。因为第一年要进行临床轮转，而当时轮转科室由科主任决定，所以李主任当时帮我选择了与今后临床最为密切相关的骨科、疼痛科、康复科、影像科和急诊科等科室，这为我后续的临床工作提供了诸多的便利。后来我开始独立出诊，也能快速适应，并取得了较好的临床疗效。自 2018 年 8 月独立门诊以来，我已累计诊治患者 70000 余人次，获得了患者的广泛好评，也逐渐形成了稳定的临床治疗方向：中医针刀综合治疗脊柱及相关疾病、骨关节疾病、慢性软组织相关疼痛和各类鼻炎等，并且形成了部分特色治疗方案，如基于症状分类的颈椎病针刀治疗方案、松筋正骨法治疗膝骨关节炎方案、内清外透肝肺同治法治疗带状疱疹及后遗神经痛方案、基于自主神经功能平衡的针刀治疗各类鼻炎方案等，使大量患者减轻了病痛，缩短了疗程，也获得了较为稳定的长期疗效。与此同时，我也逐渐获得了同行的认可，担任全国或北京市多个专业学会的副会长、副秘书长、常务委员等学术职务，如中国中医药研究促进会针刀疼痛康复分会副会长、中国中医药信息学会疼痛分会副会长、中国中医药信息学会青年医师分会副会长、中国针灸学会微创针刀专业委员会常务委员、北京中医药学会针刀医学专业委员会副秘书长、北京中西医结合学会针刀专业委员会副秘书长等。

重科普，岐黄瑰宝惠万家

在临床工作之余，我热心科普工作，能够结合自身专业特色，积极响应健康中国发展战略，聚焦社会热点，利用多种渠道，积极进行中医科普宣传。与国家级报刊、网络平台密切合作，在科普文章创作、科普图书编写、科普视频制作等方面均取得了较好的成绩。我的主要科普内容包括中医针灸、针刀治疗慢性疼痛、各种类型鼻炎，以及穴位按摩、中医养生保健、基础医学知识等，促进了中医针灸、针刀等科普知识的宣传，提高了大众对传统医学的认知和医学素养，且人群覆盖面广，具有较高的知名度和认可度。

在新华社、《半月谈》、《健康报》、《大众健康》、《中老年保健》、《生命时报》、《光明日报》、*CHINA DAILY* 等报刊、网络平台，我相继发表科普论文 50 余篇，最高单篇浏览量在百万次以上。本着科学严谨的原则，我参照学术论文的程序进行科普论文的写作，所写科普文章或从临床接诊患者时遇到的问题出发，或从社会关注的热点、难点出发，充分查阅国内外相关研究文献，努力做到所说有依据、应用有效果，因此受到编辑老师和读者的转发关注和好评。

截至目前，我已累计主编、主译针灸及相关医学图书 102 部，其中主编科普图书 48 部，总发行量达到 566899 册，覆盖传播人群超百万，实现经济效益超千万元。每部图书的编写，我都根据社会和群众健康需要来设定编写体例和编写内容，将复杂、晦涩难懂的中医理论和穴位相关知识，转化为通俗易懂、易于接受和掌握的形式。如介绍穴位定位时，将穴位标准定位、临床常用取穴方法、穴位体表图、穴位解剖图、取穴视频等有机融合，全方位、直观地展现给读者。在介绍穴位应用时，也是采用这种文、图、视频相结合的方式。在图书内容设计上，根据不同的人群需求和知识结构需求，有的内容简单明了，有的则全面具体；有针对某一种方法的，如刮痧、拔罐、艾灸等；也有针对某类疾病的，如治疗颈肩部疾病、腰背部疾病或妇科疾病、男科疾病、儿科疾病；有针对某些特殊疗法的，如足反射区、手反射区、耳反射区、头反射区等。有些图书只讲穴位定位，也有一些在穴位定位的基础上，详细讲解了穴位的应用方法。在图书版式的设计上，也是根据不同读者需要，进行有针对性的设计，不仅有传统的图书形式，也有图卡版、口袋书版、日历版、折页版、大字大图册版、中英对照版等不同形式，以适用于不同人群和不同使用场景，满足个性化的需要。我主编的《杨甲三精准取穴全图解》（人民卫生出版社）入选科技部 2022 年全国优秀科普作品，本书也是自全国优秀科普作品评选开始以来，入选的第一部针灸类图书。本书还入选人民卫生出版社原创精品图书，其穴位图制作精美，解剖标志明显，标注清晰准确，将医学与美学有机融合为一体，得到业内专家的普遍认可，因此穴位图也被《中华医学百科全书·针灸学》《健康报》《中老年保健》等图书或专业健康科普期刊等引用，有力地推动了针灸疗法的推广，取得了良好的社会效益。

在抖音、快手、百度健康等平台，我已发布针灸、针刀科普视频 1000 余条，拥有粉丝 50 余万人，其中多条视频播放量达数百万人次，甚至超千万人次；在央视栏目《生活圈》《健康之路》及《新华大健康》等，作为医学专家进行科普宣讲 4 次，取得了良好的收视率。

因在科普传播方面的工作成绩突出，我获聘国家卫生健康技术推广专家库专家、北京市卫生健康委第四批健康科普专家、健康中国医者名片专家等称号；曾获 2016 年度《健康报》科普达人、2021 年度健康中国医者名片优秀创作者、《健康报》2021 年度优秀科普作者、北京市中医管理局 2023 年度首都中医药“杏林健康卫士”等荣誉称号。

向未来，厚德进取扬国粹

回首来时路，虽一路艰辛，但是有师长的提携和患者的信任，却也顺畅坦荡，自己也在这一路旅程中获得满足和提高，实现了人生的价值。展望未来之路，我满怀信心，在不断完善自我的同时，不忘从医初心，厚德进取，弘扬国粹。第一，重视学习经典，巩固中医学基础；第二，从临床实际出发，查缺补漏，运用中西医两种手段，不断提高自己的诊断和治疗水平，做好健康守护者；第三，重视临床教学，培养中医传承人才；第四，做好科研工作，让中医不仅能治病，还能说清楚、讲明白、可重复；第五，继续做好中医科普工作，让更多的人了解中医、应用中医、热爱中医。

【特别鸣谢指导老师 郭长青】

中医药探索与创新

何庆勇（中国中医科学院广安门医院　主任医师）

一、求真之路的开端——获首届全国中医药博士生优秀论文一等奖

2008 年，我被破格保送至北京中医药大学攻读博士学位。2009 年，我的文章《基于冠心病心绞痛患者报告临床结局评价量表的条目筛选分析》有幸获得《中华中医药杂志》社与中华中医药学会联合举办的首届全国中医药博士生优秀论文奖一等奖。该论文阐述了一种能反映中医疗效的冠心病心绞痛临床评价工具，通过多中心共纳入 319 例冠心病心绞痛患者，在此资料的基础上采用条目分布考察法、离散趋势法、因子分析法、克朗巴赫系数法、逐步回归法、逐步判别法等 6 种方法，分别从不同角度来筛选量表的条目。该论文研究表明，患者报告的临床结局评价量表的条目筛选，可以在多中心临床流行病学资料的基础上结合多种统计方法较科学地进行。彼时获此殊荣，心情激荡，无以言表。这个奖项于当时的我而言，不仅是对过去努力的肯定，更是对未来的鞭策，从此开启了我的中医药求真之路。博士毕业，我的论文也被评为北京中医药大学十大优秀博士论文，并获得全国优秀博士论文的提名。

二、求真之路进取——2013 年获国家科学技术进步奖二等奖

博士毕业后，我进入了国家重点学科——中国中医科学院广安门医院心血管内科工作。同时，在导师王阶教授（岐黄工程首席科学家、全国名中医）的带领下，在国家“973 计划”项目课题的支持下，我完成了国家“973 计划”项目——“冠心病心绞痛病证结合疗效评价体系研究”。该研究创新性地从 6 个维度评价冠心病证候要素疗效，形成包括目标层、维度层和指标层的疗效综合评价体系。研究基于 5 个中心收集的 1488 例经冠脉造影证实的冠心病心绞痛病例资料、1843 份调查量表和全国 529 人次的专家咨询，制定了《冠心病心绞痛血瘀证疗效评价量表》《基于证候要素的冠心病心绞痛中医证候疗效评价量表》及《基于冠心病心绞痛患者报告的临床

结局评价量表》，该成果成功引入了综合评价 TOPSIS 法等方法，构建了冠心病心绞痛中医疗效综合评价体系。该成果荣获 2013 年度国家科学技术进步奖二等奖（我参加工作 2 年时）。

三、求真之路——传承经典，传播经方

我长年坚守在心血管内科冠心病重症监护室（CCU）及门诊岗位，解疑难，防重症，独著《何庆勇经方治疗疑难危重症实录》，常年在中央纪委、国家审计署、国家安全部等部门出专家门诊，多次获得患者满意奖和特殊医疗贡献奖，兼任中国中医科学院研究生院伤寒论教研室主任。我荣获“中国荣耀医者 – 青年创新奖”（当年中医药领域唯一一位），入选中国中医科学院卓越青年人才，于 2017 年荣获“仲景国医临床精湛奖”，于 2018 年被北京、河南等地联合授予“仲景十一门人”“仲景国医导师”称号，部分医案被收录进国家卫生健康委员会“十三五”规划教材中，培养规培生、进修生 1400 余人，主编（独著）《白天临证，夜间读书——经方治疗疑难病实录》《白天临证，夜间读书——〈伤寒论〉〈金匮要略〉与疑难病治疗》等著作 20 部。我作为受邀专家，多次在国际《伤寒论》经方培训班、国际传统医学大会上作主旨报告。我作为大会主席，主持多届北京国际经方大会，2022 年、2023 年线下线上参会人员涉及 30 个国家，达 166.9 万人次，收获较高的国际影响力，中央电视台综合频道（CCTV1）、人民日报、央视网进行了相关报道。

四、求真之路——科研与实践并重，中医药事业的探索与创新

这些年来，探寻中医药的玄妙，虽岁月如潮，但我不曾褪去内心的炽热，心中的执着与热忱仍在，更加磨砺了我求知之心，终究收获了还算不错的成果。我致力于“守伤寒论之正，创冠心病之新”，入选了国家高层次人才特殊支持计划——“国家万人计划”青年拔尖人才；主持或参与国家自然科学基金项目、国家“973 计划”项目、国家重大新药创制项目、中央本级重大增减支项目等国家级及省部级课题 21 项；获得包括国家科学技术进步奖二等奖 1 项，省部级一等奖 3 项在内的国家级及省部级奖 13 项；申请国家发明专利 8 项（授权 6 项）；获批冠心病中药新药 1 项、院内制剂临床批件 1 项；作为执笔人或专家组成员，制定行业标准或国际标准 11 项；入选“北京市科技新星”计划（2017），获“中华中医药学会中青年创新人才（2019）”及“全国中医药创新骨干人才（2019）”称号。目前我担任国家卫生健康委首批“国家健康科普专家”、*Front Cardiovasc Med* 等 20 余种期刊编委 / 审稿人、*Front Pharmacol* 期刊客座主编、泰山学者终审评委、国家重点研发计划项目终审评

委、中国中医药研究促进会中医药经典临床分会副会长、中国青年科技工作者协会理事、中华中医药学会内科分会常务委员等社会兼职。

工作之余，我研读经典，阅读文献，结合临床上获得的心得与体会，摸索规律，每有心得，则撰写论文，陆续在国内外期刊发表了学术论文336篇，在*e Clinical Medicine*（*Lancet*子刊，共同通讯，中科院一区/IF=15.1，TOP期刊）、*Research*（*Science*子刊，共同通讯，中科院一区/IF=11.0，TOP期刊）、*Int J Biol Sci*（共同通讯，Q1/IF9.2）等期刊上发表SCI文章38篇，总被引5222次，相关文章被*PNAS*、*Trends in Pharmacological Sciences*、*Nature Reviews Cardiology*等正面引用。其中以第一/通讯作者发表论文203篇，SCI收录24篇（近5年以第一/通讯作者发表论文55篇，SCI文章16篇），代表性论文获评“领跑者5000——中国精品科技期刊顶尖学术论文”。

五、求真之路——十二年后学生获全国中医药博士生优秀论文一等奖

如今，回望过去，当年的学习之路并不轻松，好在功夫没有白费，有耕耘必有好收获。经过严师锤炼，寒窗苦读，看到自己的成就，看到曾经的努力与付出都变成了我成长路上的珍贵财富。虽曾历尽坎坷，却亦品味到收获的甜美。虽崎岖曲折，却满载着珍贵的收获。岁月如梭，历经千辛万苦，从最初对中医药理论的探索，到临床实践的不断总结，每一步都凝聚着我们的心血和智慧。在这个过程中，我不断磨砺自己，不断超越自我，唯有如此，才能继续书写中医药事业的新篇章，继续传承中华文明的宝贵遗产。因为我知道，求真之路永无止境。

十二年荏苒，我已为人师，我的博士生李敏写就一篇文章——《沈金鳌六经辨证思想与用药经验探讨》。该文章通过对沈金鳌所著医书《伤寒论纲目》及其医案的研读，探析了沈金鳌六经辨证思想与用药特色，发现沈金鳌举纲明目辨论六经，以类证法重新编排《伤寒论》原文，并对《伤寒论》全文进行补充，提倡六经之中寒温并具，温病实际归属于伤寒范畴；继承与发展了《伤寒论》脉诊与目诊的理论；从因人制宜用药、四时用药、欲解时用药3个方面对《伤寒论》方药进行阐释与运用，大大丰富和发展了仲景学说，在伤寒理论与临床应用方面都具有极高的学术价值。该论文荣获全国中医药博士生优秀论文一等奖，我的心中既有喜悦，亦有几分感慨：学生能斩获此奖，实在是我们师生一大幸事，更是学术传承的美谈。今望我所培育的学生，行医世间，成就颇丰，倍感欣慰自豪。岁月淬炼，终得累累硕果。学生获奖，并非仅仅是因为她个人才智过人，更是因其勤奋刻苦，恪守师训，不忘初心。我定以此为契机，勉其更上一层楼。薪火相传，培育后辈，是我义不容辞的

责任。我常常说："学我者必超越我。"希望我的学生都能青出于蓝而胜于蓝，获得更大的成就，胸怀仁义，医德高尚，精于医术，尽心尽力地为患者服务，成为社会的瑰宝和人类文明进步的重要推动力量，继续传承与弘扬中医药之精髓，为我们的文化遗产赋予新的生机与活力。

追求真知的不懈努力永不止步，求真之路，人生之伟业。吾当不遗余力，不断奋进，始终心系中医药之道，跨越荆棘，逾越险阻，不畏艰险，不惧挑战，唯愿以真知灼见，"活到老，学到老"。岐黄求真之旅，"路漫漫其修远兮，吾将上下而求索"。

【特别鸣谢指导老师 王　阶、张允岭】

“其大无外，其小无内”

——谈中医药典籍和诊断之“真”

高　振（复旦大学附属华山医院　主治医师　助理研究员）

仰望浩瀚苍穹，屈原曾在其《天问》中发出这样的疑问：“九天之际，安放安属？”“日月安属，列星安陈？”面对复杂人体，王清任在其《医林改错》中发出这样的慨叹：“夫业医诊病，当先明脏腑，尝阅古人脏腑论及所绘之图，立言处处自相矛盾。”从内心，他们渴望能得到关于宇宙和人体脏腑的真实“图景”，即求一个“真”。但何谓“真”，又如何去求“真”？限于当时人们的思维体系和科技水平，他们内心所渴望得到的“真”可能并非像詹姆斯·韦伯太空望远镜所再次拍摄到的“创生之柱”那般绚烂，也并非如《Grant解剖学图谱》那般细致。但这并不影响我国古人观测并记录了“七政运行”，且马王堆出土帛书《五星占》所记载的金星会合周期较之今日测值只多了0.48日；也不妨碍中医学在其奠定理论基础的重要历史时期，许多重要的理论，包括对生理、病理的解释，直接来源于形态学的观察。如明代赵献可在其《医贯》中记载：“喉下为肺，两叶白莹，谓之华盖，以覆诸脏，虚如蜂窠，下无透窍，故吸之则满，呼之则虚，一吸一呼，本之有源，无有穷也。”

一、中医药典籍之“真”

人的成长有一个社会化的过程，一部著作在历史发展过程中也存在着一个“社会化”的问题。文本的社会化有时是作者社会化的映射，也可能是文本在传播过程中的被动修改，但何谓典籍之“真”？譬如开始是同样内容的一部成书于汉代的中医药典籍，分抄两册，一册藏于石室，一册置于社会，辗转流传。数千年后，流于社会者经过不同医家的传抄、增删和演绎，其内容或许已非从前。若从版本学看，藏于石室者当是“真”，因之未经他人之手。但若从临床实践效果看，则或许经过历代医家重新编排与补充的版本可能更“真”，因为它会在与医家、患者和社会阅读习惯的互动中作出调整。这种调整体现在现代出版的书籍中，即版本。如解剖学的经典著作之一《格雷氏解剖学》至2020年已更新至第42版，我国内科学的权威著作之一《实用内科学》至2022年也已经更新至第16版，不同版本构成了内科领域不同时间段内的经典著作。观今宜鉴古，今之《黄帝内经》虽成书于春秋战国，但其内容不仅有古代医师口授真传，亦有汉隋唐宋各时代医家所增润补缀。从发展的眼光看，古人这种精神还是值得学习的。故此，为做到“以古人之规矩，开自己之生面”（《芥舟学画编》），学界应在保持中医药经典著作“真”版本的基础上，组织权威专家编纂中医药经典著作的“时代化”版本，并定期更新，这些版本并非是对经典著作“真”版本的翻译注释，也不是基于知识考古学式的语境还原，更不是对所有针对中医药典籍研究的全收录，而是基于当下研究成果，引入“三分法”、循证医学等理念方法，对中医药经典著作的内容进行增补删节，集当代专家学者智慧，形成指标内涵清晰、证据等级明确的时代化中医药典籍，以推动中医药创造性转化、创新性发展。时至今日，不能再对已经接受多年现代科学教育的初学者一味强调读白文，自行理解，若此虽有继承，但终觉缺少某种程度的传承，是对中医药典籍之“真”的片面理解，甚至可能会引起初学者在内心的排斥——在发现部分内容与目前常识有悖的时候，当应提供时代化的中医经典版本。当然也要注意，与现代医学著作基本上是具体实践的层面不同，中医学理论层面的著作也为数不少，应该进行区别对待，体现中医学文化层面和技术层面的属性。

二、中医诊断之“真”

正确的诊断是治疗疾病和取得疗效的前提，这是中医学和现代医学的高度共识。如《寓意草·先议病后用药》载：“故治病必先识病，识病然后议药，药者所以胜病者也。识病，则千百药中，任举一二种用之且通神；不识病，则歧多而用眩。”福柯则在其《临床医学诞生记》一书中援引基利贝尔的话说：“在没有确定疾病的种类之前，绝不要治疗这种疾病。”与现代医学不同，中医学在疾病诊断中讲究因发知受，其诊断结果在更大程度上体现为医生与患者互动的产物。

国医大师邓铁涛教授提出，症状是中医诊断的基本要素和辨证论治的依据，是中医通过四诊（望、闻、问、切）收集的基本资料，症状的有机组合构成证候，证候是中医治疗用药的根据。当代著名中医学家关幼波认为，症状在中医学中具有特殊重要的地位，它既是医学的起始，也是医疗活动的起始，获取症状是为了辨证、诊病。诊断学的第一要务是收集症状、分析和鉴别症状，同时通过症状把握疾病的实质，即通过对具有内在联系的一组症状和体征的分析，来探寻机体状态和病理过程，其过程就是《黄帝内经》所谓的“司外揣内”。王永炎院士将“司外揣内”的诊疗模式总结为医生以患者的主诉为线索，四诊合参，应用中医理论进行必要的分析判断，以确立疾病的诊断和治疗方案，并判断病势的善恶顺逆，探索疾病的演变规律，预测疾病的预后转归。

从中医诊断过程看，中医诊断之“真”涉及症采集之“真”，症的使用即辨证和诊病方法之“真”，当然也牵涉到这背后的诊断理论之“真”。关于这最后一条，张仲景给出的答案是“邪不空见，中必有奸”。一段时间以来，为确保症状采集的“真”，中医界开展了四诊客观化的研究，但由于四诊除了问诊更依赖于流程外，其他都与医生本身紧密相关，且都偏重于定性，缺少如血常规检测一样的客观性，目前相关研究也是困难重重。如研究发现，中医色诊仪器难以全面反映中医色诊的内涵，而且相对于患者给予的表达，医者可能更加关注于患者流露出来的表达或者患者在没有意识到自己被观察时的表现，这显然是仪器无法做到的。舌诊多停留在经验总结，脉诊也由于脉象的复杂性、模糊性，容易受到多因素影响，问诊本身就是听声音和嗅气味的综合，量化则更为复杂。其实，通过分析不难发现，多数的四诊客观化研究，或许不在于要找到“真”本身，而在明确这个“真”的表达方式，即更多是在寻找四诊表达方式的可重复性。社会的发展赋予人们新的经历与感受，新的学习、思考和表达方式，但这也不可避免地让人们失去了在某些方面该有的执着、敬畏和细腻的感知能力。作为中医师，要得到“真”诊断，一定要培养起对患者敏锐的感知能力。随之而来的一个问题是，现代医学认为对医生来说，这种“主观症状”不是被定义为知识的形式而是被定义为需要认识的客体世界，国医大师邓铁涛教授也认为，症状术语是中医诊断学探讨和研究的主要内容之一。那么我们基于几千年建立起来的中医诊断语言和逻辑，是否就能很快适应这种新的表述方式？对于那些含义宽泛或表述不清的中医诊断术语，我们是否事先予以规范统一内涵了？

著名中医学家施今墨曾谓：“诊断以西法为精密，处方以中药为完善。”我们认为在明确现代医学疾病诊断之外，应适时引入现代医学的疾病分型，并明确其在中药治疗中的作用。如研究发现，现代医学对白血病分型的确立，为三氧化二砷的应用找到适应证起了作用。笔者曾在2015年申报并获批了国家自然科学基金项目“中药益气固表丸治疗COPD频繁急性加重型（肺脾气虚证）的血浆蛋白质组学研究”中，提出了中西医结合“疾病－表型－证型”的研究思路，所撰写的文章《“疾病－表型－证型”联合诊断模式下的慢性阻塞性肺疾病频繁急性加重表型（肺脾气虚证）研究思路探讨》被评为中华中医药学会、《中华中医药杂志》“首届‘放眼未来 仁心雕龙’十大中医药优秀论文”，后被写入人民卫生出版社出版的高等医药院校改革试验创新教材《中国传统医学科研方法概论》。

现代中医对疾病的实验室检查、影像学检查、病理检查等现代生命科学的手段方法并不陌生，但多将之视为现代医学的检测方法，判断患者疾病的良恶预后以决定治疗手段，并未赋予其临床辨证要素的意义。而患者对这些指标的运用也存在着矛盾之处，其在诊断时希望中医仅凭“望、闻、问、切”四诊即明确其所苦，但在疗效评价时却又不自觉地引入这些客观指标，以审视中医水平的高下。而且现在已经产生了数量众多的中医证候客观化的研究结果，尤其是随着系统生物学技术的引进，为复杂中医证型的客观阐释提供了可能。如果说在各项现代化诊断技术出现之前或在其并不完善的时候，我们还可以选择忽略，那么在各项技术和证据链不断完善的今天，有必要创建中医实验诊断学，尽可能吸收相关研究成果，形成中医微观辨证指标群，并在后续的试验中不断完善。我们不仅要参考相同器官或部位所产生的其他疾病的同名证型研究结果，同时也要借鉴该病出现症状时的证型客观化研究结果，将证背后隐藏的特异性和非特异性指标找出来，形成以微观指标为参考系的无症状疾病中医分型诊断条目，作为临床用药的参考，尤其是对于一些无症状的疾病。

综上，由于症状的复杂性、多样性和内涵的丰富性，决定了中医诊断手法和诊断结果并非一成不变，而是一个不断丰富的过程。目前至少形成了对症治疗、辨证论治、中医辨病论治与专方专药、辨中医病基础上的辨证论治、中西医病证结合论治、中西医结合疾病 - 表型 - 证型结合论治和辨现代医学疾病论治等 7 种诊疗方式，以及症、证、病或其组合的不同诊断结果，且不可避免地存在同病异证、异病同证等混杂因素。这些过程和结果表述方式的复杂性，决定了中医诊断之“真”并非是所有医生对同一个患者做出了绝对一致的辨证结果，而在于经由核心症状群抓住了患者的核心病机，敏锐发现了某一特殊或重要症状的出现或消失，并明确其背后的意义，而一些现代生命科学的客观化检测结果则可以作为微观辨证的标准加以利用。

三、“真”是客观存在，但“真之相”具有时代性

一般而言，从事物表象到内在真实的揭示需要诸多直接或间接知识的积累和科学技术的进步，同时也与该时期由于受历史、文化、环境等的影响而形成的该时期特定的工具、思维方式、习惯和信仰相关。恩格斯曾指出：“我们只能在我们时代的条件下进行认识，而且这些条件达到什么程度，我们便认识到什么程度。”故而，在当时来看，“七政”就是今天所谓太阳系的“真之相”，因为肉眼时代无法发现天

王星、海王星和冥王星。同样，《黄帝内经》将“胆”归为具有“藏而不泄”特点的“奇恒之腑”，也是当时对胆认识的“真之相”，尽管古人并未认识到来源于肝细胞的胆汁可以大量排到十二指肠，一如在没有镜子的古代，人们用铜盆盛水（名为“鉴”）照面，但“我相”较为模糊。直至有了铜镜，才可较为清晰地看到“我相”，即《淮南子·修务训》所载：“明镜之始下型，矇然未见形容；及其粉以玄锡，摩以白旃，鬓眉微豪，可得而察。”但铜镜也非一般人家可用。所以一般来说，彼时的人们只能看到“众生相”，而看不到清晰的“我相”。这个时候对于“我”来说，“我相”多据他人所述，也即经由他物来反映本体之“真”。

虽然中医秉承“有诸内，必形诸外”（《孟子·告子下》）的哲学观，认为“视其外应，以知其内脏，则知所病矣”（《灵枢·本脏》）。但对于这个“知”结果的真与假，古人也有一套自己的判断体系。如崇祯二年（1629），因大统历、回回历推算日食有误，崇祯帝即命礼部尚书徐光启督修历法。为对比新修订历法与之前历法的优劣，李天经等同时以二法预造《七政历》，以便“取验于天行”。可见，历史上确定优劣真伪的方法之一是通过结果来反证，而途径则是通过对比。中医也不例外，《太平经·要诀十九条》言：“欲得疾太平者，取决于悉出真文而绝去邪伪文也。”《太平经·核文寿长诀》言：“文书亿卷，中有能增人寿、益人命、安人身者，真文也，其余非也。”这个“真文”和“邪伪文”鉴别的重要依据是“取验于疗效”。再如黄宫绣至中年则“于医研究有素，能阐真摘要，订伪辨讹”，主张“识病必先明脉理，治病首应识药性”，编纂《本草求真》《脉理求真》，主张“每从实处追求，既不泥古以薄今，复不厚今以废古，唯求理与病符，药与病对”，借此达到中医药“求真”的目的。

四、憧憬和规划

下一步，我拟利用探寻中医药本源状态的回顾性“求真”、基于随机对照试验和真实世界研究等方法的现实状态“求真”、在系统生物学和人工智能等现代科技加持下的前瞻性“求真”3种方法，从如下3个方面拓展中医药求“真”：①随着“症”“病”或“证”诊断模式的发展，其“真”也由外在症状向内在病机过渡，而且诊断之“真”往往要得到疗效的反证才能得到确认。下一步拟从中医辨证论治的全过程出发来评价诊断之“真”。②中药之“真”的确定除依据《中国药典》外，还要在梳理比对不同年代药物乃至方剂功效演变的基础上，明确不同年代使用的中药在当前科技分类鉴定水平下到底是哪一种植物，并在进行中医证治规律、方剂研究和临证时尽量选取符合当时特点的“真”药。同时，应考虑不同驯化对中药成分和功效的影响。下一步拟选取治疗慢性阻塞性肺疾病的常用中药开展从古至今沿革的梳理研究。③中医疗效之“真”，不单单是现代医学所关注的部分，更应该包括中医药在几千年发展历史中所形成和展现的部分，或许这些没有经过仪器检验的部分，才更构成了中医药疗效评价的原初之“真”。

下一步，立足本人在前期研究建立的中西医结合“疾病－表型－证型”诊断模式，借鉴核心指标群方法，拟形成中西医贯通的症状评价体系。

第二届

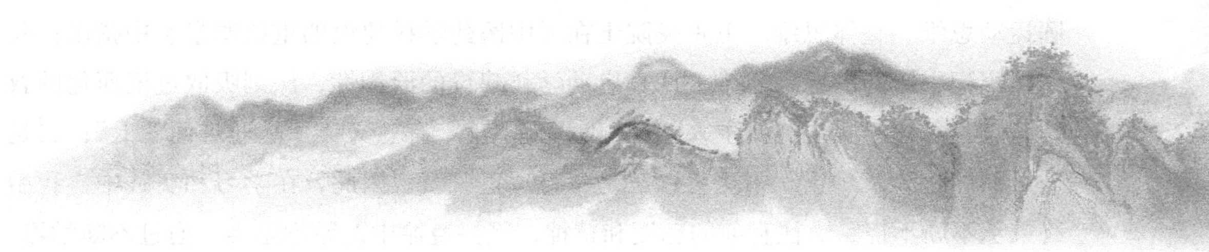

守正 求真 结果

林明欣（中国中医科学院中医基础理论研究所　教授）

我出生于中医世家（已传承九代），深受祖母及家父影响，自幼浸润在浓厚的中医文化氛围中，从小便跟随长辈们学习望、闻、问、切之术，聆听着他们讲述那些经典的医案和精妙的医理。在漫漫的“求真”路上，我逐渐领略到了中医的博大精深，也深深地感受到了传承这份智慧的责任与使命。中医对我而言，不仅仅是一门学问，更是一门哲学、一种生活的智慧。因此，我不断深入地研究中医经典著作，探寻其中的奥秘；同时积极学习现代科学知识，将传统中医与现代科学有机融合起来，以更好地服务于患者。在“求真”路上，我也历经了数次的疑惑、困顿与突破，不过正是这些挑战与考验让我更加深入地理解了中医的精髓与内涵。在此过程中，我也有幸得到诸多明医的传授，以及许多志同道合的前辈和朋友们的无私帮助，这让我在“求真”路上少走了许多弯路。经过多年的努力与实践，我取得了阶段性的成果，也积累了一些粗浅的临床经验与心得体会，为今后的临床实践和科学研究作了重要铺垫。希望通过对自己“求真之路”的总结，能够让更多人分享我的体会与收获。

一、守原创思维之正

1. 坚守中医原创思维

原创思维体现了中医独特的诊疗理念和方法，是中医理论体系的基石，对于推动中医药事业的传承、创新、发展具有重要意义。中医原创思维主要包括象思维、圆运动思维、整体思维。王永炎院士在《中医药学科建设的重始源泉》中指出：我们要牢记中医药的原象思维，认真启动学科建设的原创性，深刻吸取过度西化的教训，兼容并蓄，实现“我主人随”。我认为“正”有三义：一是迎难而“上”；二是适可而“止”及“止”于至善；三是一身“正”气。因此，在学习和实践中，我始终秉承不屈不挠、勇往直前的态度和精神，坚持遵循中医原创思维，通过不断学习、实践和反思，逐渐领悟中医的精髓。

首先，通过理论学习深入理解中医原创思维，掌握基础知识与应用法则；积极开展中医原创思维研究，如系统梳理圆运动思维及象思维的出处、内涵和应用等。这不仅是中医学术发展的需求，也是回应中国思想界、哲学界、文化界诸多层面质疑的需求。其次，临床实践是检验和深化中医原创思维的重要途径，通过临床实践可以加深对中医原创思维的理解和掌握。例如，我在临床上应用“象思维”治疗白血病、淋巴癌和肺癌等，均取得较好疗效。对于其中一个基于“象思维”治疗的白血病案例，我有粗浅的临证体会：白血病就像“水土流失”一样，原来河水很清澈，后来被癌细胞占领了，河水变浑浊了。应该如何治疗呢？一方面，我们需要固护河流源头的“植被”，可以“四逆散”为基础方，让泥沙不再流到河里；另一方面，河里的泥沙要沉淀到河床，可用“炒决明子、白茅根、桂枝、陈皮”等通过大便、小便、汗、痰等有形之物排出去。如此，“植被”固护了，河流也干净了，白血病就有望治好了。对于该案患者，我调整了 3 次处方，做了 3 次骨髓穿刺（均有原始数据可查），骨髓细胞学检查中的“原幼细胞”分别为 83.0%、0.5% 和 0，前后 19 剂方药让“原幼细胞”归零，诸症显著改善，患者转危为安。

2. 深挖中医宝库精华

中医的宝库包含了深厚的医学理论、独特的诊断方法以及丰富的治疗手段，这些精华不仅体现了古人的智慧，也为西医学提供了宝贵的启示。我以“命门学说”为切入点，以“小切口、大纵深、高站位”为基本原则深入挖掘命门学说中的精华。

首先，选“点”。我在博士阶段总结出“临证贵在温元阳”的理论，是为初步探索命门学说的“缘起阶段”；在博士后阶段提出“守邪之神在命门”，开启重点关注命门学说的“缘续阶段”；在正式工作后进入开展命门学说专题研究的“缘定阶段”，在此阶段总结提出了“万物生长靠太阳，人类健康守命门；命门为五脏六腑之主；命门学说为中医学传承、创新、发展的命门”的观点。其次，连“线”，即系统梳理命门学说的发展源流。从先秦两汉、魏晋、隋唐、两宋、金元、明清到新中国时期，命门学说的发展经历了发轫期、成形期、突破期，在明清时期出现了第一个高峰，并在新中国时期孕育了第二个高峰。再次，铺“面”。围绕命门学说开展理论研究、临床研究、实验研究、交叉研究4个方面的深度研究。最后，立“体”。通过命门研究“三部曲”（《命门学说理论研究与临床发微》《命门学说临证方药求真》《命门医案求真》）构建命门研究“理、法、方、药、用”体系。此外，我还认识到，在深挖中医宝库的过程中，需要保持开放的心态和求知的精神。完全掌握中医宝库中的精华并非一蹴而就，而是需要长期的积累和实践。

二、求生命规律之真

1. 上下求索，共寻生命之道

在求真之路上，我有幸得到陈士铎、章次公、朱良春、陆广莘等名医的启发与指引，他们的学术思想和临床经验，如同一盏盏明灯，照亮了我求索、继承和发扬中医精髓的道路。

陈士铎著有《外经微言》，提出“五脏皆由命门所主”“命门为十二经之主”“命门为水火之府，藏先天阴阳”等，治疗上主张“命门之火宜补不宜泄”。这些观点对我将命门理论和临床实践融会贯通有深刻的影响。因此，我基于《外经微言》及其所载历代命门理论的论述，融合《内经》及后世医家命门理论研究成果，系统梳理命门理论传承脉络及其临床应用，形成专著《命门学说理论研究与临床发微》，并发表多篇与命门相关的T1区期刊论文。值得强调的是，《外经微言》亦载：“命门为十二经之主，《素问》不明言者，以主之难识耳……秦火未焚之前，何故修命门者少，总由于不善读《内经》也。”此语道破中医治学的门径与误区，至今仍振聋发聩。

同时，我在广州中医药大学读研期间，有幸多次聆听国医大师朱良春的讲座，其善从“命门”论治疑难杂病，推崇《黄帝内经》“杂合以治”理论，让我意识到临证贵在“守命门，崇合治”；朱老之师章次公注重明辨病机，强调药随机转，让我体会到“辨病机”乃辨证论治之核心。首届国医大师陆广莘（师从章次公）提出中医治病应“循生生之道，助生生之气，用生生之具，谋生生之效”。我进入中国中医科学院中医基础理论研究所工作后，陆老的学术思想也启发我始终坚持以“健康”为中心，充分发挥中医药在健康服务中的特色与优势；同时，我也参悟到“生生之根”在“命门”。在上述先贤的引领下，我逐渐将自己的核心学术思想凝练为“守命门·辨病机·崇合治”。自从我担任章朱学派中国中医科学院传承工作站主任后，更是将“守命门·辨病机·崇合治”贯穿于临床实践与科学研究中。

2. 交叉融合，探寻创新之路

习近平总书记高度重视发挥先进生产力的作用，创造性地提出“新质生产力”是以科技创新为主的生产力。而科技创新需要加强交叉融合，这种融合不仅是知识层面的交流与整合，更是创新思维的碰撞与融合，这是推动新质生产力形成和发展的关键所在。因此，我以“新质生产力”为引领，在开展学术研究过程中坚持以下3个方面：①学科交叉，催化创新：利用数据挖掘等信息学技术研究历代医家的命门理论临证经验，总结和解析诊疗规律；结合现代生物学技术，深入剖析命门的科学内涵。②团队融合，协同创新：组建包含中医学、西医学、信息学、生物学、工程学等多学科覆盖的全国“命门研究共同体”，开展有组织的科研，充分发挥协同创新作用。③知识共享，促成创新：本着“共建，共享，共赢”原则，建立一个可完善、可共享、可推广的“命门学说公共知识库”，使各项研究成果迅速融入公共知识库中，推动命门学说的可持续发展。

值得一提的是，我主持的中央级公益性科研院所专项基金“中医基础理论数据库建设”项目，同样本着“共建，共享，共赢”的原则，举中国中医科学院中医基础理论研究所之力，并与中国中医科学院中医药信息研究所、中华中医药学会中医基础理论分会、浙江中医药大学等院所、学会、高校进行多学科交叉、多团队融合，共同建立了一个可完善、可共享、可推广的中医基础理论学科发展公共知识库，使中医基础理论学科各项研究成果同样迅速融入公共知识库中，推动学科高质量发展。目前，标志性成果《中医基础理论学科研究发展报告（2010—2021）》已经发布，得到国家中医药管理局、中国中医科学院和中华中医药学会等领导和专家的高度评价，并指出该报告是一部系统性回顾、分析总结和述评中医基础理论学科研究进展的著作，学科特色鲜明，具有权威性、代表性、时效性。

三、结命门研究之果

1. 深耕细研结初果

我围绕“守命门·辨病机·崇合治”这一条主线，初步构建了完整的命门学说“理、法、方、药、用”体系。目前，取得以下研究成果：①编撰3部著作（《命门学说理论研究与临床发微》《命门学说临证方药求真》《命门医案求真》），获得朱良春、陈可冀、吕仁和、韦贵康、伍炳彩、施杞6位国医大师的题词/寄语；②发表

《〈黄帝内经〉“圆运动思维”探微及妙用》《基于“命门火衰”论治肺癌》《中医临证须“识机”》等5篇《人民日报》科普论文；③发表9篇T1区期刊学术论文，围绕命门内涵、实质、功能及其与寿夭、脾主运化关系等内容展开论述；④主持9项各级科研课题，从命门理论、方药与临床应用等方面展开深入研究；⑤组织1次面向全国的“命门研究”专题组稿，最终8篇论文成功被录用发表；⑥举办1次面向全国的专题研讨会，即第五期求真讲坛暨《中华中医药杂志》“命门研究”专题研讨会，共邀请20余位汇报专家，旨在守正传承命门理论精华，融合创新命门临床应用；⑦参加了1次中国－东盟博览会主旨演讲，聚焦“养生贵在养元阳”，做主旨报告“阳光旅行，健康人生”，听众多达118.38万人；⑧初步构建1个立足北京，辐射全国的命门研究共同体，团队成员来自东北、西北、华北、华中、华东、华南和西南等。

2. 砥砺前行开新篇

虽然在命门理论研究方面我们团队已经取得了一定成果，然而我也深知，这仅仅是一个开始，未来的道路仍然漫长且充满挑战。因此，我们必须继续砥砺前行，以更加坚定的步伐，探索命门理论的深邃奥秘。

首先，我们团队要对已取得的成果进行深入的总结和分析，包括对命门理论的基本概念、主要观点以及实践应用的全面梳理。通过此过程可以发现其中的不足和需要改进的地方。同时，可借鉴其他相关领域的研究成果，为命门理论的进一步发展提供有益的启示。其次，我们要制定切实可行的研究计划，根据当前的研究现状和未来的发展趋势，明确研究目标、研究内容及研究方法。注重理论与实践的结合，既要深入研究命门理论体系，又要关注其在实践中的应用效果。最后，我们还要加强与其他学科研究团队的交流与合作，共同推动命门理论研究的深入发展。在求真之路上，我们还要注重培养研究团队的创新能力，鼓励团队成员积极参与学术交流，拓宽学术视野，提高学术素养，为命门理论研究的创新发展提供有力的人才保障。

目前，在坚持中西医并重，传承精华、守正创新的大背景下，中医药发展迎来天时、地利、人和的大好时机。我们会顺势而为，继续以“搁置理论争议，面向临床应用，强化协同研究”为原则，以“守命门·辨病机·崇合治”为主线，将其在诊断、治疗、预防、养生、保健中一以贯之，旨在守正传承命门理论精华，融合创新命门临床应用，充分发挥命门理论在临床中的指导作用。

结语

如何“求真”？为人，求真心；处世，求真诚；治学，求真理；临证，求真效！

中医博大精深，我即使穷尽一生，也只能参透其皮毛。我们有幸成为中医事业的传承人和守护者，理应怀揣敬畏虔诚的态度，秉承科学严谨的精神，全力做好传承、创新、发展工作，使中医基业长青。苍生大医，始于仁心，成于仁术，止于仁德！为天地立心，为生民立命，为往圣继绝学。因此，我们一定会对标国家战略，面对行业需求，发出“中医声音”，讲好“中医故事”，贡献“中医智慧”，提供“中医方案”，为“健康中国”大计和人类健康大业谱写新篇章！路漫漫其修远兮，吾将上下而“求真”！

【特别鸣谢指导老师 朱章志、李赛美】

青年岐黄针灸求真之路

刘　密（湖南中医药大学　副院长　二级教授）

一、知“针”情——开启传承创新的针灸求真之路

不忘初心，方得始终。自1997年踏入针灸推拿学专业的大门，我就向专业启蒙老师提问：“经络是未解之谜吗？中医针灸能否成为打开人体健康的密码？”带着这些疑问，开启了我的针灸求真之路，而今已在这条路上前行20余载。求真之路是一条绵延不绝的征途，需要始终怀揣对新知识的好奇与热爱，更需要名师的指导、引领。

我师从国家“万人计划”教学名师，全国第五、第六、第七批老中医药专家常小荣教授，2008年开始攻读博士研究生学位。常老师不仅是一位享誉国内的教学名师，更是我人生道路上的一盏明灯。常老师崇高的科研精神、充沛的精力、名师的个人魅力等，无时无刻不在感染着我，她常教导我们“有为才有位”，青年人需要“厚积薄发”“学会做事，更要学会做人”，提醒我们“待人要真诚”“心胸要宽广”，告诫我们“态度比能力更重要”等。她还常常提到，经过数代人的不懈努力和薪火相传，三四代人的发展，逐渐积淀并形成了独具魅力的“湖湘针推精神”：①敢为人先、锲而不舍、执着创新的奋斗精神；②精诚团结、同舟共济、甘为人梯的协作精神；③提携后学、与人为善、感恩图报的奉献精神。

常老师对我的培养倾注了无数心血，在博士和博士后阶段，我陆续成为了国家“973计划”项目灸法研究专项和腧穴配伍研究专项的研究骨干，以上2个专项都成为了科学技术部的优秀结题项目。2011年，我撰写的《针灸与缺血预适应“第二保护窗”》一文入选了“第二届全国中医药博士生优秀论文”，我也被《中华中医药杂志》社聘为通讯员。只要有机会，常老师就让我参加各种国内学术会议，甚至让我在国际学术会议进行交流，鼓励我登上大会主席台进行论文汇报，不仅使我增长了见识，更锻炼了自己的能力。2010年10月，我参加了韩国釜山国际针灸经络研究学术大会并进行优秀论文汇报；2010年12月，常老师派我参加中德科学中心资助的德国柏林夏

洛特医科大学"针灸研究方法学"学习班，第一次接触到"假针刺"作为对照组进行研究设计的理论；2011年我发表了第一篇SCI论文[Electroacupuncture at the Renzhong（DU 26）and Neiguan（PC 6）acupoints repairs the DNA of Nervous tissue supplied by the middle cerebral artery in rats]；2012年10月，赴澳大利亚悉尼科技大学参加国际针灸经络研究大会，并获论文一等奖；2013年6月，自己的博士学位论文被评为"湖南省优秀博士学位论文"；2016年10月，自己获"第十届湖南省青年科技奖"；2017年8月，我更是荣幸地担任了中国科协第313次"针灸学科热点与难点问题"青年科学家论坛的执行主席。以上成绩与我之前所得到的培养密不可分，这种来自团队的力量与精神也不断激励着我。因此，我也会将"湖湘针推精神"融入到自己的教学中，通过言传身教，正面引导、影响我的学生。

二、精"针"术——踏上精益求精的针灸求真之路

为者常成，行者常至。作为一名科技工作者，在导师的引领下，我致力于基于临床的灸法作用机制的深入探索过程，积极开展多学科合作和交叉研究。这样，既可以深入到细胞、蛋白质、基因等水平，从微观角度解析灸法效应的物质基础和实现过程；也可以通过代谢组学、肠道菌群等研究热点，从宏观角度全面揭示灸法所表现出的多层次、多靶点调控模式；同时，物理学、影像学等其他学科的相关技术也可以为系统、全面阐释灸法的作用机制提供可靠的保障。近10年来，自己的4个科研项目连续获得了国家自然科学基金的资助。在这一过程中，团队取得了3项代表性的学术成果：一是"艾灸的温补效应规律及其原理研究"，从"效应物质－代谢功能－调节通路"方面初步揭示艾灸温补效应的作用机制，分别获得2015年教育部和湖南省科技进步奖二等奖；二是"艾灸温补脾胃促进胃黏膜损伤修复的机制研究与临床应用"，从临床评价、信号转导、神经通路方面，揭示艾灸温补脾胃促进胃黏膜损伤修复的作用机制，获得2018年湖南省科技进步奖二等奖；三是"中医艾灸温通温补关键技术及应用"，构建"艾灸温通温补"理论技术体系，制定湘艾质量评价标准，促进灸疗设备的研发应用，并获得2022年湖南省技术发明奖二等奖。

在灸法作用机制的研究中，有几个关键的科学问题亟待解决。第一个问题与针刺得气类似，艾灸得气也是人体穴位的经气被激发的表现。但是目前针对艾灸得气的研究较少，对于艾灸"得气"的客观量化指标还没有定论。因此需要找到艾灸"得气"的客观评价工具，以明确艾灸得气与临床疗效的量效关系。第二个问题，不同施灸温度与临床疗效之间的关系以及它们之间的效应差异机制也亟待进一

步解释。此外，如何规范和确保灸材质量也是灸法研究的核心问题。通过系列研究，我们确定了艾绒燃烧特性关键参数，利用现代仪器对不同品质的艾绒进行了热力学分析，为艾绒的质量评价和真伪鉴定提供了科学依据；此外，我们制定了湖南省针灸学会团体标准《灸用艾绒》，为湘艾的种植、加工、储存和使用提供了规范和标准，助力“湘艾”成功入选湖南省道地药材目录。与此同时，我们率先提出灸用湘艾分级标准，一等品的艾绒施灸时温度高但持续时间短，可以用于化脓灸（瘢痕灸），这可以保证在火力猛烈程度达到施灸效果的同时，施灸所需时间与其他品级艾绒相比最少，最大程度地减轻患者的痛苦；在进行非化脓灸（无瘢痕灸）时，需要燃烧时火力温和、刺激量轻且持续时间长的艾绒，此时二等品的艾绒可以满足其需求。

三、懂“针”医——迈向“一带一路”的针灸求真之路

循梦而行，向阳而生。随着联合国教科文组织将中医针灸列入人类非物质文化遗产代表作名录，针灸成为向世界传播中华文化的重要载体。近 10 年来，我曾到德国柏林医科大学、澳大利亚悉尼科技大学、阿联酋迪拜女子医学院、美国密西西比大学，以及韩国釜山、土耳其安塔利亚等地区进行学术访问。2015 年 2 月，湖南中医药大学与西班牙莱昂大学联合开设“艾灸 Moxibustion”课程（50 学时），选取我们编写的《图解中国灸疗技法（中英双解）》作为授课教材，受到外籍学员广泛好评，扩大了中国灸疗技术在国际上的影响力。2018 年 10 月，湖南省针灸学会专家团队配合中国针灸学会组织“2018 丝绸之路工商领导人（张家界）峰会”中医药特色灸疗体验活动，共接待了意大利、黎巴嫩、菲律宾、克罗地亚、俄罗斯等国 100 余名外宾，并赠予外宾《图解中国灸疗技法》（英文版）50 余册，我们还收到了丝绸之路国际总商会的感谢信。2019 年 11 月，我在世界针灸学会联合会、中国中医科学院主办的“2019 国际针灸学术研讨会”（土耳其安塔利亚为举办地）上汇报了《“一带一路”让中医针灸走向非洲》一文。2022 年 7—9 月，我们又通过线上、线下结合的形式为津巴布韦培养了本土针灸人才共 12 名。以上一系列活动，通过中医学的交流合作可增进民心相通，助推中医药“一带一路”建设，打造人类卫生健康共同体。

在国家中医药发展战略的宏伟蓝图下，自己深感责任重大，使命光荣。2022 年，我入选国家中医药管理局“青年岐黄学者”，2024 年入选湖南省科技创新领军人才。未来，我将紧紧围绕中医针灸领域的重大科学问题，积极构建多学科融合的创新平台，汇聚各方智慧，集中力量开展针灸科研攻关工作，并致力于针灸临床成果的转

化应用。未来的工作重点，一是立足针灸医学科技创新；二是挖掘马王堆典籍精华；三是加强针灸康复服务能力；四是开展针灸推广对外交流。

针灸求真之路，它如同一条蜿蜒曲折的河流，时而平静如镜，时而波涛汹涌，但正是这些跌宕起伏的经历，构成了我们人生中最宝贵的财富。“路漫漫其修远兮，吾将上下而求索”。珍惜这充满挑战和乐趣的求真之路，勇往直前，不断探索学习，在这纷繁世界中实现自我的价值。

【特别鸣谢指导老师 常小荣】

百尺竿头更进一步，中流击水正当时

付渊博（首都医科大学附属北京中医医院
针灸诊疗中心副主任　主任医师）

“弘扬敬佑生命、救死扶伤、甘于奉献、大爱无疆的精神，全心全意为人民健康服务，不断为增进人民健康做出新贡献，为健康中国建设谱写新篇章，努力开创我国卫生健康事业新局面”。习近平总书记在2018年首个“中国医师节”时的寄语鼓舞着广大医务工作者，而我正是这医务工作者中的一员。12年前，怀揣着对医药卫生事业的热情和憧憬，我迈进了北京中医医院的大门，成为了一名始终“在路上”的医务工作者。

一、扎根临床，百炼成钢

十余载宽街风风雨雨，记录着我成长的足迹。医生的成长不是一蹴而就的，而是漫长且又辛苦的。初入临床时我深知需努力学习，提高临床技能，训练临床思维。从起初对常见病、多发病的诊疗熟悉后逐渐适应门诊工作，到如今对疑难危重病诊断、鉴别及治疗的得心应手并能指导下级医师，这均受益于12年来临床工作的长期磨炼及前辈的指导。在担任住院医师期间，我苦练本领，精益求精，经手的出院患者每年累计400余人次，参加危重症抢救50余次。其中2014—2017年连续4年获评北京中医医院“患者满意的医师”“优秀住院病历书写医师”。因为热爱、因为敬佑生命，我们日夜兼程、不断学习、不断超越。在担任执行主治医师期间，我先后赴宣武医院神经内科、天坛医院神经介入科进修学习，以提升专业能力，为患者提供更优质的服务。2017年12月，北京市怀柔区中医医院正式成为我院托管医院，为促进该院学科建设，提高诊疗服务能力，2018年北京中医医院与怀柔区中医医院开展康复科大科联合共建计划，在此期间，我担任北京中医医院怀柔医院针灸康复科主任，积极指导康复科学科、专科建设工作，有效促进了科室整体诊疗能力的提升。2022年疫情期间，在抗疫之余，我依然坚守临床一线，在担任病区执行主治的同时，年门诊量8000余人次，排名全科第2。12年来，我先后获得北京中医医院优秀青年医师、优秀执行主治医师，北京市东城区卫生健康系统青年优秀医师“最佳敬业奖”等荣誉。

孟子曰：“爱人者，人恒爱之；敬人者，人恒敬之。”医患沟通为临床医生最基本的技能，其可以打开医患和谐之门，对提高患者治疗依从性及医疗质量均具有重要意义。在临床工作中我认真对待患者，关爱患者，多次受到患者好评，收到患者锦旗，并实现医疗“零”投诉。

习近平总书记曾言：“心有所信，方能行远。”在今后的工作中，我将坚守医者初心，牢记使命担当，秉承“仁术勤和”院训，在医院与科室领导的指导下，以更高的标准严格要求自己，虚心学习专业理论知识及名家经验，踏实工作，以精益求精的专业技术、良好的态度，为患者提供更加优质、高效的医疗服务，在“医路”中践初心，展芳华，承岐黄之术，护人民健康。

二、深入科研，追求卓越

机制研究可以揭示经验上“熟知”背后的科学内涵，使这些“熟知”成为“真知”。临床医生在积累大量临床经验的基础上，学习基础研究技能，训练科研思维，对从临床中发现科学问题、在基础研究中寻找答案并反哺于临床，意义重大。然而诸多临床医生在基础研究方面面临时间有限及未接受系统基础科研方法学训练等诸多考验。得益于科室临床科研一体化的工作，我在繁忙的临床工作之余，克服种种困难，查阅前沿文献，开阔思路。为进一步明确针灸干预疾病起效背后的潜在机制，10余年来，研究团队围绕缺血性脑卒中、神经源性膀胱、膝骨关节炎、耳鸣、耳聋、阻塞性睡眠呼吸暂停低通气综合征等针灸优势病种，进行了一系列相关研究工作，并先后成功申请国家自然科学基金青年项目、国家自然科学基金面上项目、北京市自然科学基金青年项目、北京市自然科学基金面上项目、北京市首都临床特色诊疗应用项目、北京市医院管理局“青苗人才”项目，并取得一定成果，相关研究成果也已发表在国内外权威期刊上。其中，累计发表中文核心期刊文章60余篇，SCI论文10余篇，获批实用新型专利1项。此外，还获得北京市科学技术进步奖三等奖1项，中国针灸学会科学技术奖二等奖1项，中华医学会科学技术进步奖三等奖1项。在大科联合攻坚期间，协助北京中医医院怀柔医院针灸康复科稳步运行学科6项科研课题，申报市级、区级科研课题2项，并成功申请怀柔区科技计划项目1项，提高了托管医院整体科研水平。上述课题研究传承了我科独具优势的贺氏三通法等特色疗法，在临床疗效的提升上亦发挥了关键作用。

此外，本人作为我院针灸学科后备带头人及国家中医药管理局重点学科的学科组长，在学科带头人的带领下，统筹协调学科组成员完成了全国卫生健康系统先进集体申报，全国青年文明号复审、重点医学专业验收，国家中医药传承创新中心、北京临床医学研究中心申报，科研月考核，临床科研一体化等诸多重要工作。

后续本研究团队将进一步以临床优势病种为突破口，完善缺血性脑卒中、神经源性膀胱、特发性耳鸣、阻塞性睡眠呼吸暂停低通气综合征的中医特色诊疗方案，不断提升临床诊疗能力和临床疗效，揭示其起效机制，为临床治疗提供循证医学证据。

三、学高为师，身正为范

医者，悬壶济世；师者，传道受业。北京中医医院同时为首都医科大学中医药临床医学院及北京中医药大学教学医院，这也赋予了我医者与教师的双重身份。立德树人为新时代教育的根本任务，临床教学又是医学生向医生转变的重要桥梁，而临床教师就是医学生的领路人，临床教师的言传身教对于学生医学观的形成至关重要。坚守初心，潜心教学，传道受业，培养学生的创新精神是一名临床教师义不容辞的责任与担当。我以身作则，始终以“做好教学工作是传承和发扬中医事业的必由之路”为指引，积极承担首都医科大学、北京中医药大学课堂教学、临床实习、规培带教、规培出站等工作，先后成为首都医科大学及北京中医药大学硕士研究生导师，所指导的研究生也多次获得国家奖学金、学校奖学金，以及获评北京市三好学生、优秀本科毕业设计论文等荣誉。本人也多次被北京市教育委员会评为本科毕业设计优秀指导教师，获得北京中医药大学优秀指导教师奖。我时刻教育所带研究生立崇高志向，明大医之道，修济民之学，传岐黄之术，为将来成为医学领域优秀人才打下坚实基础。接下来我将进一步健全研究生培养思路，完善培养机制，分层次对研究生进行针对性培养与发展，立足于临床，将培养重点放在临床、科研能力的基本功训练上，并引导学生从临床中发现新的科学问题，提出创新、合理的科研思路，将科研作为解决临床问题的手段，提升研究生综合能力。

四、勇担责任，深入一线

为深化东西部扶贫协作，京蒙帮扶这一北京市对口向内蒙古提供医疗帮扶的一大项目应运而生。2019 年在市、区卫生健康委的统一安排部署下，我奔赴内蒙古奈曼旗蒙医医院开展对口帮扶工作。帮扶期间，在完成日常医疗工作之余，我多次开展火针疗法专题培训，帮助当地医生掌握火针技术，促进火针技术的推广应用，借助火针有效易行的优势，帮助奈曼百姓解决顽疾。此外，帮扶期间我还支持、推动了该院疼痛专台的建立，提高了帮扶医院专科诊疗能力，取得良好的社会效益，被帮扶医院评为“先进工作者”。

疫情就是命令，防控就是责任。在新冠疫情暴发时，我听从党的号召，先后两次出征支援北京小汤山定点医院，累计支援70余天，支援期间在新冠感染患者确诊病区参与救治工作。作为我院医疗队中的唯一一名针灸医师，我发挥专业特长，制定新冠感染患者针灸治疗方案，同时发挥中药在新冠感染治疗中的优势，通过四诊合参，运用培土生金法激发患者的肺脾正气，驱除疫邪以截断病势，并通过调神理气来缓解确诊患者伴随的焦虑、抑郁情绪，增强患者战胜疾病的信心。同时，看到同批医疗队员因高强度工作而疲惫时，我还主动运用针灸、耳针等中医技术为本院和其他医院队员缓解疲惫和不适，保证了医疗队持续、高效、出色地完成支援任务。在疫情常态化防控期间，我积极参与核酸检测工作，圆满完成上级赋予的各项任务。疫情后期则闻令而动，主动报名支援新国展方舱医院，后又转战支援我院亚重症监护室。随后又支援我院发热门诊，在新冠疫情的防控中发挥中医优势，展现中医力量，我也因此多次被评为“优秀共产党员”。在习近平总书记统筹发展与安全战略思想的指导下，国家中医疫病防治队应运而生。我作为队员之一，积极参与日常培训，牢牢掌握过硬本领，为建设健康中国、平安中国贡献自己的绵薄之力。

指间流沙，匆匆不待。行医10余年来，一直在学习、成长的路上，在伴随患者穿越苦难，愈后而笑的医术成长之路上；在不断重复，愈加精彩的科研之路上；在启迪后学，薪火相传的教育之路上；更在寻明医之道，传岐黄之术，主动担当，勇毅前行之路上。中流击水正当时，后续我将立足岗位，永葆热情，不畏艰难，奋勇前行。

【特别鸣谢指导老师 王志新、邹亿怀】

求真之路

刘　果（北京中医药大学　副教授）

我于 2009 年 10 月进入中国中医科学院西苑医院中西医结合博士后流动站，进行清热利湿及其变法调治慢性肝病的临床和实验研究，在合作导师唐旭东主任医师指导下，将伏邪理论与中医肝病治疗相结合，以《伏邪理论在中医药调治慢性肝病中的运用》为题发表论文，并获得第二届岐黄杯优秀论文。出站后，我于北京中医药大学温病教研室任教，主要从事温病名家学术思想与本草学成就研究。

在校任教期间，延续了博士后期间研究方向，我将温病学理论与中医脾胃病研究相结合，探索伏邪理论在疑难脾胃病特别是炎症性肠病（IBD）诊治中的运用。本病与慢性肝病相似，具有反复发作、缠绵难愈的特点，无论在活动期还是缓解期均存在肠道菌群失调的情况，符合正虚失守、伏邪内生、留而不去、反复发作的病理特点。温病学中的伏邪理论的创立本为阐释温病病机，即冬季感寒，不即病者，寒邪伏于肌肤，至春发为温病。随着历代医家对伏邪理论的不断完善和发展，现代伏邪理论的运用早已不局限于伏气温病。

IBD 的病理性质为本虚标实，湿热是本病的始动因素，患者活动期多有大肠湿热的表现，素体脾胃虚弱是本病的发病基础。若因饮食、情志等因素导致患者脾胃受损，运化失职，使湿热积滞等邪气内生，在体内留而不去，则会逐渐破坏肠道内的微生态平衡，引起肠道菌群的失调。因此，可将菌群失调视为伏邪的微观体现。

伏邪发病与否则取决于正气的强弱，所谓“藏于精者，春不病温”，若邪气长期伏匿，脾胃虚损更甚，正气无力抗邪外出，则会引起疾病的发生。中医的正邪发病说与人体内微生态及免疫功能的平衡存在一致性和统一性，微生态的平衡与正常的免疫物质及功能属于人体“正气”的范畴；正邪交争的机制体现在菌群与免疫功能平衡与否的关系中。因此，若菌群失调程度不断加重，正邪交争日久，打破了体内的免疫平衡，以致“邪盛正虚”，最终就会导致发病。

针对肠中邪气内伏，缠绵难解的核心病机，我总结出一套行之有效的组方思路，提出了扶正以透邪，升降气机，流通气血，药到病所，因势利导，给邪出路的治疗原则，方用生黄芪 30g，茯苓 15g，炒白术 15g，赤芍、白芍各 10g，三七粉（冲）3g，炒五灵脂 10g，生蒲黄（包）10g，黄连 10g，连翘 10g，煨木香 10g，焦槟榔 20g。全方益气健脾、清热利湿、活血解毒，深符柳宝诒提出的“一要药到病所，二要托邪外出，三要固护正气”伏气温病的治疗原则。本方在临床观察与实验研究中均取得了抗 IBD 复发的良好效果。关于本方的研究获批国家自然科学基金面上项目 1 项，研究成果获中华中医药学会科技进步奖二等奖 1 项，发表 T1 期刊论文 8 篇，SCI 论文 2 篇。

在延续既有研究方向的基础上，我以医药圆融为发展目标，深研温病名家学术思想研究，并开辟了温病本草学研究方向。

温病学派为中医发展史中重要流派之一，大兴于清代，学派中名家辈出，在治疗外感病方面逐步摆脱伤寒学说的羁绊，处方用药以“轻、清、灵、巧”见长；不仅在辨证理论上有所创新，在方药上也能够推陈出新，创立了诸如银翘散、桑菊饮、清营汤、三仁汤等临床行之有效之方。

传统本草学发展至清代，先后涌现出了如《本草备要》《本经逢原》《本草述》《本草从新》《本草纲目拾遗》《本经疏证》等一大批优秀著作，或简明扼要，朗朗上口；或发挥药性，以经释经；或结合运气，阐释药性，为本草学发展做出了重要贡献。

温病派医家多行医于江南地区，有着丰富的临床实践经验，学界对于他们的学术思想已有较多深入研究，但对于他们在临床实践中积累的药物运用经验，尚缺乏全面系统整理，多集中在医家个体的经验总结上。本人将这些散在的记录汇总并加以分析，得出初步研究结论。

一、阐发药性

温病学派形成于明清，医家主要集中在江南一带，以江浙最多，而江浙的医家又以江苏居多，且集中苏州、常州（无锡旧属常州府）这两个地区，从医学流派上来说，分属于吴门医派和孟河医派。中国医学史家陆锦燧认为：“江浙间医家多以治温病名，独武进孟河名医辈出，并不专治瘟症，由是医家有孟河派、叶派之分。”吴门医派如吴又可、叶天士、薛生白等，吴鞠通虽然籍贯为江苏山阳（江苏淮安），但其学说为叶天士之余绪，也具有吴门医派的学术特点。孟河医派如柳宝诒、丁甘仁等。这两个学派都有一个特点，即用药以轻灵为主，体现“轻”与“淡”的特点。

轻者，是轻灵之意。用药轻平，不以猛峻求功；用量较轻，不以过量伤正。淡者，多用平淡之法、常用之药之意也。孟河医派的代表人物费伯雄曾说："天下无神奇之法，只有平淡之法，平淡之极，乃为神奇。"

此派医家在继承前人药物学经验的基础上多有发挥，如叶天士在《临证指南医案》木乘土"芮"氏案中论方药"黄连味苦能降，戴元礼云：诸寒药皆凝涩，唯有黄连不凝涩"，乌梅"梅占先春，花发最早，得少阳生气，非酸敛之收药"，对两味药特性给出了精妙的发挥。又如其对奇经八脉病变，治疗上强调攻宜缓宜曲，补忌涩忌呆，补虚通络务在活泼，治实以虫蚁搜剔，理虚主"血肉有情"，议方用药，都有一定的格局。吴鞠通先生对药物的认识集中在《温病条辨》的自注中，如对桑菊饮自注："此方独取桑叶、菊花者，桑得箕星之精，箕好风，风气通于肝，故桑叶善平肝风；春乃肝令而主风，木旺金衰之候，故抑其有余，桑叶芳香有细毛，横纹最多，故亦走肺络而宣肺气。菊花晚成，芳香味甘，能补金水二脏，故用之以补其不足。"对清宫汤自注："犀角咸寒，禀水木火相生之气，为灵异之兽，具阳刚之体，主治百毒蛊疰，邪鬼瘴气，取其咸寒，救肾水，以济心火，托斑外出，而又败毒辟瘟也。"显示出深厚的药物学功底。

王孟英先生的《随息居饮食谱》虽为食疗专著，但其中对于部分药食同源之品功效的论述极为精辟。如西瓜"甘寒，清肺胃，解暑热，除烦止渴，醒酒凉营，疗喉痹、口疮，治火毒、时证。虽霍乱、泻痢，但因暑火为病者，并可绞汁灌之。以极甜而作梨花香者胜。一名天生白虎汤"。枇杷叶"叶毛多质韧，味苦气平，隆冬不凋，盛夏不萎，禀激浊扬清之性，抱忘炎耐冷之姿，静而能宣。凡风温、温热、暑燥诸邪在肺者，皆可借以保柔金而肃治节，香而不燥。凡湿温、疫疠、秽毒之邪在胃者，皆可用以澄浊气而廓中州。本草但言其下气止渴，专治呕、嗽、哕、噫，何其疏耶？宜以夏前采叶，刷毛洗净、切碎，净锅炒燥，入瓶密收，用以代茶常饮，可免时气沾染，真妙法也。亦可蒸露"。在继承传统降气功效之外，对枇杷叶的功效有了新的发挥。

二、拓展用药种类

江南地区气候温暖，水网稠密，物产丰富，动植物种类繁多，可以为医家提供较多的药食两用的药物，可大量入药，也常为温病学家所习用，如糯稻根须、丝瓜叶、稻穗等。此外，江浙医家喜用果子入药，这样良药可口，如金橘饼、大蜜枣、红枣、雪梨、莲、龙眼、扁豆、西瓜等在诸多方中比比皆是，如绍派伤寒代表医家俞根初在新加三拗汤中就用金橘饼与大枣之类的药物以缓和麻黄辛温之力。

三、喜用鲜药

鲜药为温病学家所常用，如叶天士善用鲜荷叶、鲜莲子、鲜生地黄、鲜菖蒲根等治暑邪，且收屡试屡效之功，故徐灵胎评曰："治暑邪能用轻清凉润之品以和肺是叶氏之所长。"薛生白也善用鲜生地汁、西瓜汁、甘蔗汁等治疗各种温热疾病，并创五叶芦根汤治疗湿热病后期，余邪未清，胃气未醒之证。其后吴鞠通创清络饮（鲜荷叶边、鲜金银花、鲜西瓜翠衣、鲜扁豆花、丝瓜皮、鲜竹叶心）、五汁饮（梨汁、鲜麦冬汁、鲜芦根汁、荸荠汁、藕汁或甘蔗汁）皆用鲜品。余师愚制清瘟败毒饮，以鲜竹叶配石膏、犀角（代）等入方，治一切火热现大热烦躁之症，对后世医家影响极大。民国时著名医家丁甘仁，治疗温病时处方中亦多应用鲜药，如常用鲜荷梗以治壮热、汗多不解；用鲜生地黄、鲜沙参、鲜石斛清肺生津；清暑之品则多用鲜荷叶、鲜薄荷、鲜藕节之类。近贤施今墨用鲜药"取其清新之气，清暑生津力强"，常用鲜茅根、鲜芦根为伍，治疗温病之发热、烦渴、烦躁不安等症，不胜枚举。

温病中鲜药的作用，主要见于以下几个方面。

1. 辛凉清透，透邪外达

鲜药多为一些性味轻清而芳香的药物，可以辛散风热，清透邪热。如叶天士说："夹风则加入薄荷、牛蒡之属。"银翘散中用鲜苇根煎汤，香气大出即取服，正是取鲜苇根辛凉透邪之意。《通俗伤寒论》中，则用鲜紫背浮萍"疏风解表以宣上"。

2. 甘寒生津，滋养肺胃

温病后期，多有肺胃阴伤，此时胃气阴大伤，胃体尚虚，津液未复，如果迭进滋阴之品，一则有碍于脾胃之运化，二则滋腻之品也难以吸收。而此时投用甘寒生津之鲜药，不但无泥膈碍胃之虞，而且可以促进脾胃的运化。所以叶天士指出须用"梨皮、蔗浆"之类。《温病条辨》中记载的五汁饮，药选梨汁、荸荠汁、鲜芦根汁、鲜麦冬汁、藕汁，皆为药食两用之品，性质轻灵，甘寒生津，且榨汁取用，更易吸收而起效。

3. 醒脾开胃，以助运化

何廉臣论及温病后期阴伤证治时指出："选药制方，大旨以轻清灵稳为主。以近今膏粱体，柔脆居多，故于去病之时。不得不兼顾其虚也。"温病后期治疗时仍以清养为主，沙参、麦冬、石斛、玉竹之属大量使用，反倒容易有碍于脾胃的运化，此时用药宜轻、宜淡。鲜品，滋而不腻，醒脾开胃，又能促进脾胃的运化，如《通俗伤寒论》所载之七鲜育阴汤，用鲜生地黄、鲜石斛、鸭梨汁、蔗汁甘寒生津，滋养胃阴，而无干品滋腻之弊；用鲜稻穗以养胃气，鲜枇杷叶和降胃气，而无木香、陈皮等温燥之虞。全方皆用鲜品，滋阴而不碍胃，理气运脾胃而不伤阴，有助于脾胃之运化。在湿热病后期，余邪蒙绕，胃气不舒、脾气未醒之时，宜用极为轻清之品化湿而宣通上焦，所以薛生白创五叶芦根汤，利用鲜药的轻清之性，清透余邪湿热。

4. 滋水行舟，润肠通便

同一药物的鲜品与干品，有时功效迥异，何首乌即是一例。鲜用或生用，主要作用为截疟、消肿毒、通便；熟用则为补肝肾、益阴血。清代周岩《本草思辨录》说："张石顽云：'今人治津血枯燥，大肠风秘，鲜首乌数钱煎服即通。其滋水之速，与肉苁蓉润燥通大便相仿佛。'……要之生熟之异用，所关甚巨，必不容忽耳。"燥热内结，当攻下以泄其实，又需滋养其阴，用调胃承气汤加鲜何首乌、生地黄、鲜石斛等治疗。以调胃承气汤泄燥热，取鲜药之多汁，滋液能力更强，非干品所能替代。

5. 芳香透络，开窍醒神

清代袁枚《小仓山房文集》载薛生白治验："枚之疱人病疫死，将掩棺矣，雪适至，出药丸一，捣石菖蒲汁调和灌之，且曰鸡鸣时可苏，果如其言。"袁氏的记载虽然有一定的文学色彩，但鲜石菖蒲开窍醒神之功确实十分可靠，也为温病学家所喜用。故《本草思辨录》说："唯菖蒲生水石间，而辛温芳烈，有阳必达，有阴悉布，故凡水液浑浊为神明之翳者悉主之。"疏极精审，准是以用生菖蒲，始克有当。

四、独特中药炮制技术

温病医家在行医中善用清凉濡润，注重保护阴液，宣通气机。江南地区经济发达，药铺众多，进行中药调配中形成了独到的中药炮制经验，如各种中药蒸露运用，常用荷花露及金银花露等。《桐桥倚棹录·卷十》载："花露以沙甑蒸者为贵，吴市多以锡甑。霍乱、辟邪，佩兰叶露……专消诸毒，金银花露；清心止血，白荷花露；消痰止嗽，枇杷叶露……发散风寒，苏薄荷露……吐衄烦渴，白茅根露；和中养胃，糯谷露；霍乱吐泻，藿香露；凉血泻火，生地黄露……盗汗久疟，青蒿露……祛风头怔，荷叶露；和脾舒筋，木瓜露；生津和胃，建兰叶露；润肺生津，麦门冬露。"另有冰糖水炒石膏、鸭血炒丹参、鳖血拌柴胡、玫瑰露炒竹茹的应用，可见一斑。以上内容，可谓沧海遗珠，散见于各家医著中，缺乏系统整理，即便如此，叶天士的络病、奇经用药法，吴鞠通《温病条辨》药性阐述，鲜药应用经验等，仍被后世医家广泛汲取，临证每收良效。我将这些医家的用药宝贵经验，加以系统整理研究，并总结温病学派对传统本草学学术体系继承与创新之处，入选北京市第三批中药骨干人才培养项目，"温病学派名家本草学成就研究"获批校级重点攻关课题 1 项，发表核心期刊论文 8 篇；录制《百草寻源》系列讲座 66 讲，为中国中医药出版社王牌栏目，收看人数达 2 万余人。我于中华中医药学会脾胃病年会做特邀讲座 2 次，药学史与本草分会特邀讲座 1 次；应邀在中医在线等网站开设温病名家医案赏析课程，受到广泛好评；入选全国第五批中医优秀临床人才研修项目（基础），主持及参与文献类国家级课题 3 项，省部级课题 3 项，发表论文 6 篇，编写著作 1 部，编写教材 1 部，为中医药传承创新团队——中医疫病学骨干成员，国家中医药管理局重点学科——中医疫病学骨干。

从 2011 年的第二届岐黄杯论坛至今已有多年，当时的我初出茅庐，论坛给了自己与业内专家与学友交流的机会，通过学习讨论，坚定了传统经典研究的方向，至今无悔！

【特别鸣谢指导老师 王新月】

我的漫漫求真路

郇守兰（上海中医药大学　上海中医药大学附属岳阳中西医结合医院
副研究员）

我与《中华中医药杂志》相遇，是在我博士毕业前夕。2011 年 3 月，第二届全国中医药博士生优秀论文颁奖会议在杭州举行，顶峰相见，感受至真至诚的学术氛围，自己对此至今记忆犹新。那个时候的我，或许还没有意识到，在此后 10 余年里，《中华中医药杂志》将伴我一路成长。

年少时读到王国维的《人间词话》记载："古今之成大事业、大学问者，必经过三种之境界。"概而言之，即"独上高楼""衣带渐宽""蓦然回首"。初读不解其意，只觉得境界很美，反复品味，也只能在寻求目标与锁定目标之间徘徊，蓦然回首的惊喜并不能体会。我的博士生导师，是全国著名的医古文、中医文献专家段逸山教授。段老师在讲解古籍校读时，反复强调要"求真文、明真义"，即求取真文、阐明真义。什么是"真"？何谓"求真"？惭愧的是，我探赜索隐 10 年，仍不能真切领悟第三重境界。段老师说：做学问，要有"冷板凳"精神，即"板凳须坐十年冷，文章不著一字空"。于是，我认真地坐冷板凳，发挥驽马精神，功在不舍，期待蓦然回首那一瞬间的顿悟。

人生最幸运之事，莫过于所从事的领域，恰巧是自己的志趣所在。选择从医，很大程度缘于我的父亲也是中医，从小耳濡目染，感觉到中医疗效很是奇妙。即便如此，我的学医之路是从困境开始，荆棘丛生。接受了现代科学教育的我，翻阅父亲书架上那本段老师主编的《医古文》教材时，颇觉深奥难懂。我的困惑，始于踏入中医校门那一刻，绵延 10 余年。自己学习的是中西医结合临床专业，阴阳五行、升降浮沉理论，让我如坠云雾。这也许是大多数中医学子都会有的历程，从新奇到迷茫，这种迷茫可以持续很多年，也可以一直无解。中医的本真是什么？我追求的又是什么？我夹在现代与传统之间徘徊，不能登上高楼，更没有"为伊消得人憔悴"的机会。

我去书中寻找答案，读《名老中医之路》，但很快发现名老中医多由文入医，他们水到渠成地有着完整的知识结构；读《思考中医》时，我陷入了更多的思考中。在研究生学习的一天里，不经意翻到了邓铁涛先生的《寄语青年中医》，读来竟引发共鸣，一口气读完，洋洋洒洒写了一篇读后感——《小议中医之怪现状》，发表于《河南中医》。这是一篇投石问路之作，我在此山中，却依然不知身在何处。与众多困在迷雾中的青年中医一样，对目标和门径均茫然无所知。那段时间，我每周跟着硕士导师高权国教授抄方，一抄三年，我问自己的本心，发现我喜欢这种中医纯粹的状态，从来没有改变过。于是，成为一位纯粹、真正的中医，成了我远眺的第一个目标。只是没想到，为了实现这个小目标，我又跋山涉水，兜转 10 年。

机缘巧合的是，我在山重水复之时转入段逸山教授门下，攻读中医医史文献学博士学位。那时的我，对文献没有太多概念，懵懵懂懂。段老师博学多闻，我很敬仰，在老师面前不敢多讲话，生怕露怯。老师给研究生上课，讲解中医古籍校读法，我去旁听，一遍听不懂，就听两遍。那时的我开始渐渐领悟，古文和文献就是中医的土壤、中医的根，沃土之上，才能繁花似锦。等闲插柳柳成荫，目标竟已近在咫尺。

找到了探寻中医本真的方向，并不意味着就可以登堂入室了，在此后的临床和科研中解决一些具体问题时，我又频繁遇到瓶颈，走在了漫长的求真问道之路上。在工作最初的几年，我有机会加入龙华医院陆氏针灸传承基地，跟随陆瘦燕先生之子陆李还老师学习针灸之术。陆氏针灸已被列入国家级非物质文化遗产，是上海最有代表性的针灸流派之一，我作为第四代传承人学习和整理流派经验。初观陆老师临床治疗，取穴配伍与针灸教材很是相似，颇为奇怪。后来知晓，早期版本的针灸教材，正是由陆瘦燕先生一代名老中医编撰整理而成。我如外行看热闹一般，侍诊两年，只觉得针灸方法很简单，疗效很好，却再无特别的领悟。所谓大道至简，一个偶然事件，在陆老师帮我治疗眼疾时，我方察觉自己认知的浅薄。陆氏针灸极重手法，耄耋之年的陆老师仅用一寸小针（0.25mm×0.25mm）针刺，就可以明显得气，针刺治疗后身体轻快，眼睛也变得明亮。留针时，我时常有“砻砻然如流水状”的感觉，即一种似经气流转的舒适感。“砻砻然如流水”，是孙思邈在《备急千金要方》中用来形容膏肓穴灸后感觉的。《灵枢·九针十二原》有云：“刺之要，气至而有效，效之信，若风之吹云，明乎若见苍天，刺之道毕矣。”那一寸针中蕴藏的至真大道，一下子穿越千年，在古老的医书中显现出了印迹，让我重新回归对文献的思考。

毕业之后的我，一直留在上海市针灸经络研究所，从事专门的文献研究工作。文献研究是慢工细活，在这个过程中，我慢慢体会什么是“冷板凳”。庆幸的是，我遇到了中医文献研究的黄金10年。随着人文、历史、社会等不同学科与中医的交叉融合，研究视野的拓宽，中医文献研究飞速发展。我在工作的第6年，成功申请到教育部人文社科研究青年基金项目“近代期刊视角的中医药文化传承研究”，研究成果以专著的形式呈现，此书由复旦大学出版社出版。这个项目的前期基础，恰是博士在读期间参与段逸山老师主编的大型丛书《中国近代中医药期刊汇编》工作时所积累的。博士毕业前夕在《中华中医药杂志》发表的论文《近代中医期刊特点及研究意义》，也获得了第二届全国中医药博士生优秀论文奖（2011年）。受近代研究的启发，我向科室提议策划了《近代针灸名著校注丛刊》，经过数年数次修改，精雕细琢，也将由复旦大学出版社出版，这将是关于近代中医研究的又一硕果。

惭愧的是，在近代中医文献研究的求真道路上，我曾多次想要改弦易辙。这条路曾经那么多坎坷泥泞，那么多困苦与困顿。我们现在看到的《中国近代中医药期刊汇编》内容清爽干净，资料唾手可得。实际上，近代中医期刊已经尘封近百年，当时纸张破旧易碎，获取查阅困难。第一次遇见民国时期的期刊，是在上海中医药大学的博物馆，彼时，我的师兄沈伟东正在打磨他的博士论文，他很想昼夜翻阅这些旧刊，可惜借阅的时间是有限制的。翻开那些破旧的期刊，我的内心是震惊的，百年沧桑，荒漠一样的气息，扑面而来。秦伯未说：“吾道不孤，为之狂喜。”为什么会有道“孤”之说？张赞臣创办《医界春秋》，医界为什么会有“春秋”？时逸人创办《复兴中医》，中医遭遇了什么，为什么要“复兴”。我的大脑里，“盘旋”了一堆问号……

如果读过艾宁的《问中医几度秋凉》，就不难理解，近百年来我们曾经丢失了什么。民国期刊多由名医创办，作为近代史研究的百科全书，记录了一段生动而真实的历史。在那个中华文化自信丢失的时代，翻开每一本期刊，都能看到名医们的所见所思所想。在大的时代背景下，代入小我，会陷入愤怒、彷徨和深深的自我怀疑中。这个时候，才深切体会到个人与国家、中医与中华文化荣辱与共，意味着什么。习近平总书记说：“文化是一个国家、一个民族的灵魂。”中医“是打开中华文明宝库的钥匙”，那么中医的振兴必然以中华文化复兴为前提。如果我们遇见中医之时，正是文化自信全面觉醒之际，我们可以沿着前辈们的足迹，追寻中医的本真，追寻中医之道，何其幸哉！

求真者，认真探求事物的本原。对于学问或科学研究至真至善的追求，都可以称为求真。在我接到《中华中医药杂志》社的任务，要撰写“求真问道的心路历程”时，感觉头脑中一片空白，似乎又思绪万千。翻开邮箱，我发现在这10多年里，我与杂志社往来的邮件已有上百封。2020年，我在《中华中医药杂志》发表的论文

《“不寐”病名源流考》，入选第四届百篇高影响学术论文，目前被引频次已超过100。2022年，自己入选第四批青年中医药求真学者。一路走来，荆棘与鲜花相伴。初遇《中华中医药杂志》之时，适逢我人生高光时刻。那一年的夏天，我获得了校优秀毕业论文、上海市优秀毕业生等各种荣誉。然而，人生更多的是奋斗的历程，质变的飞跃固然欣喜，量变的积累困苦且漫长。翻山越岭，再次与《中华中医药杂志》不期而遇之时，蓦然觉察我所执着追求和探寻的，恰是《中华中医药杂志》所坚持的“真”。

这一路，坚持真我，让我收获了很多志同道合的学术伙伴。《中华中医药杂志》为广大青年中医学者提供了一个成长的平台，每次相遇皆有惊喜和收获。如果要形容求真问道的过程，我想一定是“路漫漫其修远”，坐好冷板凳，才能有机会悟道。我的心路历程，如果能对仍在困境中的学子有一点点启发，于我而言，或也是一种收获。

目前，我正参与“第七批全国老中医药专家学术经验继承项目”，师承上海市名中医徐敏华教授（中西医结合方向），优化内科临床诊病思路。之所以又选择了一个新的方向，主要是为了解决“读方三年，便谓天下无病可治，及治病三年，乃知天下无方可用”这个议题的困扰。而我也将继续深化对近代中医文献的研究，为始终不敢收笔的专著《近代期刊视角的中医药文化传承研究》画上满意的句号。在漫漫求真路上，我期待更多的“不期而遇”，寻找那蓦然回首的顿悟与欣喜！

【特别鸣谢指导老师 段逸山】

第三届

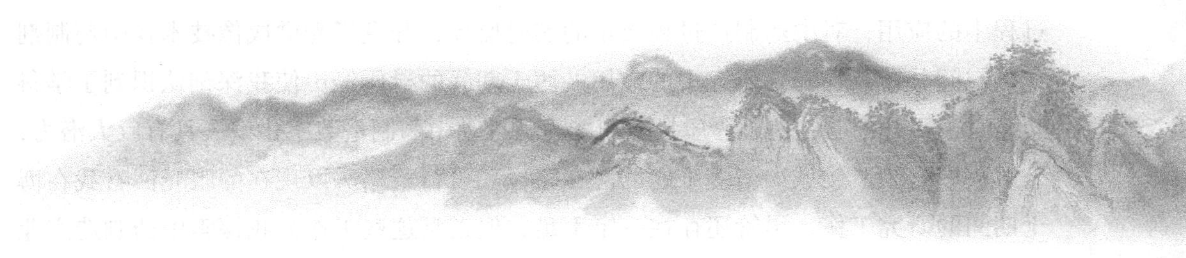

求真之路

——交叉创新赋能中医药发展

吴志生（北京中医药大学　博士生导师）

2009年盛夏，入学前初见博士生导师北京中医药大学的乔延江教授，交谈后带着满脑子的“近红外技术”“过程分析”这些对于我而言颇为陌生的词汇离开了乔老师的办公室，在科研之路上正式开启了求真之旅。自此，交叉创新赋能中医药发展的理念如同一颗种子深植于我的内心，从博士阶段深耕的光谱技术，到工作阶段探索和开创的中药制造测量和信息学新领域；从解决中医药生产某个单元的“小”问题，到面向中医药制造链诠释“大”问题，然后再到回应国家和人民造药需求深挖“真”问题，踏中医药现代化发展浪潮，行中医药高质量求真之路。

一、求真之路——博士伊始，初获中药创新的钥匙

在岐黄学者乔延江教授团队读博期间，我专注于近红外光谱技术方法在中药质量控制，特别是生产过程控制中应用的方法学研究，并在该领域内取得了多项创新的成果。本人博士论文《清开灵注射液中间体银黄液中黄芩苷含量近红外测定方法

的建立和验证》有幸获评第三届全国中医药博士生优秀论文。该研究是本人应用近红外技术进行中药制造质量控制的代表作之一，是以北京中医药大学原研中药清开灵注射剂为研究对象，建立了清开灵注射液中间体银黄液中黄芩苷含量的近红外定量模型，并通过 AP 分析方法进行了全面验证，显著提高了模型的运行效率和预测精度，创新了中药质量控制方法。此外，我还深入探索了过程分析技术在中药生产过程中的应用，对中药制造过程质量的实时监控，开发了光谱成像技术在中药制剂成分空间分布及均匀性研究中的应用。博士期间的科研经历使我深刻认识到了学科交叉对于提升中药制造过程质量控制能力、推动中药制造数字化发展具有巨大潜力，是解决中药制造领域中诸多难题的潜在路径和可行策略。以现在的眼光回看我在博士期间的研究工作，尽管还存在一定不足，但正是这些工作为我探索中药制造产业的发展方向奠定了基础，也成为我开展日后研究工作，带领研究团队继续在这一领域深耕的底气与信心，让我在基于多学科交叉的中药制造数字化、智能化研究路上迈出了扎实的第一步。

二、求真之路——教授入局，加速行业创新的步伐

博士毕业后，我选择留任北京中医药大学中药学院，从学生到教师，真真正正地入局了中医药科研圈。我在乔延江教授的指引下，继续深耕中医药与现代科技交叉领域。有了他山之石可以攻玉的经验和成果，我开始思考如何利用人工智能、信息学、生物传感等技术解决中医药发展的问题。而在从“青椒”（此为对“高校青年教师”的俗称，下同）到教授的求真之路上，我和我的团队在系统科学观和中医药理论的指引下不断探索、持续突破，以推进中医药行业创新为己任，获得了一个又一个的喜人成果。

一获“中医药十大进展”——在国医大师王琦院士体质辨识理论指导下，我带领团队创建了一套集成半导体材料芯片、人工智能新算法、分子对接以及斑马鱼生物模式的关键技术，实现了基于中医体质的中药复方关键质量属性的智能辨识，为体质可分、体质可调的临床应用提供了理论和技术支持，系列成果入选 2021 年度中医药十大学术进展。

再获“中医药十大进展”——有了交叉创新的成功经验，更坚定了我的求真之心。基于多年与企业交流的经验，我深切地感受到中药制造面临数字化和智能化升级的迫切需求。针对中药制造过程中的“测什么、怎么测、如何控”等关键问题，突破中药生产过程多工艺单元传递、多传感器在线控制与信息融合等中药智能制造关键技术，以传统制剂大蜜丸为先行示范，我们成功创建了我国首条大蜜丸智能制

造生产线。系列成果入选 2023 年度中医药十大学术进展。

这些年来，我专注于“传承岐黄之道，融汇‘智’造之新”，入选国家万人计划科技创新领军人才、青年岐黄学者、北京市科技新星，主持国家自然科学基金项目、国家优秀青年科学基金（优青）项目、国家重点研发计划课题、国家重大新药创制项目等国家级 / 省部级课题 30 余项，成果相继发表在 *Acta Pharmaceutica Sinica B*，*Trends in Analytical Chemistry*，*Biosens. Bioelectron.*，*Journal Of Industrial Information Integration*，*Green Chemistry* 等国际权威期刊。作为第一完成人 / 主要参与人获得中国分析测试协会科学技术奖（CAIA）一等奖、中国产学研合作创新与促进奖二等奖、中华中医药学会科学技术奖一等奖、中国仪器仪表学会科学技术奖二等奖、以岭生物医药青年奖、陆婉珍近红外光谱青年奖等奖项，获得中国仪器仪表学会最美抗疫先锋团队、中国仪器仪表学会最美科技工作者等称号。我们所提出的中药智能制造解决方案获得了业界广泛认可，入选中国科协智能制造学会联合体中国智能制造科技进展 15 强；申请国家发明专利 49 项、计算机软件著作权 8 项；核心研究理论和技术汇编为专著《中药制造测量学》《中药制造信息学》，制定团体标准 8 项。此外，自己担任国家药品监督管理局中药材质量监测与评价重点实验室学术委员会委员、药物制剂技术研究与评价重点实验室学术委员会委员等多项社会兼职。

三、求真之路——平台打造，直面国家人民的需求

在求真之路上，我不仅感受到交叉创新带给中医药现代化发展的无限活力，同时也意识到了中医药特色人才培养和教学 – 产业融合在发展过程中的重要意义。

筑造交叉人才高地——自己在接任教育部中药制药与新药开发工程研究中心主任一职以来，带领中心面向中华人民共和国国民经济和社会发展第十四个五年规划和 2035 年远景目标，基于前期“中药有效成分虚拟筛选技术”“中药有效部位高效分离技术”和“中药药性配伍设计技术”，融合中药制造在线控制、中药制造信息、中药生物传感等关键技术集群，创立和发展具有特色鲜明的中药制造工程交叉学科。形成了一支融合中药学、中医学、生物学、化学、工程学等学科的交叉研究团队：中心现有岐黄学者 1 人，青年岐黄学者 2 人，万人领军人才 1 人，国家优秀青年 3 人，青年长江学者 2 人，教育部新世纪优秀人才 2 人，北京科技新星 5 人等。

聚势产教融合平台——在人才平台的基础上，我进一步考虑桥联起教育 – 人才 – 学科。2023 年，我积极响应国家医学攻关的重大需求，深入契合健康中国战略、创新型国家发展战略以及教育强国战略要求，聚焦中医药行业面临的“卡脖子”问题，参与北京中医药大学国家医学攻关产教融合创新平台项目，主持建设中药智能

制造工程平台，带领团队重点突破中药制造单元在线监测关键技术、中药制造多单元传递关键技术等5项关键技术，搭建符合GMP标准的中药传统制剂中试产线，解决中成药生产工艺落后、药品质量不稳定的问题。打通产、学、研多环节，一体化推进中药智能制造科技攻关、中药交叉人才培养和中药智能制造的新学科建设。

四、求真之路——未来布局，绘就交叉创新的蓝图

在科技的辅助下，中医药的研究和应用更加科学化、精准化。同时，中医药的人本关怀和整体观念也为科技的发展提供了温度和深度，使得科技创新更加贴近人民的需求，增进民生福祉。

续写中国方案——依托国家产教融合平台和教育部工程中心，占据北京科技创新中心的有利背景，我将继续攻克中医药交叉创新技术，注重交叉人才团队建设。以质量为先，瞄准中药质量提升的痛点问题，保障中医药质量的安全、有效、稳定、可控；以产业为重，深挖中医药行业转型升级要点问题，切实为国家和人民“有好药可用”提供保障。

拓展国际界面——中医药的交叉创新不局限于地域，而是在全球范围内寻求合作与交流。团队充分发挥地处北京国际交流中心的优势，近年来通过参与博鳌论坛等国际活动，加强与蔡司等知名外企合作的多种模式，将团队特色的中国方案推向国际舞台，为构建人类命运共同体贡献中国智慧。

在中医药交叉创新过程中找寻求真之路，这必将是一条充满挑战的道路，同时也是一条充满机遇的道路。作为新时代的中医药人，将继续秉持中医药发展的使命感，掌握中医药创新的纵深感，为中医药行业高质量发展的新格局、新体系、新阶段贡献新方案。

【特别鸣谢指导老师 乔延江】

岐黄医道　探索求真

王　辉（中国中医科学院广安门医院　副主任医师）

在全国中医药博士生学术论坛15周年之际，作为首届全国中医药博士优秀论文比赛获奖者，能够收到北京岐黄中医药文化发展基金会的邀请，撰写“求真之路”论文，我倍感荣幸。回想15年前，作为中国中医科学院研究生院的在读博士，在导师的鼓励和指导下，我参加了首届论文比赛并获奖。欣喜之余，我深切感受到了岐黄医术的博大精深，并坚定了探索岐黄医道的决心。博士毕业后，我有幸成为中国中医科学院广安门医院肿瘤科的一名医师，运用岐黄医术服务患者，并在实践的过程中总结、思考，获得理论的提高。探索求真始终是我在岐黄医道上学习和实践的指导思想。

一、跟名师，求真之路的明灯

中医进阶犹如行舟于浩瀚大海，探索求真是唯一的方法。“探索”是对未知事物的研究，多方寻求答案，是针对学术问题开展研究的基本方法。“求真”是追求事物发展的真理所在，是寻找事物发展的客观规律。中医学经历数千年发展，璀璨绚烂，医学名家灿若星河，医学典籍更是浩如烟海。导师犹如无边大海上的明灯，指引着我穿越迷雾，探索前行。

我在北京中医药大学中医临床专业（本硕连读七年制）完成了本科和硕士阶段的学业。大学基础课程阶段，学校给每一门课程均安排了知名教授进行授课，教师阵容堪称豪华。教授们专业的讲解，为我奠定了扎实的中医学基础，特别是中医四大经典课程授课老师们的讲课，精妙纷呈。现在，每当我在临床上碰到一些现象，脑海中还经常浮现出当年背诵的经典条文和课堂上老师的精辟论述。

在七年制硕士研究生培养阶段，经北京中医药大学基础医学院和临床医学院推荐，我非常有幸成为了中国中医科学院广安门医院花宝金教授的硕士研究生。花教授是中医肿瘤学著名专家，学术成果丰硕，提出了“调气解毒”防治恶性肿瘤的理论，并在全国率先主持恶性肿瘤中医预防的理论研究和医疗实践。花教授大医精诚、博古通今、医术精湛、德艺双馨，不仅在医学研究上对我精心指导，更在医德方面言传身教，诠释了“患者满意的好医生”内涵。我跟随花教授在门诊临证，深刻体会了中医扶正培本为基础的气机调节和解毒抗癌学术思想，并在花教授的指导下，开展对非小细胞肺癌虚证相关因素的研究。从营养不良的评价和干预角度，以生存时间为终点事件，探索中医药对非小细胞肺癌虚证的治疗作用。这一小型临床研究后续获得了中国中医科学院基本科研业务项目的支持，并发表论文4篇。花教授通过一个临床研究，开启了我运用科学方法开展中医学临床问题研究，探求中医学问题答案的求真之路。

硕士毕业当年，我考入中国中医科学院，继续攻读博士学位。我的导师是中国中医科学院广安门医院著名的中西医结合肿瘤学家孙桂芝教授。孙教授本科在山东医学院学习西医临床，工作后在中国中医研究院（中国中医科学院的前身）参加了“西学中”班，并长期从事恶性肿瘤的中西医结合临床与基础研究。孙教授学贯中西，学验俱臻，临床疗效卓著，提出健脾益肾作为扶正培本的基本治法，并以益气活血解毒治法为研究对象的干预措施，开展肿瘤的临床和基础研究，成功研制扶正解毒口服液、养胃抗瘤冲剂，深受患者好评，创造了优秀的社会效益。孙教授从解剖、生理、病理、药理的角度，指导我对恶性肿瘤类疾病进行系统化的知识体系构建，并结合中医基础理论、中药、方剂，以扶正培本为基础，综合益气活血、通络解毒治法，要求肿瘤的中医临证需辨病与辨证相结合，衷中参西，灵活把握，以期获得最佳的疗效。孙教授的悉心指导，为我展示了中西医结合的精妙学术内涵，极大地开拓了我的医学认知，并将我既往所学的中西医知识进行了重塑，对我的医学理论学习和临床实践产生了深远的影响。在孙教授的指导下，我的博士课题从益气活血通络的角度，运用生物信息学技术、细胞生物学技术、分子生物学技术，从基因表达水平探索了中医药在抗乳腺癌血道转移中的作用及其分子机制，毕业论文获得中国中医科学院优秀博士论文、中国中医科学院中健行科技创新特等奖。孙教授的悉心栽培，为我的中医求真之路开拓了思路，指出了可行的方向，使我打下了坚实的临床和基础研究的基本功。

在中国中医科学院广安门医院肿瘤科工作满10年后，通过中国中医科学院遴选，我成为了全国第七批老中医药专家学术经验继承人，继承指导老师是中国中医科学院广安门医院著名的中西医肿瘤学家朴炳奎教授。朴炳奎教授从事恶性肿瘤中医、中西医结合的理论研究和临床工作，理论精湛，医术卓越。朴教授提出的“扶正培本、解毒抗癌”治疗恶性肿瘤学说成为中医肿瘤学的经典学说，他成功研制的肺瘤平膏疗效卓著，深受患者欢迎，获得了优异的社会效益。朴炳奎教授指导我从肿瘤内科学的学科追求、中医学和西医学在肿瘤内科学中作用的异同比较出发，以中医内科学阴阳、气血、八纲辨证为纲，以西医学的诊疗常规、前沿进展为用，充分理解并运用现代科学技术，以最先进的理念为患者开展诊疗。此外，他还指导我从四诊现代化出发，运用人工智能技术，分析和挖掘中医肿瘤虚证与四诊特征之间的关联，并建立肿瘤虚证中医疗效评价的平台和方法。该研究内容获得国家自然科学基金面上项目资助，申请国家发明专利3项。朴炳奎教授的指导，使我在中医求真之路上，能够运用现代前沿技术，将传统与现代结合，中医与科技结合，跨越时空，追逐真理。

在中医学探索求真的道路上，我是幸运的。在学习和实践中医肿瘤的不同阶段，朴炳奎教授、孙桂芝教授、花宝金教授3位中医肿瘤学界著名教授的精心指导、悉心栽培，让我树立了高标准的医德观念和严格的医学行为准则，同时为我奠定了扎实的功底，指明了前行的方向，教我学会使用中医、西医两套完全不同但又可以结合的医学思维，并结合现代先进科技，站在中医研究求真的最前沿。感谢三位恩师。

二、读经典，求真之路的金钥匙

经典是历代中医学家们对中医学深邃理论与临床实践的记录，是中医学宝库的重要组成部分。以《黄帝内经》《伤寒论》《金匮要略》《温病条辨》为代表的古代中医学经典，对现代中医肿瘤临床和研究具有深远的指导意义，是我们开展中医学实践的理论源头，也是我们理解中医、学习中医、提高中医素养的必读书籍。在北京中医药大学本科学习阶段，老师们对条文的讲授和课后的背诵要求使我奠定了良好的基础。参加工作后，观察到临床现象，使我加深了对经典条文的理解。有了临床阅历后，经典中记录的大量医案，成为我学习领悟古代医家高超诊疗手段的学习材料。通过对经典的不断重温和研习，我领悟到中医学是一门集天地万物于一体的学问，而经典是打开岐黄医道求真之路上一道又一道大门的金钥匙。

三、学先进，求真之路的助力

参加工作第3年，我对中西医结合肿瘤内科的工作有了一定的认识，科室安排我到中国医学科学院肿瘤医院内科进修。在我国顶级肿瘤学单位学习，使我掌握了规范化的肿瘤内科学诊疗技术，完善了肿瘤内科西医学临床思维，建立了规范的临床研究理念。

参加工作第7年，单位选派我前往美国纽约纪念斯隆－凯特琳癌症中心

（Memorial Sloan–Kettering Cancer Center）访学。在美国著名肿瘤临床研究专家 Jun J Mao 教授的指导下，我运用循证医学的方法开展中医药临床疗效评价研究，研究成果发表了 SCI 论文，并在美国传统医学年会上进行了汇报。在美国的学习，让我更加深刻地理解了中西方文化对中医、西医两个医学体系的深刻影响，同时也向我提供了更加广阔的国际化视野和交流平台。

参加工作第 9 年，科室选派我前往北京大学第一医院学习消化内镜技术，以增强我在消化道肿瘤诊疗方面的理论和技术。在全国一流的西医院，我学习到了消化道肿瘤早筛、早诊、早治技术，规范的内镜操作技术，以及内镜下黏膜切除术（EMR）、内镜下黏膜剥离术（ESD）、逆行胰胆管造影（ERCP）等内镜下操作技术，提升了我对消化道肿瘤的临床理解和诊疗水平。

中国医学科学院肿瘤医院、美国纪念斯隆 - 凯特琳癌症中心、北京大学第一医院的进修和访学，对我的现代肿瘤医学理论、技术具有极大的提高作用，为我在中医求真路上的前进提供了显著的助力。

总之，岐黄医道的求真之路需要我们坚持不懈地努力、奋斗。作为中医药传承人的一员，我们肩负着继承、创新、发展中医学的光荣任务。探索求真是中医学习、中医研究、中医临床、中医交流中的指导原则。回顾自己从参加第一届全国中医药博士生论文大赛、全国中医药博士生学术论坛一路走来的 15 年，是自己岐黄医道求真披荆斩棘、成长发展的 15 年。岐黄事业，利国利民。我将不畏艰险，探索求真，恪守师训，努力攀登。

【特别鸣谢指导老师 花宝金、孙桂芝】

从任应秋先生之“阶墀精神”谈“中医药文告”研究的治学体会

马　捷（北京中医药大学　中医学院中医诊断学教研室副主任　教授）

一、任应秋先生之“阶墀”精神传承

助人为学，首善之举，给予学习之门径。近现代中医大家任应秋先生传道受业时无不体现了“攀登学术高峰，甘为后学人梯”的治学与教学之精神，任应秋先生在其赠予肖金同志书法中也言道：“有志无坚不可摧，惊天事业在人为。但教发出光和热，那惜燃烧直到灰。不作人师作人梯，奋将肩臂当阶墀。青年攀上高峰去，我亦春蚕吐尽丝。”① 其中，“阶墀”实为山路攀登之石梯。面对任何学术山峰，学人只要摸索到登天石梯，何惧而有。因此，任应秋先生育人的“阶墀”精神（即人梯精神）已成为其“培养后辈，启迪新学”的宗旨。

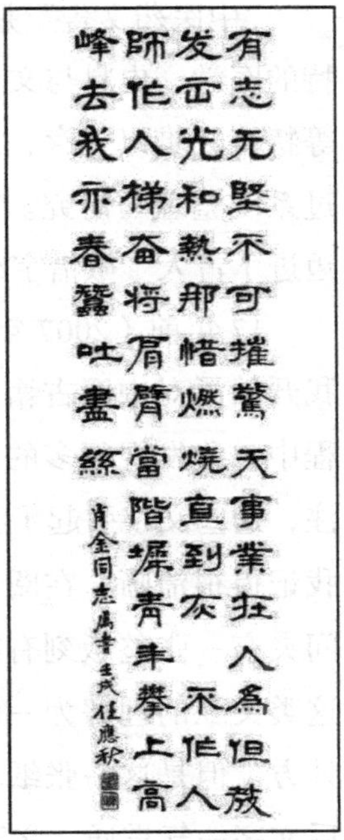

图 1　任应秋先生书法

任应秋深知中医古籍文献整理研究工作的艰巨性和重要性，他曾在《人民日报》上大声疾呼：中医文献亟待整理。他以大量的史料论述了中医文献对世界医学所做出的贡献及深入发掘的必要。但是，由于中医文献史料言辞奥古、传承复杂的缘故，成为大家学习中医的障碍。任应秋先生在培养后辈学人学习文献时，不仅告知如何分章索引，而且非常重视纵览古今医籍、传承诸家学术。所以，任应秋先生育人的“阶墀”精神，绝非仅为“人梯”，而是在搭建云梯的同时，也为后学指明攀登的方向，导人以正确的学习路径。

① 王永炎，鲁兆麟，任延革．任应秋医学全集［M］．北京：中国中医药出版社，2015.

二、从一张中医古纸的发现说起

笔者作为“任应秋名家研究室”的成员，在“任应秋－杨维益－李峰”一代代学人的传承激励下，对古代中医文献开展了研究。笔者踏入这一研究领域后，逐渐发现自身学识的浅薄，并从中医典籍出发，遵循任应秋先生的治学方法，延伸阅读各领域典籍，并在《唐会要·卷八十二》所载唐玄宗诏令天下一文中（“宜令郡县长官，就《广济方》中逐要者，于大板上件录，当村坊要路榜示”）发现古代中医文献尚存有特殊的中医文献形式。通过深入研究，发现其源自汉代的“板榜”，如东汉时期王充在《论衡》中提到：“今方板（技）之书在竹帛，无主名所从生出，见者忽然，不卸（御）服也。如题曰‘甲（某）甲某子之方’，若言‘已验尝试’，人争刻写，以为珍秘。”[①] 笔者以上述之线索于2007年首次发现了其清代时期的实物文本，并确立此类中医纸本刻印文书的名称为“中医药文告”[②]。

“中医药文告”是中医文献当中的一个特殊的文献形式，因此，其自身具有了独特的医学、史料与文化价值。但是由于其版式的独特性（多为单页），且有流动性大等特点，难以保存，所以存世量极少。故而学术界对此类型的中医药文献尚未进行过系统整理与研究。在中医药文告的发掘与研究过程当中，可以说是机缘巧合使我迈进了古人“敬惜字纸”的殿堂。

17年前（2007年），在任应秋先生“纵览古今医籍、传承诸家学术”的指引下，我开始了对中医古籍的收集，面对发黄的中医典籍每每手不释卷。在古籍的收藏过程中，我发现很多的中医古籍天头处或是字里行间偶有一些重要医家、经学家的批注，这些文字引起了我的阅读兴趣，渐渐地我被这些古籍之外的“附加品”吸引了。我记得很清晰，在阅读一部嘉庆时期翻刻的韩医古籍著作《东医宝鉴》时，发现书间夹有一张整版刻有医学文字的纸张，这个物件引起了我很大的兴趣。当时，我对这类文献的理解为一般是阅读者的随笔或是效验方的记录，甚至是给某位患者开的处方。但是这一张纸非常特殊，并非手写，而是木板刊刻，左右上下具有边栏，前后文字一气贯通，文字的中间未见象鼻、牌记等应有的板框，而是一张“单页成文”形式的中医药布告类的文献，即嘉庆时期纸本印刷的“蔡松汀催产良方”，这张古纸就是确立我重要研究方向的“中医药文告”。

笔者创立“景和斋”（马捷和紫珊伉俪中医古籍藏书室）以来，周游岐黄典籍10

---

① 东汉·王充．论衡．明嘉靖十四年通津草堂刊本（国家图书馆藏）．第二十卷：5a–b.

② 马捷，李峰，李小林，等．“中医药类文告”研究初探．中医文献杂志，2017（6）：9–11.

余年，集藏2000余种古代文献，在收集的古籍中发现了不少医者或藏书家在书页间夹有随录验方、中医药仿单及中医药文告，久而久之，对此类“附加”文献产生了研究的浓厚兴趣。这些文献是有温度的，其承载着医者对古籍的研究心绪，对医药的痴迷与眷顾，对疾病防控方法的思考与传播。因此，笔者先后历经17年，对全国的中医纸本刻印文书进行了收集、整理与研究，在此期间收集走访各地，采集到各时期“中医药文告”2400余幅。近年来，在研究相关医疗社会史的过程中，先后获得国家社会科学基金一般项目、教育部人文社会科学研究青年基金项目、北京市社科基金重点项目的资助，让我更坚定了这一研究方向。其间研究也经历了“七进七出”，逐渐发现了不同地域、不同时代的中医纸本刻印文书的鲜明特点，所以我欣然开始了对医疗社会史的探索。

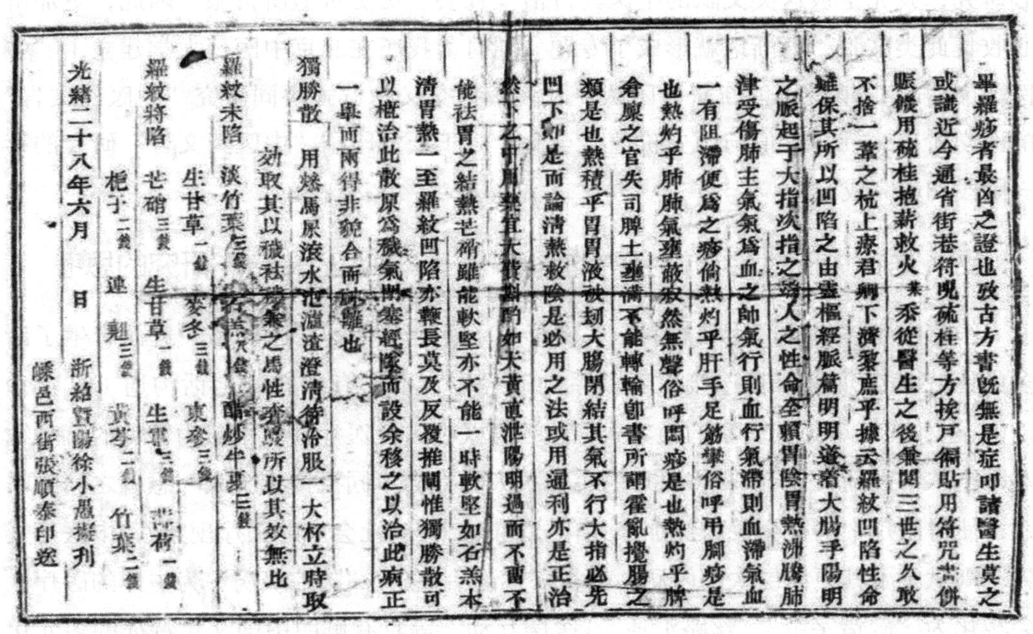
畢羅痧者最凶之證也致古方書既無是症叩諸醫生莫之
或識近今通省街巷符呪硫桂等方挨戶徧貼用符咒者併
賑饑用硫桂抱薪救火 黍從醫生之後兼閱三世之久敢
不搶一葦之杭上痳君卿下濟黎庶乎據云羅紋凹陷性命
難保其所以凹陷之由靈樞經脈篇明明道着大腸手陽明
之脈起于大指次指之端人之性命全賴胃陰胃熱沸騰肺
津受傷肺主氣氣爲血之帥氣行則血行氣滯則血滯氣血
一有阻滯便爲之痧倘熱灼乎肝手足筋攣俗呼弔脚痧是
也熱灼乎肺肺氣壅蔽寂然無聲俗呼悶痧是也熱灼乎脾
倉廩之官失司脾土壅滿不能轉輸即書所謂霍亂攪腸之
類是也熱積乎胃胃液被刼大腸閉結其氣不行大指必先
凹下即是而論清熱救陰是必用之法或用通利亦是正治
然下之中用藥宜大費斟酌如大黃直泄陽明過而不留不
能祛胃之結熱芒硝雖能軟堅亦不能一時軟堅如石羔本
清胃熱一至羅紋凹陷亦鞭長莫及反覆推闡惟獨勝散可
以權治此散原爲穢氣閉塞經隧而設余移之以治此痧正
一舉而兩得非貌合而神離也
獨勝散　用燒馬屎滚水泡濾渣澄清待冷服一大杯立時取
効取其以穢祛穢兼之馬性[illegible]疾所以其效無比
羅紋未陷　淡竹葉三錢　[illegible]六錢　醋炒半夏三錢
生甘草一錢　麥冬三錢　東參三錢
羅紋將陷　芒硝三錢　生甘草一錢　生軍三錢　薄荷一錢
梔子二錢　連翹三錢　黄芩二錢　竹葉二錢
光緒二十八年六月　日　浙紹暨陽徐小愚擬刊
嵊邑西街張順泰印送

中医药文告《毕罗痧防治文告》图版（1902年，白棉纸，51cm×35cm，藏于“景和斋”）

图2　中医药纸本刻印文告示意

三、医疗社会史的再探索——“中医药文告”研究开端

研究初始阶段，对这类文献究竟应该如何命名，成为困扰笔者的一个重要问题。因为在中医古籍界，甚至在传统古籍界并没有对这类文献的确定名称，笔者请教过几位学界前辈，也不知如何定名。从文献应用属性出发，可以简单地把它看作“广告”，但是“广告”这个称谓并不能完全符合这一类文献独有的医学、社会与文化价

值。因此，经过10年的思考与沉淀，并参考诸多文献与前辈学者的建议，我于2017年为其定名为“中医药文告”。

纸本印刷的“中医药文告”（下文简称“文告”）是由“榜文”衍化而来，其仍保留有“疾病防控，广而告之”的属性。因此，纸本印刷的“中医药文告”是国家医疗机构拟定或地方机构及个人向民众捐赠的疾病诊疗方法、效验方剂、预防措施等的文书布告，符合“文告”的属性，因此，我将此类中医药文献统称为纸本印刷“中医药文告”。

经过了17年的收藏与考辨，“中医药文告”的研究渐渐从开端步入了正轨。我逐渐发现这类文献主要集中阐释了古代对于区域性疾病或是重大传染性疾病的防治过程，记载了诊治方法、治疗之后种种效验的事迹，以及刊刻地点与年代。随着潜心研究，我完全被这类文献的中医药价值及社会、历史价值所折服，因此，更加留心收集此类文献，渐渐地就形成了专题。同时，我还在北京中医药大学建立了“中医药文告”青年科研创新研究团队，以多学科交叉的方式协同研究“中医药文告”的医学价值、社会价值与历史价值。至此，对于纸本印刷“中医药文告”研究的第一阶段初步完成。

四、医疗中的社会与社会中的医疗——“中医药文告”研究的思考

医疗的主体包括医生与患者，二者形成了社会学中的医患联系，进而产生了诸多的医疗社会现象。在连接二者关系的途径中，不仅有熟知的会话沟通（日常诊疗），还存在着单纯的文字沟通方式，这一方式在古代医疗社会中最为常见的就是纸本印刷“中医药文告”，其将医疗的主体扩大为社会不同机构或个人与患者之间的联系，使得医疗中的社会关联更加多元化。同时，针对社会中的医疗现象，“中医药文告”则赋予了其更深层次的内涵，其将以“诊治疾病”“防控疾病”为主体的医疗社会转化为“敬惜字纸”“丝路汇通”“医儒互动”等具有鲜明中国文化特征的多元化的医疗社会，使古代中医医疗有了中国式的“温度”，让民众可以更加了解与亲近中医学，古代医疗社会再度体现出了其医疗背后的人文特质。所以，在纸本印刷“中医药文告”视域下探究古代医疗社会现象，可以给我们带来对古代医疗不一样的认识。

五、医文照进现实的思考——“中医药文告”研究对当下的省思

“中医药文告”的研究过程经历了疫情肆虐全球的时期，使得我对医疗社会又有了一些新的认识。在这一时期我体味到了诸多患者对于疾病的恐慌与无助，发现了

“宣导”对于民众的重要意义。在面对疾病时，宣导能给予患者应对疾病的最大指导与心理上的慰藉。这种宣导在古代受媒介与途径的限制，我们能看到的大多是布告，甚或口口相传。然而，目前的宣导是一种空前的“繁盛”状态，虽然当下的宣导传播形式多样且迅速，但是往往失去了其“效如桴鼓”的权威与“敬惜字纸”的那份敬畏，目视之下的墨字也无如“木刻文告”的古朴俊朗，但是时代的变迁也预示着传播的革新，这样的变化我们应该去认真体会，发现由古至今真正的医疗社会的发展轨迹，更好地充满信心地去面对身边的病痛，以及与疾病“对抗”中的人与社会。

以上是我在“中医药文告”研究中的一些体悟，随笔记录下来，既是对过往的一份怀念，又是对未来研究的一次积淀，更是对任应秋先生研读文献方法的传承，并以此文告慰任应秋先生“攀登学术高峰、甘为后学人梯”之“阶墀”精神。

在这17年的“中医药文告”的收集、整理与研究中，一句话久久萦绕于耳畔，“乘长风破万里浪，虽千险君亦往矣”，与诸位读者共勉。

【特别鸣谢指导老师 李 峰】

相伴十四载，砥砺求真路

鲍　霞（山东中医药大学　药学院党委书记　副教授）

时光荏苒，我与全国中医药博士生学术论坛活动不觉已相伴走过了 14 个年头。2011 年第二届论坛，攻读博士的我作为作者投稿参与，获评优秀论文，自此了解了活动传承发展中医药的初心和担当。之后我一直在学校研究生处工作，便作为组织者积极推动山东中医药大学博士参与论坛活动，与论坛结下了 14 年的深厚情缘。尤其是 2019 年，山东中医药大学有幸承办了“第十届全国中医药博士生学术论坛暨优秀论文评选活动”的颁奖典礼，我更是以承办者的身份见证了一大批领导、专家、老师为推进中医药高层次人才培养而孜孜不倦的努力，见证了来自全国各地的中医药博士在促进中医药发展道路上的求真探索！

习近平总书记指出：“中医药学包含着中华民族几千年的健康养生理念及其实践经验，是中华文明的一个瑰宝，凝聚着中国人民和中华民族的博大智慧。”传承发展中医药对于维护人类健康、促进医学创新、推动文化传承、促进经济发展都具有重要意义。全国中医药博士生学术论坛在中国中医药学会、《中华中医药杂志》社、北京岐黄中医药文化发展基金会的大力支持下已成功举办了十五届，在中医药博士培养领域产生了极为深远的影响。十年磨一剑，学会、杂志社和基金会倾注 15 年心力，为中医药高层次人才培养搭建大范围、高水平、深层次的交流平台，促进中医药学术传承创新发展，培育新一代青年领军人才，功在当代，利在千秋！

作为中医药教育领域的一名普通工作者，我能与这样一个有着深远意义的活动相伴 14 载，并且认识了一批有情怀、有担当的领导、专家和老师，感到万分荣幸！我也非常高兴地看到，通过活动培养了大批优秀中医药博士，他们走上工作岗位，在教学、科研、产业等各个领域发挥着领军示范的作用！谨以这些年我参与活动的一些经历和感受与同道分享，回顾求真道路的探索与收获。

一、投稿参与，初识论坛

2010年下半年，我们学校发布了组织参加全国中医药博士优秀论文评选活动的通知。我当时在攻读博士，研究方向是中医康复，抱着试一试的心态，整理撰写了一篇论文——《康复医学的中西比较研究》投了稿。当时从西方传入的康复医学体系在国内各地已普遍建立，但中医康复学作为独立学科建设的情况还非常少，中医康复虽然具有悠久的历史和丰富的治疗手段，但作为学科，其内涵和外延还有很多需要进一步界定和明确的。我的论文阐述了从中西比较医药学角度研究康复医学的意义，并从文化背景与思维模式、产生与发展源流、原则与观点3个方面对中西康复医学进行了比较，探讨了各自的特点、优势和不足，分析中医康复在未来医学体系中的作用，以及中西医的融合将成为未来康复医学的发展方向。

非常幸运，我的论文被评为第二届全国中医药博士生优秀论文。其后，中医康复学科也得到了快速发展，各中医药高校陆续开设本科中医康复专业，研究生层面自主设置中医康复二级学科。山东中医药大学于2022年完成自主设置中医康复学二级学科，使独具特色的中医康复理论和实践研究拥有了更加有力的体系支撑。我也成为中医康复学的硕士生导师，有了指导学生挖掘博大精深的中医康复宝库、为全民健康事业做出贡献的机会。

二、组织参赛，收获良多

通过投稿参赛的经历，我了解了学术论坛活动的主旨、形式、流程等内容，对论坛活动有了全面的认识，深深感到论坛将对中医药博士培养产生重要影响。2011年，我调任研究生处培养科工作，有了参与组织我校博士生参加论坛的机会。

我校相关领导非常重视该论坛活动，每年活动通知发布后，我们都会在博士生中进行广泛宣传，鼓励他们积极参与。我们还发动博士生导师参与活动动员，对博士论文进行审核把关，修改提升。对入围答辩的博士生，学校会组织2～3场模拟预答辩，邀请相关专家进行专业的培训和指导；学校划拨专门经费支持博士生论文评审、参会会务等。通过多项举措，我校博士生参与岐黄杯论文评选的积极性非常高，在历届评选活动中都取得了较好成绩，共荣获一等奖17项，二等奖17项，三等奖、优秀壁报奖、提名奖等各类奖项共113项；学校连续多年获得优秀组织奖，2014年还被列为全国中医药博士生学术论坛共建单位。

在组织博士生参赛的过程中，我也收获良多。看到论文经过一遍遍修改日益完善，看到选手经过一轮轮模拟答辩更加从容自信，身为师者，我感到由衷欣慰，这是探索的脚步，这是成长的印记。我还曾3次带队现场参加论坛的答辩和颁奖环节，在与兄弟院校的交流和切磋过程中，探讨了工作，加深了友谊。当看到获奖选手手捧证书，满面微笑站在领奖台上的时候，我能感受到他们在求真之路上跋涉探索的艰辛，更能感受到他们收获成果的喜悦！

三、承办会议，深入感受

2019年，山东中医药大学承办了“第十届全国中医药博士生学术论坛暨优秀论文评选活动”的颁奖典礼，我又有幸以会议承办者的身份参与论坛活动，以更近距离的视角感受学术交流，思维碰撞。因为是十年庆典，本次会议较为隆重，共收到来自全国中医药高等院校、医疗机构、科研院所的论文459篇，涵盖了中医药（含中医、中药、针灸、民族医药、中西医结合）理论与实践的各个领域。参会专家代表260余人，创历年规模之最。

颁奖典礼播放了论坛10年回顾视频，一幅幅珍贵的照片，一段段难忘的影像，带大家跨岁月河流感受论坛活动的发展壮大。优秀论文评选的现场答辩环节精彩纷呈，选手的汇报创新开拓、雄辩有力，专家的点评精辟深刻、妙语连珠，引领大家在中医药殿堂析理论之奥义，探临证之精妙，究机制之幽微。论坛进行了壁报交流，通过网络投票评选出学术影响力奖和最佳壁报奖，共计获得36万余次微信投票，可见论坛活动的影响力之大。本届博士论坛还创新形式，邀请16名往届全国中医药博士生优秀论文获奖博士担当分论坛主席，围绕“经方”“中医思维与临床”“生命、健康与疾病的跨界诠释：‘道’与中医”“中医疗效评价的挑战与机遇”“中医药国际化”“中药药理现代研究技术与方法”“中医诊疗方法与数字化健康评价”“经方与脑病的中医研究与展望”8个主题展开交流，近百位博士参与论坛，分享自己的成果与心得，学术争鸣，探索创新！

在活动的筹备和组织过程中，我深切感受到了活动组织的严谨公正，论文评选要经过初审、网络盲审、专家组线下评审和现场答辩4个环节，层层把关，确保把最优秀、最有创新价值的论文评选出来，以推动中医药的学术创新发展。我也深切感受到了杂志社、基金会各位领导老师的不易，我们由杂志社、基金会和承办方组成的会务组经常加班加点工作到深夜，制作各种材料、审核稿件、联系专家和博士，午夜过后的互道晚安，晨曦中电脑屏幕上的问候，在兄弟姐妹间传递着温暖的情谊！

今年暑期，我调离了研究生教育工作岗位，掐指算来，和全国中医药博士学术论坛活动已整整相伴14载。悠悠岁月，温暖的陪伴，我以不同身份见证了论坛日益发展壮大，论坛也为山东中医药大学的博士培养和我个人的成长发展提供了莫大帮助。

站在新的历史起点，教育强国发展目标，教育、科技、人才“三位一体”战略布局，对高层次人才培养提出了更高的要求，中医药发展也离不开高层次人才的支撑。希望全国中医药博士学术论坛活动在有情怀的领导、专家带领下，发展得越来越好，希望通过论坛使更多有担当的博士锻炼成长，在求真之路上继续勇毅前行，推动中医药传承精华，守正创新，为人类健康事业做出卓越贡献！

【特别鸣谢指导老师 丁书文、欧阳兵】

坚持学习，不断探索，学习不止，求真不息

梁　佳（中国中医科学院研究生院　副研究员）

2002 年的 9 月，怀揣着“大医精诚”“悬壶济世”梦想的我踏进了北京中医药大学的校门，自此进入针灸推拿学专业的学习生涯。当时的我并没有想到，会在这里一待就是十年，从学士读到博士！

从对中医药懵懵懂懂的一知半解到对针药结合治病救人技术的惊叹，从对诊断治疗的专注到对学科内涵和外延的认识，不断学习和思考，我走进了博大精深的中医药殿堂，走进了中医的临床，走进了科学研究的实验室，走进了研究报告的研讨中，走进了国际论坛的讲台上，走进了政策研究和医学教育的不断实践中……时间和实践让我一点一点、一步一步从一个学生，变成医者，变成师者。

一、“博极医源，精勤不倦”，不断学习是路漫漫之基石

叶天士说：“良医处世，不矜名，不计利，此其立德也；挽回造化，立起沉疴，此其立功也；阐发蕴奥，聿著方书，此其立言也。一艺而三善咸备，医道之有关于世，岂不重且大耶？”是故学医不可不精，操术不可不慎，司苍生性命，责任重大。

当我们选择走进医学殿堂，进入到中医院校，就开启了路漫漫其修远兮的征程。五年的本科学习中，既有中医课程，也有西医学教育，有课堂学习，也有临床医院的见习，在本科最后一年更是辗转于临床各科室的实习，同时还要面对考执医证和考研的压力。我最记得在第一次针灸课上，满头大汗下不去针的惶恐；更记得在局部解剖课上对生命的肃然起敬。北京冬天五点多的清晨，我在公交车站的冷风中嚼着煎饼，只为赶上七点开始的针灸门诊；半夜睡着突然被叫醒，跟着值班大夫处理急诊患者时的紧张心跳，是不断完善提升临床思路上的一次次成长与成熟。走在北中医校园里，每看到老先生们带着和蔼的微笑匆匆走进国医堂的身影，我的景仰之情油然而生，这是令我终生难忘的时光掠影。不仅仅是通过书本学习知识，更多是源于临床中的感受和认识，以及在中医药学府氛围中的浸润，使我不断从理科的系

统思维逐步转换，深入认识着阴阳、气血、寒热温凉、五行生克……

到如今，我的桌台案头仍然高垒着讲义、医籍、指南等，我仍然得日日温习，反复思考，认识新遇到的疾病，查找可以尝试使用的治疗方式，寻找其起效或无效的缘由，学习好的经验和新的治疗方式。

二、“终日乾乾，与时偕行”，不断探索是为未来举起的火把

随着时代发展，中医药创新发展的科学研究是必由之路。如何用现代的研究方式探索、展现和阐释传统的中医药理论，给了我探寻打开中医药奥妙之门钥匙的动力。西医学研究技术的日新月异，将科学研究中医药推到了史无前例的高度。如何接轨国际，如何让中医药听得懂、讲得通，让古老而年轻的中医药发挥更大的作用，是我们这一代中医人迫在眉睫的任务！

中医药的现代化，是中国式现代化的重要组成部分。中医的自信，是中国文化自信的重要体现。“青蒿一握，以水二升渍，绞取汁，尽服之”，这一句古医籍中治法的传承创新，在以屠呦呦先生为代表的中国科学家团队的科学研究中变成活生生的例子。从中药青蒿中提取青蒿素，解决了疟原虫对奎宁类药物的抗药性难题，惠及世界亿万人口，对人类健康事业做出巨大贡献。它完整地体现了“科学技术是第一生产力”的思想精髓，也是现代中医药发展的航标。

在北京中医药大学，我跟着导师们做了许多研究工作的探索，有针灸技术的、疾病研究的、机制探索的、理论传承的，还有流行病学调查和心理咨询的。在科研的道路上，我一边摸索，一边前行。创新发展是为未来举起的火把，是让中医药不断完善和提升的关键路径。所以，中医药科研创新与中医药传承发展，都是时代赋予我们的责任和使命，也是为未来中医药事业发展奠定的基石和铺好的道路。

三、“人命至重，有贵千金，一方济之，德逾于此”，临床疗效是永远的初心不改

我感叹生命的神奇，也惋惜命运的无常。曾经有一次心理咨询，同门姐妹们和一个抑郁症患者哭成一片，泪流满面。医者也是心灵柔弱的普通人，但是需要更为坚强地给予患者战胜病魔的支持。第一次收到患者的反馈，说“大夫我找对人了，吃了一周的药，症状明显缓解了”，从他们眼神里看到的希望和期待，可能是让我们更加义无反顾的最大的理由。临床永远使中医药人的初心不改，也是中医药人努力奋斗的最大的战场。无关乎学历、无关乎职称、无关乎中医西医、无关乎媒体舆论……只要治好了，疗效显著了，患者康复了，这个医学就胜利了。所以我们要重

视临床，无论何时，不能做书本上的中医，不能做文章里的中医，要做诊室里、患者中的中医，要切实从客观的临床疗效出发，给予患者最合理的、最合适的治疗。

当年在门诊侍诊的时候，我非常敬佩老师们的耐心和涵养。当有一天，自己也独立走进了诊室，忽然就理解了老师们的感受。我会沉浸在望闻问切的诊治中，忘记去上厕所，忘记喝水，忘记吃饭，忘记了时间……即便身体疲惫，头晕眼花，但是内心是满足的、踏实的。每一次门诊面对的每一位患者，都是值得拥抱和鼓励的一个生命，简单的一个问候、一个微笑，也是对生命和职业的尊重。

一根针、一把草，怎么能起沉疴、疗重症？反复的临床实践和不断地钻研学习，一次次地跟诊总结，让我看到了中医药给予的惊喜。不断提升完善的中医思维，能更快、更正向地促进临床疗效，也让我真正体会到了什么是整体观念、辨证论治，什么是三因制宜、动态发展，什么是辨病和辨证结合。从畏惧到得心应手，再到敬畏和兢兢业业，是每个中医师的成长历程。我在反复的临床实践中，在和一个个患者的交流相处中，不断看到自己，看到他人。在帮助别人的过程中，我开启了解决问题的智慧，开阔了眼界和格局，慢慢体会到自己与患者的同进退、同感受，让所学的中医药的理论、诊疗理念和技术真正在临床中发挥好作用，在与疾病的斗争中不断完善、不断提升和发展。

四、“问渠那得清如许，为有源头活水来”，不断挖掘是返璞归真的文化传承

从北京中医药大学取得博士学位后，在中国中医科学院工作的10余年，我继续感受着中医药领域众多名师大家的魅力和优秀人才的熏陶，这让我更加开阔了眼界、拓展了思维、提升了对中医药的认识，尤其是深刻体会到经典古籍和临床运用在发展过程中相互促进并不断提升，不由自主地兴起了追本溯源的念头。说清楚、讲明白中医药理论，还是要回归古籍，研读经典，再结合现代临床的变化，加以传承和发展。将古籍经典背后的思想和思维消化吸收，转化为中医药诊疗中的气血津液，结合临证需求发挥好作用并取得疗效，这是一件难事，我们都在探索的路途中。就像经典之所以被称为经典，比如《伤寒杂病论》，绝不是仲景先生写出来就被大家奉为圭臬，而是经过百年千年无数医家的学习、实践、运用，经由临床检验后，疗效让其愈发璀璨，发展让其再被尊崇。“知其要者，一言而终。不知其要，流散无穷”。通常说“半日读书，半日临证”，虽然不得有空日日坚持，但却是最朴实无华的要求。

取其精华，去其糟粕，从中医药的众多古籍中汲取千年智慧，从众多医家医案

中寻找临床证据，利用好现代技术手段，结合好疾病谱系变化和人类社会的发展，是真正融会古今、传承创新发展的中医药求真之路。

这大概就是我经历的20余载的中医学习、实践之路，普普通通但却扎扎实实，简简单单却又丰富有趣。在中医药领域中的学习，让我感受到了中国传统文化的美，让我更深刻感受到了生命和自然界变化的力量，让我对中西医的诊疗逐渐有了更深的体悟，让我更想踏踏实实地走好这条道路，做好想做的事情。

感恩北京中医药大学领我进入中医药的大门，感恩中国中医科学院带我一路前行，感恩我的老师们身正为范，感恩平凡的经历带给我前进的力量！在继续前行的道路上，我将坚持学习，坚持探索，坚持传承，坚持疗效，坚持求真溯源，坚持创新发展，坚持初心不改。“中医药学是中国古代科学的瑰宝，也是打开中华文明宝库的钥匙，切实把中医药这一祖先留给我们的宝贵财富继承好、发展好、利用好”，以此为勉，努力奋进！

【特别鸣谢指导老师 图　娅】

第四届

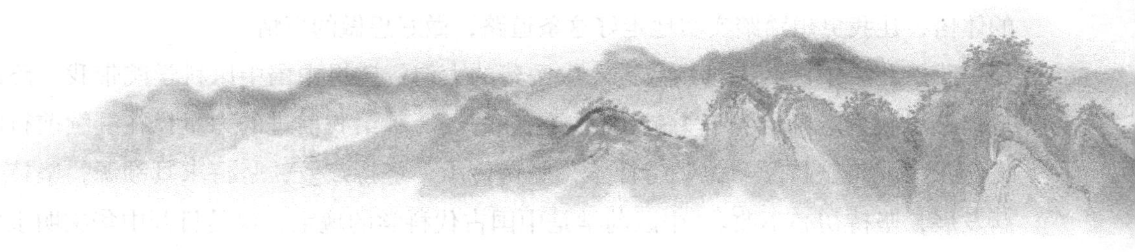

中医求真之路

刘未艾（湖南中医药大学第二附属医院　内科第二党支部书记/
针灸推拿康复科副主任　主任医师）

在漫长的历史长河中，中医药以其独特的理论体系和丰富的实践经验，成为中华民族的瑰宝。然而，随着时代的发展，中医药面临着诸多挑战和质疑。作为一名中医药的学习和实践者，我深知求真之路充满艰辛，但也坚信只有不断探索和创新，才能让中医药焕发新的生机。

一、我的求真之路·伊始篇

我的求真之路始于一场意外和一次奇迹般的康复。幼年时，一次玩耍中的不慎导致我突发面瘫，但在一位当地中医的针灸治疗下，我迅速恢复了健康。那时，针灸就在我的心中种下了一颗种子。1992 年，我以全校第一的成绩考入了湖南省中医药学校，现为湖南中医药高等专科学校。在长辈的鼓励下，我选择了“针灸推拿学”，心中的那颗种子开始萌芽生长。中专学习期间，我深感自己知识的不足，于是毅然加入了自考的行列。1996 年，随着中专生涯的结束和大专文凭的获取，我进入了长沙汽车电器厂职工医院，开始了我的职业生涯。

然而，同班同学考上研究生的消息如同一记警钟，让我开始对现状进行深刻反思。我渴望更深入地学习，决心不让后悔和遗憾成为我人生的主色调。考研之路充满挑战，尽管已有的理论知识和临床经验让我在工作中游刃有余，但面对考取研究生的学业压力，这些远远不够。我选择了重新出发，租住在一个狭窄潮湿的楼道小房间，那里只有一张桌子、一张床、一盏灯和堆满书的角落。在这样的环境下，我埋头苦读，夜以继日，只为了那一线希望。2001 年 3 月 12 日，浙江中医学院研究生招生办公室传来了好消息，我以全系第一的成绩被录取。我人生中的转折点就此开始，这一成绩不仅是对我的肯定，也是对我的坚持和努力最好的回报。研究生毕业后，我没有停下脚步，继续攻读博士和博士后。我始终相信："你做三四月的事，在八九月自有答案。如果没有明确的方向，那就不要停下脚步，永不停歇，永远前进！"这句话成了我求真之路上的座右铭，激励着我不断探索中医药的深奥之处，追寻着知识的光芒。从中专 – 大专 – 硕士 – 博士 – 博士后，在这一条铺满玫瑰与荆棘的路上，中医针灸这颗小小的嫩芽种子逐渐长成了一棵生机勃勃的大树。

二、我的求真之路·深耕篇

在多年的中医药研究生涯中，我主要专注于功能性消化不良、女性生殖疾病、偏头痛 3 个方向的研究，并取得了一系列阶段性成果。

首先，依托中医经典理论，我探讨了隔药饼灸和电针八脉交会穴（如内关穴、公孙穴）对功能性消化不良的治疗机制。通过 2 项国家自然科学基金项目的支持，应用多组学技术，从 HPA 轴、CRF1–CRF2 及 ICC 细胞自噬等多个角度进行了基础研究，阐明了其疗效和作用机制。这些研究成果促进了八脉交会穴在临床上的应用，揭示了针灸治疗功能性消化不良的起效机制，以此为基础，我指导研究生获科技创新课题 3 项，获省部级自然科学奖及科技进步奖 3 项，厅局级科技奖 9 项；累计发表论文 20 余篇，培养硕士研究生 7 名，其中湖南省优秀硕士毕业生 3 名，获湖南省优秀硕士论文 1 篇。

其次，基于中医理论经络辨证中的依部辨经法，我从 NF-κB 信号传导通路切入，探讨了电针少阳经穴防治偏头痛的作用机制。通过主持中国博士后科研项目，为电针治疗偏头痛提供了坚实的科学依据，并形成了可广泛应用的临床推广方案。在此基础上，我指导了 2 项研究生创新课题，获厅局级科技奖 2 项；累计发表论文 10 余篇，培养硕士研究生 4 名，其中湖南省优秀硕士毕业生 1 名，获湖南省优秀硕士论文 1 篇。

近年来，我有幸拜师在全国名中医、妇科名家尤昭玲教授门下，加上全国"万人计划"教学名师、中医针灸名家常小荣教授，在两位德高望重的恩师细心指导下，我得以"站在巨人的肩膀上眺望"，深入探索和研究了女性生殖疾病的针灸治疗方案。在尤氏女性生殖理论的指导下，结合女性生理特点，我提出了多项创新针灸疗法，如“助卵养巢”针灸方案、“生殖十八针”“调经促孕十八穴”等，获湖南省中医药管理局科研计划重点项目、湖南省卫生健康委重点指导课题的资金支持，形成独具特色的女性生殖疾病针灸治疗方案，并出版专著《女性生殖疾病的针灸临床治疗学》，发表相关论文9篇。在成果应用转化方面，我还主持设计并发明了一种温针灸防烫装置，获发明专利1项，实用新型专利3项，湖南省医学科技创新大赛奖2项；在《针刺研究》发表中国科学引文数据库（CSCD）论文1篇，获湖南省首届自然科学优秀学术论文三等奖。该研究成果在世界针灸学术大会曾做专题报告，小规模量产后在网店销售，并推广应用于湖南省内多家三甲及基层医院，大幅减少了温针灸治疗中的烫伤事故，确保了临床治疗的安全性，一定程度上推动了温针灸的进一步发展与应用。这几年，我成功入选第四批全国中医临床优秀人才、湖南省“121”创新人才工程第三层次、湖南省卫生健康委医学学科骨干人才、湖南省“十四五”第一批青年神农学者培养对象，获第十二届湖南省青年科技奖、湖南中医药大学“对标争先”双带头人标兵、“师德师风先进个人”、“优秀研究生导师”、湖南中医药大学第二附属医院首届“中青年名医”等多项荣誉。

三、我的求真之路·实践篇

在我的求真之路上，我深信“千里之行，始于足下”这一古训，并始终将之作为实践中医之道的座右铭。我认为，在临床工作中，深厚的经验比什么都踏实。从医28年来，我致力于中医临床和教学，特别是在中医妇科疾病、中风、头痛眩晕、功能性消化不良等疾病的诊治方面积累了丰富的经验。王女士的故事是其中一个特别的例子。

43岁的她，因为卵巢功能低下，在11年的婚姻里一直未能怀孕。尽管她尝试了辅助生殖技术，但因为优势卵泡少和卵子质量差，两个周期的尝试均以失败告终。在经历了漫长的求医过程后，她找到了我。详细了解她的情况之后，我为她定制了一个中医治疗方案，涵盖了中药、特色针刺法和艾灸等，最终让她成功受孕生子。

中医学认为，女性特有的生理活动如月经、妊娠、产育和哺乳等，都以血为主要运行之物，这使得女性特别容易出现气血不平衡的情况。外在环境的影响、情绪的波动、不规律的生活习惯及体质因素，都可能导致机体脏腑功能失常，进而影响女性的生殖健康。基于这样的理解，我通过调理王女士的气血，改善了她的整体健康状况，特别是她一度功能低下的卵巢，最终成功恢复了卵泡的自然成熟和排出。半年后，王女士自然怀孕了，她和她的丈夫满怀喜悦地期待着新生命的到来。

这个案例再次证明了中医药在治疗女性生殖疾病方面的独特优势和深厚的科学基础。站在患者的角度，深刻理解她们的每一份悲喜，用真诚和关爱去温暖每一颗忐忑的心，是我行医的原则。我始终坚持经济实用的治疗原则，对每一味药物都精心斟酌。从“砭而刺之”的针法到“热而熨之”的灸法，中医药的每一种治疗手段都蕴含着深邃的医学智慧。“一针止痛，一针见效”，在针灸的奇妙世界中，我仍在不懈追求岐黄之道的至精至微。通过像王女士这样的成功案例，我更加坚信中医药的力量，也更加坚定了我在求真之路上的步伐。

四、我的求真之路·展望篇

在长达数十年的中医药研究与实践生涯中，我深刻地认识到中医药是一门深奥且充满智慧的传统医学，它不仅仅是治疗疾病的手段，更是一种维护健康、预防疾病的哲学和生活方式。中医药的理论体系独特，强调阴阳五行平衡，注重疾病预防，强调个体化治疗，追求身心合一的健康状态。通过我的研究和临床经验，我更加确信中医药在当代社会中的价值和潜力，尤其是在功能性消化不良、女性生殖疾病、偏头痛等领域的研究成果，展现了中医药治疗的独特优势和科学基础。

然而，中医药的发展也面临诸多挑战，包括科学研究方法的现代化、国际化标准的建立以及中医药知识的传承与创新等。为了推动中医药的进一步发展和国际化，我辈中医人需要深入研究中医药的理论体系和临床应用，利用现代科技手段验证中医药的疗效和机制，同时加强中医药教育和人才培养，促进中医药的科学化、标准化和国际化。

展望未来，我对求真之路充满憧憬。在现有研究基础上，我将继续深化中医药的理论研究，深入挖掘功能性消化不良、女性生殖问题、偏头痛这几个领域，同时借助现代科技手段如基因组学和蛋白质组学，探索中医药治疗的现代生物机制。我还希望能够通过国际合作，将中医药的理念和技术推广到世界各地，使之更加现代化、科学化、国际化，让更多的人了解和受益于中医药的智慧。作为一名博士生导师，我将投入更多精力培养和吸收更多优秀的中医人才，开展跨学科合作，推动中医药的创新发展，提高中医药的新质生产力。我坚信，只要我们不断努力探索，中医药定能在全球健康领域发挥更大的作用。

总之，中医求真之路是一条充满挑战和机遇的道路。我将怀着一颗谦卑而坚定的心，不断学习、实践、创新，努力让中医药在现代社会中绽放出更加夺目的光芒。

【特别鸣谢指导老师 常小荣】

做一个中医的孤独守望者

马可迅（南京薄荷中医门诊部　执行董事　副教授　副主任医师）

许多年以后，每当我遇到中医的困惑时，都会回想起第一次到门诊拜会杨进老师的那个早晨。

一、“只有理论创新才是真正的创新”

在漫长的求学生涯中，我拜师不少，但启蒙恩师终究是最令我记忆深刻的。

实际上直到大三，我都没有很明确未来究竟要做什么。虽然一般的观点认为，在中医药大学就读的人，未来肯定是要当医生的。但事实却是，21 世纪初的中医类大学生普遍是迷茫的。直到有一天，有位熟识的同学跟我说他在跟着老专家学习，这叫“抄方”——我是第一次听说这个名词——能正儿八经地学到中医临床技能。就像发现了新大陆一般，我想不妨试试。但哪里会有老师没来由地收一个没多少基础的本科生呢？我想起半年前参加学习社会实践活动时发放的专家资料，思忖着该和哪位老师联系。

2007 年 1 月 18 日早晨，我穿着白大褂，背着笔记本，战战兢兢地来到杨进老师的门诊。杨老师当时 60 多岁，但头发仍乌黑并梳得一丝不苟，棕黑色大框眼镜衬托出传统知识分子的气度，与患者对话时双目微弯、嘴角轻扬，给人一种慈祥和气的温暖。

杨老师当时是教授、博士生导师，江苏省名中医，中华中医药学会感染病分会的主任委员，温病学家。他的叔祖杨如侯与张锡纯、陆晋笙、刘蔚楚并称为民国“医林四大家”。对我来说，杨老师就是巍峨的高山，而我只是仰望高山的沙砾。但是，杨老师一点架子都没有，反而在一众侍诊的博士硕士研究生中，对我这个素昧平生的本科生予以了更为细致的指导。

在那个早晨，我说我的课程还没有结束，又从来没有接触过实际临床，询问杨老师接下来该如何才能做好抄方的准备呢？杨老师建议我用“压缩饼干法”整理《中医内科学》的内容，即将教材中说理的部分全部剔除，仅保留诊断、证型、主要症状、治法、方药，同时加入西医《诊断学》《内科学》中相关的诊断与鉴别诊断内容，这样可以将知识体系和体系中的要点快速理顺，变成自己的东西，在遇到临床病例时能够最快地按图索骥。我花了 1 个月的时间，完成了这个任务，并且请杨老师过目。没想到，这一场意外的拜师“抄方”之旅，至今已经过去 17 年了。

从大三到硕士毕业，我跟在杨老师身边持续学习了 6 年。从理论学习到临床实践，从临床思考再到科研探索，杨老师都给予了我最为细致的指导。

当时我发现，中医领域的科研有一种现象，就是先观察西医研究正在用什么方法，然后将热点方法套用在自己正在做的方向上，并称之为“创新”。我曾经提过应用这种科研方法，然而被杨老师否决了。杨老师语重心长地告诉我：“把西医研究的热点技术方法套用在中医研究上，这不是创新。中医的创新应该来自对临床发现的针对性思考，在思考之上提出理论假说，然后再用技术方法去进行理论探讨，最终才能得出新的理论。只有理论创新才是真正的创新！一个人也许一辈子也无法创建一个新理论，但是这条路是必须要走的。”

醍醐灌顶！

在后来的岁月中，“只有理论创新才是真正的创新”这句话成为了我的中医格言，伴随着我，警醒着我。理论创新没有捷径，必须在有充分的中医临床积淀之后才能有所发现，有发现才能思考，才能给出新的答案。即便一辈子都难以达到理论创新的那一步，但我们也会成为中医发展中的一滴水珠，水珠越聚越多，终将汇成汹涌奔流的大河。

二、“我看到一本你写的书”

2014 年，我开始攻读风湿病方向的博士学位，这是经过硕士毕业后工作，工作后再思考，思考后再回炉重造的历练。在专业学习期间，我却意外感受到社会层面对中医药文化的认知出现了潜在的变化。

党的十九大报告提出：“讲好中国故事，传播好中国声音，展示真实、立体、全面的中国，是加强我国国际传播能力建设的重要任务。”在无数的中国故事中，中医药故事无疑是内涵丰富、立意高远的重要组成部分。在进行中医药科普的过程中，我越来越体会到讲好中医药故事的必要性和困难性。

它的必要性在于，中医药是中华文明的瑰宝，且人民群众对它有着极高的需求。而它的困难性在于，人民群众并非专业人士，每个人的知识构成又大不相同，加之其接触到的中医药信息真伪优劣难辨，往往令人莫衷一是。

凡是中医临床医师，在临床过程中，或在日常咨询中，自己常常为纠正一些患者观念上的问题耗费诸多精力。由于医者与患者之间存在的巨大信息差，导致双方在沟通时产生了巨大的认知差异，这不仅降低了诊疗效率，也会降低患者的依从性，进而制约临床疗效。我将群众对中医学的普遍认知，视为中医药文化土壤的一部分。

我们需要肥沃的中医药文化土壤，就只能利用自己的文字去撰写，利用自己的口舌去传播。我们需要把严肃、枯燥、深奥的专业思想，转化成群众喜闻乐见、能充分理解的作品，以不产生偏差的方式表达出去。所以我开始在业余时间撰写公众号文章，后来因为写得多了，被学校宣传部选中，推荐到各家电视台中医药科普栏目。

经过磨炼，2016 年 7 月，经学校推荐，我代表南京中医药大学研究生院参加了第四届岐黄论坛。该届论坛上，在由《中华中医药杂志》社主办的全国中医药博士生学术演讲比赛中，我做了以《中医的“语言 - 思维”困境及其应对策略》为主题的演讲，有幸获得一等奖。在与来自全国的优秀中医青年一起交流中，我发现，中医的思维转化和语言表达的确是个不太被关注的小角落，小到几乎无人关注，这反而坚定了我继续试试看的信念。

与此同时，江苏科学技术出版社也找到了我，希望能就中医的基础知识，写一本通俗易懂又富有趣味的入门读物，于是《零基础学中医》——我的第一部完全按照自己的思考并执笔的书立项了。编写工作持续了大半年，直到 2017 年春，这本书在我博士毕业前夕正式出版了。不久之后的某一天夜里，我的手机突然响起，是杨老师的电话。接通电话后，杨老师浑厚而略带喜悦的声音传来：“小马，我这会儿正在外地出差，没想到在乘坐的车上，看到座位上放着一本书。我顺手拿起来一看，嘿嘿，竟然正好是你写的书！真是不错！”杨老师非常高兴，认为这个现象证明中医药知识普及是极为必要的，而我所做的事情，是得到读者认可的。

那一夜，我失眠了。杨老师的认可，成为对我这几年努力的嘉奖。

截至目前，《零基础学中医》先后两版，重印 20 余次，而它的续集于 2024 年出版，2025 年的出版计划也已经定下。除此之外，配合中医药进校园活动，由我执笔的中医药少儿读本、幼儿读本项目也已经启动，正有条不紊地向前推进。

三、“人的精力是有限的”

自从立志在中医的道路上走下去之后，如何发挥最大的能量，就成了我的最大目标，于是我有了一个医馆梦。拥有一家中医馆，按照自己的理念和中医规律践行中医药的事业，其实是许多中医人的梦，但限于工作生活的客观约束，大多数人很难走出这一步。而我经过考虑，决定在工作之余创建一所中医馆，也就是后来的“薄荷中医”。于是，有那么几年，临床、行政、学术、写作、医馆经营，全都要去做，我既从中获得了充实的满足感，也日渐有精力不支而产生的疲劳感。

2020 年，由于入围“南京市中医药青年人才培养计划”，根据计划要求，我需要再度跟师学习。恰逢杨老师的“全国名老中医药专家传承工作室”成立，我也入选成为工作室成员之一。在经过了多年的临床和思考后，我此番跟师的感受与往年大不相同，有了更多的针对性，也有了更多需要向老师请教的问题。有一天，我向杨老师口述了目前正在从事的所有事情，本以为诸多方向的齐头并进能够得到老师的夸赞，没想到杨老师沉吟片刻，忧心忡忡地对我说：“你能干这么多事当然是好，但毕竟人的精力是有限的，你可能还是得选择一条主线才能扎扎实实地走下去。”

这一番话如同当头棒喝，我愣在当场。对啊，这莫名持续了数年的疲劳感和越来越沉重的精神压力并不代表我做得有多好，只代表我的负担有多重。人到中年，应该到了给人生做减法的时候。做减法并不是为了逃避，而是为了选择在最适合的领域充分发挥自己的能动性。

后来，经过了相当漫长的权衡，我决定离开医院，把精力全部投入在建好一所纯正的中医馆和培养中医药文化土壤上。当我把决定汇报给杨老师的时候，老师的回答很坦率：“你的胆子还是蛮大的，现在人都想进医院求稳定，你倒从医院出来了。自己要考虑清楚，不要影响到你的生活。”我说感谢老师首先关心的是我的生活，我也经过了数年的考量，认准这一条路是我接下来真实想走的路，所以，不管前方是繁花锦簇，还是荆棘丛生，都值得我用余生去探索了。

回首往事，从踏入南京中医药大学开启中医学习至今，整整 20 年，我尝试过各种各样的方向，唯一欣慰的是我从不被动地做选择，每一次尝试都是对未来的投石问路，终于在入行接近 20 年的时候确定了后半生的求索路线。

这条路线实际上是相当孤独的，由于脱离了“体制”，所以在某种程度上而言，也就脱离了主流舞台，缺少了足够的关注，也就缺少了有效的指导和参考模板。一切的一切，都要靠自己去实践、试错、调整、再实践。

好在如今的“薄荷中医”已经成为南京城略有薄名的中医馆，在这里，中青年一代中医师能够尽情地释放自己的才能，充分地交流自己的意见，就诊的患者在这里获得了全面优质的医疗服务。而我在快速提高临床技艺的同时，也有了充分的时间和精力，为培育丰富中医药文化土壤做更多的贡献。好在江苏省中医药学会中医文化专业委员会于 2024 年 3 月成立，并认可了我的努力，吸纳我成为第一届委员。

我相信，只有人民群众的中医药认知普遍提高，中医的疗效才能随之获得无形的提高，中医药的发展才能更加根深叶茂。能与中医药守望后半生，每每想起，我都有发自肺腑的喜悦。

2024 年新年之前，我组织了第一次薄荷中医学术年会，邀请数十位中医才俊齐聚南京。在会上，我提出了十年之约，十年后回顾往事，相信我们已经为重建中医药的一方水土打开了新局面。

【特别鸣谢指导老师 周学平、杨 进】

求真守正，传承创新

田　甜（北京中医药大学　副教授　副主任医师）

在全国中医药博士生学术论坛迎来其十五周年庆典的璀璨时刻，我荣幸地收到了贵基金会的热情邀请，内心充满了难以言喻的激动与自豪。作为第四届全国中医药博士生优秀论文一等奖的获奖者，这份殊荣无疑是对我博士阶段学术成果的一次充分肯定，也是我学术生涯中一段无比珍贵且难以忘怀的经历。

一、守正创新初探索，喜获第四届全国中医药博士生优秀论文一等奖

2013 年我的文章《基于“肺与大肠相表里”理论文献研究的中医药知识本体的构建》有幸获得《中华中医药杂志》社与中华中医药学会联合举办的第四届全国中医药博士生优秀论文一等奖。此成果是在国家重点基础研究发展计划（973 计划）的支持下，以及我的导师高思华教授（岐黄学者、全国名中医）的悉心指导下完成的。该文借助信息科学与技术，利用本体构建了以五脏为中心的中医药领域知识模型，包括中医认识方法、中医生理、中医病理、辨证论治 4 个方面的内容。一共纳入中医概念术语 15040 条，建立概念之间关系 77615 条，构建起具有中医药文字表述特色的语义网络，基本实现了中医学知识的重构与共享。并且应用本体推理技术对“肺与大肠相表里”理论相关的古代文献进行数据挖掘，得出该理论的科学内涵以及在肺肠疾病治疗过程中的指导作用，得出的挖掘结果与中医理论和临床实践高度吻合，用实例说明了我们所构建的本体可以很好地处理中医学的文献，从而探索出挖掘中医基础理论和中医临床经验的新方法，也为中医药信息检索提供了新途径，是中医药现代化道路上的一种有益探索。

回想在博士阶段的学习与研究历程，我深刻体会到在新时代背景下，中医药作为中华民族的瑰宝，其传承与创新之路愈发清晰。我们深知，中医药的精髓在于其独特的理论体系和丰富的实践经验，而现代科学技术则为其发展提供了新的动力和可能。因此，我们必须将中医药的传承创新与现代科学技术紧密结合，以推动中医

药事业的持续发展。

二、传承精华亲实践，医教研紧密融合谱新篇

博士毕业后，我有幸留校，成为北京中医药大学基础医学院（现在的中医学院）中医基础理论教研室的一名青年教师，得以在中医基础理论的广阔田野上深耕细作，将教学、科研与临床实践紧密结合，传承精华，守正创新，致力于培养更多热爱中医药、投身中医药事业的优秀人才。

我在教学方面主讲《中医基础理论》（含双语、全英文）课程，每年带领两三百名大一新生步入中医神圣的殿堂，荣获全国"十三五"规划教材师资培训班教学比赛教学名师奖、北京中医药大学中医学院教学比赛一等奖、校级教学比赛三等奖；北京高校第十三届青年教师教学基本功比赛论文三等奖、北京高校第十一届青年教师教学基本功比赛论文一等奖、北京高校第九届青年教师教学基本功比赛论文优秀奖；入选北京中医药大学"岐黄英才·教学名师"培育计划。我积极参与中医基础理论教材编写，作为副主编参编《中医基础理论》（德文版），荣获世界中医药学会联合会首届中医药国际贡献奖——著作奖二等奖。我主编的《中医基础理论随身速记歌诀》，助力中医学子高效学习。

科研方面，我主持国家自然科学基金青年项目1项，省部级科研课题2项和校级课题6项，参加国家级、省部级课题19项，校级课题多项，发表科研论文60余篇。2017年，我赴德国柏林参加世界整合医学研究学会年会，并受邀进行了交流发言。2019年，我获得了国家留学基金委全额资助赴哈佛医学院访学的机会，科研水平得到了较大提升。我曾荣获第8届中国台北国际中医药学术论坛优秀论文奖，中华中医药学会中医基础理论分会学术年会优秀论文等。

临床方面，我坚持跟名师、悟医道，先后师从中国中医科学院广安门医院张培彤主任，中国中医科学院史欣德研究员，全国名中医、岐黄学者、首都名中医高思华教授，首都国医名师、第三批及第四批国家级名老中医刘燕池教授等多位名医。我每周坚持门诊，每年接诊上千名患者，多次收到患者赠送的锦旗。我作为主编编写《糖尿病中医古今验方及经验集锦》《常见病症中西医诊疗实践》，作为副主编编写《酸枣仁汤》，此外还参编《100首中成药临床巧用与解说》《名中医方药传真》《中医儿科医师处方手册》等临床专著。我曾获得北京中医药学会仲景学说专业委员会经方应用演讲比赛三等奖。

我还积极投身于学术团体，广泛开展交流活动，目前担任中华中医药学会中医基础理论分会委员会委员、中华中医药学会体质分会委员会委员、中华中医药学会

五运六气研究专家协作组专家、中国药膳研究会理事及北京中医药学会中医基础工作委员会秘书长。

从一名中医学子到一名大学老师，从一名跟诊学生到一名带教专家，回首这一路走来，我人生一半的旅程都在学习中医、践行中医，一刻也从未松懈，只因发自内心的热爱与执着！

三、砥砺前行再出发，勇攀中医药发展新高峰

在守正创新的道路上初获殊荣，在传承精华的实践中谱写新篇，未来我更应砥砺前行，以坚定的信念和无畏的勇气，再次踏上新征程。我将不断探索中医药领域的未知，将医教研紧密融合推向更高层次，勇攀中医药发展的新高峰；以更加饱满的热情、更加严谨的态度、更加扎实的功底，全身心地投入教学、科研和临床等每一个环节中，力求在每一项工作中都达到新的高度。

全国中医药博士生学术论坛走过了15年的历程，这一平台生动体现了“传承精华、守正创新”的理念，见证了无数青年才俊的成长与蜕变，也促进了中医药学科的蓬勃发展。能够与这个论坛共同成长，见证它的辉煌历程，我感到无比自豪。在未来的日子里，我将继续秉持“求真”的精神，不断探索中医药的奥秘，为中医药事业的发展贡献自己的力量！

【特别鸣谢指导老师 高思华】

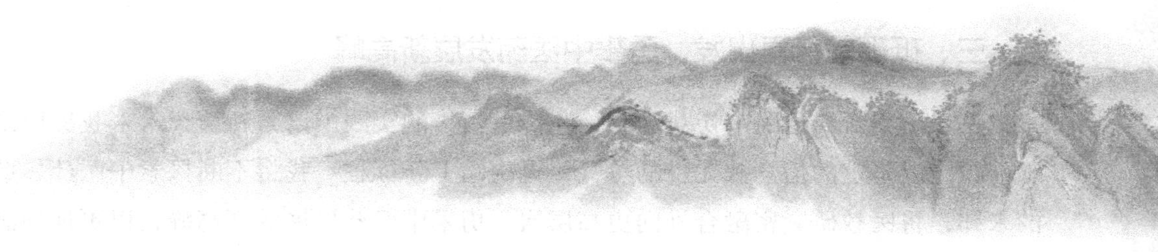

第五届

岐黄求真 “医”路追光

庞立健（辽宁中医药大学附属医院　副院长　主任医师）

医道传承，求真不止；追光而行，仁心为灯。

春萌夏荣，秋收冬藏，四季轮转，万象焕新。纵使朝代更替似潮起潮落，岐黄之术却始终如皓月当空，熠熠生辉。遥想上古神农，亲尝百草，辨药性寒温；春秋扁鹊，望闻问切，开四诊先河；医圣仲景，著《伤寒论》，立辨证之纲……一代代医者，以仁心为灯，以仁术为杖，在历史的长河中，守护着苍生的健康与希望。他们的故事，如同璀璨星河中的明珠，闪耀着智慧与仁爱的光芒，吸引着无数心怀济世之志的后人，踏上这条充满希望与挑战的医者之路。而我何其有幸，投身杏林，在这片救死扶伤的天地中，追随岐黄之光，步履坚定，矢志不渝。

一、年少立志，岐黄之梦启征程

驻足回首，我与中医结缘于少时。那时的我，身形瘦削，体质羸弱，又因贪食生冷之物，时常生病。母亲为此忧心忡忡，四处寻医问药，几经辗转，终得一位老中医指点，开出一剂调理脾胃的良方。母亲每日精心煎煮，药香袅袅，氤氲满室。经过数周调理，我的身体日渐康健，面色红润。

那些年，每当夜幕降临，我总爱依偎在母亲膝前，听她讲述杏林传奇。她讲华佗为关羽刮骨疗毒、为曹操治头痛顽疾；说张仲景公堂看诊，冬至吃饺子；道孙思邈开棺救妇、悬丝诊脉……这些医者凭借着几根银针、几味草药便能化解沉疴的传奇，如同一颗颗神奇的种子，悄然种在了我心底。渐渐地，我开始向往那银针起落间的神奇，着迷于草药配伍中的玄妙，更被医者“大医精诚”的精神深深打动。每当路过中药铺，我总忍不住驻足，细嗅那混合着黄芪、当归、甘草的独特香气，仿佛能闻到千年医道的芬芳。就这样，一颗中医种子在我心中悄然萌芽。我立志：要成为一名能传承中医衣钵、济世救人的医者。

二、书山觅径，学术高峰勇攀登

2000年秋，怀揣“悬壶济世”的崇高理想，我踏入了辽宁中医药大学的校门，正式成为中医学府的一名学子。在这片孕育岐黄智慧的沃土上，我勤奋刻苦，急切地汲取中医知识的养分。经过学士、硕士到博士的淬炼，我逐渐对中医有了更深刻的理解。尤其是博士生涯，于我而言，是学术探索的深度掘进，更是对中医内涵领悟的升华阶段。2014年，我撰写的Effect of Tongmai Huazhuo Decoction on apolipoprotein AI,apolipoprotein B gene and protein expression in model rats with coronary heart disease荣获“岐黄奖第五届全国中医药博士生优秀论文评选活动”优秀论文奖二等奖。2015年再次以《基于肺虚络瘀病机理论的参龙煎剂颗粒剂对特发性肺纤维化大鼠肺组织TGF-β1蛋白及mRNA表达的影响》荣获“岐黄奖第六届全国中医药博士生优秀论文评选活动”优秀论文奖二等奖。而后，有幸参与《中华中医药杂志》社的“仁心雕龙”项目。2016年，我撰写的《中医慢性复杂性疾病科学研究与发展思路》荣获“首届‘放眼未来·仁心雕龙’十大中医药优秀论文”，2017年，以《基于中医辨证论治理论中药毒性科学研究思路和方法》荣获“第三届‘放眼未来·仁心雕龙'十大中医药秀论文”。2018年，则以《中医临床思维模的科学构建思路和方法》荣获“第四届‘放眼未来·仁心雕龙’十大中医药秀论文”。这些经历，宛如一盏盏明灯，照亮了我在学术之路上前行的方向。凭借着对中医的执着与深入的钻研，我在该项目中崭露头角，获得殊荣，那一刻，内心的喜悦与使命感交织，让我更加坚定了在学术道路上勇攀高峰的决心。

在这一时期，我力求在学术研究上有所突破。一篇篇论文的发表，见证了我无数日夜的辛勤付出与深入思考。我深知，学术之路的探索不仅是为了个人的荣誉，更是为了能让中医在现代医学的舞台上绽放更耀眼的光芒，让更多人认识到中医的博大精深与独特魅力。

三、科研筑梦，岐黄创新续华章

在科研领域，我始终秉持着大胆探索、勇于创新的信念，积极挖掘中医智慧与现代科技交汇的璀璨火花，探索两者融合的新路径。我曾有幸参与国家自然科学基金（面上项目）、国家中医药管理局优势病种建设、辽宁省重点研发等多个项目，这些宝贵的经历赋予了我深厚的经验积淀与卓越的创新能力。继而，我荣膺重任，主持了国家自然科学基金、国家重点研发课题，辽宁省科技厅、教育厅及沈阳市科技局的多项课题。基于中医肺络病理论，我开展了关于特发性肺间质纤维化、慢性阻塞性肺疾病、肺结节等呼吸系统疾病的研究，涉及人工智能、数据库构建、证候生物基础、院内制剂研发、标准制定等多个方面，致力于将中医的整体观与西医的精准治疗相结合，通过现代科技手段揭示中医理论的科学内涵，推动中医现代化进程，让古老的岐黄之术在新时代焕发出更加璀璨的光芒。

在科研的过程中，从实验方案的设计到数据的分析处理，每一个环节都需要严谨细致、精益求精。我从未有过丝毫退缩，始终坚持不懈地追求着科研的真理。功夫不负有心人，我的多篇研究成果得以在SCI、核心期刊上发表，担任主编、副主编参与编写教材6部；荣获辽宁省科技进步奖二、三等奖，中华中医药学会科技进步奖三等奖，沈阳市科技进步奖三等奖，辽宁省自然科学奖二、三等奖，沈阳市自然科学十大成果奖等奖励20余项；拥有各类专利10项，计算机软件著作权3项，其中1项成果已成功实现转化，如同科研之花结出硕果，为中医现代化进程添砖加瓦。

四、仁心仁术，危难时刻显担当

从医十余载，我始终秉持着“仁心仁术”的信念，视患者的病痛为自己的使命。犹记得2019年那次在万米高空的飞机上，紧急的广播声打破了机舱内的平静，一名乘客突发疾病，情况危急。身为医生的我，没有丝毫犹豫，立刻起身前往救助。眼前这位女性旅客，面色苍白，颈项疼痛难忍，痛楚直抵头后，汗水涔涔，言语艰涩，伸舌无力，四肢僵硬，胸闷气促，种种症状交织，构成一幅紧迫的画面。我迅速介入，一边细致询问患者的病史，一边细致查体，逐一排除了急性脑血管病变与心脏疾患之虞。得知患者此前与他人争执，情绪激动，后被安排至机舱前部座位，我心中已有了治疗方案。彼时，针灸器械不在手边，唯有凭借中医穴位疗法，施以援手。我迅速利用机上氧气面罩为她供氧，同时指导其爱人按摩患者的颈部，而我则专注于按压合谷穴以缓解疼痛，内关穴以安神镇痛，人中穴以急救回阳……在这方寸之间，我以多年的临床积累为翼，迅速诊断，灵活运用中医急救智慧，展开了一场与时间的赛跑。那一刻，飞机仿佛成了我的临时诊疗室，而我心中只有一个信念：一定要让患者转危为安。最终，患者的病情得到了缓解，机舱内响起了热烈的掌声，那一刻，我深切感受到了医者的责任与担当。

当新冠肺炎疫情肆虐大地，无数生命受到威胁之时，我毫不犹豫地投身到抗疫的最前线。在抗疫斗争中，我与同事们并肩作战，日夜坚守。面对复杂多变的病情，发挥中医在疫病防治方面的优势，运用辨证施治的方法，为患者量身定制治疗方案。用自己的仁心仁术，守护着每一位患者的生命健康。在这场没有硝烟的战争中，我深刻体会到了医者的使命，那就是在危难时刻，挺身而出，为守护人民的生命安全贡献自己的全部力量。

五、薪火相传，教书育人谱新篇

回首往昔，我深感自己无比幸运，能够师从国医大师周学文、全国首批中医药高等学校教学名师郑洪新及辽宁中医名师吕晓东教授等诸位前辈。在他们的言传身教下，我如同一棵幼苗，在中医这片肥沃的土地上茁壮成长。在诸位名师的引领下，我不仅学到了精湛的医术，更领悟到了医者的仁心与担当。我深知，自己肩负着传承中医薪火的重任，要将老师们的宝贵经验与智慧，如同传递火种一般，播撒给更多有志于中医事业的后来者。

自 2018 年我成为硕士研究生导师以来，我也始终以身作则，言传身教。我深知，培养优秀的中医人才，是中医事业得以传承和发展的关键所在。面对一张张年轻而充满朝气的脸庞，我仿佛看到了中医未来的希望。我将自己多年积累的知识、经验，以及对中医的热爱，毫无保留地传授给他们。我指导的学生车艳娇撰写的论文——《中医临床思维模式的科学构建思路和方法》荣获“放眼未来·仁心雕龙”优秀论文。看着一批又一批的学生在我的教导下逐渐成长为优秀的中医人才，我心中满是欣慰，因为我知道，他们将接过中医传承的接力棒，在未来的医路上继续发光发热。

结语

岐黄之道，悠远绵邈，吾将矢志于斯途，求真务实，追光逐梦，矢志不渝。在未来的日子里，我会继续怀揣着那份对中医的炽热初心，不断探索，不断进取，用我的知识、我的医术、我的仁心，去照亮更多人通往健康的道路，在岐黄之路上书写更加绚丽的医路追光篇章。

【特别鸣谢指导老师 吕晓东】

传承求真创新之路

李建超（西安市中医医院　科教科科长兼眼科主任　主任医师）

求真之路道阻且长　创新抉择勇毅不倒

2013 年是我人生变数最大的一年。这一年，“选择”成了我人生的关键词。这一年，我的人生已入中年，生活安逸，工作也已成了日常，没有压力也没有挑战，硕士毕业后临床工作也已 11 年，职称副高（西医），对眼科常见各种疾病的诊治处理及各种基本手术都驾轻就熟，工作之余，三五好友吃吃喝喝，日子过得顺风顺水，生活的压力荡然无存，从未有过的惬意生活要得尽得。不知不觉间，日子过得飞快。对于救治无效或者治疗效果不好的患者，面对她们的焦虑和困惑，一味地认为当下医学如此，是谁都一样，非人力而可为。恍惚间，意识到中年已至，甚至看到了自己退休生活，一切都会按部就班，该来的自然而然。错愕而震惊，离退休还早，人生已无挑战？那一段时间自己变得恍惚了，到底人该怎样地活着？迷茫加迷惘，整个人都像掏空了一样，自己还年轻，难道就这样熬到退休？

偶然的一次同学聚会，茶话之间，提到曾经的同学，大多都已博士毕业或博士在读，细数未读者只有寥寥几人。猛然间，发现自己已然落伍，心中还有未尽的梦，求学路上，已入半山腰，我还得登临山巅，去看看山顶的风光，突兀还是旖旎？蓦然间，心中泛起一丝亮光，对啊！还要追着光继续寻找，那活着的希望！再者临床多年，也看到了西医学的局限和无助，才想起自己一直未能从事的中医学专业。中医眼科学也已日渐式微，绝大多数都是西医化发展，自己也在治病救人的道路上，离中医学越走越远。思考着自己的离经叛道，幡然醒悟，一定要完成中医眼科的博士学业。然后自己开始了一对一外语学习，开启考博之路，所幸被自己的恩师收入麾下得以继续学习。

读博之路也并非一帆风顺，到了上有老下有小的年纪，选择脱产学习，不光是靠勇气就能完成的一件事，生活的来源、家庭的负担都需要重新布局和思考；除此之外，自己学习能力、知识结构、思维定式，甚至重新适应校园生活，在与年轻一代的同场竞技中完成学业、紧跟老师的学术思想等方方面面都需要重塑，也是我离开校园多年以后重新踏入校园需要直面解决的问题。自己面对的问题都不是问题，通过努力克服、持续学习改进都可以慢慢实现。正当一切都逐步回归正轨的时候，我的家庭却出了问题。由于家庭负担过重，我的爱人双眼视力急剧下降，紧接着出现了下肢麻木、小便失禁等问题，多方求医，多次腰穿，最严重的时候，佝偻着头颅、行动困难。这些一度让我多次萌生放弃学业的想法。还好，自己的专业知识帮了我们，由于是第一时间发现、第一时间处理，虽高度怀疑，但关键指标未出现阳性改变，后期经过一年多的康复，爱人的病情逐步得到了缓解，虽偶有复发，但逐渐向好。但爱人的病休，给家庭经济带来了困扰，自己不得已在读博期间开启了打工生涯。苍天不负有心人，经过一系列的努力和亲朋老师的帮助，终于完成了学业，3 年之间，半年的进修让自己临床能力得到大幅度提高，还有幸承担了研究生创新课题、获得了“岐黄杯”第五届全国中医药博士生优秀论文一等奖及国家奖学金，毕业论文也得以顺利完成，通过答辩，高级职称也得到了晋升。

毕业后的就职选择也非常重要，学习 3 年，更是让我坚定了重新从事中医药事业的信念和决心。还好自己作为引进人才被西安的一家三甲医院接收，解决了我换城市生活要面临的一切问题。在新的单位得到了领导器重，自己也找到了定位和方向，努力工作和生活，也用自己有限的能力影响着科室的发展。当时医院对科研工作重视程度并不是很高，但是自己还在坚持着做自己。非常有幸，也得益于读博期间自己的沉淀和知识的积累，2018 年我获得了国家自然科学基金面上项目资助，至今还保持着全院唯一记录，帮助医院申请重大专项，在科室引进并开展新技术、新业务。两年以后，科室新旧更替，自己成为科室副主任，负责全面工作，非常好的发展良机使自己有了充分施展才能的舞台，对于科室各种的积习大胆改进，努力创新，率领科室开展防盲义诊，科室的发展也逐步向好，眼病研究所得以成立，“血水同治”眼病重点研究室也获得立项。一切看似顺风顺水的时候，创新发展和固有思想的矛盾逐步显现，科室内部有人面临压力选择安逸，加之医院人事调整，自己肩负临床和行政两个科室的重担，发展之路变得异常艰难，关键时候自己的坚持和坚韧帮到了自己。经历一系列磨合之后，时间让很多事情变得明晰，一切又开始顺畅起来，自己重新获得领导的信任，也在复杂关系和环境中得到了很大的提升。

毕业后的几年，我先后获得了全国中医药骨干创新人才、省级临床研修人才等称号，科研也承担了从国家级到院级的很多项目，包括市级学术流派传承项目，顺理成章地成为了研究生导师；科室在业界逐步得到了认可，2023 年成了省级中医药学会主委单位。随着工作阅历的积累，自己对中医药防治眼科疾病的认知有了本质的改变，兴趣日渐浓郁，凭借自己的中西医专业知识，能够更好地认知中医，发挥中医药的优势，尤其对于探索中医药防治的优势病种及关键点，都有很好的帮助。

在学术上：①恩师从眼睛本身的生理特点及眼科疾病的病症特点总结出眼科疾病多具有“血瘀水停”的病因，因此在中医药治疗眼科疾病的时候，需要在辨病辨证论治的基础上，结合这一特点加以干预治疗，即合理使用“活血利水”之法加以治疗，并遵从这一特点及疗法，针对不同疾病及围手术期患者进行了系列临床及基础研究，证实了这一病症特点的存在及“活血利水”法干预治疗的临床疗效。②针对眼底疾病多伴有新生血管的形成，进行了一系列中医药抗新生血管及抗 VEGF 的初步研究，利用蛴螬提取物治疗动物模型眼 AMD 的相关研究取得了一定成果，初步证实其防治 AMD 及抗 VEGF 的实际效果，进一步证实了其局部用药具有全身用药一致的作用效应；就其提取制备工艺拟进行进一步改进，并深入进行临床研究。③提出清润内外双解法。干眼症被认为是一种慢性功能性眼病，在治疗中需要内外结合的方式，且目为上窍，清阳出上窍，因此治疗此类疾病应注意脾主升清的作用，药物用量宜轻，适宜用花类叶类的药物治疗，如密蒙花、菊花、桑叶、蝉蜕等。④中医药在糖尿病眼病、老年性黄斑变性、视网膜静脉阻塞、黄斑水肿等眼底疾病的治疗，以及干眼症、青少年低视力防控、免疫相关性眼病、围手术期并发症的防治上有独到的优势，可以进一步开发利用，比如建立相关中西医结合医疗中心及研究室，探索改变现有此类疾病的诊疗模式。

努力总有回报，自己又经历了人生一个重要的阶段，每天都让自己变得更好。经过多年的努力和积累，找我看病的患者也越来越多，在完成自己日常工作之余，也尽自己所能，开启网上问诊服务，尽可能帮助和解决患者的疾患和疑虑。目前的工作主要想借助中华中医药学会的工作，致力于推动中医眼科事业的发展和中医适宜技术的下沉，希望能够尽自己微薄的能力对中医药事业有所贡献。在自身学术能力和认知不断深入的同时，也越来越认识到了中医药传承的重要性，科室和自己都太需要“传帮带”了，如果有一位名中医的指引，也许就不需要自己凭借低浅的中医药知识在临床上来回摸索，也就不用把有限的精力放在浩如烟海的中医药知识里苦苦求索了。

非常有幸，自己在几近知天命的年纪，能够重新认识中医，学习中医，并能够用中医药知识帮助患者，更幸运的是，能够拜入王老师门下，学习彭氏眼针，同时能够拜入国医大师杨老先生门下，继续开启中医药学习之路，真是三生有幸。聆听先生的指拨与教诲，感受大医风骨，耳濡目染，开启我的一段新的历程，路漫漫其修远兮，吾将上下而求索。前行的路上传承创新是主题，自己将用所长，为先生的学术思想的长存与发展、泽被后世，尽传承创新之职，同时把中医眼科的故事继续推广、讲好。

【特别鸣谢指导老师 彭清华】

求真之路短文

孙东东（南京中医药大学　中医学院副院长　中西医结合学院副院长
江苏省抗肿瘤中药工程实验室副主任　教授）

一、心路历程

常存创新求变之意，涵养传承守正之志

2000年9月，我跨进了南京中医药大学大门，学习中药学专业。自2004年起，师从全国优秀教师、国家中医药管理局重点学科带头人李祥教授，在李老师以及导师组方泰惠、蔡宝昌、段金廒、陈建伟、许惠琴等学术前辈指导下，获得硕士、博士学位，老师们那种"精研本草、朴素严谨、敬业奋斗"的精神深深影响着我。我的研究论文先后获评江苏省优秀研究生学位论文奖、第五届全国中医药博士生优秀论文奖。自2014年起，我在江苏省中医药防治肿瘤协同创新中心从事中医药抗癌研究，师承团队学术带头人、全国名中医、岐黄学者吴勉华教授，同时在团队带头人、岐黄学者程海波教授引领下，围绕传承国医大师周仲瑛学术思想，协同创建癌毒病机理论，在恶性肿瘤中医辨治、现代科学内涵解析等方面不断学习实践，吴老师教诲我们，作为中医药人要常怀敬畏之心、常修仁爱之心、常立永恒之心、常守平淡之心，对此自己感悟受益颇深。20多年的学习工作体会主要有坚持传承守正中创新求变，树立临床基础转化协同观念、中医中药融通思维，注重应用现代科技手段解决中医药问题，这或许是做好中医药研究的关键。

二、阶段性成果

（一）传承国医大师学术思想，协同创建中医肿瘤癌毒病机理论

病机是中医辨证论治的基础，恶性肿瘤作为威胁人类的重大疾病之一，如何传承创新病机理论并阐明其科学内涵是中医药防治肿瘤的关键科学问题之一，也是中医肿瘤临床亟待解决的核心问题。中医药防治肿瘤的临床实践，亟需肿瘤病机理论

的创建及正确指导。我国著名中医学家、国医大师周仲瑛教授根据其60余年临床实践，于20世纪90年代率先提出“癌毒”学说，产生了非常深远的影响。在传承该学说的基础上，申请人配合团队负责人程海波教授、学术带头人吴勉华教授，进一步研究梳理癌毒的概念与内涵，提出“痰瘀郁毒、正气亏虚”是肿瘤的主要核心病机，对癌毒病机的生物学基础开展研究，提出肿瘤微环境是癌毒病机的生物学基础，初步揭示了癌毒病机理论的科学内涵，为应用癌毒病机理论指导防治肿瘤研究提供了科学依据。团队相关研究成果发表在《中医杂志》《南京中医药大学学报》《中华中医药杂志》《中国实验方剂学杂志》上；编写《癌毒：中医病机创新理论研究与应用》一书；创制一批抗肿瘤有效验方（专利号：ZL201410053527.0、ZL201410329063.1、ZL201510254002.8、ZL201510254342.0、ZL201510254816.1）；获2015年度中华中医药学会科学技术奖一等奖、2018年度教育部科技进步奖一等奖；中华中医药学会专家共识（GS/CACM 276–2019）、团体标准（20211001–BZ–CACM）获得立项。

（二）阐释癌毒病机理论指导下肿瘤辨治规律，解析治法方药的科学内涵

结合临床实际，进一步解析并拓展癌毒病机理论对肿瘤临床辨治的意义与应用，探讨相应治法、遣药组方规律，分析有效方药的效应机制与物质基础，将为指导肿瘤临床防治、揭示癌毒病机的生物学靶标、探寻抗肿瘤活性成分提供依据。

1. 癌毒病机理论指导下的恶性肿瘤辨治规律研究

（1）梳理癌毒病机理论指导下审证求机、辨证立法、遣药组方特点，结合态靶辨治等思想，提出并阐释抗癌解毒法、以毒攻毒法在肿瘤治疗中的应用与规律，初步构建恶性肿瘤的态靶辨治体系，为临床辨治肿瘤提供重要参考，研究成果发表在《南京中医药大学学报》《中国中医基础医学杂志》《中医杂志》上。相关论文获2020年度世界中医药学会联合会优秀论文一等奖。

（2）以消癌解毒方为例，分析癌毒病机理论指导下清热解毒法、化痰祛瘀法、益气养阴法等与复方大法针对肿瘤病机治疗的关键环节，如炎症免疫调控、肿瘤血管新生、脂质代谢、癌基因调控等方面发挥的不同作用，研究成果发表在《中医杂志》《中华中医药杂志》《中华中医药学刊》《时珍国医国药》《广州中医药大学学报》《辽宁中医杂志》上。

2. 基于癌毒病机理论的临床验方及相关活性组分的抗肿瘤机制研究

（1）针对大肠癌癌前病变关键进展期腺瘤癌变的核心病机“脾气亏虚、湿热毒蕴”，在癌毒病机理论指导下，团队创立“参白解毒方”。研究发现，该方发挥抑制

腺瘤癌变的主要机制与调控 miRNA 表达、逆转肿瘤细胞 EMT 发生、降低肿瘤细胞干性、阻滞细胞周期等相关，研究成果发表在《中国实验方剂学杂志》《南方医科大学学报》《中华中医药杂志》上。

（2）针对大肠癌中晚期的核心病机“脾气亏虚、湿热瘀毒”，基于癌毒病机理论，团队创立“仙连解毒方”。研究发现，该方能够有效抑制肿瘤的复发转移，主要机制与 B 细胞调控、减少 TAM 浸润、减少肿瘤血管新生、抑制 NF-κB 信号通路激活等相关，研究成果发表在 *Inflammation Research*、《中华中医药杂志》、《中国实验方剂学杂志》上。

（3）从上述组方中的黄芪、党参、仙鹤草、八月札、半枝莲、白花蛇舌草、黄连、苦参等药物中发现 2 个活性部位——八月札总皂苷、半枝莲总黄酮，10 种活性成分——Eycloastragenol、Lobetyolin、Agrimol B、α-Hederin、4′-hydroxywogonin、2-hydroxy-3-methyl antraquinone、Worenine、Berberine、Trifolirhizin、Euphorbia factor L2，从调节免疫、干预自噬、影响能量代谢、抑制血管新生、促细胞凋亡等方面阐释其抗肿瘤分子机制，结果发表在 *Journal for Immunotherapy of Cancer*、*Signal Transduction and Targeted Therapy*、*Cellular & Molecular Biology Letters*、*Phytomedicine*、*Chemico-Biological Interactions*、*Biomed Pharmacother*、*Frontiers in Oncology*、*Journal of Cellular and Molecular Medicine* 上，获国内授权专利：ZL 201710507576.0。

（三）探究肿瘤病机生物学靶标，研制定肿瘤防治新策略

病机为疾病最本质的病理变化，系统阐释中医癌毒病机的现代生物学基础，揭示其对应或内在关联的致病机制，发现肿瘤病机演变中的重要分子事件，对于更好体现中医治病求本，丰富发展癌毒病机理论科学内涵，创新发展中医肿瘤临床辨治体系，开发肿瘤治疗的新技术，具有重要意义。

1. 结直肠癌等肿瘤病机演变的生物学靶标研究与发现

通过对晚期结直肠癌湿热瘀毒证患者的肿瘤组织、癌旁组织和血浆外泌体，以及正常健康人的血浆外泌体，进行全转录组测序，发现 tRF-3022b 在结直肠癌发生发展中的调控机制，进一步阐释了 tRF-3022b 在结直肠癌肿瘤微环境中的重要作用，揭示了结直肠癌湿热瘀毒证肿瘤微环境的分子特征及关键作用机制，研究成果发表在 *Journal of Hematology & Oncology* 上。通过单细胞测序技术对小鼠结直肠肿瘤组织进行分析，我们发现调控 B 细胞是中药干预肿瘤微环境的关键靶标，研究成果发表在 *Journal of Inflammation Research* 上；通过研究发现靶向抑制

SHP2 可上调Ⅰ型干扰素信号，进而重塑肿瘤微环境，实现结肠癌的治疗，研究成果发表在 *Acta Pharmaceutica Sinica B* 上；我们阐释了外泌体 miR-101-3p 的致癌特性，探讨 101-3p-HIPK3 轴与结直肠癌代谢稳态的关系，研究成果发表在 *Frontiers in Oncology* 上；通过研究发现，慢性压力扰乱肠道菌群，触发免疫系统反应，促进 DSS 诱发的结肠炎，研究成果发表在 *PNAS* 上；通过研究发现由 CCDC85C 介导 β-catenin 途径是抑制结直肠癌的重要机制，研究成果发表在 *Cellular Signalling* 上；通过研究发现 MK2 是多发性骨髓瘤的关键治疗靶标，研究成果发表在 *Frontiers in Oncology* 上；通过研究发现 POLE 的高表达与肝癌的恶性进展、不良预后密切相关，研究成果发表在 *Journal of Cancer* 上。

2. 恶性肿瘤防治新策略研究

我们还发现“EPR 效应”的潜在重要机制，提供了一种基于 EPR 干预肿瘤相关炎症的新方法，研究成果发表在 *Nano Research* 上；发现加载 MCC950 的 PEV，靶向抑制血瘀斑块形成，降低局部炎症反应，为干预肿瘤重要病理过程提供新参考，研究成果发表在 *Journal of Controlled Release* 上；研发一种集成光疗纳米平台，通过抑制应激防御系统和诱导铁死亡，克服光疗中因缺氧和高热而引发的肿瘤抵抗，实现了鸦胆子活性成分 brusatol 抗肿瘤提质增效的新突破，研究成果发表在 *ACS Applied Materials & Interfaces* 上；构建一种由多分支金纳米章鱼核心和介孔聚多巴胺壳组成的新型纳米载体平台，在光和酸双重刺激下可实现 CRISPR-Cas9 的靶向输送和触发释放，通过下调肿瘤部位靶基因的表达，降低肿瘤细胞耐热性，从而促进细胞凋亡，研究成果发表在 *Biomaterials* 上；设计装载 SNX10-shRNA 质粒的纳米粒可通过 TLR 信号改善结肠炎症，研究成果发表在 *International Journal of Nanomedicine* 上；发现小鼠口服 NPs，易破坏肠道微环境，塑造适应性免疫反应，从而有利于结直肠肿瘤的原位生长，为肿瘤纳米制剂的研发提供借鉴，研究成果发表在 *Nano Letters* 上。自己参与编写了《榄香烯脂质体抗肿瘤中西医结合基础与临床研究》一书。

三、憧憬和规划

未来将在团队负责人引领下，带领课题组围绕国家中医药管理局高水平中医药重点学科（中医肿瘤病学、方剂学）、江苏高校优势学科（中医学、中西医结合）等建设要求，通过传承名老中医学术思想和临床经验，不断创新发展中医癌毒病机理论，以理论指导消化系统肿瘤的中医临床辨治，揭示防治肿瘤的有效方药的疗效机制，创制防治肿瘤复方新药，研究解决中医药防治肿瘤的科学问题与关键技术，力争产出一批创新理论、行业标准、循证证据、创新药物等成果，为中医学等学科建设发展提供有力支撑，为推进中医药“传承精华、守正创新”做出积极贡献。

近期将主要在以下几个方面持续开展研究：一是传承国医大师周仲瑛教授“癌毒”学说，创新发展中医癌毒病机理论体系，开展理论指导下的恶性肿瘤临床辨治规律与效应机制解析。二是以结直肠癌为例，探究其病机演变相应证型的生物学基础，结合临床样本及数据，借助表型组学策略，整合单细胞测序及现代多组学等手段，开展肿瘤中医病机的现代科学内涵阐释。三是在国家重点研发计划项目、国家自然科学基金项目等资助下，聚焦结直肠癌癌前病变、复发转移等关键环节，探究团队验方“参白解毒方”“仙连解毒方”等的药效作用机制。

【特别鸣谢指导老师 李 祥】

求真之路

刘丽星（中国医学科学院肿瘤医院　副主任医师）

博士毕业到今年已经整整10年了，这10年中有付出的汗水和泪水，也有收获的喜悦和充实。从博士学习到临床实践，再到专业深造和科研探索，这段旅程不仅见证了我个人的成长和转变，也是我对中医药学术追求和实践的深刻体现。

博士阶段的3年是为以后的职业生涯夯实基础、提升技能的储备阶段，也是毅力磨炼的阶段。博士生导师朱陵群先生的谆谆教诲和引领让我一直努力前进，有幸获批了国家留学基金委资助的公派留学项目，到加拿大达尔豪斯大学学习1年，领略了西方教育的研究生培养模式和基础研究方法，也为形成自己的科研思维拓宽了眼界。回国后，我将所学投入到博士科研项目中，发表了自己第一篇SCI论文，也收获了优秀博士论文、北京市优秀毕业生的称号。这些荣誉是肯定，更是激励，是我以后独立行走的背囊。毕业后参加工作，在地坛医院见到了各种感染病症，令我印象最深刻的就是脊髓穿刺。从拿穿刺针颤颤巍巍，到不超过5分钟1位患者行云流水式的穿刺，挥洒着青春的自信，是博士研究阶段教会了我们坚持不懈、永不言弃的精神。

随着肿瘤发病率的升高，临床上经常见到肝癌、肺癌患者，尤其是看到一些终末期姑息治疗的患者，躺在病床上放弃自己，却又对医生满怀期待的眼神，我就一直在思考，中医药能做些什么？我能为他们做些什么？从来没系统学习过肿瘤专业的知识，在跟患者交流时不断触碰知识盲区。还记得作为住院医师，我曾管过一位老红军爷爷，90多岁高龄患了肺癌，放弃治疗绝食，被家属送到医院给予营养支持治疗。我印象非常深刻，他戴着绿色军帽，非常板正地躺在病床上，目光炯烁。我问他为啥绝食，他说反正肿瘤也治不好了，不想拖累孩子们了，然后弱弱地问了我一句：能有希望吗？我坚定地看着他说：有！然后红军爷爷吃饭了，并同意后续治疗。出院那天，红军爷爷送了我一本《求是》杂志，告诫我要做个好医生，要“求是”。我一直珍视这本杂志，这是对自己的警示，是激励，也是期盼，这10年来多次搬家，也从未忘记。

反复问自己后毅然辞职，报考了北京协和医学院的临床肿瘤学博士后，到全国排名第一的国家癌症中心——中国医学科学院肿瘤医院去学习。有了专业的中医知识储备，再加上专业的肿瘤知识，我相信二者一定能碰撞出希望的火花！博士后阶段遇到的冯利导师，是我职业生涯的引领者和榜样。老师对《金匮要略》《伤寒论》等经典如数家珍，从临床问题到基础研究都很得心应手。在博士后学习的第 2 年，我参加了哈佛医学院达纳法伯癌症研究院的临床观察项目，在那里看到了他们针对化疗患者应用针灸治疗胃肠道反应，这种方法在肿瘤康复中应用广泛。出站后留院工作，门诊上遇到肿瘤患者出现的各种各样的临床问题，又是对自己的一次挑战。向中医经典去找答案，努力提升自己，我希望能给这些问题找到精准的解决办法。经典著作语言文字古奥，义理深邃难懂，学习经典是艰苦的，我虽畏难但却从没有过退却，一股不服输的劲头让我反复学习，体会实践。在学习经典中，起初我是急躁的，很快心是静的，读完竟是喜悦的。我治愈患者，经典治愈我。临床实践是有效果的，学习情绪是高涨的，渐入佳境，也找到了正确的前进方向。当然也有临床中遇到困惑的时候，也有患者出现了服药后症状加重的情况。我很幸运，遇到的老师们都能毫不保留倾囊相授。

随着肿瘤免疫治疗的广泛应用，各种各样的免疫相关不良反应不断出现，比如免疫相关性皮疹、甲状腺炎、肺炎、肝炎等，十分困扰患者，严重的甚至需要终止免疫治疗。针对这一部分患者，给予中医药辨证治疗，可获得非常好的临床效果。一名 43 岁男性患免疫性甲状腺功能亢进，2023 年 9 月 4 日化验结果显示：T3 5.28nmol/L，T4 237.62nmol/L，FT3 15.92pmol/L，FT4 46.16nmol/L。中药治疗甲状腺功能至正常。2023 年 12 月 25 日复测甲状腺功能，T3 2.76nmol/L，T4 105.88nmol/L，FT3 6.21pmol/L，FT4 8.30pmol/L。有 64 岁大爷和 48 岁女性患免疫相关银屑病，患者漫身的皮损白屑，搔抓流血，服药 2 周后全身皮损只留下淡淡印记的；有 75 岁大爷查出肺癌，但因为心力衰竭，射血分数（EF）只有 23%，不能治疗，服用中药 1 周，EF 值升至 33%，可以进行后续化疗的……这些病例及患者和家属的肯定、信任，进一步坚定了我运用中医药改善肿瘤患者生活质量、延长生存期的信心，并且运用所学的科研方法去证明其在西医学体系中的价值和潜力。针对免疫相关性皮炎，我总结了临床用药经验，申请了国家发明专利，于 2023 年获批。围绕着肿瘤康复临床较为棘手的问题开展临床与基础研究，获批了国家自然科学基金青年项目、中国博士后基金面上项目、北京市中医科技发展项目等。作为项目骨干参加冯主任与院内西医科室共同申报的国家重点研发项目“中药现代化项目”（已获批），相信在未来能擦出更多中西医结合的火花。

博士毕业10年旅程，不仅见证了我个人学术和职业生涯的成长，也是我对中医药不断探索、求真求是的生动实践，努力走好自己的人生长征路。通过不断学习和实践，结合中医与西医知识，我将运用中医药为全球肿瘤患者康复做出更多的贡献。未来，期待中医药同道学者在这条道路上取得更多成就，将中医药的精髓传播到世界的每一个角落，造福每一位患者。

【特别鸣谢指导老师 冯　利、朱陵群】

“珍”心点亮生命之光

王　珍（中国中医科学院眼科医院　副主任医师）

作为从小就在医院家属院长大的孩子，我自小耳濡目染，立志以后要成为一名医生。在硕士和博士阶段，我有幸跟随全国名老中医吕海江教授和国医大师唐由之教授学习眼科。在导师们言传身教的悉心教导下，我始终将患者生命和健康放在首位，以实际行动践行敬佑生命、救死扶伤的职业精神，以高度的责任担当对待每一名患者。在日常诊疗过程中，我除了用医疗技术帮助患者解除病痛，更会用真挚的情感关心对待每一名患者，帮助患者树立战胜疾病的信心，为他们点亮希望，送去温暖和光明。

一、心系患者，不负韶华守初心

2019 年 3 月的一个下午，当时怀孕 28 周的我正在出诊，突然肚子发紧，紧接着裤子和鞋全被液体浸湿了，作为医生，我知道胎膜早破了。就诊的患者急忙帮我喊来了门诊护士，很快医务处和行保处的领导也赶来了，医院领导们紧急给我安排了院内的急救车，打算送我去孕期建档医院，但看着门外还有 10 余名患者在等待，我当时根本没顾上自己，坚持半仰卧位继续给余下的患者看诊，等看完这些患者，我才安心地躺在担架上，被同事们抬着坐上医院紧急安排的急救车，前往孕期建档医院，到了医院就被紧急安排剖宫产手术。就这样，孩子足足早产了 3 个月，出生时体重只有 1kg，我都没来得及看上一眼，孩子就因为呼吸窘迫被紧急送进了保温箱，从此我便开始了漫长的等待。每周一次的探视，只能隔着厚厚的玻璃远远看望那身上插满各种管子的孩子，我甚至都不知道他的长相。直到 56 天后出院，我才第一次见到他，那么小，我都不敢碰，但令人欣慰的是，出院后孩子一切都很健康，我觉得自己很幸运。

工作多年来，加班加点、披星戴月似乎早就成了我工作的常态，我把守护患者生命和健康永远放在自己小家之上，无数个休息日我都在工作岗位度过，近百次收到患者感谢信及锦旗，我以真心真情赢得了患者的信赖和赞誉。

二、疫线逆行，牢记使命勇担当

新冠疫情期间，身为一名有着 18 年党龄的共产党员，我第一时间前往疫情防控最前线。彼时我虽正处在哺乳期，但考虑到防控任务艰巨，医务人员人手紧缺，虽有不舍，我还是果断选择积极投身疫情阻击战。核酸采样时一度连续工作 20 多个小时，厚厚防护服包裹下的衣服湿了又干，干了又湿，我也毫无怨言，耐心细致做好每一项工作。

疫情防控与医疗救护都是疫情期间医务人员需统筹面对的重要任务，这期间任何的紧急突发情况都要比平时有更多复杂情况和不确定因素，对医务人员和患者都是极大的考验。2022 年 5 月 18 日 18 点，中国中医科学院眼科医院圆翳内障科，一场紧急的险情不期而至。90 岁的马大爷在进行常规血压测量时发现血压高达 200/80mmHg，血氧饱和度仅为 65%，随后患者突发大汗淋漓、面色苍白、口唇发绀、躁动，随后出现昏迷、牙关紧闭、呼吸微弱的情况。虽不是这名患者的主管医师，但我还是第一时间与急诊科、内科医师在病房上演“生死时速”，共同实施抢救。在气管插管开放气道过程中，患者躁动，实施插管有困难，我即刻请来急诊及手术室护士长共同支援，顺利完成气管插管，并积极参与抢救。抢救过程中患者曾一度停止呼吸 30 分钟，危急情况下，我没有轻易放弃，仍旧积极实施心肺复苏，开展抢救，历时 11 个小时，顺利抢救了这名肺栓塞患者的生命，践行了一名医务工作者生命至上的担当和使命。

三、对口支援，真情帮扶助发展

2022 年 11 月，疫情尚未结束，我主动请缨参加石景山区委派的内蒙古宁城县中心医院的对口支援工作，将年仅 1 岁和 3 岁的两个孩子留给家人照顾，只身来到寒冷的内蒙古。在支援医院闭环管理期间，和基层医疗机构医务人员并肩作战，为基层医院医疗技术能力提升做出个人的贡献。

支援期间，我积极发挥中医特色优势，针对当地患者疑难危重眼病高发、治疗手段不足、治疗费用有困难等重大难题，积极推广使用中医适宜技术，应用毫针针刺、中药熏蒸、耳尖放血等方法治疗眼病。视神经萎缩是一种致盲性概率极高的难治性眼病，较为单一的治疗方法往往难以起到相对确切的效果，给很多患病人群及家庭造成了非常严重的负面影响。我运用中医、中西医结合的方法，在当地以针灸联合中医药辨证论治诊疗，提升了此类疾病有效治疗率，为基层医疗机构提供了一条全新的诊治路径，解决了基层地区长期以来存在的重大眼病防治难题。我还首次开通了院内中医眼科会诊，以眼科科室为锚点辐射医院相关科室，打通了宁城县中心医院多科协作会诊壁垒，有效提升了患者一站式诊疗效率。

白内障作为当地首要致盲性眼病，一直是困扰百姓健康的难题之一，我积极推进院内开展白内障手术，成功为当地 230 名白内障患者实施了复明手术，提升了当地的脱盲率和脱残率。

四、践行公益，科普义诊共护航

治病重要，防病更重要，在健康中国战略建设的背景下，我积极参加公益活动，通过普及眼科知识，提升百姓眼部健康意识的方式，做好人民健康的守卫者。我曾多次赴河北、山东、山西等地进行科普讲座及义诊，参加各类义诊活动 300 余次。户外 -20℃，我顶着寒风暴雪为当地群众进行眼科义诊检查，发放免费药品和中医药包，把关爱和健康带给当地的人民群众，践行党员的初心和使命。在北京较偏远的校园里，我积极开展“中医药近视防控”的主题演讲，让更多的儿童和青少年掌握正确用眼护眼的方法和理念。我还利用业余时间将群众关心关切的健康知识撰写成科普文章，通过多家媒体进行宣传报道，通过多种方式和途径提高公众对于眼睛的保健和防护认识。另外，我还积极参加健康快车公益慈善事业，并荣幸成为“2024 中华健康快车光明行”的上车医生。

五、欢笑感动，和谐医患共构建

做医生这么多年，在与患者的相处中有很多欢乐时刻。白内障患者大都能在术后获得理想的视力。有位很可爱的老大爷，术前只有眼前指数的视力，术后第一天，视力即提高至 1.0，本以为他会很开心，没想到他却失落地告诉我，现在他才看清家里养了好几年的白猫原来竟然是灰色的，并且照镜子时发现自己满脸皱纹和老年斑，根本不是之前自己认为的那般英俊。

欢笑之余当然也有很多的感动。五六年前的一次门诊，一位老奶奶因为眼睛磨痛来看病，通过检查，我发现她双眼睑结膜内密布大量结石，给她开了手术剔除结石治疗以及滴眼液，最后她在缴费的时候，打开层层包裹的手绢，发现钱不够，回来门诊找我，当时我正好口袋里有些零钱，就拿给了她 50 块钱。本来也没觉得这算什么事，也没想着让她还，没想到第二天她冒着小雨，专门带着老伴来还钱，当时我的心里很受触动，感觉医患之间的关系是有温度的，并不都是冷冰冰的。更让我感动的是，2023 年下半年我出门诊时，80 多岁的她佝偻着身子拄着拐杖又来了，本来以为她是来看病，结果发现她仅仅只是来看望我，颤颤巍巍地从手提袋里掏出了几包小米，说这是朋友送给她的，一共4斤，她觉得很好吃，特意留了2斤，乘坐了1个小时的公交送来，我瞬间鼻子一酸，连忙拒绝。在我看来，之前的帮助就是一个医生的举手之劳，是多么的微不足道，并且我的很多同事也都做过这类事情，却不曾想它对于一个老人竟是如此的刻骨铭心，我瞬间就意识到医生这个职业的神圣使命，觉得肩上的责任更重了。

2023年，我被北京市卫生健康委员会和共青团北京市委员会授予“首都卫生健康青年榜样”“首都卫生健康爱心使者”等荣誉称号。这些荣誉对我而言，是认可，更是责任。2024年，我又有了很多新的收获：获得了2项课题，参编了1部专著，荣幸当选某眼科分会的委员及副秘书长……未来，我将继续努力，忠实践行“不忘医者初心、牢记健康使命”的精神，继续向成为一名好医生的目标不懈努力，以全心全意为患者服务为宗旨，不断鞭策和激励自己做好本职工作，守护科室每位患者的生命健康，在平凡的工作岗位上默默奉献自己微薄的力量，为医疗事业努力奋斗！

【特别鸣谢指导老师 唐由之】

求真路上的三昧“真”火

李　峰［河南省洛阳正骨医院（河南省骨科医院）副主任医师］

“三昧真火”源于道教文化，是指存在于人体内的3种火，分别是目光之火、意念之火、气动之火。“三昧真火”用来形容修炼到了一定境界就会出现的一种真火或者一种气，所谓“形神俱妙，与道合真”。作为一个学习中医20载、工作10余载的中医人，我认为，每个人的中医之路都是求真之路，求真路上的“三昧真火”，就是在学习中医、践行中医的过程中不断修炼而有所感悟，不断升华而有所提高。回望求真之路，浅笔摘拙句，万千感触来，淬炼真火终为道，行远自迩为求真。

一、师承平乐，立雪求道初“悟真”

2009年，我考取了河南中医药大学中医骨伤专业的研究生，师从平乐郭氏正骨第七代传承人郭艳幸教授。在学校进行一年的理论学习后，我于2010年7月来到了河南省洛阳正骨医院，开始了跟师学习。在学校的时候，对平乐正骨就有些了解，平乐郭氏正骨起源于洛阳市孟津区平乐镇平乐村，是国家级非物质文化遗产，也是我国著名的中医骨伤学术流派，盛传八代，距今已有230余年历史。说实话，在刚开始跟师的一段时间，我的内心曾经迷茫过，因为西医骨科发展迅速，分科较细并且相对成熟规范，而对于中医骨伤科的诊治特点和发展，我还持有一些悲观情绪。郭老师看在眼里，并没有评判西医骨科和中医骨伤的孰是孰非，而是一如既往地运用平乐正骨理法方药诊病治病，我目睹了中医药治疗骨伤科疾病的神奇。一位河南商丘的年轻患者，由于车祸导致大腿骨折不愈合，辗转多地求医，均建议二次手术治疗。患者比较年轻，担心落下后遗症，对手术比较排斥，心理压力大，非常痛苦，后辗转到郭老师门诊就诊。郭老师根据他的疾病特点和体质特点，给予院内制剂——特制接骨丸口服，并进行心理疏导，嘱其放平心态，适度进行功能锻炼。3个月后复查，患者骨折痊愈了。经历过一段时间的跟诊，看着那么多患者恢复健康，我的思想也有了一些改变，对中医骨伤和平乐正骨也有了更深刻的认识，平乐正骨不仅仅具有丰富的骨伤病诊疗技术，还具有相对完整的理论体系和学术内涵。

随着学业的推进，传承、挖掘、创新平乐正骨学术思想和诊疗技艺成为我研究生课题的主要内容。关于流派的传承、创新，郭老师常讲：传承之真，不是机械地堆砌，而在于追本溯源，做有灵魂的传承；创新之真，不是简单地矫饰，而在于与时俱进，做有生命力的创新。关于中医求真，郭老师又进一步阐释，就是立足于中医思想，运用中医思维，拓宽诊治思路，解决现实问题，突出临床疗效。比如常见的膝骨关节炎，从膝关节开始出现症状到做手术进行关节置换，中间要经历几年甚至几十年，这么长的一段时间，恰恰是中医药大有作为的一个时期。如果在这个时间段，充分发挥中医治未病优势和非手术的诊疗优势，不仅可以缓解症状、改善关节功能，更有可能延缓病程，减轻关节结构的破坏，降低发病率和致残率。老师的教导给我打了一剂强心针，使我对中医骨伤的未来和中医求真有了更清醒的认识，我慢慢融入到了老师的团队。

二、学在星城，探幽穷赜以“求真”

2013 年 9 月，我考上了湖南中医药大学中医骨伤专业博士研究生，博士毕业后，我于 2018 年 3 月进入湖南中医药大学博士后流动站与河南省洛阳正骨医院博士后工作站，师从湖南中医药大学何清湖教授和河南省洛阳正骨医院郭艳幸教授，专业方向是中西医结合。现阶段，由于不良的生活方式所导致的颈椎病、腰椎病、肩周炎、骨关节炎等常见筋骨系统疾病越来越多，并且呈年轻化趋势，给人们生活和工作带来巨大困扰，我国社会现阶段对于慢性筋骨病的诊治有着巨大的需求。然而，对于这类人群，并没有很好的健康应对策略。着眼于这一时代背景，在两位老师的指导下，我形成了初步研究思路，就是立足中医学治未病理念，运用“中医 + 思维”，开展平乐正骨养骨理论与中医亚健康学、中医骨伤科学的学科交叉、碰撞甚至融会研究，确定了以中医骨亚健康学的构建作为博士后的主要研究方向。

众所周知，中医骨亚健康学是个全新的事物，概念不清楚，内涵、外延不明确，关于骨亚健康状态的判定、干预原则及转归也没有定式，作为一个新兴的中医学科，一切都要从头开始。通过老师指导，翻阅古籍、查阅文献，与团队成员交流，以及外出开会，向国内从事亚健康工作的专家和治未病工作的专家请教，进行探讨等，我采用文献分析法、调研法、理论评述法及专家咨询法，撰写了《中医骨亚健康学理论体系的构建》一文。该文立足于平乐正骨养骨理论与实践，回溯了中医骨亚健康学的形成渊源，理清中医骨亚健康学的发展脉络，梳理中医骨亚健康学的理论基础，明确中医骨亚健康学的基本概念，确定常见骨亚健康状态的判定标准、调理原则，规范中医骨亚健康状态的干预方法，初步构建中医骨亚健康学理论体系。该研究为原创性研究，初步形成了骨亚健康的防治规范，有助于指导人民群众建立健康、科学的起居观念。该论文荣获了“岐黄杯”第十届全国中医药博士生优秀论文三等奖。此外，我撰写的《基于平乐正骨养骨理论探讨中医骨亚健康学的学科构建》一文还发表于《中医正骨》杂志。

同时，在研究过程中，站在学科发展的角度，我也在不断反思大健康背景下中医骨伤学科受到的机遇和挑战，撰写了《大健康背景下对中医骨伤科学发展的思考》，该论文荣获《中华中医药杂志》第五届“仁心雕龙”学术论坛优秀论文第二名。在博士后期间，我积极申报课题，其中“‘健康中国’视域下中医骨亚健康学理论的构建”获得河南省博士后科研项目资助。同时，自己作为主编撰写的《平乐正骨养骨学》，于2018年12月由中国中医药出版社出版。

三、学以致用，行稳致远而“传真”

经过2年多的努力，我圆满完成博士后期间的相关研究，于2020年10月顺利出站。人出站了，但学术研究还在继续，工作还在继续，学有所成终为用，百尺竿头更思进，自己作为主编，撰写的国内首部《中医骨亚健康学》，从论证到立项，从撰写到成稿，反复修改，历经6年，该书已经由中国中医药出版社备案并签订出版合同，计划出版。此外，自己作为主编，撰写了《会说话的小骨头》儿童绘本（全书共4部，16册），于2023年由中国中医药出版社出版，并于2023年8月在洛阳市新华书店举行了签售会。同时，为了不断完善中医传统文化对构建中医骨亚健康的影响，自己撰写发表了《道家文化对构建中医骨亚健康学的影响》；为了着眼于慢性筋骨病的规范化防治，总结、推广“平乐正骨经验”，撰写了《平乐郭氏正骨流派退行性骨关节病防治平衡观》，该文作为优秀论文，于2024年5月在庆阳举行的《中华中医药杂志》“求真论坛”上进行交流，并于2024年9月发表于《中华中医药杂志》。

另一方面，为了把骨亚健康的理论口语化、大众化、科普化，我深入农村、社区、医院、学校、企业和广播电视台，宣讲科普知识和防病理念。近年来，先后到伊川县中医院、瀍河区第一实验小学、洛龙区宜人路社区、瀍河区北窑社区、洛龙区龙城双语学校、洛阳理工学院、中航光电科技股份有限公司、瀍河区政府、中国空空导弹研究院等进行科普宣讲活动30余场次，科普受众10000余人次；参加义诊50余次，传播养骨技术。自己先后在《新华大健康》栏目及河南卫视、河南省广播电台录制节目8期；作为主创人员，提交的公益科普作品“我和爸爸妈妈不一样——骨骼篇”在2023年全国科技馆联合行动“健康中国”主题科学教育资源征集活动中荣获三等奖；参加2023年度洛阳市第六届健康科普能力大赛，参赛作品荣获二等奖。

在做好临床医疗工作的同时，我也积极参与学术科研活动，不断总结学术经验，开展科研工作。作为主要参与人员，我总结了平乐正骨养骨理论的精华和应用特点，分为理论和实践2个方面，“平乐正骨养骨理论体系的构建与推广研究”荣获2023年度河南省医学会科技进步奖二等奖；总结平乐正骨诊疗方法和优势技术，并开展推广应用研究，“平乐正骨学术思想的总结与转化”荣获2023年度河南省科技进步奖二等奖。鉴于在学术方面的成绩，本人也有幸成为湖南中医药大学的硕士研究生导师。

点滴汇聚，以成江河；梧桐并间，极望成林。一个人的每一次进步、每一步成长都不约而同地汇聚成一条求真之路。凡是过往，皆为序章；凡是未来，皆有可期。求真之路上每一次进步、每一步成长都会淬炼成自己人生路上的三昧“真”火，悟真、求真、传真，真真切切，照亮漫漫人生路。

【特别鸣谢指导老师 何清湖、郭艳幸】

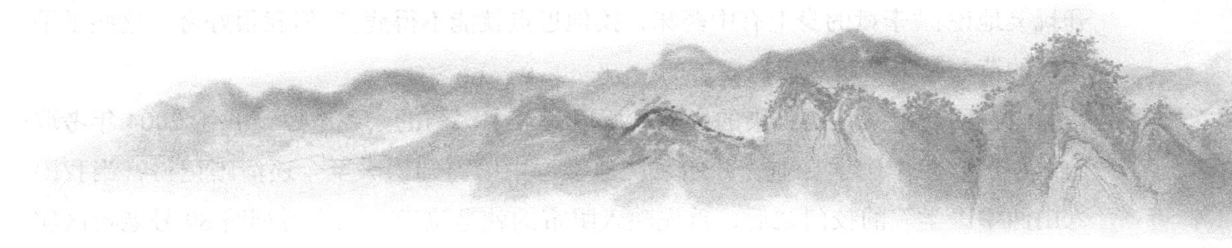

第六届

我的求真之路

李　斌（成都中医药大学　教授）

真者，“仙人变形而登天也”（《说文解字》），道家称存养本性或修真得道的人为真人，张三丰真人云：“真者，实也，正也。”求真，是在科学的理论与方法的指导下不断地认识事物的本质，把握事物的规律。返观内视，洞察隐微，内守阴阳，方谓得真。中医学的真旨为“合真之道”，中医学的当代医学属性和健康应用可定义为“合真医学”（闫志安，中华中医药杂志，2018）。我从初识中医到学习中医，再从领悟中医到热爱中医，我用自己的方式正行走在“求真之路”上，并会一直走下去。

我与中医药的情愫故事源于儿时，我既是中医神奇疗效的见证者，也是中医药这一座伟大宝库的受益者。我幼时与祖父、祖母生活在一起，祖父生前是一名基层全科医生，内、外、妇、儿各科均有涉及。中医药使用简单方便、价格低、效果好，在基层很受老百姓欢迎。老家山西的冬天颇为寒冷，记得有一次，我由于贪吃凉食导致腹痛腹胀，祖父简单几句问询和望舌查脉后便从中药斗橱中捡出几味中药熬煮，不出一天胀痛便消失；还有一年夏季，我在新华书店读书，因吹空调冷气突发荨麻疹，周身瘙痒，伴见不欲饮食、大便难出，也是服用一剂中药便恢复如初。暑夏季节的气候炎热潮湿，为了避免我上学途中发生中暑，祖父自己配置了消暑饮品，饮品的颜色澄清、味有回甘，学习中医之后我才知道这道饮品原来就是六一散（滑石、甘草）。每年立春之日，祖父会安排家中每人服用一包防风通圣散，说可以预防春夏之日生病，虽然我当时并不清楚其中的道理……如此医话故事还有很多，我少小时每次生病都是服用中药解决问题，打针输液次数寥寥无几。因为经常出入于祖父的诊室，我对中医治病有了初步的印象——中医真是个宝，谁用都说好！甚至有同学开玩笑地说："李斌的身上有中药味，挨他近点就能不得病。"但我很好奇，这些平平无奇的草药是怎么解除疾病痛苦的？

因自幼受祖父耳濡目染的影响，所以我对中医药的兴趣浓厚，我于 2004 年考取山西中医学院中医学专业，开始系统地学习中医药知识。至今还清晰记得，当我踏入山西中医学院的校门之后，首先映入眼帘的就是位于太原市晋祠路 89 号老校区实验楼顶部的"求真"二字，简约但很有分量。经入学教育后我才得知，"求真"为学校之校训，意为解放思想，崇尚科学，遵循规律，实事求是。"求真"以追求真知、追求真理、追求真实、追求真人为内涵，冀师生、医护员工孜孜不倦，求中医之真谛，求学术之真功，求为人之真诚，求为事之真实。正是在"求真"校训的指引下，我开启了充实且快乐的本科学习生活，其间经历了学习中医的兴奋、懵懂和迷茫，也收获了基本理论、基本知识、基本技能，以及拥有了济世救人的仁爱之心。医术乃仁术，"人命至重，有贵千金"。大五实习期间，我有幸侍诊于多位山西名老中医，包括国医大师王世民教授、全国名中医贾六金教授、肝胆病专家罗国钧教授、中医外科专家赵尚华教授、脾胃病专家白兆芝教授等。印象最为深刻的是那一次在罗国钧教授门诊的学习，一位农民工朋友担心医药费用太高，但又不知与医生如何沟通，吞吞吐吐，欲言又止，罗老马上明白了患者的忧虑，并告知其医疗费用很少，叮嘱其安心治病，待患者离开诊室后，罗老又语重心长地叮嘱我们："医生治病救人当有仁爱之心，急患者之所急，想患者之所想，如此才是一名合格的医生。"经过 5 年的本科学习，2009 年，我顺利考取成都中医药大学中医内科学专业研究生，又开启了下一阶段的中医求真之旅。

四川素有"中医之乡、中药之库"的美誉，灿烂的巴蜀文化和独特的自然气候条件，孕育了一代代的中医名家，培植了丰富的川产药材，积淀了浓厚的中医药文化。成都中医药大学是新中国最早建立的 4 所中医药高等院校之一，我所就读的中医内科学学科创建于 1956 年，1992 年获批为四川省重点学科。学科建立之初即汇集了四川中医界的一批享誉全国的名老中医，如李斯炽、彭履祥、宋鹭冰、冉品珍等，为学科的发展奠定了良好的基础。李明富、张发荣、雷德明、王再谟等名老中医作为第二代学科带头人，在中医内科的教学、临床、科研方面作出了突出成绩，在国内同行中享有盛誉。在如此积淀深厚、大家云集的优秀团队中，我开始了研究生阶段的学习，从事中医药防治老年内科疾病的临床与基础研究，师从知名中医老年病学专家王飞教授，分别于2012年和2015年顺利获得硕士和博士学位。尤其是博士研究生期间，我不仅获得了国家奖学金、四川省学业一等奖学金、“十佳学生”等奖项，而且我对中医的认识更加深刻，学会了独立思考，锻炼了学术思维，增强了学科自信。非常值得一提的是，我与《中华中医药杂志》的深深情缘。2015年4月10—12日，第六届全国中医药博士生学术论坛暨“岐黄奖”第六届全国中医药博士生优秀论文颁奖活动在福建中医药大学举行，经过前期的初评、网络盲审、中期评审及现场答辩4个环节，我荣获优秀论文一等奖并受聘为《中华中医药杂志》通讯员，这是对我博士研究生期间学习的肯定，也是对我未来工作的激励。在此，非常感谢参与优秀论文评选活动的各位专家学者和《中华中医药杂志》的所有老师，感谢您们的辛勤付出，一等奖的获奖证书虽然很“轻”，但在我心里的分量却是很“重”，督促我坚定信念往前冲！

随着11年中医系统学习和思维锻炼的结束，我也完成了由学生向老师身份的转换。2015年，我博士毕业后留校参加工作，担任成都中医药大学中医内科学教研室的专任教师，同时也是附属医院老年病科的一名临床医生，除了临床工作之外，还承担了中医内科学的科研和教学任务。针对医、教、研三位一体的工作定位，我也给自己制定了“逐步走、侧重做”的10年规划——先研再教，反哺临床。闲暇之余，我的思绪又回到了小时候，中医药是如何发挥治疗作用的？如何用现代的语言把传统中医药理论说清楚、讲明白？我萌生了讲好中医故事的想法，但如何才能借助现代的技术和方法讲好中医故事呢？“10年规划”中的前3年重点定位在“研”，在博士阶段研究工作的基础上，我继续着眼于阿尔茨海默病这一老年难治性疾病，着力阐述其“痰阻窍闭”的病机实质，揭示远志散化痰开窍的作用机制，丰富中医“痰病”的科学内涵。至今，我的研究团队在开展“中医药防治老年性疾病的临床和基础研究”方面已有10余年的工作积累，尤其是近5年来重点围绕阿尔茨海默病等神经退行性疾病和老年衰弱疾病，取得了较为显著的成果。

“10年规划”的中间3年，我侧重于教学能力的提升，完整听取成都中医药大学谭万初教授、张怡教授、李胜涛教授等中医内科学优秀教师的课堂教学，同时认真学习天津中医药大学张伯礼院士、上海中医药大学胡鸿毅教授、南京中医药大学薛博瑜教授的网络课堂内容，惊叹于各位前辈胸有成竹的姿态、收放自如的把控、诙谐幽默的语句，还有甘为人梯的精神。记得张伯礼院士在讲授中医内科学“心悸”一节时，多次提及中医药治疗心悸的绝对优势和良好作用，不仅鼓舞了课堂中的学生，我也受到了很大触动，这不正是讲好中医故事、走向求真之路的实实在在、真真切切的好方法吗？学习无捷径，用心方为真，《礼记·中庸》言："博学之，审问之，慎思之，明辨之，笃行之。"2019年我再次来到福建中医药大学，参加12月21—22日的第七届"中医药社杯"全国高等中医药院校青年教师教学基本功竞赛，并荣获中医临床高级组一等奖和最佳论文奖，就在北京中医药大学谷晓红书记和福建中医药大学李灿东校长颁发奖状的一刹那，我的眼泪夺眶而出。我的教学设计、教学论文和教学演示历经10个月的反复锤炼，其间我甚至怀疑自己能否胜任教师工作，但在那一刻我明白，所有的努力都是值得的，感谢自己当初的坚持，感谢各位给予指导的领导和老师。

中医的生命力在于临床，中医的灵魂是临床疗效。中华民族的繁衍昌盛，中医有着不可磨灭的功绩。与其说用"10年规划"的科研和教学来反哺临床，倒不如说临床才是我长期坚持探求的"求真之路"。每当我为患者解除病痛，换来患者满意和感谢的笑容，我的内心都是无比满足的。曾有一位72岁的女性患者因"不明原因舌苔发黑1周"前来就诊，经过2周的治疗（桂枝茯苓丸加味）后黑苔基本消除，患者专门挂号前来告知她的喜悦之情。还有一位25岁的女性患者因感冒后未积极治疗，出现了胃中冰凉的症状，伴见纳呆、乏力，经过10剂中药治疗（麻黄附子细辛汤加味）后症状大为缓解，患者自叹："应早点来看中医的！"后来我受国家留学基金资助前往新加坡国立大学访问学习1年，因此需要长期停诊，多位患者得知后在我最后一次出门诊时特来送上祝福。我很庆幸自己选择了医生和教师这个光荣的职业，也很庆幸自己从事的工作是自己所喜欢的和自己能胜任的。人生如逆旅，我亦是行人。在中医的求真之路上，我们都是追梦人和筑梦者，我经常和学生说："如果你喜欢中医，那就放心去学就好了，不要有任何的疑虑和包袱，因为中医值得我们用一生去学习！"

【特别鸣谢指导老师 王 飞】

实事求是求真知，守正创新促发展

周步高（江西中医药大学　科研处处长　教授）

“传承精华，守正创新”，这是习近平总书记对中医药工作作出的重要指示，也是继承好、发展好、利用好中医药的根本遵循。近年来，北京岐黄中医药文化发展基金会（以下简称基金会）在人才传承、文化传播、创新科研、民生服务等方面持续耕耘，不断致力于继承中医药文化遗产、弘扬中医药传统文化，促进中医药振兴发展。值此全国中医药博士生学术论坛15周年之际，收到基金会的盛情邀请，撰写“求真之路”论文，我倍感荣幸。在回顾自己曾经获得第六、第七、第八三届全国中医药博士生优秀论文的场景中，结合对“求真之路”的思考，不断梳理、整理这些年来我在中医药传承创新道路上求真问道的心路历程和些许成果，以飨读者，并与万千在中医药传承创新道路中的“求真者”共勉。

一、遵经旨，悟医理，寻真知

中医药是中华民族的瑰宝，也是中华民族几千年来的智慧结晶，不仅承载着深厚的文化底蕴，更在维护人民健康、治疗疾病方面发挥着不可替代的作用。在一代代伟大医药学家的实践中，通过无数次的人体试验获得了科学可靠的人用经验，给今天的人类留存了一个“道”与“术”相当完善且独具优势和特色的个性化医疗体系。在传承中医药的“道”与“术”的过程中，我一直坚持对中医经典名著的诵读，在诵读中做到坚持思考，静心感悟，不断夯实中医理论功底，提升中医思维能力。我遵循古代医学经典的教导和原则，尊重传统，深入理解并继承古代医家的智慧，客观冷静地观察以求对客观实际的正确认识，对复杂事物进行抽丝剥茧，分步骤、分层次剖析问题，直至接近事物的本质，把握医学的核心原理，结合实际，勇于创新，通过实践来验证和丰富医学理论以寻求真知，不断深入探究中医经典与基础科研的内在联系，并结合自身专业方向进一步提高中医经典理论教学业务素养及盱江医学肝病相关经典研究能力，坚持通过学习理论以指导实践，在实践中探寻

"真知大道"。

二、守本源，创新局，促发展

在当今世界百年未有之大变局的背景下，中医药发展具有全球性、多样性和现代化等特征，因此探讨中医药发展新征程，具有重要而深远的意义。中医药历史文化悠久，坚持中医自信是传承中医精华，守正创新的基石；创新中医科研是传承中医精华，守正创新的路径。针对上述目标，我作出了如下努力。

首先，我加强对中医经典名方的研究和整理工作，深入挖掘其中蕴含的宝贵药物活性成分和治疗原理，并将其应用于临床实践中。同时，我建立完善的数据库系统，收集整理各个地区传统的中医经典名方，并进行分类、归纳和标准化处理。其次，我在推广过程中注重科学性与可信度，积极学习运用生物信息学、网络药理学、循证医学等科研方法，综合利用生物学、计算机科学和信息技术，基于系统生物学的理论，对生物系统的网络分析，结合自身专业方向，通过对研究药物的活性成分筛选，对特定药物作用机制进行预测、主要活性成分靶点分析及组合药物开发，选取基于经典名方且临床确切有效的方剂进行实验研究，在中医药干预肝系疾病研究新的科学发现的基础上，将自身团队致力研究的相关经典名方或中成药的现代药理研究及作用机制讲清楚、说明白。再次，以"用"为导向，我运用好自身研究的特长，做好中医食疗学、导师专题课、中医基础理论专题等教育教学工作，使个人科研研究成果有效促进人才培养，带领团队整理好"盱江医学肝病思想与临证"相关文献资料，出版成为专著，以助力盱江的学术影响力的提升，通过开展科学研究来验证盱江医学流派中名方名药在治疗特定疾病上的有效性和安全性。最后，以临床为导向，我持续深耕开展肝病研究。在国家自然科学基金课题"基于 mTOR 信号片仔癀调控肝细胞自噬的肝保护作用机制研究"项目中，我从 mTOR 信号调控细胞自噬的角度，探明片仔癀治疗自身免疫性肝炎的作用机制。我结合自身免疫性肝炎临床发病特点，紧扣细胞保护领域研究的当前研究热点，把握细胞自噬紊乱在自身免疫性肝炎发病中的关键作用，首次阐明了片仔癀促进细胞自噬治疗自身免疫性肝炎的作用机制。我通过第二个国家自然科学基金"片仔癀调控肠道菌群 –Treg 细胞免疫代谢网络治疗自身免疫性肝炎的分子机制研究"项目，系统有效验证片仔癀防治免疫性肝损伤的同时，采用环境因子关联法分析片仔癀对免疫性肝损伤小鼠肠道菌群、Treg 细胞及疗效三者之间的相关性，并全面观察肝和 Treg 细胞代谢水平及代谢途径的变化情况，明确片仔癀调控肠道菌群 –Treg 细胞免疫代谢网络治疗免疫性肝损伤的可能作用机制与靶点，探索解决片仔癀是如何通过调控肠道菌群 –Treg 细胞免疫代谢网络来治疗自身免疫性疾病的关键问题。我在江西省年度中央引导地方科技发展资金“抗新冠肺炎中药研发——‘三方’方剂理论及免疫药理研究”的课题研究中，发现了两方一汤（清热化湿抗毒方、散寒除湿抗毒方、温肺化纤汤）能够明显改善小鼠肺损伤，同时采用肠道菌群 – 转录组学 – 流式细胞术联合分析，深度挖掘两方一汤的内在作用机制，靶向探明两方一汤能够通过调节多条信号通路、调控免疫因子及相关细胞表达来干预肺损伤。

三、建团队，聚合力，践初心

我作为江西省重点平台建设项目的负责人，紧密结合中医药发展的重点方向及重点领域，带领团队围绕经典名方开发及其关键共性问题开展创新性研究工作，加强为企业、医院等机构提供技术服务，解决行业发展中的关键科学问题和技术难题，力争获得原创性科研成果，推进高层次人才培养和加快推动科技成果转化。

我依托国家中医药管理局青年岐黄学者项目和江西省中医药中青年骨干人才培养项目，积极参与中医药经典理论研修和中医药技术方法探讨，通过不断学习，进一步开拓视野，以期成为专业能力突出、综合素质全面、中医药理论扎实，具有创新性、引领性的中青年拔尖人才。我还组建了中医学学科方向的一支创新团队，带领团队进行教学科研工作，为国家中医药管理局和江西省的中医学学科队伍建设、促进我校中医学学科进入江西省一流学科行列发挥重要作用。

我一直致力于中医药对肝损伤、肿瘤等疾病的生物学机制研究领域，承担各级各类科研课题 20 余项，其中主持国家自然科学基金项目 2 项，主持完成省部级科研项目 4 项，发表论文 80 余篇，出版论著 7 部（均为副主编）、教材 10 部（副主编 4 部），授权专利 4 项。研究成果先后获得江西省自然科学奖二等奖、教育部高等学校科学研究优秀成果奖（科学技术）二等奖、中国中西医结合学会科学技术奖二等奖、江西省教学成果奖一等奖等教学科研多项奖励。我获得国家中医药管理局青年岐黄学者、第二批青年中医药求真学者、江西省中医药中青年骨干人才（第二批）培养计划培养对象、江西省赣江创新人才、江西省省级农业科技特派员、国家健康科普专家库成员等荣誉称号。2024 年 6 月，我作为主要骨干参与温肺化纤颗粒的研发，该项目实现有效转让，转让金额为 3000 万元，将带来较大的经济和社会效益。

通过参加全国中医药博士生学术论坛，我不仅提升了自己在中医药科学研究上的理论水平，而且更加明确了在中医药“求真问道”道路上的方向和路径，同时也清晰地意识到自身存在的短板。下一步，我将继续秉承中医之“大道”，遵循中医药发展的客观规律，传承精华，守正创新，坚守弘扬中医药事业的初心与使命，强化有组织科研，针对中医药基本理论的现代研究、中医经典的传承挖掘、重大疾病的中医药防治等重点方向，以“道”“术”结合的视角，综合提升自身工作和研究能力，充分发挥中医药防病治病的独特优势和作用，为建设健康中国、实现中华民族伟大复兴贡献个人微薄的力量。

【特别鸣谢指导老师 左铮云】

点亮青年学子中医报国的多元梦想

宋欣阳（上海中医药大学　上海中医药大学中医药国际化发展研究中心执行主任　研究员）

约10年前，正值阳春四月，我坐在高铁上前往福建中医药大学参加全国中医药博士生学术论坛，车窗外的福州，春意盎然，各种树木苍翠欲滴。我漫步在福建中医药大学的校园里，看到一首首方歌点缀在小山上的亭舍中。那是我第一次参加全国性的博士生学术交流活动，眼界从福州拓展到全国，从福建眺望“海上丝绸之路”。感谢《中华中医药杂志》、北京岐黄中医药文化发展基金会认真地对待青年中医这个群体，举办博士论坛为其成长助力。

回顾我的10年成长历程，可将其分为3个阶段：为中医、为国家、为学生。

第一，以外促内，助力中医药出海。10年前中医发展的大环境不甚理想，常有文化不自信者抨击中医，好像谁都可以对中医行业评头论足。从情感上，我难以接受舆论对中医的轻视和污蔑。2015年，国家中医药管理局批准上海中医药大学成立中医药国际化发展研究中心，我成为中心的第一位专职成员。推动中医药“走出去”是一种为中医发声的独特方式，因为在“黑中医”群体中，不少是思维模式亲西方者，我们用其膜拜的西方话语证明中医有效，是与其斗争和转变其立场的一种策略，是以境外“挺中医”舆论应对境内“黑中医”舆论的策略。想要做好中医药“走出去”的研究，知己知彼是必不可少的。**一方面，**我用了大量精力了解各个国家的国情，实地走访了50余个国家，调研中医药发展情况，形成“中医药海外发展国别”研究报告，并对全球177家企业的19470条数据进行分析，与商务部国际贸易经济合作研究院国际服务贸易研究所共同发布“‘传统医药国际化’全球企业排名”和“中药‘走出去’企业指数”两份报告，从多个维度分析了我国中医药企业海外发展的现状，助力中医药企业出海。**另一方面，**我将世界传统医学研究作为主攻方向。国际合作的前提是彼此了解，中医不了解其他传统医学，其他传统医学不了解中医，合作的难度可想而知。这也导致很多传统医学论坛，由官方搭台，但鲜见有落地的项目。既然中医药要“走出去”，就不能坐等世界其他传统医学理解中医，更不能坐井观天，故步自封地认为世界传统医学都不如中医，而应当主动研究世界传统医学，打破壁垒，拓展合作，将其精华为中医所用，为世人所用，为全人类的健康保驾护航。因此，我们团队开展了对世界传统医学的研究布局，收集阿拉伯、波斯、阿育吠陀、尤纳尼、悉达等传统医学书籍，建立资料库，启动电子化和翻译工作，为中医药国际合作提供学术支撑。

第二，研究中医报国的多元价值。中医服务中国，只局限于卫生健康领域吗？当然不是，卫生健康价值很重要，但这仅是中医价值中的一部分。中医报国是多元一体的，这一理念需要不断深化，让更多的人认识到中医的其他价值。我在这里分享三个案例。

一是外交价值。我开展了“中医外交”研究，以国家社会科学基金青年项目“中医外交”为基础进行学术传播。2021 年 4 月 7 日，我赴外交学院向师生分享“中医外交”讲座。

二是安全价值。我对具有中医特色的全球卫生安全研究进一步深化，开展线上线下相结合的调研工作。习近平总书记强调：“防范化解重大疫情和突发公共卫生风险，事关国家安全和发展，事关社会政治大局稳定。要坚持整体谋划、系统重塑、全面提升，改革疾病预防控制体系，提升疫情监测预警和应急响应能力，健全重大疫情救治体系，完善公共卫生应急法律法规，深入开展爱国卫生运动，着力从体制机制层面理顺关系、强化责任。”目前，全球卫生安全形势不容乐观，世界需要中国的卫生治理方案。2023 年 5 月到 7 月，我联合外交学院俄罗斯研究中心向全球发布并解读《环太生命安全指数》，分析了源于权威国际组织及重要搜索引擎的 400 万条数据，以展现环太地区 43 国对个体生命安全情况，提示可能存在的生命安全风险，并为全球资本、技术、人才等要素向更安全的地方流动提供参考。

三是环境价值。近年来我深度挖掘中药材种植的环保价值与经济价值。2021 年，我深入内蒙古自治区的荒漠化地区，对中药种植产业发展做了调研考察，对这条治沙与致富双赢之路展开探究。我通过实地走访、组织专家研讨等方式，切实调研了中药材种植治沙模式的发展现状及未来前景，并提议国家相关文件纳入“发挥中药材种植在荒漠化治理中的作用”。

第三，点亮学生中医报国之梦。中医价值远非医疗、外交、安全、环境，还有科技、文化、旅游、教育等很多能够服务国家的巨大价值，而这些价值的实现和放大，需要培养更多有志向投身中医报国的青年。全国教书育人楷模刘红宁教授有句名言：“你培养了多少优秀学生，你的人生价值就放大多少倍。”中医价值需要无数的学生将其放大。作为高校教师，点亮学生中医报国之梦是我最重要的工作。**一方面，**我通过开设课程立德树人，坚定学生“四个自信”。在本科生特色思政课“岐黄中国”中设置国际化版块，通过介绍美国、印度、日本、韩国和中医药的激烈竞争，对中医药产业的打压，激发学生“上医医国”的家国情怀；向学生们分享李时珍在崇山峻岭间，百折不挠，自费重修本草的故事，这就是主动践行中医报国的生动案例，是我们中医报国的前辈和榜样。**另一方面，**我通过科研育人，引导学生“把论文写在祖国的大地上”，把研究视野投向海外的广阔空间。“纸上得来终觉浅，绝知此事要躬行”，我先后指导“在沪留学生汉文化教育调研与问卷分析”“上海部分太极拳和瑜伽商业培训模式的比较研究”等10个大学生科创项目团队50余人，完成论文20余篇。其中李经博、张昕玥、张惜音、张天仪同学的项目《政策工具视角下2001—2022年中医药国际化政策文本量化分析》在第十八届“挑战杯”上海市大学生课外学术科技作品竞赛中荣获三等奖。2019年至今，我培养市级优秀毕业生18人、校级优秀毕业生7人。此外，我通过实践育人，疫情防控厚植爱国主义情怀。自2020年1月22日起，我带领学生团队开展疫情监测与研究工作，全球新冠疫情信息收集工作体量大、耗时久、任务重，不仅磨砺了学生艰苦奋斗的意志品质，而且发扬了自强不息的“钉子精神”。同时我通过实践育人，极大地增强了学生服务国家、服务人民的社会责任感，肩负投入建设中国健康卫生事业的使命感。如张昕玥同学提出“可基于政策工具模型，探究突发公共卫生事件下南亚各国政府疫情应对的政策部署特征”，荣获第八届“远志杯”全国中医药高等院校大学生课外学术科技作品竞赛二等奖。不仅如此，我还通过全球新冠疫情信息收集工作进行实践育人，引导学生学有所用，运用中西医结合的方式服务国家包括上海的疫情防控。**最后，**我以征文活动为载体，培养更多的有志青年。我与世界针灸学会联合会秘书处合作，持续举办“全球大学生中医药国际化征文”活动，覆盖了30多个国家和地区的70余所院校，选手有1500多名，到今年已经是第六届了。我相信在未来，会有更多的青年学子在该活动中成长成才。

学中医是幸福的，因为学好中医可以多元报国；学李时珍是幸福的，因为报国的价值是内心强大充实；当中医高校教师是幸福的，因为你能为中医报国理念的生生不息贡献绵薄之力，而岐黄学子的中医报国又是那么的绚烂和壮丽！“路漫漫其修远兮，吾将上下而求索”，我将继续以身作则，继续点亮青年学子的中医报国之梦！

【特别鸣谢指导老师 严世芸】

众里寻“道”千百度

——记我的中医学习的上下求索路

尉万春（甘肃省甘谷县人民医院　中医管理科主任）

“中医药学是中国古代科学的瑰宝，也是打开中华文明宝库的钥匙。”在当代中医药蓬勃发展的今天，我们对中医药的认知从固有思维向开放性思维转变，在研究方法和方法论方面也是从各个维度进行拓展，为此我们进行过许多特质性的改变。中医学在每一个时代都融合了当时最先进的哲学思想体系，所以中医学是开放、包容、融合的临证体系，但是无论如何革新发展，以“道”为核心的中医学体系我们是无法剥离和割裂的，“道”是中医学发展所遵循的必然规律。“道”是对宇宙起源、变化规律、未来走向的整体概括，也是对于中医学发展的整体内核把握，也就是万变不离其宗的“宗”。今就本人学习中医的体会谈谈中医学的求真之路。

一、懵懂多由背诵起，体悟还从文化来

中医学博大精深，进阶到每一个阶段感觉只是一个小小的进步。记得我当时考取北京中医药大学——全国唯一一所进入“211 工程”建设的高等中医药院校，感觉学中医无上光荣，同时也对如何学习中医产生了疑问。医学典籍浩若烟海，晦涩难懂，各种学术流派层出不穷，各领风骚，如何真正切入学习是我们入学时所面临的核心问题。第一学期，学校社团给了我们一个中医经典背诵小册子，上面涵盖了中医经典条文、经典方歌、经典规律。如果是家传中医，背诵是属于童子功的，而我们“学院派”则是从大一开始学习，通过系统背诵，学习了诸如《医学三字经》《汤头歌诀》《药性歌括四百味》《濒湖脉学》等诸多典籍，同时对于中医学的基本知识也打牢了坚实的基础。然而每走一步都感觉总是隔着一层薄纱，学懂了，但又没有学透，所以我们开始探究中医学开宗立派的底层方法论。

中医学的底层方法论就藏在中国传统文化里面，这个阶段我们开始涉猎中国传

统文化知识。我们从《道德经》开始学起，逐渐对中国传统文化产生了浓厚的兴趣。入门读物以南怀瑾的一系列著作为主，如《论语别裁》《老子他说》《禅海蠡测》《金刚经说什么》，详细地解读了传统文化内涵。然后我们去北京大学旁听有关国学的课程，特别是有一门叫“中观见与道德经”的课程引起了我的高度关注，这门课程将佛家与道家知识融合，并突出了道家。记得当时我们坐着公交车到海淀区北大东门站下车，到站名称叫“中关园站”，我们跟师兄弟戏称：到“中关园”去学“中观见”，是“道”引导我来传道的。通过课程的旁听，我们慢慢梳理出从宋代开始主张儒释道三教合一论，其实儒家的“吾道一以贯之”、道家的“致虚极，守静笃”、佛家的“空性见”是在不同角度对“道”的不同解释，这对我了解中医学架构非常有帮助。《黄帝内经》开篇是“上古天真论”，将中医学定义为“天人之学”，以宇宙之“道”为起点，衍生万物、衍生气候、衍生人类。“合于道”就是中医认知论、中医发展观、中医治疗法的归结点。学道贵专，学道懂舍，“为学日益”“为道日损”“损之又损”“众妙之门”，并且我们学习了打坐，体会了道家“致虚极，守静笃”的物我合一的境界。

二、经验必自传承出，学院师承俱打通

学院派中医和师承派中医似乎有一种天然的隔阂，但在传统的中医学习之路中，协调两者的矛盾点并且传承好学院派和师承派两大学问体系，青年中医人责无旁贷。学院派重视理论，以医理推动临证，师承派更注重临床经验，对于中医学的发展，我们要秉持凡是有利于中医学发展的、有助于临床疗效的我们一定要坚持学习，不能因为门户之见，师门有别而有偏见。为此作为学院派的我以临床优秀经验为主导，效仿叶天士拜十二师学习的典故，**先后拜入上海大场枸橘篱沈氏女科学术流派、**三代御医赵绍琴教授传承师门进行学习，学习古今先贤大哲的用药经验、组方模式、临证思维，探求他们对于中医学底层方法论的理解。我总想打通中医学在学院派和师承派之间的隔阂，各取所长，将中医学发扬光大。

“以舌定证，证分虚实”“苔腻温胆，不腻杞菊”“纳差六君，黯斑血府”，朗朗上口的治病口诀，是师承派独有的特征性标志，在此基础上我们再参合学院派探究病机的方式进行学习，在临床中可谓是如虎添翼。我常常想，老中医一生得来的经验如果得不到我们青年中医的优秀传承，往往会被淹没在历史长河中，那么下一代人就要重新探索一遍，如果这样，那是我们新一代中医人的失责，因此青年一代要有紧迫感、责任感，传承发展好新时代的中医学。

三、沉潜心性聚合力，学术绵延继开来

对于目前所取得的学术成就，在我看来有以下几个阶段，现在分述如下。

1. 创新中医治疗尿酸性肾病和终末期肾病营养不良的方法。硕士期间，我围绕继发性肾病，对高尿酸性肾损害提出了从湿热血瘀入手，提出清热利湿与凉血化瘀结合治疗尿酸性肾病的创新治法。博士期间，我围绕终末期肾病营养不良的慢性消耗状态，主要研究了中医非药物疗法对该病的干预及其机制，为这种治法在京津冀地区的推广应用提供了理论依据和临床试验证据。研究成果集结在《"活血四妙汤"对高尿酸血症的作用及其延缓尿酸性肾损害的机制研究》《灸疗对血液透析患者营养不良的改善作用及对体成分的影响》两篇学位论文中。

2. 对中医药临证模式进行研究，在中医学临证操作方法论层面作出回答。旨在探求中医学临证过程中所应用的思维模式，以求推进中医学临证实践模式的创新性发展和创造性转化。成果体现在《大数据时代下的中医临证辨治模式探讨》论文中。

3. 引入西方研究方法探究中医学理论创新发展的脉络，启发中医学理论持续创新。旨在明晰且客观地呈现中医学新理论的发端和解决临床中实际难题的整个过程，主要成果凝结在《基于知识考古学的中医养心理论历史考察》《唐容川"中西汇通"肝脏理论特点及对后世的影响》论文中。熟练掌握中医文献研究的方法，特别是应用知识考古学的方法，挖掘中医学理论的发展脉络，我应用此研究方法参与了国家重点基础研究发展计划（973 计划）项目"肝藏血主疏泄的理论与基础研究"中关于文献研究的部分，以该项目为基础申报的"'肝主疏泄'的理论源流与现代科学内涵"项目获得了 2018 年国家科学技术进步奖二等奖，其中颁奖词中专门提到了知识考古学这一文献研究方法的创新性，为中医学文献研究开创了又一新思路。

4.2017 年 7 月到 2020 年 2 月，我在北京中医药大学从事博士后研究工作，主要从事中医药优势病种及其文化本原研究，负责博士后合作导师张其成教授的国家社科基金重大项目（中医药文化助推中华优秀传统文化复兴项目）中子课题项目的相关研究，并且统筹安排子课题相关中期考核等事务。

5.2020 年 3 月至今，博士后出站之后，我回到基层工作，进入甘肃省甘谷县人民医院，主要从事中医临床工作，负责对常见病例的日常接诊和疑难病症的中西医汇通阐释和攻关，并且在中医学诊疗客观化领域进行研究。

6.2020 年，依托天水市"成纪之星"项目，围绕中医临床特征及经典特征，我们以《伤寒论》作为切入点，对其进行深入挖掘、重点学习，形成了《中医临证思辨录》的相关内容，即《体悟伤寒论方》。为拓展沈氏女科在经典、经方方面的融

合，以团队形式撰写科研论文两篇——《当前中医学发展的困局与出路思考》《沈氏女科“气水血”用药规律探析》，分别被《中华中医药杂志》《西部中医药》录用。我们完成了设计8000多人次舌诊图谱构成的舌诊数据库，为下一步推进中医诊疗客观化研究打下了坚实的基础。我培养师带徒青年中医师1名，其经过1年的学习，在中医经典方面打下了坚实的基础，并且参与了《体悟伤寒论方》的编辑工作。

获奖情况：论文《当前中医学发展的困局与出路思考》获得全国第七届仁心雕龙学术论坛征文活动卓越论文提名奖。

获得的学术荣誉及学术兼职：2018年9月，担任中国民间中医医药开发协会沈氏女科分会理事；2020年8月，获评天水市领军人才（第二层次）；2020年11月，获评甘肃省卫生健康行业骨干人才；2021年6月，获评全国第二批青年中医药求真学者；2022年6月，获评甘肃省陇原青年英才（第一批），同年担任《中华中医药杂志》青年编委；2023年4月，担任中国哲学史学会中医哲学专业委员会理事；2023年7月，担任中国中医药信息学会中医临床药学分会常务理事。

当前我在结合基层中医药条件，进入二站博士后（兰州理工大学与甘肃省中医院联合培养）进行中医客观化诊疗研究，试图以中医客观化指标为依托，将中医学推进到信息化和人工智能时代。

【特别鸣谢指导老师 邱模炎】

问道求真　砥砺前行

郑春松（福建中医药大学　副研究员）

光阴似箭，岁月如梭，一晃已经是中年。回望来时路，满心皆澎湃。23 年的中医药学习和科研之路，虽漫长而艰辛，但我坚持不懈、砥砺前行。从生活、学习和实践中遇到的中医药困惑，到从科学研究中找到的答案，这个过程我用 4 个词来总结：好奇、探索、创新、发展。

一、好奇，开启中医药学习之路

我出生在福建省仙游县的农村，这里丰富的自然环境孕育了许多具有药用价值的植物，小时候经常看到乡亲们用其防治疾病（如用车前草缓解泌尿道症状，用鱼腥草缓解呼吸系统症状，用金钱草治疗尿路结石、肾炎，用蒲公英治疗乳腺炎、扁桃体炎等），取得不错的效果。这些都让我感受到中草药的神奇，也激发了我对中医药学习的兴趣。我一直在思考“这些草药为什么能治病”“为什么不同的草药有不同的作用”“是怎样知道这些草药能治病的”等问题。为此，在 2001 年高考填报志愿时，我果断选择了福建中医学院，并如愿被其中药学专业录取。在大学期间，我学习了中医基础理论、中医诊断学、中药学、方剂学、中药药理学、中药炮制学、中药药剂学、中药化学、分析化学、药用植物学等课程，掌握了中医药学的基础理论、基本知识、基本技能，对中药生产、检验、流通、使用和研究开发等领域有了一定的认识，也了解了中药采收时间、产地、炮制、配伍等对中药质量及药效的影响，为我今后的学习和工作奠定了良好的基础。

二、探索，开拓中西医结合科研之路

2005 年本科毕业之后，我入职了福建广生堂药业股份有限公司，开启了在药厂生产部、质量部、研发部的轮转工作，从中理解了“药材好，药才好”的道理。但是，由于当时福建省药企在科技创新方面的投入不足，整体科研水平偏弱，如何进行组方成药及其治病原理阐明、中药药效成分发现及构建与药效直接关联的中药质量标准等问题，一直在我心中缠绕。2006 年 4 月，带着这些疑问，我来到了国医大师陈可冀院士领衔的福建中医药大学中西医结合研究院团队工作，在胡娟教授的言传身教下，学会了运用高速逆流色谱、液相色谱、气相色谱、红外光谱等现代方法，开展中药的提取分离及其质量标准研究，这些经历启蒙和培养了我的科研思维，使我从此喜爱上科研。

北京大学徐筱杰教授作为第一代分子模拟研究的开拓者，也是我们中西医结合研究院的学术委员会成员。2006 年 5 月至 2009 年 11 月，我有幸在其课题组进修和从事科研工作，学会了基于分子对接、化学空间、网络药理学等分子模拟方法构建中药成分的三维结构数据库、辨识中药的活性成分、分析中药化学成分的化学空间及配体－靶标空间分布、计算中药化合物－靶点作用网络的效率等前沿关键技术，从活性成分、作用靶点及通路，多维度开展中药复方的治病原理研究，实现了在分子水平及系统生物学的基础上进行中西医之间的沟通与联系。为此，我利用上述所学知识在福建省内率先提出“基于生物网络的中药质量控制模式”理论，并在此理论指导下申报了福建省自然科学基金，获得资助（“基于透骨消痛胶囊网络药效模型的指纹特征研究”）。该成果建立了一种“中药指纹图谱与其网络药效相关联”的质量控制模式，可为闽产药材“福九味”标准化提供技术服务，也开拓了我的中西医结合科研之路。新冠疫情期间，专家坚持中西医并重，发挥中医药特色优势，为促进人民健康作出巨大贡献，这更加坚定了我在中医药领域持续深耕的信念。

三、创新，寻找治疗骨性关节炎“良方”

随着科研的深入，我意识到中医药要融入国际主流医学，不仅需要运用科学的方法来验证中医药的疗效，以国际通用的语言解释中医药治病的机制，更为重要的是要建立起符合中医自身规律的临床疗效评价方法和标准，而病证结合就是中医药临床疗效评价的关键环节，是中医药融入国际主流医学的切入点。于是，在 2008 年至 2015 年，我先后攻读福建中医药大学中医骨伤科学专业的硕士研究生、中西医结合临床专业的博士研究生，分别师从我校骨伤科专家苏友新教授、刘献祥教授及美国休斯敦大学阮克和教授。在课程学习及跟师实践中，我掌握了中医骨伤科学、中西医结合骨伤科学、中西医结合临床科研思路与方法、中西医结合病证结合研究、中西医结合药物开发等方面的内容，为从中医、中药、中西医结合等多角度寻找治疗骨性关节炎“良方”奠定了基础。导师前辈们严谨治学、求真务实的科研态度也值得我学习。

为了促进中医药的传承创新发展，我开始从事组方成药及其治病原理的研究，于2008年加入中西医结合研究院骨病研究团队，负责我校治疗骨性关节炎经验方透骨消痛颗粒的药效物质基础及组方精简优化研究工作。但是，透骨消痛颗粒对于中医来说是一个中药大复方，对于西医来说是一个复杂的分子体系，其药效物质基础及作用机制也非常复杂，若利用实验室方法对其分离纯化获得组分是非常艰难的，而研究其作用机制更是难上加难了。面对这个难题，我利用了徐筱杰教授的分子模拟学术思想，先了解更多关于透骨消痛颗粒组分的信息，利用分子对接方法探讨其可能的治疗骨性关节炎机制；然后再进行有针对性的体内外实验工作，首次从分子层面阐明了透骨消痛颗粒的配伍规律、药效物质基础和作用机制，发现了黄芩苷、迷迭香酸等一批可用于治疗骨性关节炎的新先导化合物，建立了中药活性化合物库，为分子中药的研制提供了新的切入点；并基于病证结合及方证对应理论，针对骨性关节炎软骨下骨囊变、软骨退变之痿证特点，课题组提出治疗应以补肾柔肝法为主，实现了对其组方的精简，被福建省第二人民医院药剂科制成透骨消痛胶囊，成为临床上治疗骨性关节炎的院内制剂。此成果“透骨消痛颗粒治疗骨性关节炎的计算机模拟和实验药效学研究”荣获陈可冀院士－片仔癀药业科研奖励基金二等奖。在这个过程中，我很荣幸入选福建省高校杰出青年科研人才培育计划、福建省高等学校学科（专业）带头人培养计划海外访问学者项目。

后续我参与了刘献祥教授主持的“基于本痿标痹核心病机的骨性关节炎系列研究”课题，通过化学空间、网络空间等技术攻克“治痿与治痹”“补肾柔肝与活血祛风”等相关性问题，直观回答了中医不同治法在骨性关节炎痿证、痹证中的应用和联系，为中医和西医在治疗骨性关节炎方面提供了一个交融的可视化平台。通过团队多年的努力，也形成了以本痿标痹为核心病机的辨治骨性关节炎之新理念、新方案，该研究成果获得中国中西医结合学会科学技术奖一等奖。这些努力不仅提升了我的科研能力，也为我后续的工作奠定了坚实的基础。

四、发展，培养中医药青年人才

青年人才的成长与发展关乎国运，关乎未来。习近平总书记多次就加强青年科技人才的培养和使用作出重要指示批示。我担任学校硕士研究生、本科生科研助手、中西医临床医学（力钧班）本科生的导师，着力培养学生创新创业能力，鼓励将其所学知识用于实践，指导的学生获第七届全国大学生基础医学创新研究暨实验设计论坛分区赛（中南赛区）优秀成果奖－实验设计三等奖、第十六届“挑战杯”福建省大学生课外学术科技作品竞赛三等奖等10项奖项。未来他们将在推动中医药事业的可持续发展中发挥和贡献青年力量。

习近平总书记曾强调，中医药学包含着中华民族几千年的健康养生理念及其实践经验，是中国古代科学的瑰宝。为此，在科学研究之余，我十分重视中医药文化的传承和中医药人才的培养，不遗余力地助力中医药知识的推广，结合自身专业特色，在学校开设“福建道地药材与中医药文化”“餐桌上的中药”等科普类选修课课程，并组织学生创办了膳食社，让更多的大学生学会传承中医药文化，探寻中医之美。

道阻且长，行则将至。中西医结合任重而道远，还有许多未知领域需要我们继续探索。作为第五批青年中医药求真学者，我将以中医药传承、创新和发展为宗旨，以中西合璧、求真至善为目标，不忘问道初心，牢记求真使命，不断探索新理念、新方法和新思路，用现代科学进一步解读中医药治病理论和原理，促进中药新药研发，为中西医结合事业的发扬光大作出更多、更大的贡献。

【特别鸣谢指导老师 刘献祥】

求真之路短文

夏乐敏［上海市静安区中心医院（复旦大学附属华山医院静安分院）主治医师］

时光荏苒，博士毕业已经 10 载，而回首 10 年前的“岐黄奖”第六届全国中医药博士生优秀论文评选活动，至今仍让我记忆犹新。

我本科时学的是西医临床医学，因为偶然的机会进入了中医院工作，工作一段时间后出于兴趣而去攻读了中西医结合临床专业的硕士、博士学位。2014 年读博期间，在获悉“第六届全国中医药博士生优秀论文评选”消息的时候，当时我有申报的想法，但也有点忐忑，毕竟自己不是学中医出身，中医基础还是比较薄弱，感觉跟别人还会有一定差距。但我的导师——著名的中西医结合专家熊旭东教授，鼓励我将我的研究成果提炼一下去汇报。于是经过多日的奋笔疾书，我将一篇建立在临床研究基础上进一步探索中药机制的英文论文“*Effects of Tongfuxiefei Formula on regulation of p38 activation in the lung of rats with sepsis*”申报了上去，经过了初审、网络盲审、终审、现场答辩等层层筛选，有幸获得了“岐黄奖”第六届全国中医药博士生优秀论文二等奖。这给了我这个西医学习中医的年轻人莫大的信心，也坚定了我后面走上中西医结合科研之路的决心。

时至今日，在我的书橱最上角，放置的就是刊登在《中华中医药杂志》上那篇获奖的优秀论文及“岐黄奖”第六届全国中医药博士生优秀论文二等奖的奖状，这不仅是我获得的第一个中西医结合领域的成就，更是不断鞭策我砥砺前行的助力器。

一、我的中医转化医学之路

博士毕业之后，我一直从事血液学的中西医结合医疗、教学和科研工作。因机缘巧合，我于著名的瑞金医院血液科进修，并认识了中国转化医学先驱者王振义院士。20 世纪 80 年代，王振义在国际上首创应用全反式维甲酸诱导急性早幼粒细胞白血病细胞分化，极大提高了这类患者的完全缓解率和长期生存率。研究发现，全反式维甲酸之所以对这种白血病有效，是因为急性早幼粒细胞白血病患者基因发生了断裂、重组，形成了新的融合基因，编码新的融合蛋白 PML-RARα，而全反式维甲酸可以使得这种致病蛋白 PML-RARα 降解，即达到靶向治疗的目的。王院士一直是我景仰和尊重的老专家，他不仅学识渊博，而且品德高尚，从他身上我汲取了很多知识，鞭策着我不断努力学习。

西医的转化医学之路通常是从实验室到临床，而中医则不然，中药通常是在临床上行之有效之后再到实验室里寻找机制。从那时起，我就从中医治疗有特色的疾病“骨髓衰竭性疾病”入手，去寻找中药治疗有效的奥秘。

骨髓衰竭性疾病是一组以造血功能不良为主的疾病，包括先天遗传性和获得性两大类，临床上以获得性最常见。骨髓衰竭导致血小板减少引起的出血是临床上十分棘手的问题，对于血小板减少而引起的严重出血，西医通常的治疗方法是输注血小板、大剂量丙种球蛋白或糖皮质激素冲击。然而，血小板输注受血源匮乏的限制、丙种球蛋白价格昂贵、大剂量激素不良反应较大，都使得这些治疗措施受到局限，且临床上常常会有血小板或丙种球蛋白输注无效、大剂量糖皮质激素使用禁忌较多等现象。此外，对于骨髓衰竭治疗所使用的药物也难以在短时间内起效，如抗胸腺细胞球蛋白（ATG）、抗淋巴细胞球蛋白（ALG）和免疫抑制剂环孢素 A（CsA）等。

骨髓衰竭导致血小板减少所引起出血的表现，可归属于中医“血证”范畴，而中医药治疗“血证”有着几千年的悠久历史，且效果颇佳、不良反应小。因此，我确定了研究方向，接下来就是该怎么研究了。有道是万事开头难，我刚开始研究的时候，是眉毛胡子一把抓，研究的重点比较分散，也没有找到很实质性的突破。直到有一天，我回想起之前导师要求我们将病证结合融入到研究中去，我的研究才开始有了点眉目。

我根据临床经验并结合文献查阅，发现急性骨髓衰竭性疾病的患者以“热证”为主要表现，而凉性药物是治疗该病证的基石。然后在这基础上，经过多次实验和药物筛选，我把研究重点逐渐转移到急性骨髓衰竭性疾病引起的血小板减少上，以及对其治疗有效的药物肿节风上，并分离出了肿节风的有效成分。

后面的研究则相对顺利，我充分发挥自身之前学西医的优势，将最新科研进展融入中医机制研究中。我的研究发现，中药肿节风能提高骨髓衰竭性疾病血小板的数量，但不是完全因为其能促进血小板的生成，而是由于它同时能减少血小板的凋亡。这也可能是中药有别于西药作用靶点单一的地方，也是我们可以另辟蹊径进行研究的方向。此外，我也发现血小板凋亡与血小板自噬、去唾液酸化等多个途径相关联，我的研究内容也越来越丰富，先后获批了多个省部级课题，发表了 20 余篇论文，主编了专著1部，并获得了上海市中西医结合科技奖2项。

二、让西医对中医更有自信

毛泽东同志在20世纪中叶就提出要中西医结合，但多年来，中西医始终是各干各的，中医搞中医的，西医搞西医的，而搞中西医结合的人其实很少。这不禁让我想到了中国中医科学院青蒿素研究中心的屠呦呦教授，她率领团队通过一系列艰苦卓绝的中西医药结合研究，从传统中药青蒿中成功提取出抗疟新药青蒿素，拯救了全世界几百万疟疾患者的生命，荣获2015年诺贝尔生理学或医学奖。这是自1901年设立诺贝尔奖至今，中国第一位本土科学家获得诺贝尔奖。这令中国人民，特别是“西学中”人深感自豪和骄傲！她的研究成果让全世界都确信了毛泽东同志提出的“中国医药学是一个伟大的宝库，应当努力发掘，加以提高”的英明论断，让全世界都认识到中西医结合研究是发掘这一伟大宝库的最有力手段和最精准有效的科研方法。

我觉得中医药要有突破，必须经过现代医学的检验，然后用科学性检验完善中医理论，最后通过临床拿出扎扎实实的效果给大家看，这才是真正的中西医结合的、融合的中医现代化之路，这也是中医药国际化的必经之路。我的研究也是瞄准这一目标，在实验室里找到中药的作用机制，然后在临床上进一步推广，并获得循证医学的数据，让中药走向世界。

如今，中西医结合迎来了发展的大好时机。2019年10月25日，在全国中医药大会上，习近平总书记作出重要指示，要坚持中西医并重，推动中医药和西医药相互补充、协调发展。“十四五”规划也提出，坚持中西医并重和优势互补，大力发展中医药事业。“潮平岸阔风正劲，扬帆起航正逢时”。虽然我们要走的路还很长，但我觉得只要每个科研人员从自己的研究方向入手，认真思考中西医结合的突破点，苦心专研，中医药一定会有石破天惊的那一天。

【特别鸣谢指导老师 熊旭东】

中医求真，不忘初心

陈烨文（广州珠江学院　院长助理　副教授　主治医师）

一、常记仲圣名句，心怀中医中药

2013年通过院校考试，我以专业第二名的成绩考取浙江中医药大学中医临床基础专业博士研究生，与第一名成绩只差1分。2014年，我投稿参加由《中华中医药杂志》社主办的全国中医药博士生学术论坛，并获得三等奖；同年投稿上海研究生论坛，获得特等奖。论文的投稿、修改和获奖是得益于连建伟教授的指导。连建伟教授经常对我耳提面命，连师主攻方剂学，精勤不倦，硕果累累。在继承总结恩师王绵之教授学术思想基础上，连建伟教授创新性地提出方剂研究“三结合”：一是方剂教学与临床应用结合；二是方剂研究当古今结合；三是方剂运用与药物配伍、加工炮制结合。他为方剂研究开辟出了新路径。金匮要略学科属于中医临床基础专业，而《金匮要略》和《伤寒论》属于姐妹篇，合为一书，即为《伤寒杂病论》。张仲景《伤寒杂病论·序》用“上以疗君亲之疾，下以救贫贱之厄，中以保身长全，以养其生”来阐明医者的使命，这也是中医药学工作者的崇高追求。

二、深受益于名师，尚经典在平时

连师指出，学习中医首先需要立大志。要成才，先要立大志，先要明确学医的目的和意义，即为什么要学医。张仲景把学医的目的给指出来了，即“上以疗君亲之疾”，古代讲“天地君亲师”，“疗君亲之疾”，就是要忠孝；“下以救贫贱之厄”，对穷苦的百姓，要仁爱；“中以保身长全”，学好医，一方面要利他，另一方面能够自利。“上以疗君亲之疾，下以救贫贱之厄，中以保身长全”，也就是说要忠孝、仁爱、自利、利他。这是受到连师指点后，我在中医药学路上不停奋斗的力量源泉。

其次，中华文明史上下五千年，中国医学有文字记载的历史有两千来年，我们如果把每一百年的医书浓缩成一年，来浏览一番，就得花二十年，所以学医是不容易的。因此，学中医必须要读经典，读经典谁都知道，但是要读得好不容易。中医的经典就是“四大经典”，即《黄帝内经》《伤寒论》《金匮要略》《温病条辨》，其中《温病条辨》是吴鞠通系统地继承了叶天士的学术思想而作。连师指出，学习中医必须“远师仲圣，近法叶贤”“师古不泥古”。另外，还有四小经典，就是《医学三字经》《药性赋》《汤头歌诀》《濒湖脉学》。学习中医需要童子功，要通读、精读，要学会吟诵，尽力做到古今汇通。学习经典需要背诵，这是临床的源头活水，只有多背诵才能反哺于临床和学术研究，与古人心神交会。

再次，学中医必须跟名师、多临证。古人云“熟读王叔和，不如临证多”。当然，经典需要常读常新，但是，跟名师多临证亦十分必要。《素问·脉要精微论》指出脉学是至精至微的学问，其言“持脉有道，虚静为保”。脉诊首先要虚静，所谓“虚静”就是不要带有任何成见，清净地、心无旁骛地为患者服务。连师指出，中医离不开辨证，辨证论治是中医的圆机活法，但法无定法，因为病是变化着的，是早晚可以改变的，所以应该是法无定法。我在毕业后也一直提醒自己，在中医药学术路上必须静心谦虚和实干求真。

从次，在博士毕业的时候，连师叮嘱我必须研究国学，国学就是中国固有的文化，是中国人的精神家园所在。中国文化就是中国传统的文、史、哲，包括儒、释、道的哲学。其中，名家总结的儒、释、道三家文化的精髓是——儒学修的是正气，养浩然正气，格物、致知、诚意、正心、修身、齐家、治国、平天下，不断提升自己，实现人生价值，促进社会和谐；佛学化怨气，养和气，内观自性的临在，本自具足，应无所住而生其心，在自我修行离苦得乐之后，自渡渡人；道学修大气，养清气，人法地、地法天、天法道、道法自然，以自然之道养自然之身，借假修真，促进身心与自然的和谐。学习中医，不是为了财富，而是为了传承中医药学，助力中华民族伟大复兴。《颜氏家训》指出：“士大夫三日不读书，则义理不交于胸中，向镜则面目可憎，向人亦语言无味。”所以，古人云“腹有诗书气自华”，要做到气自华，必须要饱学古今中外知识。所以，学医在医外，做真正有学问的医生，必须努力奋斗。

最后，学习中医需要道德修炼。连师经常抄写其恩师岳美中教授的对联“治心何日能忘我，操术随时可误人”，只有通过治理自己的心，心地才能够非常清净，能够到达忘我的境界，做医生才不至于误人。“未出土时先有节，及凌云处尚虚心”，这是教育学生做人要有节气。一个人在他没有成才的时候，要有志向、有节气，等到有朝一日真能实现自己的理想，仍然要胸怀宽广。《易经》指出，“天行健，君子以自强不息”，“君子终日乾乾，夕惕若”，天体是永远不停地在运行，君子自强不息，到了晚上还不歇气，所以叫“乾乾”。我十分感动，我们的老师，是真正关心我们，真正使我们能够成才。“小成靠智，大成靠德”，小的成就可以靠智慧，大的成就是靠道德的。学习中医不是为了钱财，而是需要学习孙思邈所指出的“大医精诚”精神。孔夫子是“大成至圣先师”，这是要用高标准来要求自己。“知足知不足，有为有勿为”。“知足”，是在生活上要知足，“知不足”，就是在事业上，在学问上知不足；“有为有勿为”，要有所作为，必须要有所放弃，特别是对身外之物，对名利要看淡。学习中医和实践中医实际上是一个系统工程，够研学者实践一辈子。中医是一门博大精深的学科。连师指出，中医是以中国古代哲学思想作为理论基础的医学，是以人为本的医学，是构建人与自然相和谐的医学，是治未病的医学，是致中和的医学。

三、参加社会锻炼，勤勉中医实践

博士毕业后就业，我从事教学、科研和临床工作，主持民政厅课题和校级博士启动基金课题，作为第一作者发表中医学论文如下:《唐代〈千金方〉辨治痰饮病的方药特色》《〈金匮要略〉教与学方法的探讨》《中医文化学视角下的薏苡仁养生保健探索》《中医学辨治便秘思路探讨》《中医临床辨治早搏的优势探讨》《韩祇和〈伤寒微旨论〉原创方剂研究》《运用调节脾胃升降法的临床思路探讨》《心肌炎的中医辨治优势探讨》《术芍配伍煎剂对慢传输性便秘模型大鼠肠功能及神经传递因子的影响》等。我参与建设已经使用的精品课程金匮要略，并是其题库的核心成员，是校级方剂学精品课程负责人，获得“贾氏点穴疗法”培训师资资格证，传承“贾氏点穴疗法”，申报并通过基层西学中“贾氏点穴疗法”优秀案例。目前，我主持民办教育协会课题和广东创新创业课题“方剂学精品课程结合贾氏点穴疗法创新创业教育特色示范课程建设策略研究”，并以此为基础申报惠州市优秀论文。我在学校承担方剂学、中医护理学、中药学与方剂学课程的教学任务，年化488学时。在教学和科研之余，我在附属石滩镇石滩医院和中新镇中新医院从事临床工作，建设“大师工作室”“博士工作室”和“贾氏点穴疗法”技术传承基地。在博士研究生学习期间，我师从连建伟教授主攻中医临床基础和方剂学，在工作阶段则跟随广州中医药大学陈荣钟教授传承“贾氏点穴疗法”。“贾氏点穴疗法”是根据中医基本理论进行辨证施术，所用穴位和刺激线与人体的脏腑、经络、营卫、气血及神经系统密切相关，强调整体辨证与局部治疗并举，具有疏通经络、调和气血、调整脏腑功能、扶正祛邪、平衡阴阳等功效。目前，该疗法的传承工作还有待提高，这是对“贾氏点穴疗法”中医社会实践的考验，必须做到勤勉学医，乐于助人，使患者便捷地获取优质中医临床服务，传承中医药学技能，这也是连师的谆谆教诲，使学生一辈子难以忘怀，也是中医药学工作者的使命。

四、感恩中医学，传承中医学

习近平总书记明确指出：“中医药学是中国古代科学的瑰宝，也是打开中华文明宝库的钥匙。”习近平总书记强调，切实把中医药这一祖先留给我们的宝贵财富继承好、发展好、利用好，在建设健康中国、实现中国梦的伟大征程中谱写新的篇章。河南南阳温凉河畔，石阶层层，在金色的琉璃瓦映衬下的“医圣祠”三个遒劲大字，纪念着东汉著名医学家张仲景。这里铭刻着人类与自然疾病作斗争的拼搏精神，见证着我国传统文化的瑰宝——中医药的发展。这是我们中医药学人的奋斗方向。

【特别鸣谢指导老师 龚一萍】

与亚健康学科一同成长，与治未病事业共创辉煌

张冀东（湖南中医药大学　讲师）

我是一名从北方农村走出来的大学生，如今成为了一名大学教师。回顾18年的求学、工作生涯，我选择亚健康与治未病的方向，是一种偶然，也是一种幸运。

一、半工半读的大学校园生活

作为一个从高考大省的农村走出来的学生，我深知考上一所满意的大学，竞争有多么激烈。像其他从农村来的孩子一样，这也是我第一次出远门，只身来到如此遥远的南方求学。

对中医学专业谈不上热爱，但我知道这是我个人的选择，所以在专业学习上我丝毫不敢懈怠。无论学习什么专业，学习态度是决定未来命运的重要基础。从踏入大学校门开始，半工半读的生活贯穿了我的整个求学生涯。从大学本科五年级开始，我踏上了不同高校的讲台，开始做兼职的授课老师。只要是与医学有关的课程，我都会抓住机会接下任务。遇到自己并不太熟悉的学科，我需要提前自学、备课，做好充足的准备，然后再认真地把每一堂课上好。这样的经历锻炼了我快速自学和消化的能力，也让我在短暂的时间内学习并积累了不同的学科知识。

二、颠沛流离的研究生生涯

进入硕士研究生阶段，我的导师在外出参加了一次有关亚健康主题的学术会议后建议我选择亚健康的方向，我没有思考太多，就遵照导师的推荐，开始涉足亚健康领域的研究。

硕士研究生的两年是非常劳累而充实的。在这两年中，我开始接下导师所有的课程，还接下了本校本科留学生见习的英文助教工作，以及邻近城市一所高校的大学英语和护理英语的兼职教学工作。此外，我还要兼顾临床实习，参与老师的动物实验工作。由于硕士研究生期间我从事的是流行病学调查的研究方向，因此在启动

硕士毕业课题的时候，我辞掉了部分工作，四处奔波于不同的地方去发放调查问卷，收集调查数据。硕士研究生的两年生涯中，学习和工作塞满了我的整个生活，实验室、值班室、办公室都是我临时的居所。

硕士临毕业之际，在导师的督促下，我一边奔波于不同的招聘单位，一边准备博士入学考试。正奔波在找工作的路途中，我接到了博士录取通知。2013 年，我所就读的湖南中医药大学开始招收第一届中医亚健康学的硕士与博士研究生，刚好我的硕士毕业论文就是这个方向的研究，于是我顺利地成为了第一批报考中医亚健康学专业的唯一入选的博士。我的求学生涯与事业的发展开始与亚健康学科的发展绑定在了一起，我的求学生涯的整个过程也伴随了亚健康与治未病事业的发展与壮大。

2014 年年初，我被派到北京承担了 2014 年国家中医药管理局中医药行业专项课题的秘书工作。与此同时，我也在北京完成了自己的博士毕业论文。读博期间，除了要负责科研项目的研究和日常管理工作之外，我也参与了亚健康与治未病领域诸多开创性的工作。亚健康领域的两位导师何清湖教授与孙涛教授作为我的博士生导师，在我的个人成长中给予了诸多的指导。读万卷书，行万里路，这样的学习经历让我的求学生涯变得饱满而充满了意义。

三、给人生充电的博士后生涯

2016 年博士毕业后，我并没有选择步入稳定而正式的工作岗位。同年 11 月，在博士生导师的引荐下，我进入中国中医科学院中西医结合博士后流动站从事博士后的研究工作，合作导师为胡镜清教授。在中国中医科学院的两年间，结合自己的研究方向，我参与到了合作导师的“973 计划”项目课题研究中，对临床研究有了更加深刻的认识与体悟，也对自己的科研知识进行查漏补缺，最终在 2018 年 12 月顺利出站。

2017 年年底，通过导师引荐，博士后流动站批准，我进入国家中医药管理局中医师资格认证中心开始为期一年的挂职锻炼。在兼顾自己博士后科研工作的同时，我也参与了中医医师考试的命题、考务管理、中医职业技能鉴定、中医类别新工种的标准起草、职业申报等工作。同时，我也从单纯的学术研究开始涉足一部分中医药领域的行政管理工作，也让我熟悉了中医药不同领域的运作方式。

2018 年年底，我的博士后工作与挂职锻炼同时圆满结束了，也到了我职业生涯的十字路口。综合各方因素的考量之后，我快速办完了第一站的出站手续，重新回到母校，进入到湖南中医药大学中西医结合博士后流动站，开始我的第二站博士后研究工作。选择进入第二站博士后的初衷非常单纯，我只是希望可以趁年轻的时候再跟随团队专心做两年学问，回归简单而充实的学者生活，回归熟悉的团队和领域，我坚信自己的每一步选择都是正确的。2021 年 6 月，我完成了第二站的博士后研究工作，顺利入职于母校，从事中医养生学与亚健康学的教学与科研工作。

四、伴随学科成长的学术生涯

作为亚健康团队的“大师兄”，我也是学科拓荒团队的一分子，我的学术生涯也伴随着学科发展的每一个脚印取得了一定的成绩。

2014 年刚到北京时，正值《中华人民共和国职业分类大典》（第二版）的修订之际。我在导师孙涛教授的指导下，主要参与了“中医亚健康医师”的新职业申报。经过反复修改与专家审核，最终在 2015 年发布的《中华人民共和国职业分类大典》（第二版）中成功收录了“中医亚健康医师”这一新职业。作为我国职业工种的权威标准，中医亚健康医师的出现，对亚健康行业的发展都具有了举足轻重的指标性意义。此外，在国家中医药管理局中医师资格认证中心挂职期间，我主要参与了“保健按摩师”“中药炮制工”“药物制剂工”三个新工种的申报、标准制定及题库建设工作。2020 年，我在第二站博士后工作期间，主要负责了开展湖南省健康管理师的题库建设工作。这些新职业和新工种的申报与标准的建立，都为行业的健康发展打下了坚实的基础，我很荣幸参与了一系列的相关工作。

2016 年年底，我的博士生导师何清湖教授牵头成立了中华中医药学会治未病分会，我在学会中任青年委员。此后，在学会平台的帮助下，我又担任了治未病分会的青年副主任委员、副秘书长等职务。此外，我还担任了中华中医药学会亚健康分会青年委员、世界中医药学会联合会亚健康专业委员会常务理事、中国中药协会亚健康药物研究专业委员会常务委员、湖南省中医药和中西医结合学会治未病与亚健康专业委员会秘书长、湖南省健康服务业协会第二届中医药健康产业分会常务理事兼秘书长等社会团体职务。

博士三年期间，我连续两年获得国家奖学金；2015 年，获得由中华中医药学会与《中华中医药杂志》社主办的“岐黄奖”第六届全国中医药博士生优秀论文评选活动优秀论文一等奖；2020 年，获得《中华中医药杂志》第一批“青年中医药求真学者”称号；2022 年，获得“杏林有为·于斯为盛”全国 2022 中医药“青年国医精英”提名奖。我先后发表学术论文 37 篇，其中 CSCD 核心期刊论文 12 篇，行业报纸文章 28 篇，连续两年获得《中华中医药杂志》百篇高影响学术论文奖。

博士在读期间，我就参与了行业内一系列标准的制定和修订工作，先后制定、修订团体标准 15 项。此外，我先后参与起草了由国家中医药管理局与国家卫生和计划生育委员会发布的《中国公民中医养生保健素养》和《健康教育中医药基本内容》，中医养生保健服务人员相关规范（试行）、《“治未病”健康工程实施方案（2019—2022年）》等的起草工作。

亚健康与治未病领域的另一项重要工作就是科普宣传。2014年去北京之后，我的授课群体扩大到养生保健从业人员、基层医生、商务群体、单位职工、普通民众、中小学生等，人群更加多元化，因此也练就了较好的科普表达能力。在过去十余年中，我先后参与了上百场的线上与线下科普讲座，还与湖南广播电视集团、长沙广播电视集团等多家电视媒体联合策划或录制了多档科普电视节目。在科普创作方面，得益于强大的团队力量和丰富的著作编写经验，截至目前，我主编著作3部，作为副主编编写著作3部，参与编写著作48部，发表科普文章33篇。此外，2021年我获得了湖南省优秀科普作品二等奖；2022年获得了中国中西医结合学会科普奖；2023年获得了中华中医药学会科学技术奖三等奖。

在我求学与工作的十几年历程中，我选择了亚健康与治未病的研究方向，是一种偶然，也是一种幸运。站在行业巨人的肩膀上，我有了更加广阔的视野，见到了更多壮阔的风景。同时，我也承担了更多的重任，希望在未来的学术生涯中，做好学术的传承与创新，为推动学科和行业的发展贡献自己的一份力量。

【特别鸣谢指导老师 何清湖】

第七届

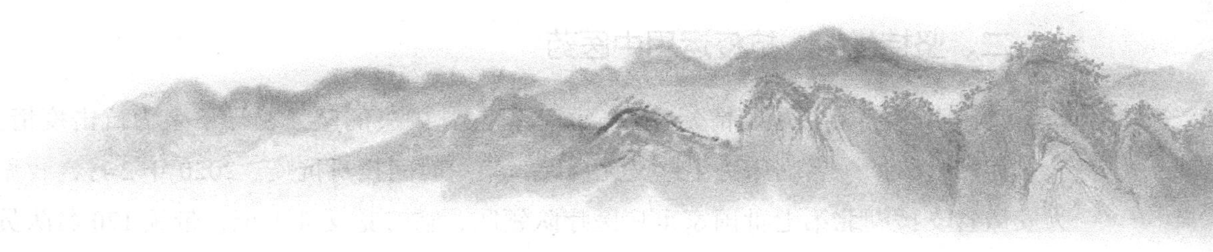

求真之路

童佳兵（安徽中医药大学中医学院/第一附属医院　副院长　主任医师）

一、坚定信念，潜心学习中医药

2000年6月，我毕业于安徽中医学院中医学专业，获得学士学位。毕业后我被分配到安徽省六安市人事局，并未如愿从事医疗相关工作。鉴于对中医药的热爱，2002年我考虑再三，下定决心，准备考研，于2003年9月重新回到学校，对中医学的知识如饥似渴，在导师的精心指导和自我努力下，以优异的成绩于2006年6月获得中医内科学专业硕士学位，并顺利分配到安徽中医药大学第一附属医院呼吸科工作。作为一名医生，能为患者解除病痛，职业的自豪感和获得感让我充分认识到“大医精诚”“性命相托”的厚重，笃定医者初心。为了更好地深研中医、丰富自我，2014年我萌动了考博的想法，于是重新拿起英语和中医专业书本，工作之余又回到教室，和年轻的求知者们一起埋头苦学，感觉又回到了学生时代。2015年9月，我再次入学，加入博士学习队伍，清楚记得当时安徽中医药大学共招收8位博士同学，其中我年龄最大，但我学习也是最努力的。特别引以为豪的是，在博士学习的3年期间，我连续3次参加“岐黄杯”全国中医药博士生优秀论文评选活动，并于2016年、2017年连续两年获得第七届和第八届优秀论文一等奖。多年来我始终坚守临床、教学、科研一线工作，随着临床技术的积累和科研水平的提高，先后主持和参与国家级、省部级科研课题10余项，发表论文60余篇，主编专著3部，获得安徽省科技进步奖二等奖2项、安徽省教学成果奖二等奖2项和多项省部级人才称号。

二、坚持优势，抗疫运用中医药

2019年年底，新冠疫情暴发，全国上下在党中央的坚强领导下全力抗击疫情。我作为呼吸科的一名临床医生，义无反顾，第一时间投身抗疫。2020年2月，我作为安徽省支援湖北第七批国家重症医疗队领队、临时党支部书记，带领170名队员整建制接管武汉市中心医院两个病区，在一线抗疫34天，救治患者61例，实现医护人员零感染，救治患者零病亡，中医药及其特色技术应用100%。安徽中医药治疗效果也受到世界卫生组织的高度赞扬，这更加坚定了我运用中医药的特色和优势开展抗疫及处理新发突发传染病的信心。2020年8月19日，在第三个中国医师节的当天，我再次背起行囊，作为中国抗疫医疗专家组成员、副领队，赴南苏丹、几内亚"援非抗疫、共克时艰"，20天里冒着子弹和病毒的双重风险，克服时差、环境恶劣等困难，全程无休，密集开展工作，分享中西医结合治疗新冠的经验，展现了中国抗疫"硬核"力量，诠释了崇高的中国医疗队精神。我们的专业和敬业也得到了南苏丹、几内亚两国政府高层领导的高度评价，受到当地人民和医务人员的高度赞誉及国际社会组织的广泛关注。人民日报等中央媒体对专家组工作报道转载了200余次，外交部在新闻发布会上对专家组的工作发布了3次，收到安徽省委书记、省长和国家卫生健康委主任的慰问信，都给予了高度评价。2021年5月和12月，我作为省级救治专家组组长先后派驻六安市、宿州市防控一线指导新冠疫情救治，充分发挥中医药优势，让中医药早期、全程、深入参与疫情救治，中医药救治率达到100%，圆满实现了零转重、全治愈、零复阳的救治目标！

抗疫的经历让我终生难忘、成长终身受益，我更加深刻地体会到作为一名临床医生的荣誉感、责任感和使命感！从火速驰援武汉前线到迅速集结奔赴非洲，再到派驻省内指导疫情救治，我用实际行动践行了人民至上、生命至上的伟大抗疫精神，也展现了一名党员医生的医者初心，更展示了我追求崇高职业理想和对患者认真负责的职业态度。2020年，我有幸荣获全国抗击新冠肺炎疫情先进个人和安徽省抗疫先进个人的称号；2021年，获安徽省优秀共产党员和安徽省最美医生等荣誉称号。

三、坚守初心，传承创新中医药

2003 年和 2015 年，我有幸师从李泽庚教授，开始我的硕士、博士阶段的学习。李老师系二级教授、主任医师、博士生导师，享受国务院政府特殊津贴，国家卫生健康委员会临床重点专科负责人、国家中医药管理局重点学科肺病学科带头人、国家中医药管理局慢性阻塞性肺疾病重点研究室主任、中华中医药学会内科及肺病专业委员会副主任委员、中国中西医结合学会呼吸病专业委员会副主任委员。李泽庚老师的老师是韩明向教授，他也享受国务院政府特殊津贴，系国医大师、全国名中医、中国好医生、安徽省国医名师。韩老系北京中医药大学博士生导师，南京中医药大学师承博士生导师，中华中医药学会内科延缓衰老专业委员会主任委员，第二、第四、第五、第六、第七批全国老中医药专家学术经验继承工作指导老师。他弘扬新安医学“固本培元”思想，提出“虚 - 瘀 - 衰老”理论，研发中医药延缓衰老的新药；建立肺气虚分度分级，创制治疗慢阻肺的有效验方；创制心功能不全三治法，并成为行业轨范。

2018 年、2022 年，我先后作为一名硕士生、博士生导师开始招生。作为一名研究生导师和国医大师韩明向教授工作室弟子，我更加注重研究生培养和学术思想传承。自担任研究生导师以来，我始终坚持“德育首位”的原则，坚决落实立德树人的目标、任务与使命。我注重研究生的思想教育工作，一直坚持以德治教，以德育德，把德育贯穿在培养研究生的整个过程当中。“以德修身”，在教育学生时，不断提高自身的道德素养和政治素质；“以德利学”，在培养创新型人才时，树立良好的道德修养，不断提高自身创新能力；“以德育人”，严格依据国家的教育方针，按照研究生培养计划，形成严谨、踏实、科学的学风，在科学道德和学术规范上去教育和引导学生，以言传身教的方式去影响学生的世界观、人生观、价值观。

在培养研究生的过程中，我首先将教学和科研紧密结合，充分激发研究生的求知热情，体现以生为本的核心价值。其次，我与研究生进行密切交流，随时掌握研究生的学业进展和生活情况，并善于结合自身的教学科研和生活体验，为研究生提供合理化的建议。同时，研究生在求学过程中不可避免地会遇到学术发展或思想认识上的羁绊，我也积极承担责任，认真帮助学生分析问题、查找原因、调整发展方向。在学习过程中，我鼓励学生积极参与国内外学术会议、学科竞赛等，为所指导的研究生提供恰当的学术探讨与技能实践的机会。我结合研究生培养的内在规律，指导研究生顺利完成学业，先后培养研究生 11 名，在读博士、硕士研究生 13 人。

在多年的临床实践中，我擅长中西医结合防治肺系常见病、多发病、疑难危急重症及呼吸系统新发突发传染病。我以身作则，不断提高自身道德修养，用实际行动发挥带头作用，以期告知学生作为一名医者的责任与担当，拥有行为世范的自觉，以模范行为影响和带动学生，做学生为人、为事、为学的榜样，成为社会尊重的楷模。

在我的导师李泽庚教授和国医大师韩明向教授的教导和熏陶下，结合自我实践和思考，我也更加趋于成熟，不仅为学生传授临床知识，也在工作中用亲身经历为学生上了生动的临床教学课，巩固了他们的专业思想、坚定了他们的中医药信念，为中医药传承创新贡献力量。关键时刻，我积极响应党和国家的号召，舍小家，顾全局，为中医药防控疫情贡献智慧和力量，为中医药传承创新和宣教推广起到良好示范作用，为肺病学科发展、人才培养、医疗救治贡献重要力量，在国内同行中具有良好声誉。医乃仁术、医者仁心，我将心怀感恩，心存感激，把荣耀当作鞭策、化作动力，不忘医者初心，自觉在思想上、政治上、行动上与以习近平总书记为核心的党中央保持高度一致，以韩明向国医大师等老一辈专家为学习榜样，传承精华、守正创新，潜心钻研、砥砺奋进，做好中医药防治呼吸道传染病、慢性阻塞性肺疾病、间质性肺炎和肺癌等临床、科研和教学工作，坚持生命至上、人民至上，做一名有担当、有温度的医生和一名有情怀、有涵养的老师，为培养中医药高层次人才、为健康中国贡献一名中医人的智慧！

【特别鸣谢指导老师 李泽庚】

缘

——我与《中华中医药杂志》博士生论坛

韩晓春（山东中医药大学　教授）

我以一名硕士生导师的身份回忆起当年，一切都是缘分。

结缘是在十年前，那是一个下午，我刚刚进入博士二年级，正处于人生最迷茫的阶段。是的，每一个博士生都经历过痛苦和折磨，我也一样，作为一名大龄博士生，工作、学业、家庭的压力摆在面前，更主要的是，我并不知道自己到底在做什么。

跨专业踏入中医学研究领域，我感觉自己有着巨大的知识缺口。同时，我个人之前的学习经验也对我有一定的影响，让我老想回到熟悉的赛道。那时我在帮助导师整理药性研究的数据，朦胧中产生了一个想法：这个到底对不对？能不能沿着这个方向走下去？这有没有可能指导我走向某一个新的领域？在迷茫中，我与导师进行了多次的探讨，但一些细节问题需要我自己解决。

纠结是痛苦的，我也曾经多次崩溃。我反复询问：这样到底对不对？这个数据应该如何来处理？这个界值应该怎么选择？曾经在大雨的夜里，我开车跑到另一所高校请教数学系的专家，也曾经厚着脸皮给不熟悉的师兄师姐们打电话，向他们请教一些基础知识。但这一切都不能解释我心中的疑问：这个方向到底行不行？这个思路到底正不正确？

那个下午，我正在做着基础的工作，突然之间，或许是命运的指使吧，我看到了《中华中医药杂志》的征稿。一个念头浮现在我的脑海中：既然我身边的人不能够帮我解释这个问题，那么我可不可以在这种全国性的赛事上，在本专业最为前研的专家的指导下，向他们汇报，不奢求有人支持，最起码我可以知道反对的话，问题会在哪里？

花了一晚上的时间，我把自己的思路匆匆整理成文，便将稿件投了出去。之后繁忙的工作使我无暇想起这一切。转过年来，春暖花开的时候，突然接到的通知使我大喜过望，原来我的想法也是有道理的，原来还是有专家能够明白我在做什么，他们给了我机会，更重要的是我可以去听取大家的答辩，向同行当面请教，修补我的漏洞。

我还记得那是4月的安徽，温暖、漂亮。王校长简单的致辞之后，同学们就开始了汇报，我被分到了中药组，虽然这个方向与我的专业并不完全吻合，但就在这里，我突然听懂了一个词：融会贯通、触类旁通。那种感觉很奇妙，似乎有什么东西在我眼前展开，世界从此天翻地覆。

那一刻，我悟了，我有了更深的想法：我一定要参加第二年的论坛，站在这个行业内最高水平的讲台上向大家阐述我的想法。但我食言了，是的，第二年我进入了博士三年级，我没有继续参加博士生论坛的比赛，而是在撰写国家自然科学基金的标书。得益于这一年的积累，得益于各位专家的认可，我想在更高水平上与大家交流，向专家汇报。

幸运的是，2017年，在博士毕业的同时，我中标了那一年的青年基金。又经过了几年的沉淀，我顺利申请了山东省自然科学基金面上项目和重点研发基金，并且在这10年内，我成功晋升了副教授和教授，并被遴选成为山东中医药大学硕士研究生导师。

将近10年的时间，我由博士生到硕士研究生导师，由讲师到教授，这一切的起点，都来自2015年的秋天，那张普普通通的征稿通知，它给了我一个机会，使我看到了更广阔的世界。之后的每一年，我都关注论坛的进展，看全国的博士生们汇聚到一起，无论是成熟的还是不成熟的想法和理念都可以拿出来交流，思想的碰撞，产生了无数的灵感和机会。我感谢博士生论坛，这是我第一次在学术上得到认可，我也会努力，继续从博士生论文中汲取营养，走向更高。

【特别鸣谢指导老师 王世军】

中西合璧，求真至善：我的中西医结合科研之路

沈阿灵（福建中医药大学　中西医结合学院院长兼中西医结合研究院副院长　研究员）

在当代医学发展的交汇点上，中西医结合不仅是一种趋势，更是一种必然，不仅是对传统中医药的传承，更是对中医药的创新与发展。中西医结合旨在充分发挥中西医各自的优势，为患者提供更全面、更有效的治疗方案。我的中西医结合医学之旅，从对中医药的好奇，到对中西医结合开拓者陈可冀先生的敬仰之情，逐渐转变为深切的热爱和坚定的职业选择，并对中西医结合医学深深着迷，作为中西医结合未来的接班人，在前行中践行陈可冀先生为我们提出的“中西合璧，求真至善”的院训，并奉献自己的绵薄之力。

一、初识中医，信念与坚守

我选择中西医临床医学作为职业道路始于一次偶然的经历。在高考的关键时期，我曾因高热不退求助于中医治疗，短短几个小时，亲眼见证了中医药治疗的奇效，这次经历深深触动了我，激发了我对中医药的浓浓好奇和兴趣。那一刻，我意识到中医药的博大精深，是中华民族的瑰宝，值得我们深入探索和学习，并传承好、发扬好。

我的中医药学习之旅开始于福建中医药大学，在那里我度过了5年的时间，每一门课程的学习都让我对中医药的理解更加深刻，也为今后的研究打下了坚实的基础。原以为自己会朝着成为一名优秀的医生努力，然而，对科研不感兴趣的我，恰逢学院组建学生创新创业团队，认识了刚从海外回来的彭军老师，不是那么情愿地开始了大学生创新计划项目的申报。然而，导师对科研认真、严谨的态度和对学生无微不至的关怀让我深受感动，并逐渐喜欢上了科研，开启了中医药研究生涯，坚定了自己从事中医药研究的信念。

在研究生期间，我由于对科研的热爱，所以开展的科研工作一直处于加速度状

态。在读期间，通宵做实验是常态，我的多数时间都在实验室度过，很少回宿舍睡觉。正因为一天天的努力和积累，我逐渐认识到，虽然中医药学博大精深，但它同样需要通过现代医学方法来加以验证和推广。基于这样的认识，在导师彭军教授的指导下，我不断学习新技术、新方法，并应用于中医药研究。

针对药效作用机制不清和物质基础不明的瓶颈问题，我系统开展了片仔癀抗大肠癌二次开发系列研究。研究成果揭示了片仔癀抗大肠癌的生物学机制，发现了治疗新靶标，形成了“中西医结合产学研”研究新模式，为片仔癀增加临床适应证提供了科学依据，并领衔获得福建省科学技术进步奖二等奖（排名第一）等省部级奖项 4 项。首次发现片仔癀潜在靶点 PNO1、NUFIP1 等对大肠癌炎癌转化、转移、衰亡具有重要调控作用，是治疗大肠癌的潜在新靶点。相关研究成果在 *Cancer Research* JCRQ1 区发表论文 3 篇，获授权国家发明专利 3 项，其中 EBF1 等相关研究获肿瘤顶刊 *Molecular Cancer*（IF：44.4）正面引用，还获得全国中医药优秀博士学位论文（全国仅 3 篇，是中西医结合领域唯一的 1 篇）、福建省自然科学优秀论文二等奖等奖项。

二、师从名师，传承与创新

偶然的一次学术会议，我听到陈可冀先生用“西医是壮马，中医是老马，中西医结合是少马”来形象比喻目前我国的医学现状，系统地回顾了中西医结合的发展历程，让我对中西医结合有了更深的认识，也更加坚定了从事中西医结合的信念。随后，我系统学习了陈可冀先生西学中的过程，内心的敬仰油然而生。此后，陈可冀先生的名字如同一座灯塔，照亮了我中西医结合领域的探索之路。

博士毕业后，我放弃了海外博士后的工作机会，选择回国进入陈可冀学术思想传承工作室工作，这对我而言，既是一次深思熟虑的决定，也是一次命运的转折。陈可冀先生是中西医结合的开拓者，因其在心血管病治疗领域的卓越贡献而广受赞誉，更因其对中医药现代化和国际化的不懈追求而令我敬仰。我渴望能够近距离学习他的学术理念和治学方法，以他为榜样，开拓我的中西医结合医学视野，提升我的科研能力。经过一番努力，我终于有幸成为他的博士后，这不仅是我的荣幸，也为我的科研道路定下了坚实的基调。

陈可冀老师治学严谨，学识渊博，经常教导我们要对绵延数千年的中医药学术宝藏进行再认识，认认真真地应用现代科学技术研究它、挖掘它、发展它，尽力做出“人无我有、人有我新、人新我特”的符合国际标准的且具有中国本土原创特色的医学成果。在陈可冀老师指导下，我们基于病证结合理论，针对中医药防控重大慢性病高血压——肝阳上亢证的优势干预环节，传承其中西医结合防治高血压的学术思想，进行了创新中药研发，创制了创新中药清达颗粒，并开展了系列研究。

1. 量化诊断标准：针对高血压不同证候，建立高血压大数据平台，组织开展高血压病不同证候横断面研究和肝阳上亢证量化诊断标准研究，获授权软著 2 件。

2. 临床前研究：负责清达颗粒临床前研究的组织，研发了质量稳定、可控、服用方便的清达颗粒，获国家 1.1 类中药新药Ⅱ期临床试验批件。

3. 临床研究：参与开展多中心 RCT 临床研究（552 例），充分证实清达颗粒确切的降压疗效，且在改善头痛、焦虑等症状方面的优势突出，获得了高级别循证医学证据。成果发表在国际药理学知名期刊 *Pharmacological Research*。该研究为中西医结合实验与循证研究、开发创新中药提供了新范例。

三、继往开来，探索与融合

作用机制不清和物质基础不明是当前限制中医药国际化和现代化的瓶颈问题，因此，采用现代科学技术说清楚、讲明白中医药治疗复杂性疾病的机制迫在眉睫。为此，我带领团队进一步系统开展清达颗粒降压药效物质基础及其作用机制研究，并发现了 Rab22 等降压候选新靶点和乙氧基血根碱等候选新药物，为中西医结合"说明白，讲清楚"中药复方作用机制提供了思路。

1. 系统阐释了清达颗粒降压的生物学机制，发现降压候选新靶点：系统证实清达颗粒调控 ERK、PI3K/AKT、TGF-β 等通路及其下游靶点从而发挥降压和靶器官保护作用；首次发现清达颗粒潜在作用靶点 Rab22、Rab5 等蛋白通过调控 AT1R 回膜调节高血压的新机制，突破了既往中医药防治高血压未关注到的"通过调节小 G 蛋白调控 AT1R 胞内转运发挥降压作用"的局限性，获授权国家发明专利 2 项。

2. 揭示了清达颗粒降压药效物质基础，发现降压候选新药物：系统分析清达颗粒成分、入血成分及其器官分布，证实天麻素、黄芩苷等 10 多个成分是清达颗粒抗高血压活性成分；首次发现乙氧基血根碱、三叶豆苷等可靶向调控全新靶点的中药抗高血压活性成分，为更大规模的中药新药发现奠定基础。在 *Journal of Ethnopharmacology* 等发表 SCI 期刊 JCRQ1 区论文 10 多篇；相关活性成分获授权国家发明专利 3 项；作为主要成员获中国中西医结合学会科学技术奖一等奖 1 项和福建省青年科技奖。

四、面向未来，担当与使命

中西医结合是匹少马，未来充满挑战和机遇。我对中西医结合事业充满信心和期待，也将继续聚焦中西医结合防治重大慢病开展研究。为此，我也组建了一个涵盖中医学、中药学、中西医临床医学、分子生物学、人工智能、动物影像学等交叉学科的团队，以期进一步围绕中医药优势干预环节，推进中医药在现代医学框架内的研究与应用。

未来研究的方向将包括但不限于：运用大数据和人工智能技术，明确中医药的证候分布特征、演变规律，将建立可量化的中医特色评价指标、体系研究和诊断标准，开展确有疗效的方药和中西医结合防治方案的临床循证医学评价及其药效作用机制、物质基础和配伍规律等研究，构建中西医结合防治高血压等重大慢病的研究体系，期望能够为中医药的现代化和国际化贡献力量。

未来，我将牢记“中西合璧，求真至善”的院训，继续在中西医结合领域深耕细作，努力推动中医药的现代化进程，为人类健康事业做出新的更大贡献。未来，我希望能成为中西医结合领域的接班人，通过传承与创新，不断推动中医药的国际化进程，牢记中西医结合的使命，希望通过努力让世界更多地了解和认可中医药，让中医药为全球健康事业做出更大的贡献。

【特别鸣谢指导老师 彭 军】

求真之路

陈树东［广州中医药大学第二附属医院（广东省中医院）脊柱科主任副主任医师］

蓦然回首，已十八年！

再回首，青春十年医学路，往事不随风，恍如昨日！

2006年，初为医学生的我来到了广州中医药大学；2011年，被保送本校就读全国首届卓越班研究生（硕博连读）；2016年，临床医学博士毕业，入职广东省中医院（广州中医药大学第二附属医院）中医骨伤科。

一、求真问道，攻坚克难

很荣幸，我的博士生导师是广州中医药大学林定坤教授，他是岐黄学者、广东省名中医、广州中医药大学中医骨伤科学学科带头人、广东省中医院骨伤科专科医院院长，是我求真之路上的榜样和引路人。在“厚德博学，精诚济世”校训的指引下，唯有孜孜求索、刻苦钻研，才能学有所成。

“中医水平站在前沿，现代医学跟踪得上”，这是广州中医药大学第二附属医院一直秉承的愿景。基于此，林老师对我严格要求，要求我在毕业之时，保守治疗拿得出手，手术技术基本熟悉；在临床之外，仍需钻研基础科学，关注新方向、新动态，重点研究脊柱疾病的诊疗。方向既定，则规划跟进。导师组给我制定了三年的培养计划，临床方面集中在脊柱疾病的诊疗（以中为主，以西为辅），而基础研究则关注在脊髓神经的损伤与修复（发病机制探讨为主，中医药干预为辅）。

在此之前，我从没接触过动物及细胞实验，而导师组之前在脊髓神经方面的研究基础也极少。面对全新的基础研究，大量的文献将我淹没，我一筹莫展，毫无头绪。在艰难地啃完部分知识点后，我逐渐梳理出了国内外研究现状及发展动态，虽经历无数遍修改开题报告及研究思路，但因缺乏基础科研经历，加之对实验条件评估也不足，进展缓慢。所幸在中国科学院生物物理研究所徐建兴教授和苏州大学秦正红教授等老师的指导下，我的研究内容和目标逐渐明确。之后我到苏州市衰老与神经疾病重点实验室学习，并进入学校本部实验室进行基础研究，科研小白的无知也为此付出了巨大的代价，这是一段段舟车劳顿、通宵达旦的记忆。诸如动物模型死亡、细胞污染、细胞死亡等经常上演，我在经历了肉体和精神的双重折磨后，终于成功构建了脊髓神经损伤的动物及细胞模型，实验才开始进入了快车道。这一段经历刻骨铭心，也让我积累了经验，对研究有了新的认知和思考，懂得了如何去应对未知领域的方法和思路。

“练就过硬本领”，得益于导师的鼓励和支持，在我最困难的时候，我没有放弃，更没有灰心丧气。任何人都不可能轻轻松松地成才，我明白作为博士研究生，更要积极主动学习新知识、新思想，不断提升专业素养、提高专业能力、增强专业本领，没有苦练本领，哪来的才干增长？因此，我珍惜每一次跟诊学习的机会，每一次到病房学习的机会，每一次专科轮训的机会，汲取每一份知识。在导师的培养下，在急诊骨科的魔鬼训练下，我早无“读医书三年，便谓天下无病可治”的豪迈，面对每一位患者都严谨认真，生怕误诊、漏诊，同时努力提升手法技能、急救技能，害怕自己的不当操作为患者带来不良的后果。

我相信，每一位医学博士都有一段艰辛的奋斗史，以上也只是个人在求学之路上碰壁困难的一些缩影，太多的临床故事无法用书写来记录。总之，要付得出恒心、耐得住寂寞、忍得了辛酸，关键时刻要逼自己一把，撸起袖子加油干，放开步伐奋力行！

二、坚定步伐，传承中医

毕业后，我成为一名骨伤科临床医生，其间还经历了住院医师规范化培训。博士的学习经历让我明白了事情规划的重要性，入职后，我把职业规划当成研究来论证，细致地阅读了各类医学政策文件等，并制定了五年规划，同时也小化为三年规划，把目标明确下来后反推时间执行各大“研究内容”。

得益于《广东省推进中医药强省建设行动纲要（2014—2018 年）》，我很荣幸成为我的博士生导师——广东省名中医林定坤教授的学术继承人，并在实施方案的指导下进行为期三年的培养。广东省第三批名中医师承项目目的在于加强中医药人才培养，以继承整理老中医药专家的学术经验和技术专长，采取师承方式，打造一支高素质的中医药人才队伍，通过项目实施，培养一批热爱中医药、医德高尚、理论功底扎实、实践能力较强的继承人。

研究生时期我以学习为主，而跟师更重要的在于临床实践。林定坤教授融合中西，开拓创新，手术技术同样高超。其在慢性筋骨病的诊疗和辨证体系中，坚持中医道路，基于阴阳学说、本于阴阳理论，创新性地提出以“筋骨辨证”为主的三因辨证体系及“平衡筋骨”为主的三方治则；同时提出贯通治养理念，对疾病分而治之、逐一击破，分层、分期、分阶段寻找切入点，对患者采用治养一体化管理。

通过跟师学习、独立临床实践、理论学习等，我努力提高自身的职业素质和专业技能，继承整理老师的学术经验和技术专长，尽可能全面地总结其学术思想。林定坤教授为人师表，保证临床带教时间，精心组织教学，悉心传授临床实践经验和技术专长，严格督促、检查学生学习，认真批阅学习资料，按照确定的继承教学计划，高质量完成带教任务。在3年时间内，我保证跟师临床（实践）和独立临床（实践）时间，虚心刻苦学习指导老师的临床（实践）经验和技术专长，认真撰写跟师笔记等学习资料，归纳整理并加以研究，诚实地接受指导老师和管理部门的检查和考核，高质量完成教学计划确定的继承教学任务，努力提高自身的职业素质和专业技能，详述了老师诊断、辨证、治疗、养护体系，对其理论核心进行深入分析，总结其学术价值及临床实践意义。

通过三年的虚心刻苦学习跟师，我的中医药理论功底更加扎实，中国传统文化知识愈加丰富，对指导老师指定的中医药典籍著作的领悟更加深刻；基本掌握指导老师的学术经验和技术专长，中医临床诊疗水平、临床疗效或技能技艺水平在原有基础上有较大提高；按照中医药学术特点和发展规律，结合指导老师的学术经验，对中医骨伤科常见疾病，特别是脊柱疾病能提出新的见解和新的观点；临床实践上所用的诊疗体系均体现林定坤教授的学术思想和临床实践经验，对个人的临床实践有非常重要的指导意义；在基础研究方面，主持国家自然科学基金课题1项、省部级课题2项，在专业领域期刊发表SCI、中文核心文章多篇，担任副主编参与编写图书1部。

三年的跟师，让我成长为临床的青年骨干人才，成为医院的朝阳人才、拔尖人才，也为自己未来的发展提出了更高的要求。

三、对外支援，磨炼本领

2021年8月，我作为骨科专家外派到协作医院——广州市从化区中医医院，并受聘担任医院副院长，分管相关工作。增长板、补短板、促发展是我的主要目标，带头干、传帮带、增强造血功能是我的主要任务，到了中医院，就得立志做有理想、敢担当、能吃苦、肯奋斗的新时代青年干部。

在强服务、干实事的过程中，建设重点专科、促进学科发展是重中之重，我通过重点专科建设，以点带面，从专科规模、医疗技术、诊疗模式、管理方法等不同角度加强建设，形成临床重点专科群，以降低诊疗成本，提升常见疾病的诊疗能力。我作为骨伤科专业人才带头干、促发展，积极谋划专科发展方向，大力推进科室专科化发展，加强人才队伍培养、做好人才储备、推动人才梯队建设。依托广东省中医院、广东省名中医林定坤教授经验传承基地，我坚持中西医并重，做好临床诊疗带教工作，手把手教学，放手不放眼，引进新技术、开展新疗法17项，以解决疑难重症。我的专科手术水平突飞猛进，部分技术与国内外持平，脊柱微创技术、颈椎手术引领广州北部地区，既增量又增质，保证手术疗效，手术总量同比增长33.30%，其中四级手术量同比增长83.92%，微创手术量同比增长40.95%。同时加强中医内涵建设，发挥骨伤科中医药特色优势，我在门诊和病房中广泛开展手法、针法、灸法、中药内服外用等中医特色疗法，提升了疗效，治疗量也大幅度增加。

对外支援使我开阔了视野、收获了启迪、增长了见识，也是真切地感受到基层中医医疗发展的“难”与“痛”，特别是在疫情时期，党政班子的责任担当，办公室的尽心尽职，医教、护理的繁重忙碌，检验、门急诊、隔离酒店、预约分诊、核酸队伍等疫情防控人员的艰辛，在这过程中，我也明白了作为一名专业医生，除了临床实践外，还需努力学习各方面知识，在磨炼中增长本领。

四、憧憬和规划

医学无止境，规划不停歇。我对医学充满敬畏之心，同时也对未来发展之路充满憧憬，我也希望能继续并永远在医院“仁爱、敬业、务实、进取”的精神指引下前进，完成“运用人类文明一切有用成果，尽自己最大的努力为患者解除痛苦，挽救生命，提高生存质量”的历史使命。

【特别鸣谢指导老师 林定坤】

求真之路心路历程

臧凝子（辽宁中医药大学附属医院　科室副主任　副主任医师）

在漫漫人生路上，我选择了一条充满挑战与追求的道路——中医学。在这条求医路中，我经历过很多的挫折困苦，也有苦后的荣耀和甜蜜，医学升华着我的人生，我也同样在医学中探索成长。医道在我眼中也不仅仅是一份职业，更是一种使命和对生命的敬畏。路漫漫其修远，上下而求索。

一、寻医初疾理，忽忆故山云

我的学医之路始于2008年秋天的辽宁中医药大学中医学七年制专业。初及中医，阴阳五行、脏腑经络等全新的知识不断地涌入我的脑海中来，朴素唯物主义与大学之前的教育显得稍有些格格不入。但随着学习的深入，我逐渐发现中医学不仅是一门解释生命、维系健康的科学，其中更蕴含着很深的哲学。阴阳的辩证关系告诉我“塞翁失马，焉知非福”的道理，也明白前进的路中一定包含着坎坷；五行的多维联系与互相影响的思维，也让我懂得要想获得成功一定要考虑多方面的因素并谋而后动。在中医观念的指导下，本科阶段的奋发学习使我几乎包揽了专业各年度一等奖学金，在校期间曾获得本科生国家奖学金、辽宁中医药大学十佳大学生等荣誉。2012年，带着对呼吸专业的热爱，我跟随导师——辽宁中医药大学党委书记吕晓东教授攻读硕士研究生。老师常说：“研究生要有对专业的热情和发现问题、解决问题的思维。”导师鼓励我们在实践中大胆提出问题，并给了我们开放的讨论氛围和自由的学术探索。在硕士研究生期间，我发表了3篇中文核心期刊论文，并获得硕士生国家奖学金。硕士学习的3年转瞬即逝，2015年，当临近毕业，面临工作与继续读书的选择时，我深知自己学识尚浅，因此毅然选择考博，并以博士入学考试中医内科学专业第一名的成绩继续跟随恩师学习。在读博士期间，我的科研水平得到了显著的提升，参与了国家自然科学基金项目的主要研究工作，从文献检索到实验设计，从动物实验造模、常用实验技术到统计分析、论文撰写，过程虽很枯燥，但也充实且收获满满。每当遇到挫折我便坚信否极泰来的道理，每当成功就总结当下的宝贵经验。博士的 3 年使我的自主学习能力获得了巨大的提升，同时 2 次获得博士生国家奖学金，参加了《中华中医药杂志》社举办的优秀博士生论文评选比赛、“仁心雕龙”征文活动等，并获得了当年校优秀博士毕业生和优秀毕业论文等奖励。回想我从一个对科研一窍不通的小白到能独立完成科研项目的博士，这一路有艰辛、有辛苦，但也为日后打下了坚实的基础。恩师吕晓东教授的务实、干练与真诚，无时无刻不在提醒我要做一个求真务实和对专业有见术的中医学者，我也深受此影响，践行着我的梦想——成为一名优秀的中医医生。

二、通晓阴阳证，心正药自真

2018 年，怀揣一颗 10 年临床梦的心终于踏上征程，独立的临床工作使我兴奋，学以致用才是求学的最终目标。“纸上得来终觉浅，绝知此事要躬行”，依靠着较为扎实的理论功底，我的临床水平也飞速地提高起来。从肺功能检测到胸腔穿刺、支气管镜，从睡眠呼吸监测到呼吸机、高流量的使用，从纸上谈兵到临证中医辨证处方，充实的临床工作使我对呼吸病的认识更加深刻，看到临床上喘促气短的患者们和日益加重的肺间质纤维化患者，我对手中的国内外指南看得更加频繁了。在此过程中，我发现很多特发性肺纤维化（IPF）患者在经过充分的西药治疗后，仍存在很多的疗效缺口，而且长时间使用糖皮质激素和抗纤维化药物，带来了很多不良反应和巨大的心理负担。因此，中医药能否带来意想不到的疗效是我在临床中一直思考的问题。临床上，我跟随导师学习应用补虚化瘀通络的方式治疗肺纤维化，患者复诊率极高，症状缓解明显。但如何应用科学方法去验证我们的中药疗效、挖掘我们药物的疗效机制呢？多年的临床学习，我坚信任何的科研都应该根植于实践，实践就是这个源头，“唯有源头活水来”，为了进一步探索中医药在 IPF 治疗中的疗效及机制，我先后申请了国家自然科学基金青年项目、国家博士后科学基金面上项目、辽宁省科技厅项目、辽宁省教育厅青年育苗项目等，也许是每一次都认真准备的项目申请打动了专家，很幸运，我均在首次申报时就获得了这些项目的资助。项目越多，责任也越大，基础研究向来就是枯燥的，但不辜负患者的信任是我前进的动力，为患者解决病痛是我的初心，弘扬中医的精粹是我始终的梦想。努力终究会换来回报，随着科研的不断深入，我及我所在的课题组也从理论到实践对 IPF 中医治疗有了新的突破，包括：①以肺络构效失衡的发病观，指导肺系疾病的发病规律、基本病机、基本证候及治法方药的基础与临床疗效评价研究，构建肺络病证治体系；②突破 IPF 传统的病机认识，创新性地提出 IPF 分期论治思想，即缓解期“肺虚络瘀”、急性加重期“肺热络瘀”病机，发挥取象比类通络特色思想，明确证素、治法、通络方药；③阐释 IPF、AE–IPF（IPF 急性加重）中医病机的生物学基础，挖掘中药复方疗效机制，优化 AE–IPF 动物造模方法；④制定并优化 IPF 患者健康的相关中医生活质量评价量表，构建 IPF 在病证结合模式指导下的疗效评价体系框架，获取方药疗效的高质量循证医学证据。由此我先后取得了 2020 年中华中医药学会科学技术奖三等奖、沈阳市科学技术协会学术论文三等奖，2021 年辽宁省科技进步奖，2022 年沈阳市自然成果奖二等奖，2023 年辽宁省自然成果奖二等奖、沈阳市自然成果奖二等奖等荣誉。

2019 年年末暴发了新冠疫情，呼吸科医生的工作受到的影响最大。当时，作为年资较低的医生，我主动参与发热门诊的工作，参与公益在线解答群众疑问的工作（高峰时期解答疑问每月达 1500 人以上），参与抢救呼吸急危重症，收治新冠肺炎重症患者超过 500 例。2022 年，辽宁中医团队在学校党委书记——恩师吕晓东教授的领导下整编制接管上海宝山房舱医院，收治患者 3000 余人，做到了零感染、零重症和零死亡，受到了上海市政府的表彰。我也跟随导师完成了辽宁省科技厅应急公关项目——《新冠肺炎疫情中医药分类管理防控方案的制定》，开发了疫病人群信息智能采集系统，编写了疫病中医工作使用手册，建立了新冠疫情中医药防控分类管理方案，为辽宁地区中西医结合疫病防治贡献了力量，这更坚定了我要扎扎实实搞临床、踏踏实实做科研的决心。

三、万物有所生，而独知守其根

悠悠历史长河，中医作为华夏民族的健康之守护，是辈辈传承的瑰宝。每一位中医学者既是临床人也是传承人，文化自信、理论自信和精神自信是恩师给我的宝贵财富。我很幸运从硕士至博士始终跟随吕晓东教授学习，并在 2021 年申请进入辽宁中医药大学博士后科研流动站，跟从岐黄学者战丽彬教授继续学习。两位导师对我的治学态度和为人处事产生了深深的影响，战丽彬老师常说：“对于中医药文化的自信以及对于中西医基础的理解决定一个医者的高度。”要求我们打好理论基础、勤学经典，并要做到守正创新、求真务实。在科研中，老师要求我们要有担当，对于每一项科研的设计也要从实际角度出发，以解决临床问题为己任，要对自己得出的结果负责。时至今日，我自己也成为硕士研究生导师，我也将老师教给我的话传承给我的学生们。“大学之道，在明明德，在亲民，在止于至善”，也希望所有中医人都能够保持对中医的热爱，能够以解决患者病痛为己任，这将会推动中医药事业的发展及传承，使民族医药屹立在世界之林。

回首过去，感慨万分。站在学医求真之路的起点，我深知自己的使命与责任。我将继续前行，不断探索，不断追求。我相信，在这条道路上，我会越走越远，越走越坚定。因为我深知，这是一条充满挑战与机遇的道路，也是一条通向真理与光明的道路。在这条道路上，我将用自己的热情和智慧，尽全力书写属于自己的辉煌篇章。最后，感谢中华中医药学会为我们青年工作者提供的科研平台，在未来的岁月里，我也会坚守初心，不断努力，做出更好的成绩，为中医药事业的传承和发展贡献出自己的一份力量。

【特别鸣谢指导老师 吕晓东】

读经典，跟明师，善总结，勤临证

周胜强（湖南省中医药研究院附属医院　国医大师刘祖贻工作室秘书
主治医师）

光阴荏苒，逾年历岁。回首来时路，我已入杏林十余载，济世惠民，初心不改，励精创新，矢志不渝。

一、科研之路，历经坎坷，志者事成

我出生在湖南一个传统的农民家庭，从小父母就给我灌输“知识才能改变命运”“长大后要想有出息，只有读书”这样的理念。我自幼体质偏弱，但生性好动，戏水纳凉，摸鱼捉虾，严寒酷暑，一如既往，所以生病乃家常便饭，因家庭条件十分困难，很少求医问药，倘若病情加重，亦只求于西医，囿于中医只适合调理的认知局限，几乎从未服过中药，导致体质虚弱。高中时期，学习异常紧张，本就身体偏弱的自己，时常感觉身体诸多不适，便立志学医，精究方术，以求“上以疗君亲之疾，下以救贫贱之厄，中以保身长全”，我的内心深处开始默默地埋下了一颗情寄岐黄、悬壶济世的初心种子。

2007 年，我踏上了杏林求真问道之路，考上了湖南中医药大学，攻读中医学专业。学习期间，从教室到图书室，从实验室到寝室，从湖南中医药大学到中南大学再到苏州大学，我挑灯夜读，奋发图强，刻苦钻研，十年如一日，风雨无阻，先后以优异的成绩获得医学学士、硕士及博士学位，同时凭借丰硕的科研成果荣获国家奖学金、国家励志奖学金、湖南省优秀毕业生及各种荣誉奖励。

十年寒窗终不负，一生韶华亦可期。经博士导师介绍，博士毕业后，我进入了湖南省中医药研究院博士后科研工作站从事科研工作，非常有幸成为博士后合作导师刘芳研究员的一名学生。老师娴雅淑德，蕙质兰心，温文尔雅而仁慈和蔼，中医理论功底深厚，学术造极而教学有方，亦师亦友，博学善诱，渔鱼双授，传道、受业、解惑无微不至，是我的科研学习榜样，从此我便登堂入室，踏入了更广阔的科研海洋。

博士后科研期间，我的研究方向为名医验方防治中风后遗症的理论、临床与实验研究。由于我对临床流行病学统计方法不熟悉、中医药基础科研设计策略欠严密、动物模型复制成模低等诸多问题，导致研究工作遇到了很多困难，进度受阻。为了解决问题，我千方百计找办法，很幸运，发现了解螺旋、生信自学网、医药加、瑞沃德等科研平台，通过报班学习，认识到了不少中医药领域年轻有为的青年学者，在导师及同行专家的指导下，难题得到解决，终于取得了一定的学术成绩与阶段性研究成果。这些成果包括：在国内首次提出脑髓阳生阴长理论，指导缺血性中风后遗症神经修复治疗；发现脑髓阳生阴长理论与神经干细胞微环境 – 神经再生关系轴密切相关；率先构建基于脑髓阳生阴长理论的缺血性中风后遗症辨治体系，提出核心病机与主要治法，凝练防治效验方并研发成医院制剂，简化临床辨治思路，突破了缺血性中风后遗症临床防治重大难题。该成果对我院建成国家中医临床研究基地（中风后遗症）作出了突出贡献。

二、临床之路，勤求古训，博采众长

我能够步入中医临床之门，继而登堂入室，幸得恩师刘祖贻国医大师指点，如今尤感先生的孜孜教诲和苦心栽培。先生为第二届国医大师，首批全国老中医药专家学术经验继承工作指导老师，首批湖南省名中医，中国中医科学院首届学部委员。先生谦恭厚德，博学笃行，海纳百川而勤研不辍，术精德仁，乃苍生大医。他时常告诫我："医为仁术，仁者医道，医道即人道；怀博爱之心，具回春之术，方可为医。"先生精通经典，擅治杂病，指出仲景《伤寒杂病论》为"医门之圭臬，医家之圣书"，是学好中医必读的专著，对我的影响甚为深远。

先生认为学好中医，必经过三种境界，"昨夜西风凋碧树，独上高楼，望尽天涯路"，此第一境也；"衣带渐宽终不悔，为伊消得人憔悴"，此第二境也；"众里寻他千百度，蓦然回首，那人却在灯火阑珊处"，此第三境也。而要学好《伤寒杂病论》更是如此，不仅要熟读背诵原文，更重要的是要理解《伤寒杂病论》病脉证治之法度、六经之实质、经方之内涵，深入领会和汲取仲景原汁原味的临证思维方式，登堂入室，需要不懈努力，付出常人难以想象的汗水。

1. 初遇"滑铁卢"

初走上临床岗位，我自信满满，干劲十足，毕竟自己已跟师多年，看到先生给患者治病解痛，沉疴痼疾，霍然而愈，好像自己也行，总想着大显身手。一次门诊时，我碰到了一位带状疱疹后遗神经痛患者，由于是通过熟人介绍前来求诊，患者期望值很高。带状疱疹后遗神经痛属于西医难治性疾病，目前尚无满意的治疗方法，我瞬间就有点不知所措，马上先躲开众人，赶快翻看了一下手机，然后依葫芦画瓢，按照网络上给出的方法给患者开了升麻鳖甲汤合瓜蒌甘草红花汤。谁知几天后复诊，毫无寸效，患者仍然疼痛剧烈，需要吃吗啡类止痛药，否则夜间几乎无法入睡，就诊时患者情绪几乎崩溃，要求回当地医院住院治疗。患者的疼痛牵扯着我的神经，无奈之下，只好同意。难堪啊难堪！本想着大显身手，却不曾想遭遇了“滑铁卢”，这让我受到了很大的冲击，也让我深切感悟到“纸上得来终觉浅，绝知此事要躬行”。

2. 刻苦练本领

扎根千年的经方，有着人所不知的力量。随后，我要求自己每日学习《伤寒杂病论》，研究仲景经方，白天临证，夜间读书。通过反复研读近代经方大家胡希恕先生的六经八纲辨证体系，国医大师王琦院士的体质学说，经方临床家涂华新先生的方证辨证体系，仲景国医导师陈建国主任的脉证经方学说，六维舌诊创始人刘国轩先生的舌证学说，结合融理、法、方、药于一体的古经方传播者偖水老师的学术经验，博采众长。近年来，我逐渐形成了“阴阳胜衰－体症舌脉－升降方药”循证经方辨治体系，组方用药，药简力宏，运用于临床实际，如虎添翼，效如桴鼓，在患者群体中建立了良好的口碑，每愈顽疾，获得了多面锦旗。

三、未来之路，砥砺前行，不负韶华

“路漫漫其修远兮，吾将上下而求索”。未来，我将在经验传承－临床诊疗－科学研究三个方面进一步求真问道。首先，我将继续深入开展传承工作，初步建成国医大师刘祖贻学术经验研究中心，将我院打造为国内一流国医大师学术经验传承创新研究平台。其次，我将聚焦疑难脑病，采用多学科交叉的先进科技手段，深入开展科学研究，并做好成果转化工作，带动国家中医药学术和产业的进一步发展。最后，我将继续总结丰富“阴阳盛衰－体症舌脉－升降方药”循证经方辨治体系，不断鞭策自己锐意进取，德术并举，致力于中医药传承与创新，服务百姓健康。

【特别鸣谢指导老师　刘柏炎、刘　芳、邓奕辉】

回望求真之路，憧憬问道征途

董　斐（北京中医药大学　助理研究员）

从2006年考入山东中医药大学中医学七年制专业学习中医的那一刻起，我的人生便与中医药紧密地联系在了一起。那时，我只是个懵懂的高中毕业生，对于中医药的理解仅限于一些基础的常识。如今，回想起来，那已经是将近18年前的事情了。

当年填报高考志愿时，我选择中医学专业，其实并没有太多的深思熟虑。母亲希望我选择一个日后不需要再辛苦考研的专业，于是我便报考了中医学。那时的我，对于这个专业将带给我什么样的人生体验，其实并没有太多的预见。然而，时间如白驹过隙，一转眼间，很多年过去了，我深深地爱上了这个专业，也在这条道路上越走越远。

初缘：幸遇恩师，传道受业

起初我的学习成绩一直很普通，对中医药并没有那么笃定的志趣。如果我说自己的岐黄求真之路的起点是因为爱情，会不会让人觉得我在“凡尔赛”？但的确如此，我踏上真正的中医求真问道之路，是因为遇到了爱情。那时的他，虽然都是同一届的同学，却已经在中医路上深耕实践，年纪不大，颇有心得。他对我的热情追求，连同他对中医药的热爱，让我选择了与他一同踏上这条路。我们一起学习，一起进步，共同感受着中医药的魅力。

2013年，我们俩一起考博来到北京，我非常幸运地考入了北京中医药大学谷晓红教授的门下。当年也不曾察觉，却悄然已经来到了中医学的殿堂和学术高原。自那时起，谷晓红教授一直是我学习的榜样和引路人。她严谨的治学态度、深厚的学术造诣以及对中医药事业的无限热爱，都深深地影响着我。在我的求真之路上，谷教授的教诲如同明灯一般照亮了我的前行方向，“行稳致远”也成了我日后坚持的信念。在北京中医药大学温病学教研室的3年求学，我获得了很多来自谷晓红教授和其他老师们的帮助和指导，开展了围绕小儿胃肠积热与肺系疾病的相关性研究。

2016年，我非常荣幸地参加“岐黄杯”第七届全国中医药博士生优秀论文评选活动，撰写的《中医病因学研究新模式下探索胃肠积热在小儿反复呼吸道感染发病中的作用》一文获得一等奖。目前，本论文入选中国知网学术精要（2024年3—4月）高PCSI论文、高下载论文。参加全国中医药博士生学术论坛是我学术生涯中的第一次重要转折。这篇论文是我撰写的第一篇研究型论文，我通过答辩汇报了自己的研究工作，当年内心的忐忑仍历历在目。在当年的论坛上，我接触到了来自全国各地的优秀中医药博士生们和他们带来的研究成果。我们彼此交流、学习，共同探讨思考中医药的学术问题。在这个论坛的激励下，我更加坚定了自己的学术追求，要留在一个可持续发展的研究平台，“文章不写一句空”。

2016年博士毕业后，我选择了回到临床一线，完成了住院医师规范化培训。很多人不理解我当时的选择，但这段时间的经历让我更加深刻地体会到中医药在真实临床实践中的价值和意义，认识到医疗技术的快速发展和局限。我深感自己的不足和需要不断学习的紧迫性，利用业余时间广泛阅读，学习心理学相关知识和技能，丰富自己的知识储备。2018年年底，我被北京市中医药管理局评为“北京市中医住院医师规范化培训十佳住院医师”，同年，也获得国家二级心理咨询师资格证书。

实战：遭遇新冠，坚定方向

临床实践面对疾病的复杂多变，医学与非医学因素的错综交互，我更深刻地感受到临床与研究不能脱节。2019年，我来到北京中医药大学循证医学中心，跟随刘建平教授从事博士后研究工作，学习并践行循证医学，继续我的求真研究之路。这期间，我撰写《中药复方临床证据整合的信息衰减及对策》一文，发表在《中华中医药杂志》上，探索中药复方临床证据整合的新思路和新方法。

2019年年底暴发的新冠疫情，打乱了每个人的生活和工作节奏。博士阶段温病学的研学经历和此时的循证研究工作，让我不断思考自己能为抗击疫情做些什么，能做好什么。经过多次与谷晓红教授、刘建平教授的深入沟通，我开始了以循证的思路探索中医疫病学知识构建的尝试，发表《探索建立循证中医疫病学的思路与方法》一文，提出循证中医疫病学的构想。

在谷晓红教授的带领下，我有幸作为骨干参加了国家中医药管理局中医疫病学传承创新团队、中医疫病学高水平重点学科、科技基础资源调查专项疫病文献辑录及中医药防治疫病知识体系构建与应用研究等重大项目建设与研究工作，在具体的任务中锻炼了自己，明确了自身的优势和不足。虽然研究的过程非常艰辛，但令人欣喜的是，我们还是取得了一系列的成果，初步完成了中医疫病学的知识框架，初步搭建了国内第一个中医疫病大数据平台。我在继续沿着循证中医疫病知识道路迈进的同时，坚定了疫病信息学研究方向。

新冠疫情带来了众多新的社会现象，结合我前期的心理学学习经历，我围绕新冠疫情下不同中国人群心理状态开展研究，构建文献数据库，开展了对新冠疫情突发阶段中国不同人群心理应激特点的系统评价。同时，我以“COVID-19疫情中不同人群心理问题的循证中医心理干预策略研究”为选题获得了中国博士后科学基金新冠疫情防控专项资助（特别资助），将中医心理干预的循证证据应用于疫情中不同人群的心理健康实践，促进不同人群的心理健康，提高中医心理干预措施在重大公共卫生事件中的应用价值。这段研究经历让我更加坚定了对“生物—心理—社会—灵性”医学模式的理解与认同。

前行：志同道合，笃定求真

2016年的暑期，阳光明媚，万物生机勃勃。就在那个热情如火的夏天，刚刚拿到博士学位证书的我，兴奋地第一次踏上了前往陕西铜川的旅程，目的地是孙思邈药王山。那时的我，踏上这座以“药王”命名的圣地，心中满是虔诚与期待。我参观了药王山，感受着孙思邈及后世留下的医学文化瑰宝，那时的我并未曾设想到，这座药王山会与我结下如此深厚的缘分。

在之后的几年里，谷晓红教授多次在交流中提到药王山，她总是以那里为中医药的圣地，鼓励我再度探访，深入研究。谷教授的话语如同一颗种子，悄然埋入我的心田，等待着破土而出的那一刻。

时光荏苒，转眼到了2023年8月。那是一个特殊的时刻，《中华中医药杂志》社与北京中医药大学中医疫病研究院在陕西铜川联合举办了第七期求真讲坛暨“疫病专题”研讨会。在那次会议上，我有幸陪同谷晓红教授、闫志安社长等专家再度参拜药王山。7年过去了，我仿佛穿越了时空，回到了初识药王山的那一刻，但这次，我的感受更加深刻，对于中医药的领悟也更加透彻。

“大医精诚”的医德医风，让我在新冠疫情期间有了更深的体会。当我真正沉浸于孙思邈的《备急千金要方》等医学著作时，我被其中蕴含的先进医学理念、深邃的医学理论和丰富的临床经验所深深震撼。那些古老的医方和理念，虽然有其局限性，但在今天看来，依然埋藏着无尽的智慧，闪烁着光芒。这场全球性的卫生危机，让我看到了中医药在疫病防治中的独特优势和重要性，让我更加坚定了将中医药的独特优势与现代医学相结合的信念。然而，这个过程中也充满了挑战，如何用现代科学能理解的语言来讲述中医药的故事，如何将这些古老的医学智慧传承下去并发扬光大，是我们需要不断反思的问题。

回首过去的岁月，我深感自己在学习、传承和发展中医药的过程中遇到了无数的困难和挑战。但是道愈阻，志愈坚。在这个过程中，我深感自己的知识储备和技能水平还有待提高，特别是对于众多前沿科学技术领域新知识、新方法的掌握。于是，我努力学习新的理论知识，掌握多学科技能，积极与跨学科同道交流合作，以便更好地将中医药的独特优势传承下去，共同推动中医药事业的进步与发展。

展望未来，我将继续深耕中医疫病防治领域的研究，不断探索中医药在公共卫生体系中的价值。我将围绕孙思邈的学术思想开展更深入的研究工作，提炼出对现代中医药学发展有指导意义的理论和经验。在这个新时代的新征程上，我期待着与更多的同志伙伴一起携手共进，共同书写中医药事业的辉煌篇章！让我们肩负起传承和发展中医药的重任，为人类的健康福祉贡献我们的智慧和力量！

【特别鸣谢指导老师 谷晓红】

中医诊法数字化研究进程中的求真之路

芦　煜（中国中医科学院中医药信息研究所　副研究员）

个人背景

首先，要感谢我的导师牛欣与杨学智教授，带着我这样一位电气工程方向的本科毕业生进入了中医之门。他们给了我良好的科研环境与思路，让那个本来只是希望解决自己困惑的我，逐渐地转变并致力于构想如何为中医领域的发展贡献力量，这成为开启我新一轮求真之路的重要契机。

起步即挑战

当时导师将处于激发态表现的我当成了我的常态，拒绝给我任何专门的学习时间，一入门就被要求完成中医诊法的数字化设计与开发，并满怀期待地等待有价值的成果。这给了我巨大的挑战，体验经历的也是完全错乱的学习过程。经典与现代、实验技术与科学原理同时进展，遇到的是两倍的困难，也承受了两倍的批评，但收获也是加倍的。凭借当时充沛的体能，在经历了短暂的情感休克之后，我便开始享受这少有的纯粹的生活，并学会了用系统化思维，关联学科重点难点与前沿。想象中，这样的日子会非常紧张，但体验后会发现，当人进入了那种科研状态下时，就会出现一种莫名的淡然，时而会让人联想到诸葛孔明在《出师表》中表达的那种“宁静致远”的体验。这一阶段的历练，给了我面对困难的勇气。从那时起，我会对中医的一些基础问题进行提炼，尝试作出解释，并寻找实验论证方法，由此也产生了很多思路。

后来随着我渐渐承担了一些课题并得到了带队研发的机会，也开始在自己的研究方向上，尝试建立从理论方法到应用开发的整套设计方法。虽然不是每一点探索与努力都能以文章等成果的形式产出，但是一些有趣的模型与算法，也让我们倍感欣慰。目前的科研道路依然在继续，如果说现在要分享“成功”的经验还为时尚早，但依然可以凝炼出一些经验，希望为大家的学习与研究提供新的视角。

经验一：中医诊断技术中包含大量且不可回避的主客观融合现象

现代研究希望将中医客观化，但是中医诊疗过程包含着主客观两种属性，都需要被照顾到。对中医诊法的数字化模拟，须将其中可以被逻辑推导运算的客观部分，与超出主观性相关的现象与经验分离。那些中医师可以很好地识别并整合的情志、性格甚至生活习惯等信息需要谨慎对待。一方面，不可以将它们作为干扰项排除；另一方面，还要尝试考虑如何纳入这些特点。因主观性存在“不可预测”的特征，会对结果产生无法定量估计的干扰。有时即使通过控制环境因素并达到了很好的一致率，也很难进入真实世界。所以如果希望基于设备实现中医诊疗过程的数字化，首先需要能够在数据中分离主观属性与客观化特征。

经验二：中医诊疗相关的理论框架需要分解并细化

如果希望将中医及其诊疗方法发展到如同物理或数学一般，成为众多学科的基础学科，就需要提纯中医中最为坚实的基础。提炼即意味着要证明，需要将很多粗线条的理论结构切割得面目全非，对模糊论述的理论在细节上进行概念填充与重定义。目前很多被认为是中医特色的内容，都可以被现有的学科体系更好地描述，包括物理、系统科学、数学、认知科学、生理、心理学乃至心灵哲学在内的很多学科的知识体系都可以支持中医。但有一个真正属于中医独创，且遥遥领先的优势核心，是所有学科都无法解决的，那就是中医的主客观融合视角与方法，也被称为“象思维”。中医凭借象思维充分融合了宏微观尺度下的各级生命现象，包容了个体、群体乃至广袤的外部环境，归纳出了适用于主客观两种事物的统一规则，并建立了推演方法。所以在中医数字化的进程中，解释“象思维”成了中医理论最大的难点，在这一点上，我们依然持续在发力探究。

经验三：基于现有被数字化论证的中医理法，可评价健康

当整合了各种传感器，并将生命状态解析成多种参数、指标、曲线与动态特征之后，建立合适的主客观融合的分析方法，就可以发挥中医优势，拓展到现代医学未能涉足的健康状态的描述领域。大量的生命相关信息已经产生，如生命拼图中的碎片，现代医学可以识别异常指标，却尚无法如中医一般重建整个图景，即使依赖人工智能机器学习的方法，也面临着分类效率低、解释难度大等特点。那些看似无意义的特征，一旦在中医的思维框架内得到解析，就会拥有独特的健康指示价值。

传统中医医师统统以“气”归纳的特征，在数字化的过程中，都可以清晰地再现，并在宏大的中医时空结构中重新整合，在各类精确的信息支持下，对健康状态作出更全面、细致的预判。

谈谈未来

我在研究期间的很多探索，都超出了医学范畴，每一次建模及理论匹配的过程，也牵涉到很多跨学科知识体系，最后再回头审视中医的时候，才能挖掘出语义背后的隐藏信息。透过技术的网孔，我似乎可以渐渐看到这一方向的前景与未来。

很多人都在憧憬中医诊法数字化的未来，认为这一技术可以为民众提供更优质的健康支持，但也有反对者认为技术不可能达到中医师的水平，甚至会担忧中医会因数字化而导致中医需要“意会”的部分精髓的消失。我们也在做类似的思考，也会担心技术革新会将中医里珍贵的诊疗体验，以及那些滋润人心的事物给彻底“物化”，坦白来说，这个风险是存在的。尤其是很多行业的领军人物，比如霍金、马斯克等，都发表了对现阶段技术的无序发展的悲观性预测。技术迭代在过去可以解放双手，将人从众多必要的重复工作中解放出来。但是ChatGPT、Lamda等大语言模型的诞生，标志着一个新的趋势，那就是随着设备越来越像人，人本身被替代的风险也在增加。所以未来人机交互方向，如果仅仅靠技术本身引导，没有宏观知识把控，必然会出现失控的一天。

但这不意味着放弃发展，因为数字化进程趋势目前并未逆转，因此我们依然认为，自我颠覆要好于被颠覆。因为跨行业的降维入侵往往更简单粗暴，如果被动地等到那个时间，我们很可能会失去更多。至少现在，我们还可以立足于中医的内核，思考数字技术与人的平衡策略。我们一度希望对中医诊疗装备的数据服务方式进行约束式设计，即在满足其数据服务的同时，尽量减少不可解释性信息的占比。一方面维护中医师在诊疗过程中的高级体验，另一方面也减少中医师的重复劳动，加速中医师的成长速度。最后如果还能够顺便建立高质量的临床信息数据库，那么中医这一学科体系大方地站在科学殿堂的中央应不是问题。

但也不得不承认，这种基于设备产生的对中医师培养的加速，也会破坏掉那种传统的幸福感，丢失那些需要慢慢沉淀才能更深刻理解的东西。但是，目前也只能如此。只有跑赢了第一阶段的人机关系，才能在未来数字时代，占据设备研发策略的技术高地，保护中医精华的同时，建立可保障人们身心健康的技术框架，建立真正的数字化健康产业。我们希望在未来，中医可以让智能诊疗技术携带有足够多健康约束力的DNA，在技术框架的底层设计中，依然可以遵循中医讲求的平衡法则与智慧，避免以拙劣的模仿或取代为目标的数字化诊疗技术干扰行业良性循环。最终能够让人尽可能地拥有像朋友一样的机器守护者，用中医本有的智慧，建立更好的人机关系与健康交互体验。

结语

想说且值得说的，远远没有说完，但真正地融入与体验，却也不需要用语言。很开心能够站在这个视角，以科研之名，享受先贤透过中医带给我们的巨大精神财富。也感谢在中医数字化的开发过程中，老师和同学们给予的一切支持与鼓励，让我能有机会将两个时代的优秀成果进行融合。我们相信，一旦中医可以被更深入地理解，就可以搭载技术的快车引导医学乃至社会的发展方向，联合众多学科的知识体系，为生命健康在各个层面的平衡发展护航。

【特别鸣谢指导老师 牛　欣】

第八届

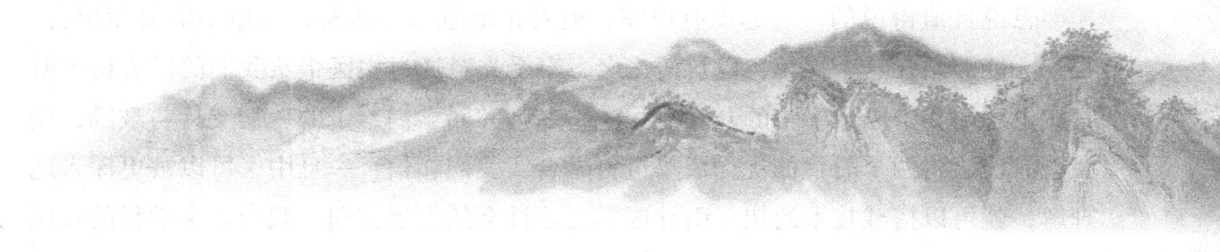

生地黄本草考古启发下的痹痿内涵研究

赵家有（中国中医科学院研究生院　学位办公室副主任
博士研究生导师　研究员）

由北京岐黄中医药文化发展基金会主办的“全国中医药博士生论文大赛”为中医药博士研究生创造了交流机会，展示了博士生的学术水平和创新成果，在提升博士生培养质量方面发挥了积极的促进作用。在全国中医药博士生学术论坛15周年之际，应基金会邀请，撰写“求真之路”论文，共享博士生的成长之路。本文以《生地黄本草考古启发下的痿痹内涵研究》为载体，阐述我学习中医的一点体会，供同人参考，不当之处，敬请批评指正。

一、问题导向，溯本求源

2015年，黄璐琦院士在江西海昏侯墓考古中，发现迄今最早的地黄炮制品。《神农本草经》记载地黄“逐血痹”“除痹”;《汉书·武五子传》记载墓主刘贺“疾痿，步行不变”。《黄帝内经》分列痹论和痿论，《中医内科学》认为痿证肢体关节一般不痛，痹证则均有疼痛，其病因病机、治法也不相同，应予鉴别。也就是说，地黄的功效主治与墓主刘贺的病症出现冲突。受此启发，我聚焦研究阐释痹痿内涵及痹痿关系。

二、痹痿内涵及因痹致痿病机

痹证是由风、寒、湿、热等邪闭阻经络，影响气血运行，导致肢体筋骨、关节、肌肉等处出现疼痛、重着、酸楚、麻木或关节屈伸、僵硬、肿大、变形等症状的一种疾病。《素问·痹论》记载："风寒湿三气杂至，合而为痹也。"受此影响，有学者常将痹证视同为痹，实则不然。如《灵枢·经脉》中记载"喉痹，瘁瘖"，《金匮要略》中记载"胸痹""血痹"，若将痹证等同于痹，则难以理解胸痹、血痹及喉痹等。

《中医内科学》载："痹证是以病机命名的疾病。"痹有病机的内涵，《景岳全书·风痹》记载："盖痹者闭也，以血气为邪所闭，不得通行而病也。"正如《临证指南医案·痹》所指出："其实痹者，闭而不通之谓也。"不通是痹的本质，是理解和运用中医痹相关理论的关键。当痹在四肢、筋骨、肌肉及关节，并出现疼痛、重着、酸楚、麻木等症状时，便是疾病痹证。痹在胸时，即为胸痹。

弱而不用是痿的特征，即功能下降。诚如张子和在《儒门事亲·指风痹痿厥近世差玄说二》中所指出的："弱而不用者为痿。"

《素问·痿论》曰："痹而不仁，发为肉痿。"又曰："发为脉痹，传为脉痿。"上述文句表明，痹可致痿。后世医家张锡纯在《医学衷中参西录·论肢体痿废之原因及治法》中指出："有谓系风寒湿相并而为痹，痹之甚者即令人全体痿废。"《医学入门·外集》亦强调："痹久亦能成痿。"根据上述经典理论及痹痿内涵梳理，我们凝炼出"因痹致痿"之病机及通痹治痿法，即生地黄通过"逐血痹""除痹"，治疗刘贺"疾痿，步行不变"。

三、完善该病机理法方药，提升实践价值

中医注重理法方药的完整性和系统性。临床如何运用该病机治法呢？如只停留在痹痿内涵及关系的理论研究层面，显然无法实现临床的运用，必须完善丰富该病机治法的方药研究，才能使其便于临床运用。

《素问·痹论》曰："凡痹之类，逢寒则急，逢热则纵。"表明痹遇热邪后可向纵转化。对此，张景岳在《类经》中指出："逢热则筋弛，故纵也。"弛纵即为痿。《素问·痿论》记载："宗筋弛纵，发为筋痿。"鉴于热在痹向痿转化过程中的关键作用，我们聚焦研究温病学家叶天士辨治痹痿的医案。《临证指南医案·痹》和《临证指南医案·痿》共有9则痹痿同治的医案，其中8位患者痹致痿中有热盛，由此凝炼总结出通痹治痿三法。同时，以因痹致痿病机为视角梳理《神农本草经》所载痹痿中

药，丰富完善该病机治法的理法方药，提升该病机治法的临床实践价值。

（一）清通补法

由于热盛在“因痹致痿”病机转化中具有关键作用，清通补法治痹痿具有重要意义。根据叶天士医案，此法含清利湿热以通痹治痿和凉血活血以通痹治痿两法。

1. 清利湿热以通痹治痿

《临证指南医案·痿》吴二十案记载：“雨湿泛潮外来，水谷聚湿内起，两因相凑，经脉为痹。始病继以疮痍，渐致痿软筋弛，气隧不用。湿虽阻气，而热蒸烁及筋骨，久延废弃有诸。”加之上文引用的《临证指南医案·痹》吴氏案，两案患者均是湿痹蕴久化热，久成痹痿。两则案例采用的药物分别是大豆黄卷、飞滑石、杏仁、通草、木防己和生石膏、杏仁、川桂枝、薏苡仁、木防己。

根据《临证指南医案·痹》记载，两患者方药均属于叶天士所谓“议用仲景木防己汤法”和“仿仲景木防己汤法”。此法和方药也可视为吴鞠通《温病条辨》中加减木防己汤（主治暑湿痹）的源头。对于此类痹痿患者，有相应病机，临证可采用清热利湿通痹之法治之。

2. 凉血活血以通痹治痿

《临证指南医案·痹》记载某案“初病湿热在经，久则瘀热入络，脓疡日多未已，渐而筋骨疼痛。《金匮》云：经热则痹，络热则痿。数年宿病，勿事速攻。夜服蒺藜丸。午服犀角、玄参、连翘心、野赤豆皮、细生地、丹参、姜黄、桑枝”。又有某案“仲景以经热则痹，络热则痿，今痹痛多日，脉中筋急，热入阴分血中，致下焦为甚。所谓上焦属气，下焦属血耳。柏子仁、当归、丹皮、钩藤、川斛、沙苑”。

以上痹致痿的两则案例，以清热凉血活血为主要治法，佐以连翘、桑枝、钩藤等透热之品和石斛、沙苑等补益下焦真阴之品。

（二）温通补法

《临证指南医案·痹》记载了杜三三案，该患者第三诊时“大凡邪中于经为痹，邪中于络为痿。今痹痛全止，行走痿弱无力。经脉受伤，阳气不为护持，法当温养通补。经旨春夏养阳，重在扶培生气耳。黄芪四两，茯苓三两，生白术三两，炙草、淡苁蓉二两，当归三两，牛膝二两，仙灵脾二两，虎骨胶、金毛狗脊十二两……胶膏为丸”。

本患者首诊时未有阳虚病机，采取桂枝、杏仁、滑石、石膏、川萆薢、汉防己、薏苡仁和通草治疗。第二诊时“周身汗出。阳泄已多，岂可再用苦辛以伤阳泄气乎？《内经》以筋缓为阳明脉虚，当宗此旨。黄芪、防风、白术、茯苓、炙草、桂枝、当归、白芍、苡仁”。与第三诊比较，二诊时未明确患者“痹痛全止”，故二诊时，病机当由痹向痿转化过程中。本篇记载：“考古圣治痿痹，独取阳明。”故二诊时以通补阳明法治之。第三诊时，患者已“痹痛全止”，痿由痹来，通痹治痿，所采取的方药仍保持了二诊时的黄芪、茯苓、生白术、当归和炙甘草。《叶天士晚年方案真本》指出：“此痿症也……虑虚其阳，固护卫阳，仍有攻邪，仍有宣通之用。”可见治痿勿忘宣通治痹，故第三诊时加入了治疗寒湿痹证的金毛狗脊。

（三）和（平）通补法

临证常见寒热错杂、虚实夹杂的患者，无法采用单一清通补法和温通补法治疗。此时，常常将两法相合，以切中复杂病机，遣方用药包括寒热补泻，以下 3 首叶氏医案可见一斑。

《临证指南医案·痹》指出：“宋……考古圣治痿痹，独取阳明，唯通则留邪可拔耳。鹿角霜、生白术、桂枝、茯苓、抚芎、归须、白蒺藜、黄菊花。”

“沈……是病后宜薄味，使阳明气爽，斯清阳流行不息，肢节脉络舒通，而痹痿之根尽拔。至若温补而图速效。又非壮盛所宜。人参、茯苓、半夏、广皮、生於术、枳实、川连、泽泻，竹沥、姜汁法丸。暮服蒺藜丸。”

“洪四三，湿盛生热生痰，渐有痿痹之状。乃阳明经隧为壅……今有痛处，治在气分。生於术三钱，生黄芪三钱，片姜黄一钱，川羌活一钱，半夏一钱，防风五分，加桑枝五钱。”

以上均是叶天士通痹治痿的案例，用药基本补泻寒热并用。

四、开展临床和基础研究，阐释该病机治法的科学内涵

以阳痿、精索静脉曲张、少弱精子症等男性生殖疾病为载体，开展该病机治法的临床转化。在临床过程中，我运用“因痹致痿”病机认识上述疾病，分别撰写了《男性勃起功能障碍因痹致痿新论》和《少弱畸形精子症“因痹致痿”新论》，以该认识为指导，我运用通痹治痿法和上述梳理的方药，拟定通脉方、化湿通痹方等治疗相关疾病，总结凝炼临床经验，已发表《叶天士通痹治痿思路在阳痿治疗中的运用》，主编出版《通脘痹治阳痿》，开展临床和基础研究，推进该病机治法的科学内涵研究，为该病机治法推广提供科学证据。

五、小结

学习中医必读《黄帝内经》《伤寒杂病论》《神农本草经》等经典著作。“问渠那得清如许，为有源头活水来”，中医经典著作就是中医的源头之一。经典理论既给人准绳，提供遵循；又启迪思路，开拓视野。中医的另一源头便是临床实践，中医经典是理论和实践的结晶，具有很强的实践指导价值，我们要有通过临床场景体悟经典理论的意识，带着临床实践困惑和现象去读经典、体悟经典；带着患者的表述和诉求读经典，逐渐会找到读“深奥”经典理论的“实践”钥匙。在此基础上，要尊重经典原貌，通读经典，切忌断章取义，理解原文以经典理论原文互参为主，旁参后世医家注解。

【特别鸣谢指导老师 宋春生】

“守正创新”

——我的中医求真之路

党思捷［四川省中医药科学院中医研究所（四川省第二中医医院）
科研部部长　主治医师］

一、初入医门，醍醐灌顶

我是闻着当归味长大的，小时候最喜欢的玩具就是家里的药碾子，坐在凳子上双脚来回地踩呀踩，不亦乐乎！因为祖父是甘肃兰州的一名老中医，我从小就见识了不少“抬着进来，走着出去”的病例，对中医的神奇疗效有着非常直观的感受。后面我随父母移居陕西西安，拜师著名书法家郝肖茗学习书法和传统文化，让我对以中医药为代表的优秀传统文化有着一种特殊的青睐和痴迷。直到2011年，我考取了成都中医药大学的中医基础理论专业（黄帝内经方向）的硕士研究生，我一直对现代医学和科研工作都存在一定的排斥，认为科研是一种无用的东西，特别是中医药的科研，是“削足适履”，对于中医学术发展并无实际意义。

脱胎换骨的改变来自一场讲座，主讲人是北京大学基础医学院中西结合教研室韩晶岩教授，我第一次看到一个医生既对中医经典的条文如此熟悉，同时又对现代医学如此了解，完全达到了“学贯中西、融合汇通”的程度，于是在讲座的提问环节，我便把自己长久以来的疑问抛给了韩教授：“中医临床大夫为什么要做科研？”现在看起来有点冒犯和愚蠢的一个问题，当然我也得到了醍醐灌顶的一个答案，他是这样回答的：“如果我们临床上只靠背古书就可以看好所有病，或者用指南就能够治好所有病，那就不需要做任何的科学研究，但是现实不是这样的，这就是科研的意义！”这段对话完全击中了我的灵魂，自此我也开始重新审视自己长久以来的中医之路。

二、发皇古意，融会新知

初入中医之门，由于自己有一定国学底子，阅读量还不错，并且善于思考，便开展了一些针对中医理论和文献的研究，比如在学习《黄帝内经》的过程中，总结心得体会完成了《试论“酸”的“涌泄”作用》《〈黄帝内经〉中“搏”字不作“搏击”解的探讨》《“阴阳交”理论新解》等理论研究的论文，在整理近代医家处方过程中，完成了《名医萧龙友亲笔处方赏析》等论文。基于自己院校教育和实习经历，结合经典医籍的学习，初上临床的我，取得了一定的临床疗效，看着日益增长的患者数和收入，难免有点沾沾自喜。但随着时间的推移，慢慢发现很多疾病的疗效并不如书本上那样“效如桴鼓”，甚至与自己的预期相去甚远。比如有一次接诊了一位血小板减少性紫癜的患者，由于我的硕导张新渝教授特别擅长血液病的治疗，跟诊过程中我看过很多类似的患者，所以自己信心满满，满以为已经完全掌握紫癜的整个诊疗方案，定能“药到病除”，结果没想到“光速”打脸，患者服药后虽然血小板从30多（10^9/L）升到90多，但很快就又掉落到20多，但更“打脸”的是，患者感到效果不好，转到张老师处治疗，病情很快得到控制，血小板在两周内恢复正常，且数月后患者病情依旧稳定，血小板指标持续正常。自觉学艺不精、羞愧难当的我找到了张老师，想请教这个病例，但老师没有就事论事，而是意味深长地让我重读《实用内科学》《中药药理学》等书。后面我才明白，我们首先是医生，其次是“中”医，对于每个疾病，绝不能只了解中医的认识，而是应该全方面地了解其发病机制、治疗预防和传变转归，要争取做到中医和西医的统一、宏观和微观的统一。随着病种接触的增多，患者的病情也越来越复杂，我渐渐明白，想发展中医，提高诊疗能力和效果，必须深化针对疾病的认识，而这一过程必然是否定之否定，螺旋上升的。

原本不打算攻读博士的我，也开始憧憬通过用现代科学技术去验证和解释一些中医理论，深化对疾病的认识和提高临床疗效。于是在2014年考取博士研究生后，开始跟随博士生导师冯全生教授开展“十二五”国家科技部重大专项“慢性乙肝、艾滋病、结核病的中医典型证候系统生物学研究”，我系统地学习了多组学知识，并梳理了中医的“伏邪理论”，提出可以从“肾虚邪伏”认识和治疗慢性乙型肝炎、艾滋病等多种慢性、感染性、消耗性疾病，当我们通过这种思路帮助多例免疫耐受的慢性乙型肝炎患者实现临床治愈后，那种欣喜是难以言表的；并认识到多组学/系统生物学是阐释中医理论的一个有力武器，它可以最大程度上将人体的微观和宏观相统一，是解决“症”和“证”的现代技术手段。之前我对现代技术和科研的排斥和偏见完全是一种浅薄和无知的表现。

随着多篇学术论文投稿到《中华中医药杂志》，我也非常有幸参与了第四届岐黄论坛的青年论坛，参与了“岐黄杯”第七届全国中医药博士生优秀论文评选活动并获奖。

三、业精于勤，跬步千里

2017 年博士研究生毕业，我入职四川省中医药科学院中医研究所（四川省第二中医医院），被确定为四川省名中医唐廷汉主任中医师的学术继承人。我勤于诊务，收集整理大量名老专家医案，历时三年撰写出版《川派中医药名家系列丛书——唐廷汉》一书。针对唐老擅长运用“扶正祛邪”治疗肿瘤病的特点，我提出了基于“伏邪理论”和“培土生金”理论的肺癌防治体系，申报四川省科技厅科研项目“基于‘培土生金’理论的加味参苓白术散干预非小细胞肺癌临床疗效观察”和四川省科技厅成果转化项目“基于‘培土生金’理论的 COPD 医养药食产品开发”等，临床上也获得越来越多的肺癌患者“用脚投票”的认可，成功帮助更多的肺癌患者延长了生存周期、提高了生活质量，临床科研能力进一步提升。

2020 年新冠病毒肆虐，我们团队先赴武汉，后援新疆，又接管阿坝州方舱医院，通过多种方式开展临床治疗和科学研究工作，从多个角度探讨新冠感染患者的治疗，发表了《浅谈新型冠状病毒肺炎的中医辨证分析》《从肝论治新型冠状病毒肺炎举隅》《从“肺与大肠相表里”论治新型冠状病毒肺炎》等论文，并编撰《中小学生新冠病毒疫情防控科普读本》，取得了良好的临床疗效，获得了广大患者的充分认可，被授予 2020 年度“四川省青年文明号（抗疫专项）”。我也在 2022 年受四川省中医药管理局医政处委派，前往攀枝花地区开展中医药疫情防控督导工作，检查和指导各个定点医院、方舱医院、隔离点新冠患者的中医药治疗。

同一时期，我还作为主研人员参与了国家中医药管理局“第四次全国中药资源普查项目”和科技部重大专项“金利止咳颗粒的中药新药开发”等项目，并先后在 2022 年获得省直团工委“青年学习标兵”称号，在 2023 年经考核入选四川省中医药管理局主办的“国医大家学术经验传承班”，在 2024 年晋升为副主任中医师。

四、任重道远，扬帆起航

自 2022 年起，我有幸担任科研部部长和药物 / 器械临床试验（GCP）机构办公室主任。转换了身份和角色，我不仅要完成自己的临床科研工作，还要推动整个院（所）的科研工作发展。这一年多来，我们不断推进现代化科研管理体系改革，优化科研奖惩办法，每周开展科研分享，辅导科研申报、实施、成果转化全流程，加强与高校、企业、医院、学术期刊的合作，完成了 GCP 备案和伦理委员会建设，实现了医院（所）在国家自然科学基金和药物临床试验上“0”的突破，同时获得中央引领地方课题、省科技厅重大专项、省中医药管理局重点项目等课题立项。2023 年度全院（所）纵向科研项目立项50余项，科研经费500余万元，创历史新高。根据四川省科技厅公布的《四川省科研机构创新能力评估报告》，我们院（所）在全省158家省属科研院所中排名前十，在“创新基础”和“社会贡献”两个维度均位列第二。

五、守正创新，不负韶华

从痴迷中医的毛头小子，到本硕博毕业的医学生，再到醉心临床和科研的医生，再到医院科研工作的管理者，我的身份不断转变，但“热爱中医、传承中医、发展中医、宣传中医”的初心一直没变。我也要感谢中医路上的每一位老师，是老师们无私的“传道、受业、解惑”成就了今天的我。

我的中医求真之路是一条不断学习、不断实践、不断否定、不断创新的道路。在这条路上，我学会了如何用开放的心态去接纳新知，如何用匠人的精神去精益求精，如何用科研作为钥匙打开中医药的宝库。未来，我希望能继续在中医的领域深耕细作，不仅为了个人的学术成就，也为了中医文化的传承与发展，更为了让更多的人了解中医、信任中医、受益于中医。在中医药事业发展上铸就梦想，在不懈奋斗中书写人生华章！

【特别鸣谢指导老师 冯全生】

在中西医结合求真之路上探索现代针灸研究的青年之一

司原成（贵州中医药大学　科教科科长　副教授）

一、求学心路历程

小时候，我曾患有鼻窦炎，经常鼻塞、流鼻涕、不知香臭，伴有头痛，上课难以集中注意力学习。在13岁那年，我还做了鼻窦炎手术，症状虽有所缓解，但是并没有根除疾病。读高中的时候，有幸认识一位老中医，通过他简单的方药（内服+外用）治疗，就根除了我多年的鼻窦炎。那时候，我被这神奇的疗效深深吸引，也让我对中医产生了浓厚的兴趣。

所以，后来我填报高考志愿时，有意识地填报了安徽中医学院，进入药学院学习。虽然我就读的专业是药物分析与检验，但是那时候我对中药学很感兴趣，时常利用空余时间去旁听中药学专业的课程，还参加他们的社会实践活动，如参加安徽黄山野外药用植物的辨识实践活动等。

2010年，听闻国医堂有很多名医大家，我就想去试试，看看有没有机会拜个名师。经过一番努力后，我有幸跟随马仁智教授学习开方和针灸之术。依稀记得那个时候，马老师经常和我开玩笑，说我“不务正业”，明明一个药学学生，却老跑来跟他学习针灸。在马老师悉心教导下，我慢慢摸到了针灸的学术门槛。

2011年，命运的齿轮再次转动，我想当一名针灸医师，但是药学专业的我，显然并没有这个资格。因此，我当时决定要考取针灸推拿学专业的研究生。经过一番努力和准备，特别幸运，我被山西中医学院针灸推拿学专业录取。收到录取通知书的时候，我很开心，也很激动。在实现当针灸医生梦想的道路上，我突破了自己专业的限制，迈出了关键的一步。

在读硕士期间（2011—2014年），我来到山西中医学院，导师是闫丽萍教授，她是实验针灸领域的专家，跟着闫教授，我学习掌握动物针灸实验的基本方法和技能，开展针灸经络腧穴特异性研究，初步探讨电针对单纯性肥胖大鼠的疗效及机制研究。

在此期间，出于对临床的喜爱，我在实验之余，挤出相对完整的时间，去山西省针灸研究所（现山西中医药大学附属针灸推拿医院）跟随冀来喜教授，学习新九针的诊疗技术和临床应用。

现代针灸依然有很多无法阐明的科学问题，我不满足于那时掌握的针灸知识，想进一步搞明白针灸是怎样产生作用的。于是，2014 年我选择读博，成功考取了成都中医药大学中西医结合基础专业的博士研究生，希望在中西医结合的道路上，探寻针灸作用的机制。

在读博士期间（2014—2017 年），我跟随了两位导师，一位是苗维纳教授，她是一位资深的生理学专家；一位是丁维俊教授，他是一位资深的免疫学专家。在两位老师的引领和熏陶下，我学习现代医学基础知识，并将之运用在针灸基础研究当中。读博期间，我主要开展的科学研究是丁维俊教授主持的国家自然科学基金项目，是一个电针良性调控肠黏膜免疫治疗单纯性肥胖症的实验课题。当时，课题研究陷入困境，难以客观地建立单纯性肥胖症的中医证候模型，我通过查阅文献、对比观察、反复思索，在高脂饮食诱导的肥胖症模型的基础上，再根据中医肥胖脾胃虚弱型的证候表现，从营养型肥胖鼠的体重、摄食量、旷场实验、大便形态、粪便含水量等方面，制作了评判脾胃虚弱证型的相对客观的评价量表，建立了符合中医脾胃虚弱型证候的营养型肥胖症模型，推动了这个课题进一步的研究。

2017 年 8 月，我来到贵州中医药大学针灸推拿学院工作，继续沿着丁维俊教授团队的科研思路，持续深入开展针灸减肥的科学研究。2018 年，我获批首个国家自然科学基金项目资助，研究电针良性调控肠道菌群的稳态，治疗单纯性肥胖症的作用机制，发现在电针干预过程中，肠道菌群中某些菌群发生了一些显著的变化（显性增长或减少）。通过肠道菌群和肠道代谢物的关联分析，我的团队在肥胖鼠和正常鼠之间，筛选出 10 种具有显著变化的代谢物和 2 种菌群，而通过这些代谢物和菌群调控的通路分析，又发现与“肝 - 肠 - 菌”轴的关系密切。所以，2022 年，我从“肝 - 肠 - 菌”轴的角度，深入探讨肠道菌群 - 胆汁酸 - 法尼醇 X 受体网络，研究电针治疗单纯性肥胖症的作用机制，并获得第 2 个国家自然科学基金项目资助。

离开导师的科研团队，自己独立研究的这几年，深感中西医结合道路的艰辛，尤其是涉及中医经络腧穴的学术研究，更像是蒙了一层纱。中医经络腧穴的研究，不像药物学那样有明确的物质基础，可以根据物质基础的变化，探究其药效学及药动学的差异。所以，我带领的课题组，通过前期研究就想摸索一条针药结合的道路，继续深入探讨针灸腧穴的特异性研究。但是，以我的团队目前的研究能力，难以深入推进，所以需要进一步寻求优质的科研院所进行合作。

2023 年，我申请教育部中西部高等学校青年骨干教师访问学者项目，有幸申请到中国科学技术大学（以下简称“中科大”）进修访学，加入生命科学院与医学部王育才教授的科研团队。王教授是中科大海外高层次引进的特聘教授，也是国家杰出青年基金获得者，他主要从事纳米材料和生物疫苗的研究，其研究成果走在国际先进的行列。来到王老师的课题组，接受国际先进的科研思路培训及技术指导，我期待从纳米材料和生物制剂的角度，寻找一条研究针药结合的创新思路及中西医结合的研究道路。

二、阶段性成果

我参加了“岐黄杯”第八届全国中医药博士生优秀论文评选活动，仅侥幸获得提名奖。2017 年博士毕业后，我入职贵州中医药大学。工作 7 年来，作为一名大学教师，我在教学、科研、研究生教育及社会服务方面，取得了阶段性成果，简要整理汇报如下。

（一）教学

在教学方面，这几年我主讲 3 门课程，分别是针灸学、针灸推拿养生及中医药减肥。2022 年，我负责的针灸推拿养生学课程，被超星集团有限公司收录为“示范教学包”，同年，被贵州省教育厅评为“省级金课”。我参加中医药教学资源数字化标准化研究－全国中医药行业规划教材（《经络腧穴学》）标准化数字资源库（题库）建设项目 1 项，参加贵州省教育厅教学改革项目 1 项，主持校级教学质量工程项目 3 项。发表教学期刊论文 5 篇，其中北大中文核心期刊论文 1 篇；参编“十四五”规划教材 4 部。获得国家中医药管理局中医药考试改革论坛三等奖 1 项、优秀奖 1 项；获得贵州中医药大学校级教学成果奖一等奖 1 项、二等奖 1 项、三等奖 1 项。

（二）科研

在科研方面，我这几年还是延续导师之前的科研方向之一，进行深入探索。先后主持国家自然科学基金项目 2 项，贵州省科技厅项目 1 项，贵州省教育厅青年成长项目 1 项，贵州省卫生健康委员会项目 1 项，贵州省中医药管理局项目 2 项。以第一作者或通讯作者身份发表期刊论文 39 篇，其中 SCI 论文 2 篇，北大中文核心期刊论文 16 篇，入选中国精品科技期刊顶尖学术论文的领跑者 5000 论文 1 篇，获第三届《中华中医药杂志》百篇高影响学术论文 1 篇。获得贵州省药物警戒知识竞赛三等奖 1 项、优秀奖 1 项，授权实用新型专利 3 项。

（三）研究生教育

在研究生教育方面，我是2021年才开始招生，目前培养在读研究生6名。在这3年里，我指导研究生课题申报，获得贵州省研究生创新研究课题基金1项，发表期刊论文6篇，其中北大中文核心期刊论文2篇。

（四）社会服务

在社会服务方面，我作为一名大学教师，承担一定量的社区义诊工作。同时，我作为一名民盟盟员，先后参加民盟全省（贵州）大调研工作3次，主持民盟贵州省委员会委托调研课题4项，撰写的社情民意信息和资政报告，被贵州省政协采纳2份，被民盟贵州省委员会采纳2份，并先后获得民盟贵州省委员会的“反映社情民意信息先进个人”“2021年度优秀盟员”“2022年度优秀盟员”等荣誉称号及“优秀调研报告”的荣誉。2023年，我获得中共贵州省委教育工作委员会举办的贵州省教育系统统战理论知识竞赛三等奖1项，贵州省教育系统统战资政建言调研比赛三等奖1项。

三、未来的憧憬和规划

《中国居民营养与慢性病状况报告（2020年）》的数据显示，中国成年居民超重和肥胖的发病率超过50%，中国人群中的超重和肥胖症患者，在过去40年中迅速增加了10倍，肥胖症的增长幅度太过于惊人，已经成为世界性的公共卫生难题，是当下重要的健康危机。

针灸是中医学的瑰宝，是中医治疗疾病常用的有效手段之一，在国际社会享有盛誉。临床上，大量临床及实验研究验证了针灸减肥的有效性，它的作用机制主要是通过刺激下丘脑－脑垂体－肾上腺皮质轴和交感－肾上腺髓质系统，调节多种活性物质和多种代谢途径，提高基础代谢率，加快积存脂肪的消耗，从而达到减肥的目的。

我的课题组尝试从电针良性调整肠道菌群及肠道代谢物的新角度研究针灸减肥的作用机制。在研究的过程中，我的团队发现一些功能活性差异明显的物质和菌群，如3a、6a、7b－三羟基－5b胆酸、胆酸和l－精氨酸，以及嗜胆菌属和双歧杆菌等菌属，并且它们之间呈现较强的关联作用。目前，我在中国科学技术大学进修访学，在王教授的指导下，尝试将关键活性物质及活性菌群，制成活性的纳米材料生物制剂，进一步深入分析针灸作用的物质基础效应。我的课题组也期待通过药物分子的筛查，找出有效减肥药物的成分及机体活性成分，能够促进中医药减肥的研究，也为广大肥胖症患者，带来治病的福音，进一步保障和提高人类的健康水平。

中西医结合的探索之路，是推动中医药行业发展的道路，在韩济生、陈可冀、沈自尹等先辈的努力下，走出了一条条别具特色的融会中西的道路。但是，困扰针灸发展的瓶颈和科学问题依然有很多，如经络的实质是什么？腧穴作用的物质基础是什么？我的团队希望通过针灸治疗单纯性肥胖症的研究，尝试深入探究针灸经络的特异性及腧穴的物质基础。

“路漫漫其修远兮，吾将上下而求索”。未来的路还很长，我会持续地走下去，为现代针灸的针药结合研究，开出一条新的研究方向，进一步促进针灸学科的纵深发展。

【特别鸣谢指导老师 苗维纳、丁维俊】

求真历程

吕　林（中国中医科学院西苑医院济宁医院　党委委员　副院长）

一、引言

自我童年时期起，我便对中药特有的迷人香气怀抱着浓厚的好奇心，这份好奇心并未随岁月流逝而减弱，反而在我成长过程中愈发浓烈。随着年龄的增长，我不仅深入探究了中医学理论，而且坚定地投身于中医药的实际应用研究中，在此过程中，我逐步在中医药广阔的知识领域中寻找并确立了自己的真理探索之路，这条道路虽然布满挑战与困难，但也充满了成就感与喜悦。我对中医药文化的继承与发展持有坚定不移的信念，坚信通过持续的努力，能够让更多人了解并从中医药的深厚智慧中受益，每一步的前进都深刻地印证了我对真理追求的不懈努力，以及对中医药文化传承与发展的深情。对中医药的热爱及对真理的追求，已成为我生命中不可分割的一部分。

在这片具有悠久历史与丰富文化的中国大地上，中医药学不仅是一门传统医学科学，它更像是一颗镶嵌于此的璀璨珍珠，凭借其独特魅力与深厚文化底蕴，熠熠生辉，吸引全球目光，它携带着五千年华夏民族的智慧与经验，经历不断的发展与完善，已成为中华民族宝贵的文化遗产之一。中医药学以其独特的理论体系、丰富的实践经验及特色治疗方法，在全球范围内展示了其无与伦比的生命力与广阔的发展潜力。

二、学医经历

大学时期，首次接触到中医基础理论、中药学等，我即被其深邃的中医文化内涵及其独到的五行和阴阳哲学所深深吸引。面临众多的中医经典，晦涩难懂的中医条文，我以一种坚持不懈的姿态去阅读、理解并记忆它们，更重要的是，通过暑期见习机会不断验证这些理论，通过这种方法，我逐步构建了坚实的中医理论基础。尤其是通过深入研究《黄帝内经》等四大经典，我对中医的核心理论，包括阴阳五行理论、脏腑经络系统等，获得了更深刻的理解，这一过程标志着我在追求医学真理的道路上迈出了重要的一步。

硕士阶段，在临床实习期间，我遇到了许多复杂且难以治疗的病例。这些经历使我深刻认识到，传承中医药不仅仅是简单地模仿或复制前人的方法和技巧，更关键的是在深刻理解和掌握这些古老智慧的基础上进行创新和应用。因此，我开始尝试将传统中医理论与现代医学技术结合，探索两者之间的互补和融合，通过这种方式，在治疗某些疾病时我取得了显著的成效，这也标志着我在中医药传承与创新过程中迈出了重要的一步。此外，为了从前辈们的经验中找捷径，我阅读了《脾胃论》《中医治法与方剂》等古今医著，受益匪浅。

博士阶段，随着对中医药研究的深入，我越发感受到中医药在全球健康领域的巨大发展潜力。因此，我积极参与各种科研项目，致力于探索中医药的现代化及国际化新途径。在此过程中，我特别关注中药复方的标准化研究，并在该领域取得了初步但有意义的成果，这些努力和成就为中医药的创新发展贡献了我的力量，同时也为我的职业生涯增添了宝贵的经验和成就感。这段时期，我阅读了《四圣心源》《圆运动的古中医学》，使我的中医临证思维获得了很大提升。

总之，我的思维模式经历了深远的转变，这一转变始于对未探索领域的好奇，以及对中医药文化的浓郁兴趣。随时间推移，我的兴趣不再仅限于表层的好奇和热情，我开始投身于对中医药丰富内涵及其深厚文化背景的深入研究与理解。通过持续的学习与实践，我对中医药文化的理解和认同达到了新的深度，我逐渐认识到，中医药不仅是治疗疾病的手段，更是一份承载着中国古代智慧与哲学思想的珍贵遗产，这种深刻的认识激发了我强烈的责任感与使命感。我渴望为中医药文化的传承与发展贡献自己的力量，希望通过我的努力，使更多人认识到中医药的价值，并为保护与弘扬这一传统文化贡献我的一份力量。从好奇与热爱，到深刻理解与认同，再到担负起传承与发展责任的心路历程，对我的个人成长与发展具有极其重要的意义。

三、攻克挑战

在这段非凡的旅程中，我面临了几项主要挑战。首先，理论与实践之间的显著脱节构成了第一大障碍，阻碍了理论知识在实际操作中的应用；其次，传统与现代之间的冲突同样不容小觑，这种冲突不仅表现在方法论层面，也体现在价值观上，为传统中医药的发展带来了前所未有的挑战；最后，在推进中医药国际化的过程中，我们还面临来自国际社会的误解与偏见，这些误解和偏见根深蒂固，短期内难以根除。

为了有效地解决问题，我采取多种方法来加深对相关理论的理解和提升自身的专业能力。首先，参加各类研讨会是一个非常好的途径，在研讨会上，不仅可以听取行业内专家的精彩讲解，还可以与来自不同背景的专业人士进行深入交流，这对于拓宽视野、获取最新信息具有重要意义。其次，阅读经典文献也是提高自己理论水平的有效方法之一，通过研究前人的研究成果，我们可以站在“巨人”的肩膀上，更快地掌握专业知识。再次，与同行进行交流亦不可或缺，通过分享彼此的经验和见解，我们可以相互启发，共同进步。在实践层面，不断地临床实践是积累经验、提高技能的关键，实践中遇到的每一个案例都是宝贵的学习资源，通过不断实践，我们可以更好地理解理论知识，并将其应用于实际工作中，从而提高工作效率和质量。最后，保持一种开放的心态也是非常重要的，在现代社会，新知识、新技术层出不穷。因此，我们需要兼容并蓄，积极吸收新的思想和方法，特别是将传统中医药与现代医学相结合，既可以发扬传统医学的长处，又可以利用现代医学的先进技术和理念，为患者提供更全面、更有效的治疗方案。通过这样综合性的学习和实践，能够使我不断提升自己的专业水平，更好地服务于社会和大众。

四、学术传承

2014年，我有幸加入了唐旭东教授团队。我最佩服的是师爷董建华院士，董老是我国现代著名的中医学家，中国工程院院士，为我国的中医药事业做出了卓越贡献。董老在中医内科领域有着深厚的造诣，尤其在脾胃病研究方面独树一帜，创立了“通降论”的学术思想体系，提出胃病认识三要素、胃病治则二点论、胃病治法一轴线，对临床实践具有重要指导意义。他致力于推动中医药现代化和国际化，积极参与和组织多项重大科研项目，培养了一大批高层次的中医药人才，我的老师唐旭东教授就是他的得意门生之一。唐老师在继承董老学术思想的基础上，结合现代医学理念与技术，创建了“脾胃病中医辨证新八纲理论”，又基于临床经验，在脾胃病中医辨证新八纲理论的基础上，建立脾胃病治疗“调中复衡理论”，进一步推动了中医药学科的发展，使得脾胃病学术思想和临床经验得以延续和发扬光大。其研发、研制的治疗胃食管反流病中药复方“通降颗粒”、治疗腹泻型肠易激综合征中药复方“肠安Ⅰ号”、治疗非糜烂性反流病的中药复方“健脾清化颗粒”均成功进行了成果转化，将造福于更多百姓。

董老和唐老师在培养新一代中医人才方面发挥了重要作用，他们的脾胃病学术思想和临床经验得到了广泛的传承和推广应用，为我国中医脾胃病学科的发展奠定了坚实的基础，对提高脾胃病的诊疗水平、推动中医药现代化进程具有重要意义。他们医德高尚，医术精湛，一生致力于中医药事业的发展与传承，这种敬业精神和学术追求值得我们每一个人深深敬佩和学习。

五、科研开拓

作为一个现代中医人，我们不仅要能够治病，还肩负着阐释中医治病作用机制的重任，正如张伯礼院士所说："用科学的语言诠释中医药疗效，是中医药学的重要任务。"要用现代科学语言将中医药疗效和作用机制讲清楚、说明白。本人主要从事中医药治疗功能性胃肠病的临床与基础研究，以及中医脾虚证科学内涵的研究，首次从内质网功能探讨内质网与中医"脾主运化、统血"理论科学内涵，提出了内质网功能与中医脾功能密切相关，内质网应激可能是中医脾虚证客观化指标之一。在我所主持的中国博士后科学基金面上项目、特别资助基金资助项目和国家自然科学基金青年项目、面上项目及中国中医科学院项目资助下，我从 STIM/TRPC/SOCC 通路、细胞内 Ca^{2+} 离子浓度、H^{+}/PAR2/TRPV1 通路、内质网应激进行了多角度研究。我将继续在中医科研这条大路上勇往直行，为向世界讲好中医故事贡献自己的一份力量。

六、憧憬向往

我深切地希望自己在未来的岁月里，能够成长为一名杰出的中医药专业人士，我渴望通过自己的不懈努力和奉献，为中医药这一悠久而独特的医学体系的传承与发展做出积极的贡献，我深知这不仅仅是对个人职业生涯的追求，更是对中华民族传统文化的一种责任和担当。

我将会系统而深入地学习和掌握中医药的基础理论和临床应用知识，通过不断地学习提高，使自己在临床技能上达到更高的水平。此外，注重中医药领域内的科研与创新活动，我希望能够积极参与到中医药的研究工作中，通过探索和实践，推动中医药与西医学的有效融合，以期达到相互补充、共同发展的局面。同时，我也意识到在全球化的今天，加强国际交流与合作对于中医药国际化进程至关重要。因此，我将致力于与世界各地的中医药同行建立联系，通过交流合作，共同推动中医药文化走向世界，让更多人了解和认可中医药的价值和魅力。

【特别鸣谢指导老师 梁　超、黄穗平、唐旭东】

求真之路

——中医药同病异治和异病同治与特色创新研究感悟

陈　健（上海市中西医结合医院　副研究员）

一、缘起

中医药，作为中国传统医学的璀璨瑰宝，其丰富的理论体系和独特的治疗方法在全球医学界逐渐崭露头角，备受瞩目。我对于中医药的热爱，始于对祖国传统文化的深厚感情。在南方医科大学进行生物化学与分子生物学专业的硕士求学期间，在一次偶然的图书馆之行中，我被一本古老的中医典籍深深吸引，书中的智慧与哲理犹如一道清泉，滋润了我对中医药的浓厚兴趣，从此我便踏上了中医学习的探索之旅。在中医看来，不同的病症只要属于同一个“证”，就可以采用相同的治疗方法；而相同的病症如果属于不同的“证”，则应该采用不同的治疗方法。

2014年，美国癌症研究学会（AACR）强调了精准癌医学领域的两种创新性临床试验方法。首先，他们提及了“Basket Trial”或称篮式研究。这一方法的核心是将具有相同靶基因的不同癌症类型视为一个集合，类似于将不同物品放入同一个篮子中进行研究。简言之，篮式研究关注一种药物如何应对多种肿瘤。其次，AACR提到了“Umbrella Trial”或称伞式研究，它象征着将不同驱动基因的肺癌，例如鼠类肉瘤病毒癌基因（KRAS）、表皮生长因子受体（EGFR）、间变性淋巴瘤激酶（ALK）等，聚集在同一研究框架之下。这种方法旨在同时检测多种靶点，并据此为不同患者分配精确的靶向药物。

篮式研究、伞式研究不正是中医学“异病同治”“同病异治”理念的现代翻版么？因此，硕士毕业的我选择中医药作为我的研究方向，既源于对传统文化的敬仰，也出于对现代科学的热爱。我渴望通过科学方法验证中医药的疗效，推动其理论与实践的现代化。然而，中医药学习之初，我便面临着理论复杂和资料繁杂的挑战。不同于西医的局部和细分，中医药注重整体观和辨证论治，这要求我在学习中更加注重逻辑思维和系统整合能力的培养。我深知，基础知识的积累是学习中医药的基石，于是，2015 年我选择上海中医药大学作为我的中医学博士进修之地，通过系统学习中医基本理论、方剂学及药材学，来建立坚实的学术基础。然而，在学习过程中，我也经常面临中医学与西医学观念的碰撞。特别是在疾病机制和治疗方法上，两者的差异让我不断思考如何将传统智慧与现代科技相结合。为了解决这个问题，我深入研究传统文献，并结合现代科技如网络药理学和生物信息学，试图在科学验证中寻找中医药理论的现代表达。我坚信，只有将传统智慧与现代科技相结合，才能更好地推动中医药的发展，为人类的健康事业做出更大的贡献。

二、探索

我的博士学习生涯是在上海中医药大学交叉科学研究院度过的，开展的正是中医药同病异治和异病同治研究，这段时光对我影响深远。我的毕业课题来源于苏式兵老师的国家自然科学基金重点项目——系统科学视角下的原发性肝癌与大肠癌"异病同证""异病同治"的研究，这为我提供了一个广阔的学术平台。在课题研究中，我利用文献挖掘、转录组学和蛋白组学方法，进行术后肠癌和肝癌病证生物学基础研究，发现"虚实性"基因（HIF1A、BRCA1、AKT1、ERBB2、AR、NFKB1、IFNG 和 JAK1）可以区分肿瘤虚实，提出"虚性肿瘤""实性肿瘤"及"虚实性肿瘤"的概念，为肿瘤的虚实辨证和临床治疗提供相应的理论指导；得到了与证候相关的信号通路、转录组、蛋白组、可变剪接基因等，一定程度上揭示了肝癌和大肠癌术后"同病异证"和"异病同证"的物质基础和可能分子机制。并以此为基础，我有幸获取"岐黄杯"第八届全国中医药博士生优秀论文三等奖，标志着我的学术旅程有了一个美好的开始。此外，后来发表的《中医药精准医疗的思考与探索》文章已获他引 72 次。

在博士生涯期间，我还自学了网络生物学、网络医学，以及网络药理学，为研究生物系统的复杂性和相互作用及药物的作用机制提供了新的视角。中医药作为千年传承的医学体系，其独特的疾病治疗理念和方法，一直为世人所瞩目。中医药对疾病的系统治疗，深深体现了"人体即一个整体"的整体观，以及"天人合一"的系统性调控思想。这种整体观念认为，人体内部各个脏腑、器官、组织、经络之间，相互联系、相互制约，共同维持着人体的生命活动。当疾病发生时，中医药并非仅针对某一具体症状或病变部位进行治疗，而是从整体出发，通过调和气血、平衡阴阳、疏通经络等手段，达到全面治疗的效果。网络药理学与中医药思想之间的共性，体现在它们都注重从整体和系统的角度去理解和治疗疾病。中医药通过整体观念和辨证论治，实现疾病的系统治疗；而网络药理学则通过构建和分析药物－靶点－疾病生物信息网络，揭示药物与疾病之间的复杂关系。这种共性使得网络药理学在中医药研究中具有广阔的应用前景。所以，我从此时也开始思考网络科学在疾病和中医药学习中的应用。

三、成长

毕业后，我入职上海中医药大学附属上海市中西医结合医院，有幸成为脉管病研究所的首届 PI，依托全国最大的脉管病专科，继续我的中医药研究之路。虽然从肿瘤方向转到血管疾病方向，但我依据中医“异病同治”理论和肿瘤心脏病学理论，认为博士生涯的研究经历可以为血管疾病研究提供参考。院内的中医药制剂临床疗效明确，但成分和靶点复杂，因此我积极引入现代科技手段，结合中医理论，进行深入研究。

首先，在技术理论层面，开展中医药大数据和人工智能研究，对复方的网络药理学研究分为 4 个阶段：①单体和单药的网络药理学研究；②经典方和院内制剂的网络药理学研究；③功能单元网络药理学；④性味网络药理学（图 3）。其中，根据“君臣佐使”理论，首次提出运用功能单元网络药理学方法将清肺排毒汤划分为 5 个功能单元模块的研究，此研究是 ESI 高被引论文，而结合“中药性味”理论，将复方分为多个性味模块，并进行性味网络药理学的研究是功能单元网络药理学的发展。同时，作为国家“重大新药创制”科技重大专项“基于中医临床大数据分析的中药新药研发及其关键技术研究”项目的关键技术任务骨干，我组织了脉管病防治中药的网络药理学研究，主讲 3 期网络药理学技术培训班。

其次，基于中医“异病同治”理论，我开展了动脉硬化闭塞症、糖尿病足、骨质疏松症的中药异病同治研究，发现软坚清脉方通过调控铁死亡通路异病同治动脉硬化闭塞症和糖尿病足，以及瑞香素通过 Wnt 通路异病同治动脉硬化闭塞症和骨质疏松症，以此为基础发表多篇相关 SCI 论文，申请国家发明专利，同时也获得国家自然科学基金青年基金和面上项目的支持。研究成果也获得上海药学会上海药学科技奖三等奖和青年论文报告会一等奖，以及中国中医药研究促进会学术成果奖二等奖（第一完成人）。同时我也是中国药理学会网络药理学专委会常务青委、上海药理学专委会青年委员，SCI 期刊 *Chinese Herbal Medicines* 青年编委、*Frontiers in Cardiovascular Medicine* 客座编辑和中文核心期刊《新发传染病电子杂志》编委。

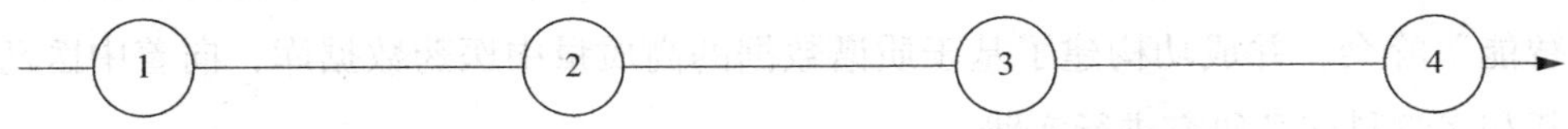

图 3　功能单元和性味网络药理学的提出

四、科普

作为研究所的教学秘书，我深知教学相长的重要性。因此，我积极参与研究生的培养工作，负责毕业答辩、SCI 发表和临床小讲课等任务。同时，我还举办了多期网络药理学培训班，为培养中医药研究人才贡献自己的力量。此外，作为上海药学会科技传播委员会的委员，我还注重青少年的科普教育，辅导高中生参加国际科学与工程大奖赛，以及辅导十余位青少年参加第 38 届上海市青少年科技创新大赛，其中多人获一、二、三等奖。我院获批作为上海药学会的科普基地之一，开展了一系列针对青少年的科普活动，向公众普及中医药知识，提高公众对中医药的认识和信任。

五、创新

回首过去的岁月，我深感自己的成长和进步离不开导师和同行的支持与帮助。在此，我要特别感谢我的院外导师林国强院士，以及本院曹永兵教授和曹烨民主任的指导与鼓励，他们的悉心教导和无私帮助让我在科研道路上少走了很多弯路，也让我更加坚定了自己的研究方向和目标。在我进一步的中医药创新学术旅程中，林老师的指导对我影响深远。院士的严谨学风和创新精神激励我不断进取，探索中医药的科学本质和现代应用，他的手写指导意见是我研究中的宝贵财富，每一次讨论都让我受益匪浅（图 4）。林老师表示："中医药是中华民族的伟大创造和中国古代科学的瑰宝。当今科研工作者的责任之一，是利用现代科学解读中医药学原理。如何发展中医药，需要我们注重化学与生物学融合研究，更应注重临床应用与产业需求相结合，充分挖掘传统中医药学的精华，为健康中国服务。"在林老师的带领下，我们围绕院内制剂软坚清脉方进行研究，既获取了国家"重大新药创制"课题，进行复方的大数据研究，也开展软坚清脉方的药效物质基础、作用机制及临床随机对照研究，为软坚清脉方申报中药1类新药打下了坚实基础。同时在曹永兵教授和曹烨民主任的领导下，我们联合华东理工大学等单位，举办了两届“中医药大数据和人工智能”峰会，并成功构建了基于质谱数据的高质量中医药数据库，向着中医药的创新和多学科交叉研究进行实践。

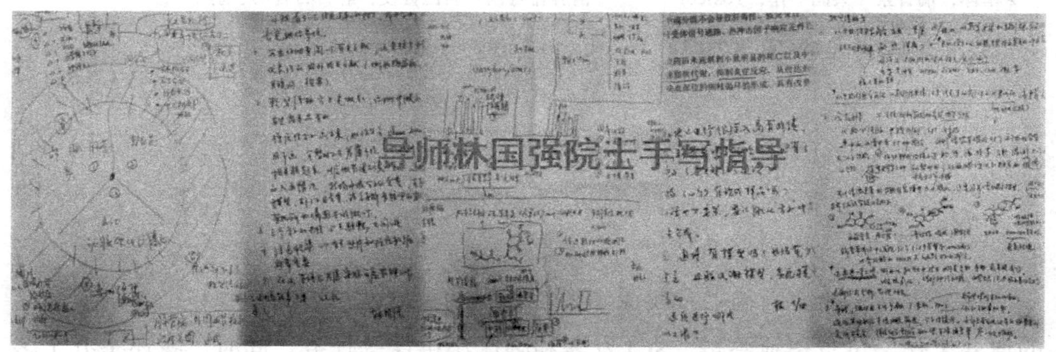

图4 导师林国强院士手写指导意见

最后，我想说的是，通过不断学习和实践，我深信中医药的现代化之路虽充满挑战，但也充满希望。每一个研究成果的取得都是对传统智慧的现代诠释，也是对未来科学的贡献。我的求真之路，是一条融合传统与现代、理论与实践的生长之路，我将不懈努力，继续前行。

【特别鸣谢指导老师 苏式兵、林国强】

求真之路

孙启慧（山东中医药大学　院长助理　讲师）

青春，是燃烧激情的岁月，也是探索未知的旅程。在这条道路上，很有幸我能选择投身教学和科研，用智慧和汗水书写属于自己的人生。

作为一名普通的大学生，最早接触到科研是大学二年级的时候，当时同年级的同学邀请我组队参加全国大学生“挑战杯”比赛，在同学的帮助下，我加入校内一位老师的课题组，开始学习和参与科研项目。同年我们的作品获得第十三届“挑战杯”全国大学生课外学术科技作品全国三等奖、山东省特等奖。从那时起，我心底便种下了科研的种子，毅然踏上科研之路。

中医药作为中华民族的瑰宝，其悠久的历史和深厚的文化底蕴吸引着我。怀揣着对知识的渴望和对真理的追求，我踏入了这个充满奥秘的领域。然而，科研之路并非坦途，需要面对繁重的实验任务，攻克复杂的理论和实验难题，常常会因为实验失败而沮丧，甚至怀疑自己。但正是这些挫折和困难，让我更加坚定了自己的信念，并深刻体会到：科研需要耐心和毅力，需要不断地尝试和探索。

结束了求学生涯，我选择成为一名年轻的教学科研型教师，希望能够以自己所学，担起重任，培养一代代新人；同时，不忘初心，怀揣对知识的渴望和对创新的追求继续科研探索。在这个过程中，我遇到了许多困难和挑战，同时获得了很多惊喜和经验。

一、面临的困难

首先，作为青年教师，我承担着较重的教学任务，包括备课、上课、批改作业及与学生互动等。这需要投入大量的时间和精力，致使在科研方面的时间被压缩。教学和科研都需要深入的思考和持续的投入，但时间上的冲突使得自己很难在这两者之间找到平衡。

其次，缺乏系统的科研经验，对于如何开展系统的科研工作，如何选择合适的科研方向，以及如何撰写高质量的科研论文等方面都存在一定的困惑。求学时更多的是导师把控科研的大方向，学生很多时候只是按照既定的方案执行。但是，作为一名青年教师，需要有自己的科研思路和方向，形成一定的科研体系。

最后，需要面对角色转变和定位的问题。作为新进年轻教师，既需要扮演好教师的角色，为学生提供优质的教学服务，又需要扮演好科研人员的角色，为学科发展做出一定贡献。这两种角色之间的转换和平衡对于我来说是一个巨大的挑战。

二、解决途径

1. 合理规划时间

时间是教学和科研的共同资源，因此合理规划时间至关重要。制定一份详细的工作计划，明确教学和科研的优先级和阶段性目标。在教学期间，确保有足够的时间备课、上课和辅导学生；在科研阶段，则集中精力进行实验、分析和撰写论文。同时，学会利用碎片时间进行阅读和思考，以充分利用时间资源。

2. 将教学和科研相结合

教学和科研并非孤立存在，而是可以相互促进的。教学不仅是传授知识，更是培养学生能力和素质的过程。作为大学老师，应该根据学生的特点和需求，灵活运用多种教学方法和手段，可以将科研成果引入课堂教学，通过案例分析、前沿讲座等形式，让学生了解学科的最新动态和发展趋势。同时，鼓励学生参与科研项目，培养他们的科研能力和创新精神。这样，教学和科研就能形成良性互动，共同推动学术进步。

3. 寻求合作与支持

在教学和科研的过程中，积极寻求与同事、学生和其他研究机构的合作。通过合作，可以共享资源、分担任务，从而提高教学和科研的效率。同时，寻求学校的支持和帮助也是非常重要的。学校可以提供资金、设备和场地等资源，为教学和科研创造有利条件。

4. 保持持续学习和进步

教学和科研都需要教师具备扎实的专业知识和不断学习的精神。大学老师作为知识的传播者，必须对自己所教授的学科有深入的理解和掌握。只有具备深厚的学术背景和专业知识，才能在课堂上为学生答疑解惑，引导他们走向学术的殿堂。作为一名教学科研型青年教师，应该关注学科发展的最新动态，不断更新自己的知识体系和教学方法。同时，积极参与学术交流活动，与同行交流经验、分享心得，不断提高自己的学术水平。

三、自身的转变和收获

自从踏上青年教师的道路，我的生活和职业观都经历了深刻的转变，而这些转变也带来了许多宝贵的收获。

1. 用好时间，方能事半功倍

平衡教学和科研的时间对于青年教师来说是一项重要且具有挑战性的任务。

首先，制定明确的计划和目标非常重要。在开始每个学期或每个研究周期之前，明确列出教学和科研的具体任务和目标，并为其分配相应的时间。这有助于确保教师能够有意识地分配时间，避免在两者之间产生冲突。

其次，优化教学设计和教学方法。通过合理的教学设计和运用高效的教学方法，教师可以提高教学效率，减少不必要的时间消耗。例如，利用多媒体教学工具、组织小组讨论或采用翻转课堂等教学方法，可以更好地激发学生的学习兴趣，提高教学效果，从而为科研腾出更多时间。

再次，利用碎片时间进行科研活动。在教学之余，教师可以利用碎片时间进行科研思考、文献阅读或数据分析等工作。这些看似微小的积累，实际上能够推动科研工作的进展，使教师能够在不干扰正常教学的情况下进行科研。

最后，保持灵活和适应变化的能力。教学和科研的需求可能会随着学期或研究阶段的变化而变化。因此，教师需要保持灵活的心态，根据实际情况调整教学和科研的时间分配。当面临紧急任务或重要机遇时，能够适时调整计划，确保教学和科研之间的平衡。

2. 教学科研相辅相成，互相成就

最初，我对于教学和科研的理解还停留在较为表面的层次。我认为教学就是传授知识，科研则是进行学术研究。然而，随着深入这个领域，我逐渐意识到，教学和科研其实是相辅相成、相互促进的。我开始尝试将科研成果融入教学中，同时也从教学中汲取灵感，推动我的科研工作。

以自身为例：我所在的教研室主要教授仪器分析和仪器分析实验两门学科基础课，教授对象主要是大二年级的学生，这两门课在整个本科阶段属于承前启后的关键课程。我通过学生反馈和课程反思总结得出，课程内容涉及大量物理化学知识，晦涩难懂；课程中涉及的仪器设备价格昂贵，功能强大，但是学生不知道自己学了能干什么；学生渴望能够有机会主持或者参与一些科研项目，却无从下手等。基于此，在教研室资深老师的带领下，我不断进行课程和教材改革，使得仪器分析理论课程获批国家级一流本科课程、山东省省级精品课程、山东省课程思政示范课，仪器分析理论教材获批山东省普通高等教育一流教材。本人依托课程基础获批校级教学课题 2 项，获课程思政讲课比赛一等奖 1 次。同时，恰当地将科研成果规范化、科学化引入课堂，以此减小与学生的距离感，提升学生的科研兴趣，助力了学生对理论知识理解掌握和科研创新能力的双重培养。在学生培养方面，根据课堂启发，发现问题，提出解决方案，成立科研小组或者团队进行科学探索研究，鼓励学生申报大学生研究训练计划（SRT），参加创新创业比赛、实验设计比赛等，为其以后的工作和升学深造打下良好的基础。本人指导本科生获批校级 SRT 项目立项 1 项，获得“互联网 +”校级铜奖 1 项，在核心期刊发表论文 1 篇。以教学促进科研，以科研反哺教学，为社会培养更多专业知识扎实、科研素质较高、创新能力较强的专业型人才。

3. 交流合作，助力教学科研

交流合作对于青年教师而言，是助力教学科研的重要途径。通过交流与合作，青年教师不仅可以汲取他人的智慧和经验，更可以在共享资源、互相学习的过程中，不断提升自己的教学和科研能力，实现教学、科研的相互促进。

在教学方面，交流合作可以帮助青年教师不断提升教学水平。通过与资深教师的合作，青年教师可以学习先进的教学理念和方法，更好地指导学生、激发学生学习的兴趣。与同行的交流则可以帮助青年教师拓宽教学视野，了解不同学科的教学特点，为跨学科教学提供新的思路。在学校教师发展中心及教务处的组织下，本人每年参加 2 ～ 3 次教学会议及专题培训，收获良多。此外，在科研方面，交流合作同样发挥着重要作用。通过与科研团队的合作，青年教师可以参与重大科研项目，积累科研经验，提升科研能力。与同行的交流则有助于青年教师了解最新的科研成果和研究动态，为自己的科研工作提供新的启示和方向。此外，合作研究还可以实现资源共享，降低科研成本，提高科研效率。本人入职后，先后加入山东省青创团队 1 个、校内资深教授组建的创新研究团队 1 个，每年外出参加科研交流会议 3 ～ 5 次，赴北京中医药大学吴教授课题组交流学习等。通过加入团队，我获得了参与国家重大专项、国家自然科学基金等重大科研项目研究的机会，积累了宝贵的科研经验。交流合作是青年教师实现教学、科研两不误的重要助力。通过交流合作，青年教师可以不断提升自己的教学和科研能力，实现个人和职业的全面发展。

回首过去，感慨万千。教学、科研之路虽然曲折坎坷，但也充满了挑战与机遇。正是这些挑战和机遇，让我不断成长，不断进步。前路漫漫亦灿灿，怀揣着梦想与热情，踏上这条充满挑战的道路，我将保持坚定的信念和不懈的努力，不断追求卓越，实现自我价值。

【特别鸣谢指导老师 赵渤年】

第九届

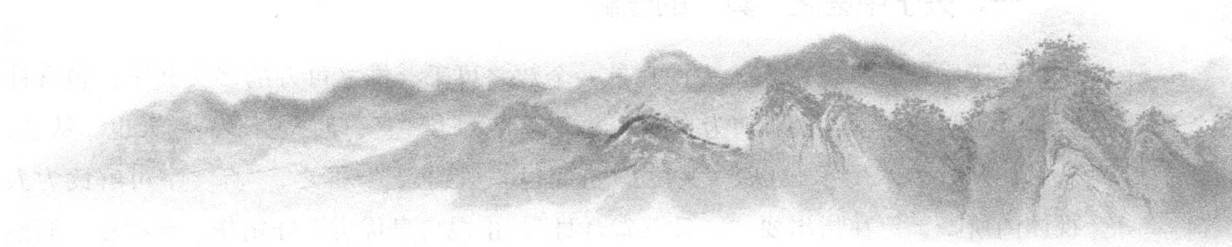

求真路，奋斗路，人生路

周荣易（河南中医药大学第一附属医院　副院长
副教授　副主任医师）

回想起第一次参加全国中医药博士生学术论坛，已是6年前的2018年，彼时此项活动已得到全国中医药博士生的广泛认可和踊跃参与，竞争激烈。当时是我在南京中医药大学硕博连读阶段的最后一年，鼓起勇气参加了“岐黄杯”第九届全国中医药博士生学术论坛并获奖，当时对个人心理上的激励作用还是很强大的，至今仍历历在目。随后带着一身的青涩和稚嫩，我走出校园，奔向工作岗位，在4年后的2022年，又参加了“求真学者”的申报活动并如愿以偿。《中华中医药杂志》社举办的这些全国性的重要活动，伴随了我求学、工作的全历程。用自己所写的文章换来荣誉，是对青年人最中肯的认可，而参与贯穿人生关键节点的这些活动，也使我的人生翻开了新的篇章。

每个人的人生都是一本书，封面是父母所赐，我们无法改变，但内容是我们的，我们要尽量写好。每个人的人生都是一本书，书的品质不在于厚度，更不在于装帧，而在于书的内涵，书的价值。每个人的人生都是一本书，起笔时都充满了问号，中途则大多使用逗号，而到了终章，有人是苍劲有力的句号，有人是五味杂陈的叹号，有人则是一言难尽的省略号。自己的人生之书会写上什么内容，拥有哪种符号，全靠我们自己的奋斗。回首自己参与过的这些活动，已逐步将个人的奋斗、成长、成才与这些活动紧密相连，成为寻求中医之真的点滴记录，也成为人生之书中浓墨重彩的一章。

一、关于中医之“真”的理解

关于中医之真，个人认为，真是一个数之可千、推之可万的多义文字，包含社会学、哲学、医学含义。何为真？《说文解字》曰：“真，仙人变形而登天也。从匕，从目，从乚。八所承载也。”又说：“匕变也。从到人。”推之，“真”字可解读为人视体内所藏，意在指出要“一日三省吾身”，正视自身优劣，守精华，弃糟粕，洞察隐微，内守阴阳，方能求真得真。在中国传统文化及中医思维中，《素问·刺法论》讲：“至真之要，在乎天玄，神守天息，复入本元。”真者，本元也，天地之初始也，真即万物所追寻的大道，道法自然之意。求真之道，个人认为，“求真”即追寻中医人的自省，寻求中医理论、思想、实践之本元，求真是追寻自然之源、人体之本，探究中医理论中构成人体的精气血津液、神、天癸、阴阳与自然和合之道，即所谓《素问·上古天真论》中天道与人的合一，即天真。对于中医求真，其所求之真，要牢牢把握中医学的特点，领会中医学的根本，继承弘扬中医学的真旨，以求真务实的学者之道来探究、传承、发展中医真谛，即要求博极医源，以传承心、开拓心、敬畏心去传承发展中医药事业，求中医德之真、术之真、行之真和心之真，不断揭示中医奥秘，为中医正名，为生民立命，为往圣继绝学，最终达到求真合真，上古天真。

回首求真之路，个人感觉是一条求道路、奋斗路、人生路，在生活的各个方面都充满着对中医之“真”的求索和理解，也充斥于中医德与术、奋斗不息的人生各环节。因此我的求真之路逐渐多了一些个人的体悟。

二、我的求真路上的所感所悟

1. 学问无深浅，做人有高低，求的是中医“德”之真

“人命至重，有贵千金”，作为一个性命攸关的特殊行业，医学所要解决的是人们的健康问题，起到为人民健康保驾护航的重要作用。中医求真之路，应首先注重医之德，“学问无深浅，做人有高低”。《大医精诚》云，医道乃“至精至微之事”，学医之人需“博极医源，精勤不倦”，先发大慈恻隐之心于怀内，见彼之苦，若己有之。医学是一个性命攸关的学科，从生命的起点至终点都与医学息息相关，通俗而

论，医疗从业者间接掌管着人们的“生老病死”，责任重大，必须以德育为先。明代裴一中《言医·序》中曰：“学不贯今古，识不通天人，才不近仙，心不近佛者，宁耕田织布取衣食耳，断不可作医以误世！”我国医学泰斗裘法祖先生尤为重视医生的德育，并以“德不近佛者不可为医，才不近仙者不可为医”为座右铭。“学问无深浅，做人有高低”，德育是求真的第一课，也应是医生的终生自学必修课，求的是中医“德”之真。

德与才是一对辩证存在的统一体，一个人的学问、技术水平可能会因种种因素暂时逊于他人，但只要为之努力、奋斗不息，就总会不断前进，甚至后来居上。学问上的暂时落后可以弥补，而品质则不然，一个人只有先学会做人，才能很好地去做学问。一个学问、临床做得再好的人，若是做人方面有欠缺，那么他永远得不到社会的真正尊重，人生之路也终究会黯然无光；但若一个人品质优良，即使在学问上不是那么顶尖，但他所收到的总是一些肯定和激励的目光。这样，学会做人就会成为做好学问的有利条件，反之就会成为做好学问的绊脚石。这就是我个人所理解的做人与做学问的辩证关系。中医素来将医德放在最高的位置，历代论述不胜枚举，晋代杨泉《物理论》载：“夫医者，非仁爱不可托也；非聪明理达不可任也；非廉洁淳良不可信也。”唐代孙思邈《备急千金要方》曰：“为医之法，不得多语调笑，谈谑喧哗，道说是非，议论人物，炫耀声名，訾毁诸医，自矜己德。”清代叶桂《临证指南医案》言：“良医处世，不矜名，不计利，此其立德；挽回造化，立起沉疴，此其立功也。”先贤教导不绝于耳，作为中医人，求真的第一要义务必是求“德”之真，“人命至重，有贵千金”，有高尚的品质才有高尚的医德，才会尊重生命，成为精诚大医。若无高尚的品质，很可能会走向仲景先师所不齿的“自逞俊快，邀射名誉”“恃己所长，经略财物”的歧途，则名声越大，其害越深，医人越多，其罪越重。中医之人，尤其是青年人，若树未壮而苗已歪，事未成而心已散，不仅无益于自己的发展，更会影响中医的未来，成为中医的“掘墓人”。“学问无深浅，做人有高低”，一个医生自身充满高尚的情操、积极的态度，他的医学之路就会光芒万丈，一切的艰难困苦都会迎刃而解，所求之真才是发着光的“真”，德育应是中医人求真的序章和主线。

2. 务求学以致用，志做“四能”新医，求的是中医“术”之真

中医之术源于临床实践，求其真务在躬耕。中医以悬壶济世为传统，普救含灵之苦，当代中医人的求真也应当是守传统，学以致用，将知识应用于祖国大地，将医术用于普救众生，方为求医术之“真”。医生以救人为天职，学医以拯救患者为目标，做有益于百姓的人、做有益于社会的人、做有益于国家的人是医生终其一生的追求。求真之人求的是真才实学和学以致用，要不断精进医德医术，提高本领，远离《伤寒杂病论·序》中医圣描述的“观今之医，不念思求经旨，以演其所知，各承家技，终始顺旧。省疾问病，务在口给，相对斯须，便处汤药，按寸不及尺，握手不及足，人迎趺阳，三部不参，动数发息不满五十，短期未知决诊，九候曾无仿佛，明堂阙庭，尽不见察，所谓窥管而已。夫欲视死别生，实为难矣”的现象。求中医术之真，点滴积累、夯实基础、躬耕社会是博极医道的过程，只有打下坚实基础并学以致用，才能解除病痛，造福人民，“勿以恶小而为之，勿以善小而不为”。同时，现代社会发展对中医从业者提出了更高的要求，在求中医“术”之真的道路上，中医人可能要花费更多的精力，要想让古老中医在新时代中焕发光彩并被充分理解，医教研全面能力提升势在必行。

新时代中医人自我能力的培养要注重四能：能看病，能讲课，能科研，能写作。

能看病是作为医生的基础，基本能力必须扎实。从神农尝百草开始，中医学深刻体现着其基于实践的临床医学本质特征，这一本质特征决定了中医学人才的培养应首先重视中医临床能力训练，培养“能看病”的基础能力。能讲课才能将知识生动形象地进行传播，才能持续不断地培养更多真正的中医药传承者，树立中医药文化自信、传播中医药文化、建立良好的医患沟通关系，这些都需要良好的沟通能力。能科研才能解决临床未知问题，进而推动医学的发展，也才能向国际讲好中医药故事。虽说用现代技术解释中医存在争议，但这是现代人能听到的现代语言，中医人需要顺势而为，这也是未来作为高层次医学人才必备的能力。能写作才能以书面的形式传播知识，将好的医疗经验传承，将学问留给后人揣摩。

“四能”新医生的要求应该是志在发扬中医的当代中医人追求的目标。为了能看病，医者要主动向前辈学习，做书虫，做临床，在临床中历练，学以致用，服务社会；为了能讲课，医者要主动去不断历练，活学活用，将自身专长以语言形式向同事、患者传播；为了能科研，医者要敢于不断探索，培养创新精神，敢于直面医学难点，积极去为攻克难题深入开展科学研究；为了能写作，医者要在浩瀚的文献中研究揣摩，以严谨态度传播自己的学术思想，做到中医学的传承发展有我。只有锻炼四能、做到四能，医生才能够充分发挥自身才智，推动中医整体素质的提高和医学事业的不断进步，造福人民。

中医的根本是为了济世救人，“各承家技，终始顺旧”，分门别类，门派攻击，摒弃新知，不容时代，这都不是中医的本意，中医讲求因时制宜，顺应时代也是中医学因时制宜的内容之一。在东汉末年，伤寒的肆虐促进了医圣及其著作的诞生，而在明清时期，瘟疫的横行促进了温病学派的形成，中医始终是在解决人民疾苦、顺应时代的过程中不断发展。四能的锻炼，旨在培养全面的中医人，培养有真“术”的中医人。在中医之“术”的求真道路上，近十年来笔者不忘传承中医悬壶济世传统，以实际行动回馈社会，践行医者初心。笔者坚持寒暑假期返乡义诊服务百姓近10年，服务群众近2万人次，在南阳、济源两地产生了广泛影响，受到人民日报、河南日报、济源日报及河南广播电视台《民生大参考》栏目等官媒多方报道；并在抖音、微信视频号等公众平台获得5000余万的点击量，40万的点赞量，产生了较大社会影响，成为新时代青年医生服务社会、践行初心的代表，被官媒评论为“这才是真正的衣锦还乡”。而在科研上，我对中医理论研究、现代研究、思路研究等也笔耕不辍，近年来发表论文70余篇；担任10部中文期刊、3部外文期刊的编委、审稿专家。用自己的所学知识为父老乡亲解除病痛，用自己的所感所悟向社会传播中医内涵，这是我求真过程中莫大的荣幸，也是学以致用的过程。

3. 坚持守正创新，敢于迎难而上，求的是中医“行”之真

医学充满太多未知需要去探索，探索的过程就是发展与提升的过程，在求真的道路上，中医人究竟该怎么做？每个人都是自己人生的作者，是作者就会有江郎才尽的一刻，总会遇到各种难以解决的烦琐。遥记在求学早期，求真初期，我的求真之路也是历经坎坷。进入实验室，我总感觉手足无措，甚至每次简单的移液枪加样，都觉得如履薄冰；进入临床，又总会遇到各种难以解决的困惑，医疗系统不熟练，环境不熟悉，专业病种不了解，无法将所学与所见结合等。在这种情况下，我们要如何求真，如何守医学初心？个人觉得，这是求真之人必须经历的阶段，也是“行”之真的试炼过程。面对问题，即使困难如山，中医求真者要有“山不过来，我便过去”的气概。解决困难，我们要从改变自我开始，“不积跬步无以至千里，不积小流无以成江海”，直面问题，永不服输，这是求真者应有的品格。在求教中成长，在失败中历练，要坚信有锁就必定有钥匙，有问题就必定有答案。正如两弹元勋钱老所说，“世界上哪有秘密可言，任何问题，只要持之以恒，知识丰富了，总能发现其奥秘”，我们要坚信问题之所以没被解决，是因为人们在找到答案之前选择了放弃。笔者认为，中医人要有用哲学辩证思维的观点去看待问题的能力，树立“马克思主义的螺旋上升观、阴阳理论的对立制约观、五行学说的循环生克观”的“解决问题新三观”。问题和答案犹如阴阳的两面、五行中的生克双方，两者相互制约，相互克制，此消彼长。探索的脚步每走近一步，问题的长度就每减一分，问题终究会解决，但过程却非坦途，是一个螺旋上升的过程，前途光明，但道路崎岖。唐三藏西天取经，八十一难方得真经，求中医之真哪有俯首皆是，只有勇于探索，永不服输，并坚持用客观理性的态度看待问题，在复杂环境、艰难困苦中守住本心，我们才能在解决问题的过程中不断得到提升，才能求到中医之“真”。更多情况下，看待问题的角度、思维模式往往比过早的盲行更为重要，“马克思主义的螺旋上升观、阴阳理论的对立制约观、五行学说的循环生克观”，这一运用哲学思维解决问题的新“三观”应该为医学生所广泛应用，这既是面对问题时应有的乐观心态和成功的关键，又是勇于探索的力量源泉。

遥记研究生刚入学，作为科研小白的我接手的第一项科研任务就是大鼠脑突触体的提取，这项任务来自导师的国家自然科学基金项目，是课题研究的基础，但也因技术难度太高而成了研究的瓶颈，解决不了，剩余研究便无从谈起。为了解决这一问题，我曾查阅所有中文文献，只身前往北京、上海等有相关研究经历的科研院所求教，也曾不断发邮件与相关的作者联络，甚至在丁香论坛上求教解惑，但得到的答复均是因实验难度过大而早已停止研究工作。在别人看来，这一回复犹如晴天霹雳，但在我眼中，这一难题可能是机遇和挑战。我将“马克思主义的螺旋上升观、阴阳理论的对立制约观、五行学说的循环生克观”的“解决问题新三观”用于精神激励和实践工作，从第一篇技术文献读起，从第一种方法开始尝试。三个月的时间里，我看遍了国内外数百篇与此相关的文献，并从一百多篇外文文献中抽丝剥茧，而在此之前我从未接触过如此专业的外文文献。经过不懈的坚持，最终我成功总结出了突触体提取技术的发展脉络，并从无数次的失败中探索出了新方法，成功解决了研究瓶颈，并将新技术发表。经过此次历练，我从不知科研为何物到体会到科研的本质，并在硕博连读阶段先后在 SCI 及中文核心学术期刊发表论文 20 篇，两次实现南京中医药大学博士研究生国家奖学金到各类奖学金的大满贯。“马克思主义的螺旋上升观、阴阳理论的对立制约观、五行学说的循环生克观”是求真过程中的法宝，就是在这种精神激励下，我在求真道路上逐步实现成长，近 5 年来先后获批国家自然科学基金等国家级及省部级各类课题 10 余项，获批纵向经费 200 余万元。发表论文 70 余篇，同时被 10 部国内期刊及 3 部国外 SCI 期刊聘为编委或审稿专家，为中医药现代化及国际化贡献力量。医学道路是艰辛的，充满挑战的，想成为求真之人更是要在这条路上多付出数倍艰辛，同时医学道路是发光的，它以救人助人为使命，使从业者能从中获得强烈的成就感和无与伦比的心灵满足，是“真、善、美”的真实体现，辩证地看待问题并勇于探索才能欣赏医学顶峰上的人间至美。坚持守正创新，敢于迎难而上，是求真道路上的最好行为，此求的是中医“行”之真。

4. 心怀感恩前行，恪守医者初心，求的是中医“心”之真

在无数次的深夜静思中，我曾问自己，中医人的内心究竟该存有什么？是渊博的中医知识？是普救含灵之苦的医德？是为往圣继绝学的雄心？还是不为良相便为良医的意志？感觉这些答案都不全面，最后的最后，怀有一颗感恩之心成为我的追求，也是我认为的中医“心”中之真。感恩是一种谦卑的人生态度，更是一种人生品德，同时也是人生的航标。当一个人懂得感恩时，便会把感恩化作一种无穷的动力，实践于生活中，实践于生命中。在求真道路上，面对困难，也许会有人想要放弃，面对诱惑，也许会有人渐渐沉迷。作为青年人，若想保持清醒，不断创造成绩，常怀感恩之心是求真之路上的指路明灯。当你在校生活安逸，衣食无忧时，要知道是因为父母亲人在为你汗流浃背，默默付出，要学会感恩父母亲人；当你在学业上突飞猛进，有所成就时，要知道是因为各位前辈老师辛勤指导，为你打下了坚实的基础，要感恩师长；当你医术逐步提高，信心满满时，要知道是因为曾经的患者使你不断成长，要感恩患者；当你能够享受午后阳光，自在惬意时，要知道是因为有国家在为你排危解难，保驾护航，要感恩祖国。长怀一颗感恩之心就是那阳中之阳的不灭明灯，每当你遇到困难想要退缩时，父母、恩师、患者、祖国就是你坚持的勇气，前进的动力，斗志的来源，不愿消沉的念想。感恩父母，以自身成就以荣父母；感恩恩师，以传承中医以报恩师；感恩患者，以仁心仁术回馈患者；感恩祖国，以爱国热忱报效国家。心怀感恩前行，恪守医学初心，在求真的路上就永远不会迷失自我。

感恩之心之于我，有那么两件在家乡义诊时发生的让我眼含热泪的美丽故事。近期给学生讲课讲到传统文化何为孝道时，不由给他们讲起几年前的这两件温馨的小故事。五六年前，岳丈老泰山已退休，他日常不善言辞，但在我们夫妻求学时，每当老友聚集在公园下棋时，他总是忙碌不停，其实也没那么多的事情要做。当有人问道：退休了还忙什么？他话匣子便打开了，“还要供孩子上学哩，女儿女婿在读博士和博士后，得供他们上学”，说完在老友们的询问及夸赞中老人频频展露笑容，开始侃侃而谈，诉说我们的学业工作，这是父母内心的小幸福。继续想起大约七八年前，每次寒暑假回去，家里都门庭若市，门口成了停车场，正在奇怪为何有人知道我回来了。后来听父母讲起才明白，彼时爷爷还健在，每次听说孩子要回来了，曾经中风腿脚不便的爷爷总是满身是劲，提前数日拄着拐杖、笑容满面地去十里八乡告知老友，有几次步履蹒跚摔倒，却绝口不让父母向我提及。每当我端坐着给乡亲看病时，爷爷就安详地倚门而站，两眼眯成一条线，慈祥地看着我这个孙儿，这成了老人心中深藏的小自豪、小满足。如今爷爷虽已不在，但那笑容深刻在我的脑海。

当我把这两个小故事讲给学生，部分同学和我一样，眼中泛起幸福的泪花。对我而言，长辈的认可，父母的笑容，患者的信赖，让我深怀感恩之心，催我奋进，不敢懈怠。就如疫情期间我自掏腰包高价购药，免费给素不相识的全国各地人们发放，父母一百个支持，当有人因此受益时他们满脸幸福，回过头来再看何谓孝道已一目了然。《孝经》云："身体发肤，受之父母，不敢毁伤，孝之始也；立身行道，扬名于后世，以显父母，孝之终也。"立正身、行正道，身虽苦而父母安，这也算是作为医生的孩子对长辈特殊的孝吧。由此，更是想起张锡纯老先生的名言"吾人在古人之后，当竟古人未竟之业，若不能与古为新，俾吾中华医学大放光明于全球之上，是吾辈之罪也"。继绝学，救苍生，荣父母，光中医一脉相承，心怀感恩前行，恪守医者初心，这就是中医"心"之真！

每个人的人生都是一本书，起初这本书的内容只有一页，年岁长了，书的内容也渐渐多了，有了插图，有了起承转合，甚至有了波澜壮阔。而到了最后，有些人更多的则是内容无休止地重复、重复、重复……直到有一天戛然而止。这本书的命运就跟内容息息相关了：无聊重复的，可能因为某一页上有个笑话，能偶尔被提起，然后彻底忘却；内容丰富一点的呢，自然被提起的次数就多一些；能进图书馆收藏的，终究是少数。求真之路，是一个挑战自我、战胜自我、升华自我的过程，也是传承发展中医药事业的过程。如果把这些内容写在人生之书上，我认为学问无深浅、做人有高低是其第一章，它求的是中医"德"之真；在成长的道路上，务求学以致用、志做"四能"新医是其第二章，求的是中医"术"之真；在面对困难时，坚持守正创新、敢于迎难而上是其第三章，求的是中医"行"之真；而贯穿始终、催人奋进、点拨迷茫、启迪智慧的是心怀感恩前行，恪守医者初心，求的是中医"心"之真。求真不是名头，更不是空话，而是一种信念，一种精神，一种态度。中医之真在哪里？在基层临床，故要悬壶济世，学以致用；在现代科研，故要求同存异，因时制宜；在不屈之心，故要常想常念，心怀感恩。学问无深浅，做人有高低，求真需要怀一颗感恩之心，怀一颗济世之心，怀一颗中医之心，怀一颗传承之心去践行。中华上下五千年，有太多东西要传承、要发扬、要创新，作为中医人，中医药传承有责，守土有责，济世有责，要时刻以张锡纯老先生的名言"吾人在古人之后，当竟古人未竟之业，若不能与古为新，俾吾中华医学大放光明于全球之上，是吾辈之罪也"激励自我，扛责在肩，毫不懈怠，不断前行。若干年后再回首时，希望我们都会因现在的奋斗为自己的人生之书画上圆满的句号。

每个人的人生都是一本书，你读别人，别人也在读你，你读别人，更要读懂自己。

【特别鸣谢指导老师 韩新民】

不皎不昧，明理探微

刘文平（成都中医药大学　副教授）

我出生在一个中医世家，自幼耳濡目染，立志从医，本科就读于成都中医药大学中医学专业，毕业后辗转求学于北京中医药大学和上海中医药大学，分别从事《伤寒论》和《黄帝内经》的文献理论研究。博士毕业后，我有幸回到成都中医药大学工作，同年进入中医学博士后流动站，从事温病和热病理论方面的研究，现为成都中医药大学副教授，兼任四川省中医药学会中医基础理论专业委员会秘书、中华中医药学会学术流派传承分会青年委员等，目前主要从事《黄帝内经》的教学、科研及临床工作。

一、初涉医林，潜心文化哲学研究

中医理论内涵丰富、知识广博，古籍文献晦涩难解，需要扎实的传统文化功底与文史哲知识背景。初涉医林，我曾经一度潜心于中医文化思想和体用哲学方面的研究，硕士阶段，就曾以体用哲学为研究的切入点，以系统科学思想为指导，对阴阳五行概念的内涵和外延、人体的卫气营血、药食的精气形味、经方组方配伍规律、六经病整体的病机特点等，从中医基础理论到中医临床实践各个方面进行了深入阐释。撰写的《五行体用模型的构建及其意义》《中医理论体用思想科学性探微》等文章分别发表在《中医杂志》《中国中医基础医学杂志》等 T1 期刊上。虽然，现在看起来有些观点还比较稚嫩，但是在我学术研究的起步阶段，能够得到同行专家的认可，对我而言也确实是莫大的鼓励。后来我又在这个领域笔耕不辍，博士期间撰写的论文《体用范畴及其在中医学领域的渗透》发表于《中华中医药杂志》，并且荣获“岐黄杯”第九届全国中医药博士生优秀论文评选活动优秀论文一等奖；2023 年，撰写的《体用哲学视域下中医理论创新发展研究思路》一文获得《中华中医药杂志》第九届“仁心雕龙”卓越论文二等奖。

二、参古酌今，探寻中医理论真谛

《中西汇参铜人图说》载：“医之为道，古今异辙，中西殊途，聚讼纷纭，莫衷一是。”我对中医理论研究中存在的方法论错位问题一直比较关注。为了寻找适合中医理论特点的发展创新方式，厘清发展思路，为现代中医理论体系的完善和发展提供方法学支撑，我曾认真梳理了现代中医理论研究的主要方法，撰写了《中医理论研究方法论现状及策略》一文。文章中提出：中医理论研究必须坚持“中华文化”的主体地位，坚持中医理论的认知自信、理论自信、方法自信和疗效自信。在此基础上，吸收现代西方文明的科学元素，在临床实践中不断合理扬弃，从而不断趋近中医理论研究“真理范畴”的边界。此文曾荣获“第四届‘放眼未来·仁心雕龙’十大中医药优秀论文”。目前，我的中医理论研究主要围绕《黄帝内经》理论与文化思想研究、出土简帛医药文献研究展开。2023 年，我获得了教育部人文社会科学研究青年基金项目资助，实现了学院历史上教育部人文社科项目的突破。

三、唯精唯一，传承名老中医经验

清代医家程国彭《医学心悟》曰：“思贵专一，不容浅尝者问津。学贵沉潜，不容浮躁者涉猎。”我接触中医临床比较早，本科就读期间，每逢假期即随家父应诊。有些病情比较简单的患者，家父会让我先诊脉开方。记得有一个 10 多岁的小男孩患皮肤瘙痒，望诊见其全身大部分皮肤有粟粒状隆起，皮色不变。我马上想到《伤寒论》中治疗“面色反有热色者，未欲解也，以其不能得小汗出，身必痒”的桂枝麻黄各半汤，于是处以桂枝麻黄各半汤原方。家长见我年纪轻轻，药仅寥寥数味，面露愠色，但碍于情面，权且试服。两天后欣然来告：“服药后瘙痒及粟粒疹已退。”家父对我从事中医临床工作影响比较大，时时耳提面命，至今我在临床中碰到一些疑难杂症，常常要请教家父。工作以后，我有幸参与了谷晓红教授主持的科技部国家重点研发计划项目子课题“西部地区名老中医学术观点、特色诊疗方法和重大疾病防治经验研究”，开展名老中医“道术结合”全人研究。以此课题为依托，我系统整理了博士后合作导师、首届全国名中医张之文教授的学术思想和临床经验，并与其共同主编《张之文经验传承——温病学说诊治疑难病》一书，目前已由中国中医药出版社出版。此外，我还主持“张之文教授治疗顽固性失眠学术经验挖掘与整理研究”课题 1 项。执笔撰写的论文《关于中医活态传承建设的思考》发表于《中医杂志》，并且得到了中国中医药报等媒体的转载。

四、万里云天，铭记恩师谆谆教诲

回忆我的成长之路，博士导师王庆其教授对我的影响颇深。2017年，我考入上海中医药大学，有幸拜入王老师门下。遥想入学报到的次日，王老师即邀请我们至沪上家中，详细询问个人情况，针对我的研究经历和背景提出未来三年的研究方向，以及需要阅读的书目，并叮嘱我："读书人最重要的是精神追求，做学问要耐得住寂寞，要坐冷板凳，做真学问。"王老师对我寄予厚望，三年期间，我不敢有丝毫懈怠，读书、写作、跟诊、抄方皆倾尽心力、精益求精。忆及每次于龙华医院跟诊结束，老师体恤我们抄方辛苦，总是带我们吃一碗小馄饨，以安慰辘辘饥肠。师徒边吃边聊，或交流学术、分析得失，或谈论古今、品评时事，每于会意处开怀大笑、欣然忘食。"于无声处听惊雷，于无色处见繁花"，三年时间，我逐渐领悟到了老师的为医之道、为学之道和为人之道。

为医之道：王老师出身于嘉定六世岐黄之家，幼承庭训，后又承方药中、裘沛然等先生亲炙，融家学、师承和院校教育于一体，于医道颇有建树。老师从医五十多年，孜孜汲汲，勤于实践，潜心钻研临床，以善治脾胃病、心身疾病及疑难杂病著称。老师常告诫我们要"不做名医，但求做明医"。所谓"明医"，就是明理之医，"理"就是事物的义理、法则和规律。追求科学的真理，做个明白义理的中医，应该作为医生的终生心愿。

为学之道：老师治学勤勉、学识宏阔，虽年逾古稀，仍笔耕不辍。近些年，几乎每年都有新著问世，可谓著作等身。老师常常跟我们讲裘沛然先生提出的读书当"猛火煮，慢火温"。"猛火煮"就是说在初学某一经典时，应下苦功夫，要熟读背诵，旁搜远绍，求其广博。"慢火温"就是说对书中重要内容要反复吟诵，认真思考，领会其中道理，刮垢磨光，求其深邃。如此循序渐进，方能登堂入室。

为人之道：老师待人真诚、为人正派，有谦谦君子之风。他视学生如己出，待患者如亲人。忆及刚入学不久，有次在办公室帮老师复印资料，猛一回头，发现老师正端了两杯茶向我们走来，道："先吃口茶再干活。"老师之平易近人、蔼然可亲，可见一斑。每有外地来沪求诊的患者，老师总是不顾疲惫的身心，尽量为患者安排加号。老师常说"夫子之道，忠恕而已"，"尽己之谓忠，推己之谓恕"，尽自己的心是忠，用自己的心推及他人就是恕。对待事业要尽心，对待他人要推己及人，学会尊敬他人、宽容他人。学高为师，身正为范。在老师的言传身教当中，我受益匪浅，努力争取做到像老师一样仁者爱人、知行合一。

士不可以不弘毅，任重而道远！如今，作为一名青年中医、高校教师，我将继续在教学、临床、科研等方面精勤探微、明理求真。立足教学本职，秉持育人初心；躬耕临床实践，传承名医精华；回归中医经典，推动返本开新；做一个有教于学生、有功于学校的教师，有利于人民、有益于社会的医者。

【特别鸣谢指导老师 王庆其】

济世情怀与躬行实践碰撞下的寻道求真之路

——心悟岐黄：一个中医人的求知心旅与实践感悟

梁学振（山东中医药大学　副教授）

2016年，我考上了山东中医药大学中医骨伤科学博士，而在同年，我的父亲被确诊为股骨头坏死。当时因为是刚刚进入该领域学习，只知道这个疾病被称为“不死的癌症”，没有特效药物针对治疗，迷茫之中，我去咨询了我的导师李刚老师。老师一直致力于股骨头坏死的研究，听了我父亲的情况之后，他建议先保守治疗，写了一张药方给我。这张方子也就是我们至今一直在研究的补肾活血胶囊方。何其所幸，父亲坚持服用了一个疗程，病情明显好转，其间均采用中药口服、外治等手段进行保守治疗，迄今为止髋关节功能未受限。当时我查阅了大量国内外研究报道，大部分是缺乏治疗药物、病痛缠绵不愈等说法，而这些说法全被这一张小小的中药方给打破了，这令我大为震惊，也为中医药蕴藏的巨大能量赞叹不已。

2018年1月，机缘巧合，导师让我前往北京中国人民解放军总医院骨科研究所进行骨坏死相关课题研究。在这里，我接触到了更多前沿的骨科研究手段，并跟随彭江教授学习到了非常多的实验技术和理念，这无疑为我之后对股骨头坏死的机制研究打下了基础。读博期间，我的论文有幸连续两年入选“岐黄杯”全国中医药博士生优秀论文，这在学术方面给了我非常大的鼓舞，坚定了我在股骨头坏死研究方向的信心。

2019年博士毕业，我如愿入职了山东中医药大学，继续追随李刚老师进行股骨头坏死临床及基础的相关研究，立志为更多的股骨头坏死患者减缓病痛、带来希望。这大概也与我父亲患病的经历有关，作为家人真正经历过那种无助与痛苦，才会有推己及人的同理之心。由于股骨头坏死具有早期症状隐匿、诊断难查难辨的特点，临床上经常会被漏诊、误诊，甚至确诊后未采取有效手段，以致错过最佳的干预时期。门诊接触到的很多患者大都是一两年甚至年限更长才能得到系统治疗，部分患者不得不实施髋关节置换手术。他们当中很多人曾经有着很好的工作、很幸福的家庭，但是股骨头坏死让他们的生活陷入了泥淖。有的患者去过很多医院不能治愈，甚至用过一些民间偏方，最后不得已才尝试选择中医疗法。这让我深刻意识到，中医手段治疗股骨头坏死，还有很长的路要走。这不仅需要全民意识形态的转变和相关中医药知识的普及，更多的是对中医药治疗疾病机制的科学论证及深入研究。因此，在我的日常工作和生活中，我开始有意识地分配时间，将临床工作之余的更多精力集中到科研学习上。这也意味着我在安排工作时，会特别为实验设计、数据分析、文献回顾和学术交流等科研相关的事宜留出充足的时间和空间。我也在积极挖掘痛点难点，将日常临床工作中遇到的问题和挑战转化为科研课题，以此来推动医学知识的边界，并寻找更为有效的诊疗方法。此外，我还在努力提升自己的科研技能，包括统计分析、科研方法学及对最新研究趋势的了解，以便更好地参与到科研工作中去。

那么，如何平衡临床与科研呢？这两者之间又存在什么样的关系？我如何做才能更好地去达成目标？带着这个疑问，我在日常工作当中经历了不断尝试、反复修正，最终逐渐得到了几点感悟。首先，一方面临床实践与基础科研之间的关系具有互补性，中医临床实践提供了丰富的病例和治疗经验，为基础科研提供了研究对象和数据来源；另一方面基础科研则为临床实践提供了理论支持和新技术、新方法。临床实践的需求推动基础科研的发展，而基础科研的成果又不断反哺临床实践，两者相互依存，相互促进，这是一个动态互动螺旋式上升的发展过程。其次，在平衡两者之间的关系方面，确实是需要付出更多的时间与精力。我不仅在日常工作中寻找科研的灵感，合理安排时间，确保临床工作和科研活动都有投入充足的时间；还主动参与科研项目和组建团队，与同行建立合作，交流想法和经验，与大学、科研机构和其他医院的科研人员建立联系，寻求合作机会；我也努力把握每一个学习和成长的机会，保持对最新医学研究的了解，比如参加学术会议、研讨会和在线课程，以此来不断拓宽我的科研视野和深化专业知识；还有就是我也会积极申请科研项目资助，这不仅可以为科研活动提供资金支持，也是对我研究方向的认可，对自己科研知识和技能的有效提升。

耕耘必有收获，个人发展离不开团队。在个人成长的旅途中，我们或许可以独自跨过一些沟壑，攀登几座山峰，但终究难以独自面对那些连绵不绝的“峻岭”和广袤无垠的“荒漠”。团队的力量，就如同千年古道，连接着个体与外界，让智慧和才能得以交汇融合，创造出超越个体的辉煌。近几年，我们团队在李刚老师的带领之下，在骨科研究方面也有所成果。我个人也拿到了国家自然科学基金青年基金、山东省自然科学基金青年基金项目，以及一些厅局级课题，目前主持国家级课题1

项，省部级课题2项，厅局级课题3项；参与国家级、省级课题8项，厅局级课题11项；荣获山东省科技进步奖二等奖1项（第二位）、山东省优秀博士学位论文1项、山东中医药科学技术奖二等奖1项（第二位）、山东中医药科学技术奖三等奖1项（第二位）、山东医学科技创新成果奖三等奖1项（第二位）；以第一作者或通讯作者发表学术论文32篇，其中双核14篇、SCI11篇，累计影响因子41.028分，单篇最高15.3分。另外我也积极参与社会兼职，现任中华中医药学会精准医学分会青年委员、中国中医药研究促进会外治分会常务委员、中国民族医药学会骨伤科分会理事、中国抗癌协会中西整合骨及软组织肿瘤专业委员会委员、山东省医学会骨科学分会基础学组委员、山东省医学会手外科学分会青年学组委员。教学相长，2020年，我作为召集人组建山东中医药大学附属医院中医药防治骨代谢性疾病青年科研创新团队；2022年，在职称评定中顺利晋聘副教授，并获得硕士研究生导师资格；2023年，被评为齐鲁扁仓杰出青年人才。

回想走过来的路，李刚老师对我的影响之大，深邃而持久。无论是在攻读博士学位之时还是当下的工作中，他都给予了我莫大的支持。他从事中医骨伤科学医疗、教学和科研工作30余年，在临床工作中传承精华，守正创新，作为齐鲁中医药优势专科集群骨伤科集群负责人，创立并获批“齐鲁正骨流派传承工作室”，拥有“山东省有突出贡献的中青年专家”“山东名中医药专家”“齐鲁卫生与健康领军人才”“鲁卫工匠”等荣誉称号。然而，老师在工作、生活中数十年如一日，一贯平和谦逊、质朴豁达，给我们亦师亦友的感觉。他不是那种会在你耳边絮絮叨叨的人，但他的每一句话，都能直击心灵，让你在迷茫中找到方向。在临床方面，老师坚持实践出真知，鼓励我们多参与、多实践、多思考，尽可能地参与到手术、门诊当中。在教学当中，老师对待学问认真严谨，尤其注重培养学生学以致用的能力。他也是一位终身学习倡导者，鼓励学生将学习作为一种生活方式，不断地将新知识转化为个人能力。对待科研，老师从不马虎，从不妥协，他总是鼓励我们敢于提出问题，勇于挑战未知；他教导我们，每一个数据的准确性，每一个实验的重复性，都是科研诚信的基石。

某年小年，同门师生聚会，席间一小师弟问老师：“您是不是有特殊的经历或者情怀，才会选择股骨头坏死这个方向？”老师并未谈际遇，也未谈热爱。只是淡淡地说：“只是因为当年我的导师在做这个方向，所以我也一直在做。既然选择了这个方向，就要把它做好。”我记不得那天是哪一年，但始终忘不了这段平淡无奇的话。我时常在思考，我们中医药人终其一生所寻之道为何？所求之真又为何？有一天读到《道德经》中言：“天之道，利而不害；圣人之道，为而弗争。”又联想到导师曾经说过的那番话，忽而茅塞顿开。这所寻之道不就是天道与圣人之道，而所求之真不就是天之道的利而不害、为而弗争？王阳明留给后世的教诲讲："三不问，四不争。"不问过往，不问结果，不问人心；不争口舌，不争小利，不争面子，不争虚荣。在寻道求真的道路上，只有减少外在的欲望，才能朝向内心的审视。做学问也一定是顺应天道、有所作为，将一腔情怀经营成当下的现实，把有限的时间精力投入到无限的探索当中，方能有所收获。

唯有感同身受，方能摆渡他人。在探索求知的道路上，我如同一个接力者，承载着老师的期望，将他的智慧与精神传递给我的学生。我们现在讲的薪火传承，大概就是中医药历经千年，日久弥新的根源所在吧。也正是这种生生不息、绵延不绝的火种的传递，才构筑起中华民族文明的脊梁。

【特别鸣谢指导老师 李 刚】

求真之路

——求真学问，练真本领

柯诗文（江西中医药大学附属医院　副教授　主治医师）

求真是一种科学态度，也是一种精神境界。2018年5月2日，在北京大学师生座谈会上，习近平总书记对广大青年提出“求真学问，练真本领”的要求，希望新时代的中国青年以实现国家富强和民族复兴为己任，通过求真学问汲取新知识，通过攻坚克难练就真本领，为国家在各个领域走在世界前列而拼搏。

求真学问，练真本领，短短八字千金重。求真之路，当如《礼记·中庸》言：“博学之，审问之，慎思之，明辨之，笃行之。”若不能博学审问、慎思明辨，必定是真者为假、假者为真；若不能笃定坚持、知行合一，又何以“登高致远”。我的中医求真之路，从年少青涩到迷茫彷徨，再到如今的略知一二，其间遇到了无数的困难和挑战，也收获了些许经验，在此诚挚分享，望抛砖引玉。

一、博学筑基石

2007年，我考入江西中医学院，踏上中医求学之路，初揭中华瑰宝之面纱，浅尝华夏文明之博大，从阴阳五行，到脏腑经络，其中之奥妙，深深撼动着我。虽然当时学业繁重，但现在回想起来其实是一种莫大的幸福。如今已过17载，弹指一挥间，十年磨一剑，按照常理来说，在大多数行业中已经算得上是个行家了，但在中医界，大概才刚刚入门。说来略感惭愧，还记得刚刚毕业的时候，我能看一些病，也能开几服药方，但治病效果只能说中规中矩，别人治不了的病，自己也绝对是看不好的。想想也读了不少医书了，可治病本领总是不见增长，只叹：“读书难，读医书尤难；读医书得真诠，则难上加难。”

每当思及此，总是懊恼不已。刘良徛教授（以下简称恩师）总是教导我们，中医是一门活到老、学到老的学科，尤其是青年中医，正处于学习的黄金时期，要努力做到又博又专，克服浮躁之气，静下来多读经典，方能知其所以然。中医学不仅是一门治病救人的学问，还是文化和哲学，更是科学与技术，这种多元化的属性注定了在中医求真之路上，必须有“衣带渐宽终不悔，为‘医’消得人憔悴”的坚定信念。想想古时候的名医大家，还有很多现代名中医，他们有那么高的成就，没有一个是轻易成名的，都是博览群书、千锤百炼之后，方成名医大家。

二、审问求真知

在中医求真之路上，需要反复自省的问题有很多，但曾经最让我苦恼的问题莫过于中医的学问该如何去做？我曾反复审问自己，但总是找不到满意的答案，相信这个问题同样困扰过大部分的中医青年学子。

在攻读博士期间，我连续参加了第九届、第十届及第十一届的“岐黄杯”全国中医药博士生优秀论文评选活动。我的第一篇参评文章是《国医大师洪广祥教授温清并用治疗慢性阻塞性肺疾病浅析》，这篇文章的获奖让我深刻地认识到，深入挖掘名医大家的临证经验，不仅能提升自己的临床知识水平，还能在学术上得到广泛的认可。所以，第二年我再接再厉，以《国医大师洪广祥“中医救急”经验浅析》为题撰文并再次获奖。

连续两次获奖之后，我深知我只是站在了巨人的肩膀上，让我获得荣誉的，是大家对国医大师洪广祥教授学术思想的高度认可。所以在第三年参评的时候，我将博士期间的科学微观发现与中医宏观理论进行结合，撰写了《从肺间充质干细胞线粒体角度浅析全程温法治疗肺间质纤维化》一文。但是我内心却很纠结，是以这篇文章参评？还是再写一篇国医大师经验浅析呢？恩师看出了我的犹豫，鼓励我说年轻人做学问要勇于尝试！第三次的获奖，让我心中一直苦恼的问题得到了很好的解答，中医的学问该如何去做？只要这些探索是求真务实的，是符合中医独特理论色彩的，那就是值得尝试的。

三、慎思以守志

博士毕业之后，我入职了江西中医药大学附属医院，呼吸与危重症医学科。在临床工作之余，我基于前期研究基础，围绕温肺化纤汤和肺间质纤维化开展工作，获批了些许课题，发表了些许文章。然而，连续申请了两年，我都没能拿下大多数青年博士梦寐以求的国家自然科学基金项目。于是我开始左思右想，是我的研究方向有问题吗？是应该坚持下去？还是去蹭个热点方向？大概每一个“青椒”，在每年三月都经历过如此的“灵魂煎熬”吧。说出来有点羞愧，每当迷茫困惑之时，我就给自己“灌点鸡汤”，做学问哪可能一帆风顺，与其总是怀疑自己，不如在问题上多下功夫，经历一点挫折便摇摆不定，遇到困难就想着放弃，终将一事无成。如此，自我激励，坚定信念，慎思守志。幸运的是，我的坚持最终得到了国家自然科学基金委员会的认可。

如今，我常常思考，中医学在漫长的历史发展过程中，形成了完整的理论体系、丰富的实战经验、独特的诊断方法和有效的治疗手段，却因存在一些与西医学知识不相符或缺乏现代科学证据的部分而被认为“不够科学”。作为中医青年，我们能做些什么呢？该如何去解释其科学内涵呢？遵循西医学的科研方法是否真的合适呢？这些问题成了我的新烦恼，这大概就是事物发展的必然规律吧，旧的问题解决了，上升到新的发展阶段必然会产生新的问题。我想，中医的求真之路，也必然是在反复思考、解决问题的过程中不断前进的。

四、明辨分是非

我们在做学问的时候，培养是非观念、掌握明辨能力尤为珍贵，但这并不是简单地判断对错真伪。中医是一门包容万千、动态变化的学科，是非就像阴阳，是硬币的两面，要因事而论、因时而动。然而，有些学者提出，做学问的人要有独到的批判性思维，要勇于挑战自己，甚至敢于挑战权威。这个观点在部分学科可能是成立的，但在中医求真之路上，我持保留意见，要视不同情况而言。想起国医大师洪广祥教授对我们后辈的特别提醒：中医的东西，尤其是老前辈们的东西，大家不要去争论，应当先把它接受下来，接受下来之后再去实践、去求证，即“不争论，多实践”，名医是勤践、实干出来的，不是争论、包装出来的。如此可知，脱离实践、勤践，是无法真正做到明辨的。

此外，做学问的明辨是非，除了学问本身之是非，还有“大方向”“价值观”的是非。随着互联网和社交媒体的不断普及，如今各方面的信息变得极易传播，无论是无心之过，还是有意为之，都极有可能对中医的整体信誉造成负面的影响。作为中医青年，更应该懂得学术诚信的弥足珍贵，中医科研本就受到了来自诸多因素的制约，我们更要严格要求自己，不该为了研究而研究、为了文章而文章，而要为了解决临床实际问题、为了产出从无到有的原创性成果、为了推动中医药传承创新发展而研究。

五、笃行以致远

“笃行之”是中医求真之路的实践阶段，是博学、审问、慎思、明辨之后的笃定坚持与知行合一。再远大的理想，如果没有坚定的实践和务实的行动，没有逢山开路、遇水搭桥的勇毅，那永远只会是脑海中“到不了的远方”。文至此处，我由衷感谢我的恩师，所谓“大人不华，君子务实”，恩师但凡言及，必在实处，如此以身传教，胜过千言万语，以榜样的力量时刻提醒着我，要把事情做好，要求真务实，坚定信念，奋力拼搏，笃行不怠。

我从榜样中汲取奋进的力量，获得了一些阶段性成果。近年来，我主持及参与国家级和省级课题12项，其中国家自然科学基金青年基金1项，江西省自然科学基金2项；在SCI及北大核心等期刊上发表论文32篇，其中SCI论文7篇，中华中医药学会优秀论文4篇；先后获江西省科学技术进步奖二等奖1项，中华中医药学会科学技术奖三等奖1项，国家发明专利1项，计算机软件著作权1项，江西省科技成果2项，并在省部级以上创新创业大赛中获奖5项。

未来，我将以“求真学问，练真本领”为奋斗目标，以“博学之、审问之、慎思之、明辨之、笃行之”为行动纲领，计划以细胞之“阳”线粒体为基点，逐步展开“细胞器－细胞－类器官－肺组织－人体”的多维度研究，期望能探索出一些具备中医独特理论风格的原创性成果，并筛选出肺间质纤维化疾病标志性代谢物，最终为肺间质纤维化早筛试剂盒与中药新药的研发提供依据。

【特别鸣谢指导老师 刘良徛】

厚积薄发，厚土载木，我的求“真”之路

韦一佛（西安市中医医院　主治医师）

我叫韦一佛，是陕西人，我于2008年赴北京学习中医，在北京中医药大学度过了十个年头，在2018年博士毕业后又返回故里，于西安市中医医院脑病一科工作。

对于我来讲，我的求真之路一开始是懵懂的，而之后则愈加坚定。

我的家人学的都是理工科，父母是工程师，没有医学背景。当初我在高考结束填报志愿时，面对家人的疑问，中医还是西医？毫不犹豫地选择了中医，“西医永远是步人后尘，而中医方有我中华之特色”，这就是我当时心中朴素的想法。现在回想起来，真的要感谢当时懵懂却又莫名坚定的自己。

在学习过程中，我中规中矩、按部就班地上课，学校给我们提供了非常好的环境，我们的授课老师，都是临床及教学经验丰富的名师，名字至今活跃在各种教材上。学校的各种社团都非常专业，我参加的陈式太极社有外聘的专家张老师，为我们这些远离家乡求学的学子不仅提供了专业的指导，让我们打下坚实的基本功，更为远离家乡的我们提供了家的温暖；社团里的兄弟姐妹们也是志同道合，互相帮扶。还有书画社，我们常年在基础医学院楼的小屋里练字、作画，师兄师姐各个藏龙卧虎，不仅指导我们书画，还常常一起探讨临床病例处方；推拿社的前辈们邀请教授们进行授课，影印教材，甚至还有结业考试，督促我们学习，并规范我们的手法。现在想起，完全不会有乌烟瘴气的回忆，反而至今还感慨于前辈们提供的良好氛围，这是一代代传下来的岐黄精神。

校门口就是国医堂，里面的老师们不乏国医大师、名老中医，毫无保留地让大家跟诊，并悉心讲授。现在想来，因为自己的胆怯还有懒惰，只跟诊了一个学期。还有拥有海量古籍的图书馆，当时我确实在知识的海洋里如痴如醉。但是，注意，但是来了，当时的我刚入学，面对大学自由的环境，自主的学习氛围，还是用高中的那套学习方法，可能再加上一直以来胆怯的性格，主动跟诊和主动参与，这一点

做得并不好。这些问题，相信后面的部分师弟师妹们也存在，如果让我对现在的你们或者过去的自己说点什么，那么就是去拥抱过去的自己，理解现在的你们，如果我们能积极一点或者如果我们能鼓足勇气，利用周围的条件，会更好。

学校的学习紧张而有序地过去了，我又在东方医院度过了6年的实习时光，记忆中夜间的急诊楼，记忆中的门诊和病房，记忆中的300快，记忆中的蒲黄榆地铁站，还有……

医院的生活和学校完全不同，我依然是一个平庸慢热的人。按部就班地上课，听从安排选择科室与老师，听着师兄师姐讲八卦，考虑着未来的方向。在实习期间，周围的同学有开窍早的，也有像我一样盲目努力的。说来令人发笑，在急诊和同学值班的时候，我还像高中生一样，用着做笔记的那一套，每一个床旁重病患交班，都记录危急值、出入量、生命体征，说得头头是道，带教老师也很满意，但是仅此而已。我不会再深入，更不会分析，老师确实也跟我讲了面对患者如何考虑、怎么处理，可我就是没有感觉。直到有一天，和我舍友，一个比你聪明又比你努力的人，一起值班，听她口中念叨："刚才我给这个患者查了电解质，我得看看结果……他这个有问题啊……我得进一步查查或者我得补一补……"不怕大家耻笑，我真的是在那一刻才开窍，原来这就是我们要关注的，这才是临床思路！后面我多次听她分享，"我的带教老师夸我病历写得好，这个患者……应该……"，我才慢慢思考了病历书写、患者处理流程等问题，可能学习就是这样一刹那吧。我暗自安慰自己：虽然不如我的同学那么有灵性，但是慢慢进步，如能厚积薄发，也好。

研究生阶段，非常有幸，我能进入陈志刚老师门下，完成我硕士、博士阶段的学习。老师带我们的时候毫无保留，最喜欢在门诊时就着病历将中西医鉴别诊断、治疗原则对我们娓娓道来，我当时脑海里就一个词"真厉害"，现在学会了，原来这就是"学贯中西"！组会时老师与我们探讨，头脑风暴，真的受益匪浅。每每在我实验遇到瓶颈时，老师都会给我指出方向，与我们探讨，并且和我们一起学习文献，教会我们思考的方法，在讨论中尊重我们的意见，平等交流，常常在会议结束后，我的头脑里就会冒出很多新的想法。我始终感激他为我打开了一扇新世界的大门——帕金森病的临床及实验研究。曾经的实验室里，还记得中药组指标有阳性结果，并能揭示相当的临床意义时我的欣喜，与老师、师姐汇报时大家的激动，以及为后续研究的筹划。而我能在现在工作阶段仍有一些小课题延续当年的研究，还有我面对帕金森病患者分析其症状，让患者觉得"就像在家里安了监控"一样，这跟老师的教导、当时的积累分不开。还有我的师姐，为我的学习操碎了心，在我没能及时关注患者检查结果或者犯了错误时的严厉批评，还有为我课题、学业的操劳，甚至在我与各个科室打交道时的悉心教导，现在想起来仍旧感动。还记得师姐在我毕业前夕对我说：“你还能睡着觉吗？每天晚上我想着你怎么毕业都睡不着觉！”想着当时的我给师姐添了不少麻烦，但也真心感激师姐对我的付出。现在的我也带学生，上行下效，将心比心，自问我还算是个负责任的老师，我会将一切美好留给他们，也衷心希望他们能学有所得。

毕业阶段，我面临留京还是回乡的选择，有过纠结，但终有决定，我选择了在西安市中医医院脑一科工作。这里的老师、前辈非常好，感谢西安市中医医院王晓燕教授和吕富荣教授，她们待我似自己的学生，每每有新的心得体会就在查房中毫无保留地告诉我们。更重要的是，在这里，我找到了一直寻求的答案和未来努力的方向。

求真之路，何为“真”？《素问》有《上古天真论》《至真要大论》等篇章，无一不说明“真”的重要性，在我看来，“真”就是真理，就是纯粹。

在中医求真的路上我们一直在前行，感谢王老师和吕老师，她们耐心指导我和研究生们，从临证入手，使我们的临床工作取得长足的进步。她们的毫无保留、积极引荐，为我打开了另一扇中医世界的大门，她们带领我们拜访了另一位名师——南方医院古中医疑难杂病中心、“李可中医药学术流派国家传承基地”的主任吕英教授。

今年伊始，我有幸在南方医院古中医疑难杂病中心、“李可中医药学术流派国家传承基地”进修。李可老中医，溯源求本，让如今的中医之路得以重回汉代以前古中医的本源，更用一生的奋斗为我们保守住纯中医治疗急危重症的阵地。在世人纷纷误解，甚至以“哗众取宠”“博得眼球”等字眼抨击、诋毁之时，他仍然坚持本心，潜心钻研，只为能重回古中医之路，并利用纯中医手段治疗急危重症，攻克世界医学难题！我想对上学时的自己说：我们在学校的学习中，面对各种流派，常有主观看法，希望我们面对所有的事情，能了解学习之后再下判断，水满则溢，虚怀若谷方能不断进步。

感谢吕英教授及基地团队的各位师长对古中医理论的传承和锲而不舍的发扬，正是通过他们的不懈努力，逐步为我们揭开了古中医学神秘的面纱，才使更多的人认识、理解了古中医之路。李可老先生是医易大家，他的理论对于我们初学者来说有时晦涩难懂，都是吕英教授及基地师长娓娓道来，为我们答疑解惑。

吕英老师授课时曾专门为“扶阳派”“正名”：“李可中医药学术流派国家传承基地”之名，仅仅为传承李可老先生之思想，因年运所致，前些年附子用量宜多，因此给大众造成了“扶阳”之象，但实则并非李可老先生临证一贯之法。“扶阳”实际意义为“扶离位之阳”。正是由于吕英教授及基地各位师长的不懈努力，才将李老学术思想原貌向世人呈现。为了中医传承，吕英教授将古中医临证之道，将“气一元论”指导思想，毫无保留，公之于世。吕英教授及基地师长的各种公开著作，对于“气一元论思想”从思想的阐述，到方药的释义，无一不倾囊相授。都说中医不传之秘在于药量，书中不仅每个处方都标明用量，更是专门讲述了黄芪等药物用量的“秘密”。老师们为了推动中医学的发展，非常坦荡！

此外，相对于老师们的努力，我深感惭愧！基地的各位老师们，又是一些“比你优秀的人还比你努力”。每天如此繁忙还认真读经典，每日复盘，日日精进，我们有着如此好的条件，又有什么理由不去努力呢？

2020—2022年，三年的疫情更考验了我们学科，也考验了我们中医人。尤其是经过2022年底那次举国难忘的疫情，所有中医人的无私奉献，甘露化毒方及清瘟败毒方等各种方法毫无保留地传授，我们共同努力战胜了疫情，更坚定了我们走中医之路的信心，也使我们坚信：我们正在走的医路是一条正确的道路！

与此同时，我们也能看到，目前仍然存在一些抹黑中医、不和谐的声音，放在以前，也许我会以为仅仅是学术争鸣。但面对大环境，面对如今的国际形势，随着我们国力日渐强盛，面对复杂的国际舆论形势，重大疫情又见我们的大国担当与大国底气，但针对疫情的谣言尘嚣日上，我们更能体会到“帝国主义亡我之心不死”的严峻形势。有些话只有当我们真正置身其中，真正经历，才能理解，经历过抗击疫情众志成城，经历过中医方舱救死扶伤，见证了我们所做的一切后，面对前辈那一句“振兴中医，舍我其谁”，才明白这并不是一句空口号，而是一幅鲜活的画面。前辈们在书中奋笔疾呼：“呼吁老中青三代中医起而雪耻，不要自卑，不要妄自菲薄，不要自甘平庸。要充满自信心与豪情，走中医自身发展的道路，攻克世界医学难题。”可见的是自己心底的一片赤诚，我辈谨当努力，为中医事业克尽微力！

李可中医药学术思想七大要点中提出，回归汉代以前的中医之路，用《神农本草经》《黄帝内经》《难经》《伤寒杂病论》四本经典指导下的理法方药诊治疾病。在既往的研究中，我在中医药治疗帕金森病的临床及实验研究中积累了部分思路及成果，通过在南方医院的进修学习，我将以古中医理论作为临床指导，进一步展开与帕金森病相关的研究，期待在临床及科研中的更进一步。

所谓“朝闻道，夕死可矣”，感谢我求真之路上的老师们，作为领路人为我打开一扇扇认识新世界的大门。我们要更加努力地学习，充实自己在学习中的“土”气，这样才能“益土载木”，让我们这些中医小树苗茁壮成长；这样才能“厚土伏火”，沉淀自己，避免急于求成；同时“火生土”，让我们在中医前行之路上生生不息！

期待未来的求真之路更加接近真理，用中医手段在中华民族伟大复兴的征程中贡献自己的力量，这，是属于我们中医人的“战场”。

在此，再次真诚地祝福“全国中医药博士生学术论坛15周年活动”顺利举行，感激各位老师的一片赤诚！

致以最庄重的敬礼！

【特别鸣谢指导老师 陈志刚】

漫漫学医路

童　楠（北京中医药大学东直门医院　主治医师）

时光如梭，转眼即逝，博士毕业后，走出校门，我已在临床工作五年有余，由医学生成为了医生，步入盼望已久的临床工作。穿着白大衣、带着听诊器，每天忙碌而有条不紊地穿梭在病房、门诊、会诊的路上，一路走来虽然“医龄”不长，但回想起来，在漫漫的学医路上，有苦、有乐、有付出、有收获……唯有勤奋才能补拙，努力就不后悔！

我的童年是在医院中，与同样是医护人员的孩子们扮演“医生”与“患者”诊治疾病中玩要度过。从小爱好绘画的我，总是幻想长大后能成为“画家”，看尽这世间的一切美景，拿着手中的笔墨，绘画出一切美好。奈何我却有一个“铁杆中医粉”的父亲——第二届全国名中医童安荣主任，自己喜欢中医不说，还希望我“子承父业”，就这样，我在父亲的“专断强制”下被迫学习中医，本硕博一读就是十余载。面对不计其数的医学书籍、枯燥难记的医学术语、背不完的中医经典，我彷徨过、后悔过，甚至一度埋怨起了学中医的父亲。每每这时，父亲总是哈哈一笑，并鼓励我说：“学医没错，医者治病救人，你会逐渐意识到它的价值。”上学时，每逢假期回家，父亲会要求我跟随他出诊学习，并且时不时提问我中医知识：“《素问·经脉别论》中如何描述水液输布？”“如何理解‘病痰饮者，当以温药和之’？”“这个患者如此典型的症状，你考虑一下应该用什么方药？”“实脾饮的药物组成都有哪些？”“这个中药方里有药物配伍禁忌，十八反、十九畏不记得了吗？”诸如此类问题……让我原本期待的假期生活更加忙碌紧张。但正是因为父亲不断地鞭策，才逐渐让我理解中医经典的重要性。无论是日后的考研、考博，以及临床工作，都需要扎实的中医功底。

宝剑锋从磨砺出，梅花香自苦寒来。父亲既是我的家长，也是我学医路上的导师。十余载的在校学习，不断努力，使我逐渐成长。硕士期间，我有幸师从中国中医科学院广安门医院内分泌科倪青主任学习；博士期间，我有幸师从中国中医科学院望京医院张宁主任学习。两位老师有着认真负责的态度、精湛的医术、高尚的医德，设身处地为每一位患者着想，用无私的奉献和真挚的关爱，赢得了患者的信任和感激。他们不仅教会我很多专业知识，更使我热爱中医，体会到“医者仁心”的重要性。在读博士期间，我曾作为优秀学生赴澳访学，自信地将祖国的医学传播给热爱中医的国际友人。临床工作后，面对不同患者的不同疾病，我才深刻体会到了什么叫做“但见一证便是，不必悉具”“夫病痼疾加以卒病，当先治其卒病，后乃治其痼疾也”“观其脉证，知犯何逆，随证治之”，逐渐领会到中医经典的奥秘。如今在日常带教中，面对一批批新入科的学生，我能自信地在教学查房、病历讨论中，将中医经典与临床结合，鼓励学生熟读经典；并且，在我院青年医师病历讨论赛中，我恰如其分地将中医经典灵活应用与病历结合，并获得比赛的一等奖。每每这时，我深刻感受到父亲让我熟读中医经典的良苦用心，同时更加感谢曾经教授我知识的每一位老师，正是他们的严格要求，才让我有了更加扎实的基本功。

然而作为“小大夫”的我，也时常会受到患者的一些质疑，有的患者甚至恶言相向，一度让我委屈到泪崩。遇到委屈时，给父亲打电话寻求安慰，他会给我讲述他年轻时同样的经历，更会语重心长地教导我：“学医是辛苦，不仅需要勤奋的学习和坚定的恒心，还要有对这份职业的热爱。人一定要坚强点，擦干眼泪，坚定目标，继续前行。”面对质疑，要有一个强大的内心，“千磨万击还坚劲，任尔东西南北风”，乐观向上，不断学习、提高自我能力，或许这就是每一个年轻医生成长的必经之路吧。

新冠疫情来袭时，身为医务工作者的父亲和我，义不容辞地穿上了隔离服，投入到抗击新冠疫情的工作中。独自一人在北京抗疫的我，积极投入到核酸采集的工作中；而年过半百的父亲参加完家乡抗疫工作后，又作为中国政府赴沙特、科威特抗疫医疗专家组成员之一，远赴沙特、科威特指导新冠疫情防控工作。远隔千万里的我们，只有通过视频进行沟通。看到两鬓斑白的父亲，身穿隔离衣在一线工作，我心疼不已。但他总会告诉我，中医药在减轻临床症状、提高治愈率等方面发挥了积极重要的作用，坚信中医药抗击新冠疫情有效，一人一方，精准施治，疗效明确。

初学医时的我，对医学充满了憧憬和好奇；我渴望能够掌握生命的奥秘，去帮助那些受疾病困扰的患者。随着时间的推移，我逐渐意识到在学医这条路上，没有任何捷径可言，唯有勤奋才能补拙，要用心领悟经典，重视和加强对中医经典的学习，并将经典与临床相结合，才能更好地提高疗效。医学是需要不断学习和探索的学科，十年磨一剑，当你选择医学这个职业时，就要树立终身学习的目标。博士毕业只是拿到了一把打开医学殿堂的钥匙，面对浩瀚的医海，还需要不懈学习、努力和奋斗。如今，特别是面对不同患者的不同疾病，继续探索、学习、研究是我的下一个目标。临床工作中偶遇疑难重症，咨询作为“上级医师”的父亲，他总是会认真地为我答疑解惑。忙碌工作的我，只有过年才能回到老家陪伴父母。逃离繁忙的北京，回到老家后，难免会偷懒赖床的我，早上起来，会看到一个早起认真背诵中医经典的父亲。是的，这个已学医四十余年的父亲，依旧坚持每日温习中医经典，这让想要放松、休假的我自愧不如。父母给予孩子最好的教育就是言传身教，正是多年来父亲持之以恒的学习精神，督促我努力探索、学习，才使得我取得了一定成绩。目前我以第一作者身份发表核心期刊论文 14 篇，主编书籍 2 部，参编书籍 7 部，今后我将更加努力以提高自己的综合能力。

路漫漫其修远兮，吾将上下而求索。忙碌的临床工作没有击垮我的梦想，看到自己的付出逐渐得到越来越多患者的肯定，一面面锦旗，让我坚定，漫漫学医路，努力不后悔！未来临证的路还很长，我要更加用心做好临床的工作，以诚心对待每一位患者，不忘初心，坚定前行。

【特别鸣谢指导老师 张　宁】

传承创新探尿酸，研用菊苣助临床

王　雨（北京中医药大学　讲师　教学科研型教师）

王雨，女，籍贯江苏泰州，中共党员。2014 年，我有幸进入北京中医药大学中药学院临床中药学专业学习，师从国家中医药传承与创新“百千万”人才工程岐黄学者（临床型）、全国优秀科技工作者、首都名中医张冰教授。在恩师张冰教授的悉心指导下，我长期在中药防治尿酸代谢性疾病领域求真探索，其间顺利获得临床中药学硕士、博士学位及中药学优秀博士后。目前，我就职于北京中医药大学临床中药系，任教学科研型教师。

得益于恩师张冰教授“医－药－研－教”的全面教诲及在课题组里的深厚科研积淀，我潜心寻求尿酸代谢性疾病临床前沿之真知、探求中药防治尿酸代谢性疾病效用机制之真理、研求中药菊苣防治尿酸代谢性疾病临床转化之真用。经过十年传承创新之求真路，我主持国家自然科学基金青年基金项目、中国博士后科学基金面上项目等课题 6 项，参研教育部重大新药创制、国家自然科学基金及北京市自然科学基金项目 7 项；发表论文 70 余篇；获中国民族医药学会科学技术奖一等奖、中华中医药学会科学技术奖二等奖、“岐黄杯”全国中医药博士生优秀论文一等奖、仁心雕龙学术论坛卓越提名论文奖等奖励 13 项；获授权国家发明专利 4 项、软件著作权 1 项；任中华中医药学会中药基础理论分会青年委员、中华中医药学会中药药物警戒与合理用药传播专家、中国民族医药学会大数据与人工智能分会理事，由一名临床中药学研究生成长为青年科研工作者。

一、求真知：寻尿酸代谢病临床前沿认知，创新关注尿酸盐沉积关键环节

尿酸代谢异常是导致我国第二大代谢性疾病——高尿酸血症的主要病因，亦是诱发临床难治性疾病——痛风性关节炎的生化基础。但临床中仅有 5% 的高尿酸血症患者会发生痛风性关节炎，且部分患者痛风性关节炎急性发作时，并未见血尿酸

的显著升高，由此，时常引起我对高尿酸血症与痛风性关节炎疾病认知及临床诊疗的困惑。

针对于此，我在硕士阶段完成高尿酸血症病理、病机研究的基础上，受张冰教授的指点与鼓励，于博士期间进一步开展了高尿酸血症及痛风性关节炎病理关联的探索。通过系统梳理临床相关诊疗指南及专家共识，并结合实验中高尿酸血症存在有尿酸盐结晶、无尿酸盐结晶两种状态的研究发现，我提出了“尿酸盐沉积是关联高尿酸血症及关节痛风的关键病理环节”，这与同时期国际痛风、高尿酸血症和晶体性疾病学术组织（G-CAN）的认知具有一致性。随后，为了突破有效阻断高尿酸血症、早期防治痛风性关节炎的疾病治疗瓶颈，我选择继续在张冰教授课题组开展博士后研究工作，着眼于尿酸盐沉积的形成，发现确认了“高血尿酸是尿酸盐沉积的生化基础，低度炎症是促尿酸盐沉积形成的关键因素”，并进一步地拓展尿酸盐沉积部位（关节、内脏），丰富了对高尿酸血症、痛风性关节炎、尿酸性肾病等尿酸代谢病的进展性、反复性疾病特征的认识。相关研究被授予国家发明专利 1 项，支撑主持国家自然科学基金青年基金、中国博士后科学基金等课题 6 项，并获核心期刊专栏报道。

二、求真理：探中药整合论治尿酸代谢病机制，发现菊苣“单靶多效”调控特点

菊苣是张冰教授临床防治尿酸代谢性疾病的常用药，既是我国《药典》收录品种，亦是维吾尔族习用药物，其味苦、咸，性凉，具有清热退肿的维药功效实践，以及祛湿利尿的中药功效发展。本课题组前期工作已明确了菊苣具有较好的降高血尿酸、抑制尿酸盐沉积、抗尿酸性炎症效用，这与张冰教授“健脾促运降尿酸 – 祛湿化浊抑沉积 – 解毒通滞抗炎症”的整合论治尿酸代谢性疾病临床策略相一致。

为阐明中药菊苣防治尿酸代谢性疾病的临床优势效用，我跟进国内外尿酸代谢性疾病理论研究前沿，开展菊苣效用机制的深入探讨。在硕士期间，我明确了，菊苣通过调控“肠 – 肾”双途径尿酸转运蛋白 ABCG2（ATP binding cassette subfamily G member 2），发挥促肠道、肾脏尿酸排泄的降高血尿酸效用。在博士期间，我进一步结合 ABCG2 可同时介导尿酸转运及炎症反应的生物特性，阐释了菊苣调控“肠 – 肾”ABCG2 表达以促尿酸排泄、干预关节滑膜 ABCG2 表达以抑制炎症反应的降尿酸、抗痛风性炎症的标本兼治效用。在博士后期间，我创新切入 ABCG2 靶向分子轴，探讨了竞争性内源 RNA 网络可能是菊苣调控 ABCG2 抑制尿酸盐沉积的重要机制。基于上述中药菊苣对“肠 – 肾 – 关节”组织中 ABCG2 的调控作用，结合菊苣

“降尿酸－抗沉积－抑炎症”的临床及实验效用实践，我创新提出了中药菊苣对尿酸代谢“单靶点－多效用”的调控特点，目前持续性的研究探索仍在开展。相关研究成果已完成科技成果登记，同时，我也获得了中国民族医药学会科学技术奖一等奖、“岐黄杯”全国中医药博士生优秀论文一等奖、仁心雕龙学术论坛卓越提名论文奖等，获国家发明专利 3 项，发表相关学术论文 70 余篇。

三、求真用：研菊苣抗尿酸代谢病临床转化，建中药降尿酸研发技术平台

高尿酸血症、痛风性关节炎、尿酸性肾病等尿酸代谢性疾病具有高发性、进展性、难治性特点，其临床防治受到广泛关注。但受限于尿酸代谢性疾病防治药物的局限，目前其临床治疗多为单一阶段性干预，如采用降尿酸药物、抗炎镇痛药物进行各阶段的对症治疗，但往往难以实现对代谢性疾病病程进展的有效阻断，且联合用药可能存在心肝肾损害的安全风险。中药菊苣不仅具有较好的防治尿酸代谢性疾病的临床及实验优势效用，且亦是药食两用品，具有较好的安全性。基于此，我在张冰教授指导下，以菊苣调节尿酸代谢研究为基础，积极开展了中药菊苣防治尿酸代谢性疾病的成果转化。我作为团队负责人获北京地区高校大学生优秀创新创业团队一等奖、中国国际“互联网＋”大学生创新创业大赛北京地区二等奖等创新创业奖励 4 项。

同时，基于菊苣防治尿酸代谢病的转化研究，我作为科研骨干创建了具“特色模型－特定器官－特征成分－定向靶点－综合效用评价”五层次的中药降尿酸特色研发技术平台。在特色模型层次，有与人类尿酸代谢途径一致、病因相近的高嘌呤饮食诱导的高尿酸血症鹌鹑模型，具自发性尿酸盐关节沉积特点的痛风病鹌鹑模型，以及尿酸盐肾脏组织沉积的尿酸性肾病大鼠模型等。这些特色模型被多部工具书收录，被授予中国实验动物学会 B 级动物模型称号，获授权国家发明专利，并被收载于我国国家人类疾病动物模型资源库。在特定器官层次，综合“肠－肝－肾－关节”靶器官在尿酸代谢中的关键作用，为中药调控尿酸代谢活性成分的一体化快速发现和筛选评价提供载体。在特征成分层次，以体内移行成分为基础，形成了“药物成分谱确认－入血成分群分析－降尿酸药效成分垂钓－体内处置考察”的活性成分表征技术。在定向靶点层次，整合尿酸代谢多器官，形成尿酸生成靶标集群（XOD/ADA/CNT2/GuDa/PNP/5'-NT）、“肠－肾”尿酸排泄靶标集群（Glut9/ABCG2/URAT1/OATs），以及炎症通路（NLRP3、TLR4/MYD88、NF-κB）等靶点网络。综合效用评价层面是基于前四个层面，围绕尿酸代谢性疾病病程进展，发现、评价、

阐明中药调控尿酸生成/排泄、抗尿酸盐沉积、抑制炎症反应的综合效用。该中药降尿酸研发技术平台已被应用于多个中药提取物、中成药调节尿酸代谢作用研究。相关成果获中华中医药学会科学技术奖二等奖，已支撑降尿酸抗痛风中药创新药获临床批件1份，现正服务于菊苣中药创新药的研发评价。

四、思考与展望

回顾十年中医药科研求真之路，有困难、有幸运、有挑战、有收获。困难在于中医药效用之奥妙博深、临床疾病进展之复杂变幻、我于岐黄之渺小一隅，尤记初涉杏林之步履谨慎、初识本草之迷茫无措，幸得恩师张冰教授指点，为我拨迷雾于临床问题、指方向于尿酸代谢、聚力量于中药菊苣。挑战在于尿酸代谢性疾病表现异质之临床困惑、安全有效治疗之药物局限、中药临床优势效用之阐释不足，幸有恩师张冰教授传授指引，“中医药科研需以临床问题出发，并回归临床”是恩师常予我的教诲，中医药之求真，是必求以真知、真理，更是求以真用，起惑于临床必要解惑于临床，方不负中医药求真之心！十年之期是节点，亦是起点，我将继续秉承恩师之教诲，在中医药传承创新之求真路上继续前行！

【特别鸣谢指导老师 张　冰】

求真慎思针砭术，笃行不倦岐黄林

赵晋莹（长春中医药大学　教研室秘书）

“健康所系，性命相托。我志愿献身医学，热爱祖国，忠于人民，恪守医德，尊师守纪，刻苦钻研，孜孜不倦，精益求精，全面发展；我决心竭尽全力除人类之病痛，助健康之完美，维护医术的圣洁和荣誉。救死扶伤，不辞艰辛，执着追求，为祖国医药卫生事业的发展和人类身心健康奋斗终生。”2008 年，我怀揣着对中医的无限向往和憧憬走入了长春中医药大学，开启了针灸推拿专业的本科学习。求学 12 载，2020 年，我作为一名教师站在长春中医药大学的讲台前，为针灸推拿专业的本科生传道、受业、解惑。在这 16 年于长春中医药大学的学习、工作生涯中，我从初入杏林的懵懂到再入杏林的毅然，唯一不变的是在针灸的临床、科研、教学方面，我都未曾停下脚步。

一、初出茅庐入临床

2011 年，学校安排针灸推拿学专业的本科生进入课间实习，我来到了长春市中医院骨伤二疗区，跟随严岩老师进行临床实习。严岩老师出身于中医骨科世家，在治疗骨伤科疾病时有独到的见解。在临床实习中，我见识到了 X 线下柯莱斯骨折的精准复位、凌晨 3 点手术台的灯火通明，更是在老师的鼓励下第一次给腰椎间盘突出症患者施行了针灸，第一次给眼皮损伤的工人患者进行无菌缝合，患者要求不打麻药，我紧张得手一直抖，还弄掉了第一个缝合针。严岩老师鼓励我给患者继续缝合并协助我打开了第二个无菌包，我平复心情继续缝合，患者疼的额头上已经渗出细密的汗珠却一声不吭。课间实习让我看到了针灸推拿在临床疾病中与学校内理论知识的不同之处。患者生病时的焦虑不安、康复后的喜形于色，更加坚定了我本科毕业后要考研、从事针灸推拿临床工作的决心。

2013 年，我迎来了读书生涯中的第一个打击：考取长春中医药大学针灸推拿学专业研究生以距离分数线 5 分的差距落榜。在开启考研“二战”之路的同时，我有幸到长春中医药大学附属医院二部脏腑病推拿科作为医务工作者开展针灸推拿的临床工作。作为刚从学校毕业走入工作岗位的针推新人，我心中最大的疑问就是：女生到底能不能做推拿？答案是肯定的。脏腑病推拿科以女性患者为主，常年收治内科疾病的患者，以推拿为主，采用针推结合的方式进行治疗。从跟随主任出诊到可以独立接诊患者的医生，我每年门诊及疗区住院患者达到百余人，常常为更年期妇女解除病痛，经我诊治的患者无不竖起大拇指，一传十、十传百，患者们曾亲切地称我为“赵一针”。在针灸推拿的临床工作中，经验的积累不仅增强了我的专业技能，还使我常常能对患者的心情感同身受：我能感受到患者在面对疾病时的痛苦、无助与焦急的心情，也能感受到他们病情好转时的感恩与喜悦。作为针灸推拿的临床医生，我们不仅仅是中医药事业的奉献者，也是获益者，这份事业在成就我们自身价值的同时，也为祖国的医疗事业贡献了一份力量。

二、笃志不倦为科研

印象最深的是 2014 年 3 月 1 日，我刚刚与长春中医药大学附属医院二部脏腑病推拿科签订完用人合同，便接到了可以查询考研初试成绩的通知。成绩出来后，我给王富春教授打电话，表达了我想继续考取他的研究生的决心，在王富春教授的鼓励下，我边工作边读研。每周日上午我都去跟诊，虽然跟诊的时间很短，却能感受到老师无微不至的关怀，老师会问我：“最近在二部的患者多不多？论文写没写？写得怎么样了？”师门的师兄师姐、同门小伙伴在老师的带领下进行着国家重点基础研究发展计划（“973 计划”）的实施工作，我只能利用下班后回学校的时间做一些辅助的工作，心里常常觉得非常抱歉，师兄师姐和同门的小伙伴承担了很多我的工作并一直鼓励着我。3 年的硕士生涯非常充实，王富春教授教我们怎样“做人、做事、做学问”，让我感受到了“王者之家”是一个团结友爱的大家庭，这是一个不断向上、坚持奋斗的集体。三年求学生涯使我渐渐地形成了自己的研究方向和初步的研究设想，并围绕“单穴与腧穴配伍”开展了治疗失眠的临床研究，临床研究告诉我：针灸对我来说不单单是一种临床的治疗方法，更有客观而真实的数据证明了针灸治疗失眠是安全有效的。在硕士研究生期间，我发表学术论文 4 篇，参与编写学术著作 5 部。还记得第一篇论文是老师拿着笔带着我逐字逐句修改的；还记得收到被北大核心期刊收录第一篇文章的录用通知时，老师的眼神里充满了鼓励；还记得第一次把书稿交给师姐时，师姐告诉我要自信。2017 年，我们跟随主任在临床上接诊了骨癌和胃癌的患者，在写这两位患者病历的过程中，我感受到了生命的脆弱和作为医生的无力感，针灸推拿治疗部分疾病疗效可观，但也有其局限性。我发现我所学知识并不能满足针灸推拿临床的需要，于是我便提出想跟随王富春教授继续攻读博士研究生的想法，老师给予我一如既往的支持和鼓励。

2017 年 9 月，我收到了长春中医药大学博士研究生的录取通知书，并辞去了脏腑病推拿科医生的工作，回到长春中医药大学针灸推拿研究所，跟随老师、师兄师姐开展针灸推拿的科研工作。王富春教授把我和师姐送到中国中医科学院针灸研究所进行学习。在中国中医科学院针灸研究所，我跟随白万柱研究员进行学习，真正地见识到了什么是“针灸科研”。白老师和课题组的王佳师姐带着我们手把手学习神经示踪技术、免疫荧光染色技术，教会了我们针灸科研工作者认真、求实的科研态度。进修结束回到学校后，我和师姐在针灸推拿研究所进行实验条件的探索和实验的开展，经常在实验室忙到深夜，在完成自己科研任务的同时也乐于帮助其他同学攻克实验难题。读博期间，我在发表相关学术论文、参编学术著作的同时，还参与了国家自然科学基金项目、吉林省科学技术厅项目；承担长春中医药大学研究生“橘井杯”学术科研创新及创业项目、获得“岐黄杯”第九届全国中医药博士生优秀论文评选活动的优秀论文提名奖，同时也带领团队获得“新奥杯”首届全国中医药高等院校大学生创新创业大赛铜奖。我的博士毕业论文也获评为吉林省优秀毕业论文。2020 年，在王富春教授的带领下，我们参与编写了《针灸医学一级学科论证报告》，在这个过程中，我更加深刻地认识到，针灸医学在人才培养、科学研究、临床应用及社会服务等各个方面迅速发展，作为极具特色的中国名片，针灸学术受到了越来越多的国际关注。这更加使我坚定了捍卫针灸推拿学科的决心。

三、循循善诱做教学

2020 年博士研究生毕业后，我留校成为了一名教师，投身于针灸推拿学教学。工作的初期，是期待又忐忑的，期待的是我的学生们，也是我的学弟学妹们，是怎样的学生，忐忑的是我的所学是否能给学生们带来收获。幸运的是，在 2014 年至 2020 年这 6 年的读书生涯中，我的导师王富春教授一直引领和影响着我，直到参加工作后，王富春教授的谆谆教诲使我更加坚定了自己成为一名针灸推拿学教育工作者的决心。于是我围绕正在讲授的《实验针灸学》积极进行教学改革，目前承担吉林省高等教育学会高教科研课题 1 项、长春中医药大学 2022 年度高等教育教学研究课题 1 项，并参与编写“十四五”规划教材《神经定位诊断学》。还记得刚成为 21 级针灸推拿学 2 班的班主任时，面对学生们纯净的目光，我不断思考着怎样才能成为像我的导师王富春教授一样的老师，可以在学生人生中最重要的阶段给予其积极引领和正确价值观的塑造，于是我创办了“班主任有话对你说”主题班会，并带领本科生实施国家级、省级的大学生创新创业项目。从指导学生完成项目到发表论文，我终于体会到了王富春老师当初教导我们的良苦用心，“德高为师，身正为范”，只有不断丰富自己，才能给学生传授更多的知识。从事针灸推拿学的教学工作期间，我围绕硕博士期间的研究方向“特定穴配伍及其机制研究”持续开展针灸推拿的科研工作，并承担吉林省卫生健康能力提升项目、吉林省中医药科技项目；作为主要参与人获得吉林省科技进步奖一等奖 1 项、中国针灸学会科学技术奖 2 项、吉林省中医药学会科学技术奖 2 项、中华中医药学会科技进步奖 1 项；同时入选第七批“吉林省青年科技人才托举工程”，获评吉林省高层次 E 类人才。

随着“一带一路”和“健康中国”事业的纵深发展，中国针灸正在逐步走向世界舞台，成为世界针灸。从求学到工作，接触针灸的这 16 年里，我完成了从针灸学子到针灸教师身份的转变，从学生时代跟随老师做科研项目，到教师时代独立承担科研项目，这 16 年不仅仅是知识的丰富、阅历的成长，更是我作为针灸人励志继续从事针灸事业的见证。坚毅笃行，笔耕不辍，下一步，我将继续围绕针灸的“科研、教学、临床”工作，通过多学科交叉融合，多角度地开展针灸的临床、科学及教学研究工作，为传承好、守护好中国千年医学古蕴，发扬针灸优势特色，为巩固和发展针灸的学术地位、培养全方位的针灸推拿人才贡献自己的绵薄之力！

【特别鸣谢指导老师 王富春】

追寻中医求真之路

郑嘉怡［广州中医药大学第二附属医院（广东省中医院）住院医师］

一、“求真之路”，从中医启航

本人祖籍广东中山，是伟人孙中山的故乡。孙中山是中国近代民主主义革命的先驱，早年亦曾学医，他曾赞许道“中医有中医的特长”。或许在这特殊的地理环境及文化影响下，我们家与中医结下了不解之缘。从记事起，我们便在充满中药味的店铺里帮忙。父亲一直教导我们要尊重历史，尊重文化。“求真”二字亦是从父亲的话语中得知的。他曾说道寻找那些遗失的文化碎片时，如同老胡同里传来的胡琴声，咿咿呀呀，循回往复，慢慢行来，彼此成全。奶奶是从前工人诊所的医生，爸爸在家庭环境的熏陶下，成为了一名药剂师。因此，我在进入大学前，便懂得用秤砣断斤两，解释不同“凉茶”如五花茶和三孖苦的功效，亦能简单分辨白术和茯苓。在药店中我看着奶奶看诊、开药、治病，患者在治疗后回来感谢我们家中这位麦医生，当时便立志要学习中医，传承和弘扬中华优秀传统文化。于是，2009年我来到了李时珍的故乡，开始我的中医“求真之路”。经过五年的学习，我于2014年从湖北中医药大学针灸推拿学专业顺利毕业，完成了我的本科学业。

二、“求真之路”，守正创新

为了提升中医思维和专业技能，我于2014年进入广州中医药大学就读硕士，师从第五批全国老中医药专家学术经验继承工作指导老师、广东省重点学科针灸推拿学学术带头人、广州中医药大学重点学科建设优秀学科学术带头人赖新生教授。古语有云：“千金易得，良师难求。”回想起第一次在门诊跟随赖教授学习，他便教导我们，中医药要传承，也要创新。如其所创立之“通元疗法”，是在继承总结恩师司徒铃教授及靳瑞教授的学术思想基础上，创新性地提出“通督调神，引气归元”之法。赖教授认为持先天真元及后天脾胃，可运轴行轮、生化气血、调畅气机、秘精养神，以达精神内守、五脏充和、阴平阳秘之功。赖教授曾言看病便是“求真”的过程，通过四诊合参，在明确其病因病机之后，运用守正创新的中医理念，透过手上小小的银针，利用手法，补虚泻实，调理阴阳，改善患者的症状与不适。“通元疗法”是我中医临床“求真之路”的第一阶段，坚定了我继续学习中医的心，亦为我后续进行中医药的临床及研究奠定了良好的基础。

三、“求真之路”，以梦为马

所谓“工欲善其事，必先利其器”。在完成硕士阶段的学习后，我发现在临床工作中需要基础研究的支撑，基础研究能为临床诊治提供很好的启发和现代科学依据。因此，我毅然地选择继续深造。在广州中医药大学中医内科学专业就读博士期间，我师承广州中医药大学副校长、科技创新中心主任、中医内科学脾胃研究学术带头人、中国民族医药学会脾胃病分会副会长、广东省传统医学会副会长潘华峰教授。潘教授认为，“求真”是科学研究的基本素养。在潘教授的支持鼓励和指导下，我一步一步学习相关实验室技术，希望能寻找出中医药防治胃癌前病变的作用机制。2018 年，我带着博士期间第一篇学术论文前往本科时的母校，参加第九届“岐黄杯”全国中医药博士优秀论文评选活动，最终荣获一等奖，这让我更加对中医充满了信心。

其间我还参与撰写出版了 2 部中医药相关著作，分别是《中医脾胃理论与重症肌无力研究》及《湾区岭南药馨香》，希望能促进中医药文化对外传播。为了拓展自己的国际视野，2018 年，我获得本校研究生国际交流项目资助，前往美国罗格斯大学（Rutgers University）麻醉学系访学一年，博士毕业后，于 Rutgers 以访问研究员身份继续进行为期一年的研究工作。这两年在国外，同时也是特殊的疫情时期，我深刻地感受到了中医药抗疫的力量，更坚定走中医“求真之路”。因此，在海外进行科研工作的同时，我参与编著了《青蒿艾疗临床论治》和《海外疾病中医药防护指南》两部中医药作品，在出版后分别获评 2023 年广州市优秀科普作品（图书）、中华中医药学会 2023 年度中医药科普人物和科普作品。真心希望能通过中医科普的形式，让中医走进生活，以生动形象的方式将它展示给大众，促进中医药文化的传播。

四、“求真之路”，承前启后

怀着热爱祖国及发展中医的心，回国后，我进入广东省中医院脑病科从事博士后工作。博士后期间，我跟随广东省中医院医生、中国中医科学院名中医、国医大师任继学学术经验继承人蔡业峰教授与广州中医药研究院常务副院长、广东省中医针灸重点实验室华南针灸研究中心主任、国家“973 计划”项目首席科学家、国家级重点学科一级学科中医学学科带头人许能贵教授学习。蔡教授和许教授认为，目前大部分疾病的发病机制和中医药的作用机制尚不确切。“求真”是科学研究人员的基本素养。而我们作为新一代中医青年，同时作为博士后研究人员，必须要做到“求真”。我们要响应习近平总书记号召，遵循中医药发展规律，传承精华，守正创新，加快推进中医药现代化、产业化，推动中医药事业和产业高质量发展，充分发挥中医药防病治病的独特优势和作用。擦亮中医文化瑰宝，就要更好地发挥中医在疾病中的防治作用与优势。因此，在蔡教授和许教授的指导下，我的博士后研究结合了我博士期间的研究基础，进行了延伸，并聚焦到历代清热解毒之经典方剂——黄连解毒汤。该方出自《肘后备急方》，目前关于其的临床与基础研究不断取得新进展。我们希望能通过中医经典名方的二次开发，拓展其适应证，惠及民生，创造出更大的科学价值。

五、“求真之路”，中医引路

中医治疗的“整体观”是我博士后研究中重点强调的。我们熟知的结肠炎在中医学中属于“泄泻”“痢疾”“肠澼”等范畴，抑郁症及抑郁状态在中医学中属于“郁证”等范畴。结肠炎引起的抑郁样改变属于共病。中医认为，结肠炎的活动期多以实证为主，湿热蕴肠，气血不调，以热毒、瘀热多见。而王永炎院士的“毒损脑络”的病机假说指出，毒邪积聚，脑络瘀阻，导致营卫失和，卫气壅滞而化生火毒，进一步损伤脑络是病机关键，为结肠炎导致情志变化的治疗提供了新的思路和切入点。清热解毒在治疗慢性结肠炎中具有重要作用，而从减少毒邪聚集的角度看，清热解毒法既可散积聚之毒邪，又能防火毒之内生，恢复稳态，顾护脑神，从而防治“郁证”。目前研究发现，黄连解毒汤对结肠炎、抑郁和炎症相关疾病具有较好疗效，韩国针对黄连解毒汤的抗抑郁作用已开展临床研究，说明黄连解毒汤的抗抑郁作用在国内外也越来越受到关注。炎症性肠病导致的情志变化具有异病同治的基础，故我们从中医“整体观”的角度，探索黄连解毒汤对炎症性肠病及其引起的情志变化的作用及机制，为中医药防治炎症性肠病导致情志变化共病提供新的策略及现代科学依据。经研究发现，结肠炎可诱导小鼠出现类似抑郁的行为，黄连解毒汤可能是靶向结肠中巨噬细胞Csf1r/Src通路及外侧缰核的小胶质细胞中Trem/Dap12通路，从而实现结肠炎及其引起的抑郁症的共同治疗，这一发现为中医药防治炎症性肠病导致情志变化共病提供新的策略及现代科学依据，也坚定了我走中医药之路、挖掘中医药宝库中更多内涵的决心。

六、“求真之路”，厚积薄发

中医药经过几千年的发展，具有广泛的群众基础和深厚的文化内涵，是中华民族在与疾病长期斗争的过程中积累的宝贵财富。中医既要传承，又要创新，要师古而不泥古。中医药的基础研究其实是临床背后最强大的支撑，但中医药的基础研究起步较晚，需要一步一个脚印，慢慢累积，源自临床，贡献临床。我仍记得自己书写第一篇论文时候的感觉，一直在回顾病情，琢磨病因病机，翻看古籍，反复思考，凝练字句，希望能精准表达出中心思想。这种“求真”的思维，一直延续至今。在我博士后工作中，我会不断地翻阅古今文献，实验过程中不断地尝试，不断地探索与验证，从中医药和西医学的角度，不断地问自己，反复思考、深入推敲，最终凝练出真正的科学问题。“求真”，是为了能以现代科学的方式，向全世界说出中医药的作用，提高中医药的学术影响力，在建设健康中国、实现中国梦的伟大征程中能贡献出自己的力量。基于求真的态度，目前我共发表论文 23 篇，其中 SCI 论文 9 篇，作为第一作者发表 SCI 论文 2 篇（其中一篇属于中科院小类一区）和北大中文核心期刊论文 3 篇，以共同第一作者身份发表 SCI 论文 2 篇。在站期间，我同时主持省部级科研项目 1 项、博士后专项 1 项，获科学技术部（国家外国专家局）人才项目 1 项。在未来，我希望能利用我多年来的学习研究及临床经验继续探索中医药的内涵，同时给予患者最大限度的帮助。我亦相信我的中医“求真之路”将会成为我一生中最坚定与最长久的路。

【特别鸣谢指导老师 潘华峰】

第十届

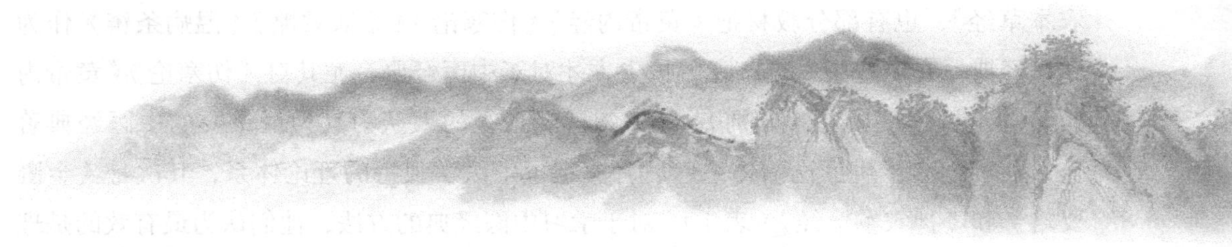

从“读经典、做临床、跟名师、强素养”谈青年中医求真之路

夏淑洁（福建中医药大学　中医基础理论教研室副主任　副教授）

不知不觉踏入中医殿堂已有十余载春秋，从本科、硕士到博士，从当初懵懂的求学少年到如今身兼数职的中医行业从业者，我也曾满心期待，也曾徘徊迷茫，一路跌跌撞撞，但始终不变的是对中医的探索和执着。因为作为一名华夏子孙，我深知中医药承载了中华民族几千年的智慧和哲理，是中国古代科学的瑰宝，也是打开中华文明宝库的钥匙。习近平总书记在我母校中国中医科学院成立60周年之际指出：“当前，中医药振兴发展迎来天时、地利、人和的大好时机。”并进一步嘱咐，希望广大中医药工作者切实把中医药这一祖先留给我们的宝贵财富继承好、发展好、利用好。在中医药的春天来临之际，我们也会忧心是否有真正的中医人来描绘这幅蓝图，如何才能正确走好中医的求真之路？对此，本人基于在国家中医药管理局借调工作期间，对406名青年岐黄学者和全国临床优秀人才等中医药青年拔尖人才开展调研，并结合自己的体会与感悟，拟从“读经典、做临床、跟名师、强素养”四个方面来讲述中医药领域优秀青年人才成才规律，以期为广大青年中医人的成长发展提供借鉴。

一、深研经典——读书破万卷，下笔如有神

中医经典医著是古代医家长期临床实践的经验总结，对中医学理论体系的确立及中医学术发展具有重要影响，并且在临床实践中具有重要的指导价值。中医领域古籍繁多，其中最被推崇的是四大经典，即《黄帝内经》《难经》《伤寒杂病论》《神农本草经》，也有部分教材把《黄帝内经》《伤寒论》《金匮要略》《温病条辨》作为四大经典。在调查中发现，青年拔尖人才对于中医经典，尤其对《伤寒论》《黄帝内经》的重视程度极高，分别有45.07%、42.12%的人认为其为最重要的中医经典著作，前者创立了辨证论治体系，后者奠定了中医学独特的理论体系，其次是《金匮要略》和《神农本草经》(表1)。对于学习中医经典的方法，他们认为最有效的是理论联系临床（77%），这也凸显了基于中医原创理论来指导实践的重要性，其次为条文背诵理解（9%）、要点总结归纳（9%）及各家纵横分析（5%），如图5所示。学习经典的目的是学以致用，平时运用中医经典方剂较多者占48%，经常、较少、偶尔使用者分别占34%、8%、8%（图6）。

笔者在求学过程中也切实发现，经典既是中医思维的源头，也是临床诊疗的主要依据和方法，加强对中医经典的研习和继承，是成长成才的加速器。本人在跟随风湿病领域国家级名老中医胡荫奇教授学习期间，发现胡老在治疗风湿病等疑难病证时，其核心指导思想离不开中医经典理论，如治疗干燥综合征多采用补肝肾之阴以治其本，指导思想来源于《黄帝内经》及《景岳全书》中提到的“肝开窍于目”“五脏之阴气，非此不能滋”等理论。著名医家张仲景强调“勤求古训，博采众方”，孙思邈提倡“博极医源，精勤不倦”，李时珍指出“渔猎群书，搜罗百世”等，均说明了读书对于学医者的重要性。因此，要成为一名优秀的中医，研读经典、领悟经典、运用经典是成才之路的首要条件基础。

表1 青年拔尖人才认为最重要的经典著作分布情况

选项	人数	比例
《黄帝内经》	171	42.12%
《伤寒论》	183	45.07%
《金匮要略》	25	6.16%
《温病学》	7	1.72%
《难经》	1	0.25%
《神农本草经》	19	4.68%
总计	406	

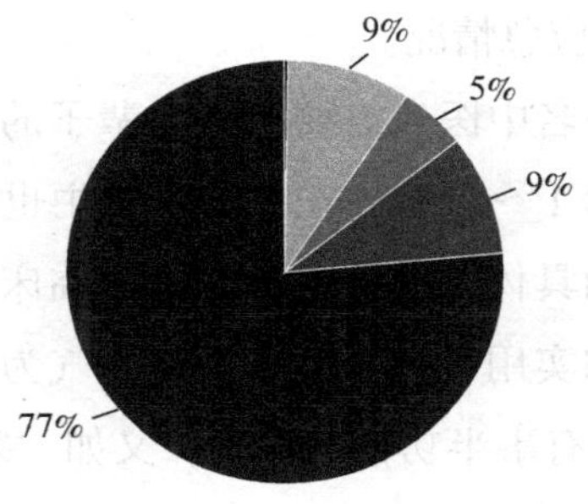

图5 学习中医经典最有效的方法

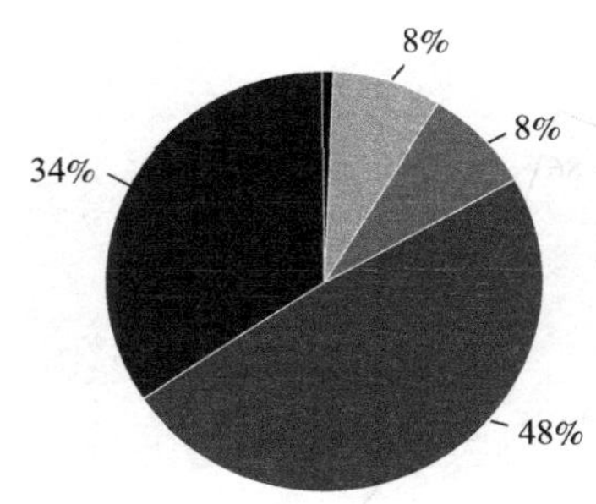

图6 中医经典方剂使用情况

二、重视临床——纸上得来终觉浅，绝知此事要躬行

毛泽东同志指出：“实践是检验真理的唯一标准。”中医学是一门实践性很强的学科，临床疗效是中医学的重要评价标准之一，它体现了中医治疗的实际效果和价值。在我们的调查中发现，绝大多数的青年岐黄学者及全国中医临床优秀人才均有从事中医药临床相关实践工作的经历，平均实践年限为19年，其中365位（约90%）专家有坚持临床门诊，每周出诊以4个半天（24%）、3个半天（22%）及2个半天（18%）最为多见，而没有开展临床门诊的专家多数为中药专业或者以研究型人才为主（图7）。临床实践的目的是提高临床能力，多数青年拔尖人才认为中医临床能力主要体现在临床的辨证能力、临床知识结构的完整程度及临床经验积累程度这三个方面，如图8所示。其中，临床辨证能力基于中医辨证的理论和方法，是每个中医应具备的关键能力，只有辨证准确才能有效治疗；临床经验积累程度也与临床能力密切相关，只有不断积累临床经验，医者才能从容有效地应对临床病证；医学知识结构的完整包括对现代医学各科知识的储备完善，只有具有完善的医学知识储备才

能应对临床各种复杂疾病和应急情况。

笔者认为临床实践是一名中医人需要坚持一辈子的事情。作为一名中医基础理论老师，本人每周坚持出诊 1 ～ 2 次，在教学过程中也深刻体会到，要想把晦涩难懂的中医基础理论讲得生动具体，必须要有丰富的临床经验作支撑，可以让人更加信服中医理论的正确指导和实用价值。如我们常说气为血之帅，对于临床血虚的患者加用大剂量的补气药往往有事半功倍的作用；又如“塞因塞用”，对于脾虚痞满出现纳呆、脘腹胀满、大便不畅的患者，要以补开塞，通过健脾益气的方药进行治疗等。可见，只有在实践中细心体察，将所学理论与临床实践相互印证，才能深刻领悟中医的奥妙，提高诊疗水平，最终形成自己独到的临证经验。

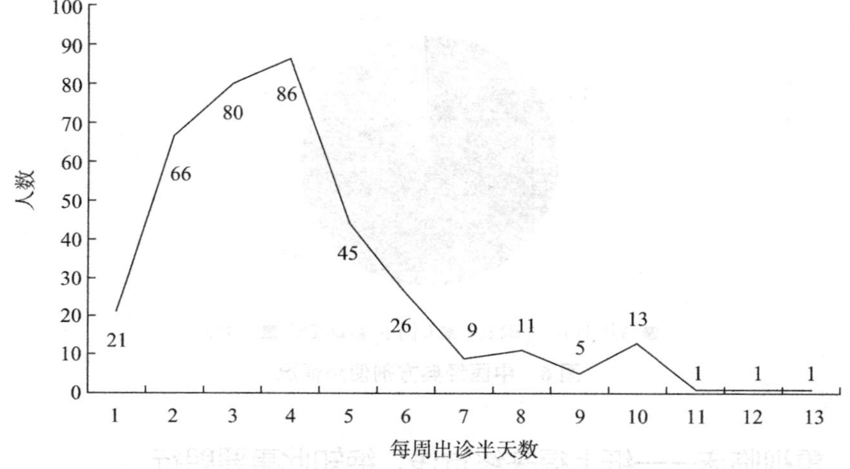

图 7　中医药青年拔尖人才每周临床出诊情况

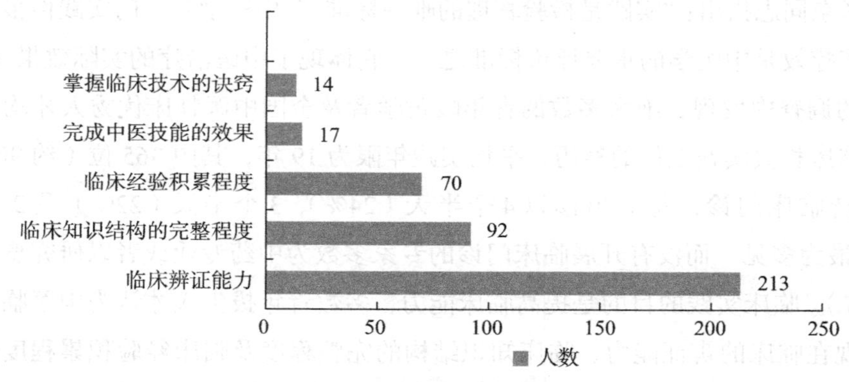

图 8　中医临床能力主要体现的方面

三、跟随名师——学者必求师，从师不可不谨也

“名师出高徒”，中国自古强调“名师”在成才道路上的重要性，这里的名师

一是指有名望的老师，二是指对专业非常精通的老师。中医药专业与其他专业相比，师承培养是其独具特色之处，著名医家朱良春教授指出，“学习中医，经典是基础，师承是关键”。中医领域的名师包括国医大师、院士、全国名中医、岐黄学者、全国老中医药专家学术经验继承工作指导老师等。调查发现，几乎每位青年拔尖人才均有跟名师，并有跟随多位名师学习的经历。其中，以全国老中医药专家学术经验继承工作指导老师、全国名中医、全国名老中医药专家传承工作室老师、国医大师、岐黄学者等最为多见（图9），而拥有这些头衔的老师也正是行业所认可的当代中医名师。根据调查，大部分青年拔尖人才认为至少跟师3～4年（42.12%）才能很好地传承老师的中医药经验技术，其次是1～2年（35.22%）、5～6年（15.27%），可见跟师学习必须要有一定时间的积累，如表2所示。而在跟师过程中，最关键的细节在于要勤于思考交流，此外做好病案记录、经常温故知新也应引起注意。

笔者也非常庆幸在学医的道路上能遇到几位医术精湛、医德医风高尚的引路名师，如国医大师孙光荣教授，岐黄学者、全国名中医李灿东教授，全国名老中医胡荫奇教授，以及全国风湿病领域知名专家张江林主任等。这些老师对于我们晚辈的成长和发展而言，不仅是传递知识与指导临床的实践，还帮助我们树立正确的医学信念、引导为人处世，并给我们传递行业正能量。如孙光荣老师“老当益壮”的拼搏精神和对中医药文化事业的卓越贡献、李灿东教授基于中医状态理论的学术理论体系、胡荫奇教授辨病与辨证相结合的临床治疗思路及张江林主任严谨负责的态度及精湛高超的医术等，均给我带来了满满的精神食粮和无穷的正能量，也更加坚定了自己在医学道路上奋进的决心。

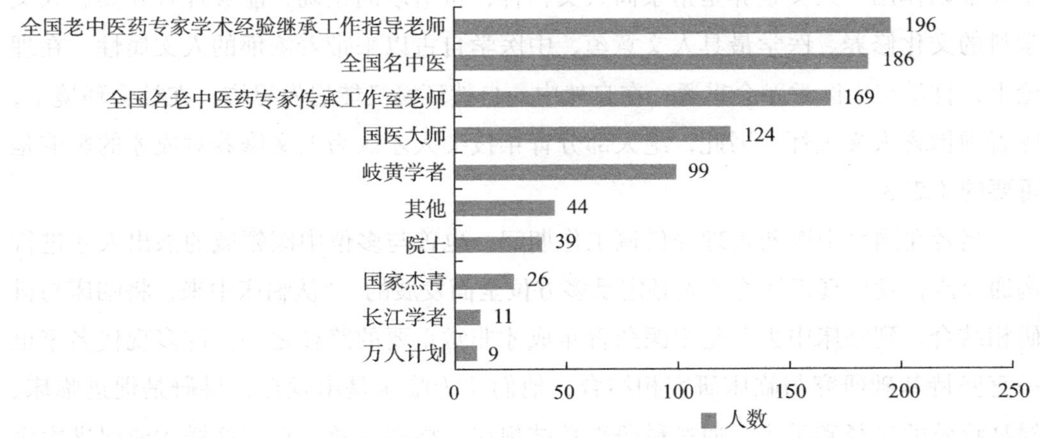

图9　中医药青年拔尖人才跟师类型分布情况

表 2 跟师学习中医药经验技术最佳时长

跟师实践	人数	比例
1～2 年	143	35.22%
3～4 年	171	42.12%
5～6 年	62	15.27%
7～8 年	8	1.97%
9 年以上	22	5.42%
总计	406	

四、提升素养——欲穷千里目，更上一层楼

“素养”主要指的是一个人的综合修养，涉及道德品质、知识水平、技能、外在形象等多个层面，可包括思想道德素养、科研素养、文化素养等，这些对于青年中医药人的成长亦非常重要。其中，思想道德素养是最基础的一种素养，“医乃仁术”，只有思想纯洁、道德品质高尚，才能真正受到人民群众的认可和爱戴。而科学素养，主要体现在科学方法、创新和挑战、严谨和诚信、好奇心和求知欲等方面，拥有良好的科学素养对于临床和学术能力的提升非常关键。调查结果显示，绝大多数青年拔尖人才的科学研究能力相比于同龄人更为突出，他们当中平均每人以第一作者或通讯作者身份发表核心期刊论文（中文核心、CSCD）20 篇、SCI 论文（JCR2 区以上）论文 8 篇，主持国家级课题 1 项、省部级课题 3 项，获国家专利 2 项，获国家级、省部级奖项 1 ～ 2 项。由此可见，科研能力突出对于青年拔尖人才的成才具有重要推动作用。人文素养是指崇尚人文精神，价值取向正确，能够理解和热衷人文学科的文化修养。医学最具人文意蕴，中医学自古以来带着浓郁的人文属性。在理论上，哲学与中医学融会贯通；在自然中，自然环境又能启发思维；在社会环境下，医者须饱含人文关怀。因此，绝大部分青年拔尖人才认为人文修养对成才的影响是重要的（表 3）。

笔者在国家中医药管理局借调工作期间，也曾与多位中医领域的杰出人才进行沟通交流，发现真正优秀的人必定是多方位全面发展的。“从临床中来，将临床与科研相结合，到临床中去”是中医药青年成才非常重要的路径之一。许多现代名家也一直坚持基础研究与临床研究相结合，他们认为临床是出发点，科研是促进临床、提高疗效的途径和手段，通过科研来总结规律、提高疗效，只有这样才能促进中医药的发展。而文化修养也是青年拔尖人才成才必不可少的元素，中医理论来源于中

国传统文化，受到古代哲学思想的影响，如“天人合一”“整体思想”“天人相应”等中医理论就是最好的体现。因此，通晓人文是学好中医的必由途径，如果缺少人文修养，就很难领略到中医理论的真谛，临证时很难做到通常达变，触类旁通。

表 3 人文素养对成长影响的重要性调查

选项	人数	比例
不重要	0	0%
不太重要	4	0.99%
有一定作用	24	5.91%
重要	164	40.39%
很重要	214	52.71%
总计	406	

中医药学发展的根本问题是青年人才的培养问题，而有效借鉴优秀前辈们的成才规律对新一代青年中医人的成长和发展具有重要意义，而这也正是我们需要追随的中医“求真之路”。一代人有一代人的担当，当前历史的接力棒已经交到我们手上。作为一名青年中医人，我们要想跑好手中这一棒，要身在中医，更要心在中医。要充分珍视中医药振兴发展天时、地利、人和的大好时机，充分遵循中医药的发展规律。在中医求真之路上，力求从读经典以夯实基础、做临床以积累经验、跟名师以开拓思路、强素养以全面提升四个方面来使自己朝着中医药拔尖人才的方向努力，切实把祖先留给我们的宝贵财富继承好、发展好、利用好，在建设健康中国、实现中国梦的伟大征程中谱写新的篇章。

【特别鸣谢指导老师 李灿东】

求真之路

——漫云学道肱三折，不遇知音尾半焦

魏赈权（深圳市宝安纯中医治疗医院　主治医师）

一、求学

虽然祖上有诸多业医者，但自己并非家传中医，真正接触中医也是从大学本科开始。从2008年考入医科大学至今也有15年的时间了，也曾有过挫折和迷茫，不过始终能不忘初心，以传承中医，“为往圣继绝学”为己任。

自己从小被外婆带大，和外婆的感情很好。读初中时外婆因为脑血管病意外去世，我非常伤心，哭了很久。这种失去至亲的痛苦，可能是自己选择做一名医生最大的动力。不过一开始并没有想到自己以后会和中医结下不解之缘。

2007年参加高考失利，人生第一次感受到失落与不甘。还记得那个夏天，正值中医药题材的韩剧《大长今》热播。电视剧的故事很简单，长今从一位学习药膳的宫女，逐渐成长为一名精通针药的女医师。主人公大长今历经磨难却坚韧不屈，始终心怀正义与希望，这种精神深深鼓舞了意志消沉的自己。也是从那时起，我对神秘的针灸疗法产生了浓厚的兴趣。2008年复读后再次高考，我毅然报考了河南中医学院的针灸推拿学专业。

在河南中医学院求学的几年时间里，我学习非常刻苦，直追“肱三折”的境界，也愈发坚定了自己的中医经典之路。2013年考研时，我以河南中医学院全校总分第一的优异成绩考入了南方医科大学（原第一军医大学），跟随导师陈宝田教授研习《伤寒论》。作为一名中医学子，考研却选择一所西医院校，就是想换一下视角，看在西医院校的环境里，中医如何生存发展、中西医如何结合。后来在家师陈宝田教授和经方明师李赛美教授的推荐下，我考入了广州中医药大学，跟随金匮教研室主任林昌松教授研习《金匮要略》。

二、心路

我们接受的教育一定会影响我们对世界的看法。中医院校的中医学专业通常会同时招收文、理科生。作为刚进入大学、初接触中医的理科生，我虽然对中医感兴趣，并不代表就能认可中医的阴阳、五行、藏象等理论。初学阴阳、五行理论时觉得很玄妙，但是也免不了质疑这些玄之又玄的理论真得可以用于指导临床诊治疾病吗？为了解决这个疑问，在《医古文》老师的指导下，我从图书馆借阅了郭霭春教授编著的《黄帝内经素问校注语释》一书，利用大学一年级的寒假时间，通过大量阅读经典原文，体会到了古人特有的思维方式，尤其是象思维，这与我们既往理科教育锻炼的逻辑思维截然不同。至此，心中疑问霍然而解。

在河南中医学院读书时，学校的学风很好，同学们人人以“铁杆中医”为荣，对于西医课程非常排斥，对医学科研几乎没有概念，跟很多热门的“铁杆中医”一样，对小白鼠实验嗤之以鼻。自己曾经专门向大学的教务处处长请教过中医院校设置西医课程的合理性，对此一直耿耿于怀，后来在考研时专门报考了全国知名的西医院校——南方医科大学中西医结合临床专业。刚进入南方医科大学时，我就明显感觉到了巨大的理念冲突。南方医科大学极其重视科研，入学教育时请了许多国内知名院士来做讲座，目的只有一个，就是让医学生树立以科研为核心的理念。在大学里，硕士研究生发 SCI 论文很普遍，甚至大一、大二的本科生都已早早参与到科研之中。还记得中医药学院开设的中医经典选修课程，授课老师讲《黄帝内经》，可以从《阴阳应象大论》讲到表观遗传学……大学本科期间建立起来的中医理念被彻底颠覆，“铁杆中医”梦被击得粉碎，我再一次陷入深深的怀疑，甚至有过退学的念头。不过每次听导师给我们讲《伤寒论》、讲经方，浮躁不安的心就又安定了下来。在跟老师学习的过程中，我开始重新认识西医、认识科研。

导师出生于 1937 年，全国第一届中医研究生，正天丸的发明者，中央军委保健局专家，精通中西医。老师通日文，常年坚持阅读日本汉方医学刊出的期刊、书籍，西医方面则关注日本的《内科学》进展。我读研时，老师已接近八十岁高龄了，跟诊期间，老师反复给我们强调诊断的重要性。在科室实习期间，自己主要收治恶性肿瘤患者，见到太多被基层中医和民间中医误诊、误治的病例，也真切体会到了诊断的重要性。毋庸置疑，中医的治疗手段是丰富的，但因时代技术的局限，中医的诊断又是不够全面的。因此，但凡当代中医大家，都不排斥基于现代科技进步而发展起来的先进诊断技术，以避免漏诊、误诊。邓铁涛国医大师，就提出要在传统“望、闻、问、切”四诊的基础上，再加一诊——“查”，即现代的检验、检查。

大学期间，学习是以课本知识为主，研究生期间则广泛学习了中医各家的学说。随着学习的深入，我发现各家流派理论不可通约，也常常在与同道交流时陷入争论之中。为何同样一个问题，却会有诸多的看法？为此常常苦闷，甚至夜不能寐。后来专门请教了刚认识不久的马新童老师，马老师讲:“中医从一到十二各能成一个体系，其中以五和六为核心”，“中医不过五六之学”。一语惊醒梦中人，争论的原因是压根就不在一个层面或者体系内讨论，属于鸡同鸭讲，自此少与人争。马新童老师是靠中医临床技术从基层一步步走出来的中医大家，在 2017 年被北京中医药大学聘为第二批中医临床特聘专家。随着交流的深入，马新童老师总能“传道、受业、解惑”，我遂拜其为师。博士毕业后，为方便跟马老师学习，我便到北京工作，历练 3 年余。

在北京工作期间，我主要从事肾病工作，尤以肾衰竭患者居多，有即将进入透析者和已透析者，并发症多，病情多复杂危重。对于此类患者，临床反复验证，仲景经方效果佳，后世细密时方此时多无用武之地。正如医界前辈岳美中先生所说:“治重病大证，要注重选用经方。”自此，我更加坚定了自己走中医经典的路。

三、观点

在学习中，经常听到“高手在民间”之论。从某种程度上来讲，这是一个伪命题。“民间中医”，在当下所指代并不明确，基层卫生医疗机构（尤其是私营医馆）的中医工作者多自称“民间中医”，也多为中医院校毕业之“学院派”，远离公立医院所代表的主流医学，较少有发言权，虽然本身来自学院，但因平台限制，学术方面只能以传统医学文献研究为主，喜以“民间中医”自诩，多诟病公立医疗机构诊疗模式及科研模式。此外，尚有一些因特殊机缘（如家传或自学等）而确有独特治疗专长者，主客观原因无法通过主流的院校教育模式获取执业资格，也多自称“民间中医”，不过目前国家已开设确有专长和师承之道路，但因筛选严格、通过率低而受“民间中医”诟病。

医者需要有自知之明，要对自己的专业能力有一个客观的认知，莫要“贪天之功为己功”。读研实习时有将近一年的时间在带教老师指导下从事恶性肿瘤诊疗工作，教授鼓励我自主开中药。但是面对恶性肿瘤，即使我绞尽脑汁去开方遣药，但患者服药后都如石沉大海，了无寸效，自己的信心备受打击，甚至质疑所学的价值。后来硕士毕业，到某地级市中医院脑病科病房应聘试工，就用跟老师学习的方药，随手开方，无不效如桴鼓，此时又信心大振，甚至有些飘飘然。后来反思，统计学老师曾讲过，越是诊疗水平高的医院对同一疾病的治疗有效率可能越低。为何？分级医疗的目标，就是像漏斗一样，将轻症患者留在基层接受诊疗，这样就能让上级医院有更多的医疗资源用于重症患者的救治。此外在统计学中，还有一个概念叫“幸存者偏差”，这个也能很好地解释中医界的一些现象。比如治疗同一种疾病，不同的医家提出不同的理论，使用不同的方药，都可以成名成家。还有一种体会，病房和门诊的医师在讨论同一疾病时，在认识上会有明显的差异，从统计学角度来讲，针对同一疾病，选择门诊与病房就诊的患者，并不是按照完全随机的原则来分配。这种现象，用有些老师的话讲，叫“医治有缘人”。

“大医无秘”，是王福强师兄给我的点拨。王福强医师，与我同为陈宝田教授的学生，师兄年长我十余岁，临证已20余年，经验丰富，于我亦师亦兄，对我多有点拨。师兄对中医学术的追求精勤不倦，花费十余年的时间与精力，发掘岭南医学流派中传承近五百余年的大娘巾妇科流派，并主编出版《粤东蔡氏女科世家》。师兄心胸开阔，为人真诚豪爽，分享学术经验从来知无不言。师兄常讲，成功医案的分享，目的不是为了炫技，而是为了让别人能够清楚地了解自己的思路与方法，并让同道去重复验证，真正让中医界的学术水平整体提高。虽然自己临证时间较短，但有一隅之得，也愿意分享，并由此结识诸多良师益友，学业增进更速。古今名医，无不因其著作流传于世，学术惠及后人，而千古留名，并被后人推崇纪念。

四、展望

回顾自己十余年的中医之路，遇到过一些困难，总能不改初心，在中医经典的路上一直走下去。中医于我而言，就如同知音一般，伴我学习、工作和成长。我与医圣仲景是同乡，每次在老家过完年，无论北上或者南下，都会在南阳转车。如果时间允许，一定会去医圣祠朝圣，拜谒仲景先师。医圣祠内所立石碑众多，有一碑文是赵朴初先生为医圣祠展览所题的放翁诗句——“漫云学道肱三折，不遇知音尾半焦”，我总会驻足欣赏，心有戚戚然。

深知自己中医之路漫漫而修远，回首过去，展望未来，处理好“博”与“约”的关系至关重要。从本科的针灸推拿专业，到硕士的“伤寒论”方向，再到博士的“金匮要略”方向，再到完成学业后为跟师学习中医经典去北京工作三年余，每一步路都是在追随中医经典。但是这样做也有弊端，本科阶段主要研究针灸推拿等外治法，硕士阶段主要研究神经系统疾病，博士阶段主要研究风湿免疫类疾病，毕业后工作又以急慢性肾脏疾病为主，对临床来讲确实可以熟悉各科疾病，但对科学研究来说，研究方向不稳定，浅尝辄止，没有纵深，必然科研产出单薄。“由博返约”，在合适的平台，确定稳定的研究方向，当是我下一步学术研究的重点。

【特别鸣谢指导老师 林昌松】

每一份努力，都将绚烂成花

田庆梅（山东中医药大学附属眼科医院　主治医师）

从没有白费的努力，也没有碰巧的成功。只要认真对待生活，终有一天，你的每一份努力，都将绚烂成花。2005 年，我就读于山东中医药大学康复治疗学专业，这是我们学校第一届本科专业。当时的就业前景不明朗，所以促使我努力学习，积极参加学校组织的各项活动，先后获得校“优秀团员”“优秀学生”称号，并多次获得校级一等奖学金。终于功夫不负有心人，我在第四学年以优异的成绩被保送为我校 2009 级中西医结合临床硕士研究生。本科毕业时，我在班级毕业册上写下了“雄关漫道真如铁，而今迈步从头越”，我始终认为一时的成功绝对不是成功，骏马是跑出来的，强兵是打出来的。研究生阶段等待我的是更艰巨的任务。果然，硕士阶段既要忙临床又要做科研，但是我从不怕苦，做实验做到通宵是常有的事，并顺利发表了一篇中医药相关的 SCI 论文。硕士期间的优异表现得到导师和其他指导老师的认可，我继续留在医院进行科研和临床工作。但是，5 年的工作经历，使我深深地认识到停滞不前没有长进的会是两种人：一是思想落后的人，他们安于现状，不思进取，对于生活只想得过且过；二是思想先进却行动落后的人，他们的脚步跟不上心灵的步伐，失败了也只会聊以自慰。而我不要做前者，更不要做后者。我要有上进心，又有行动力，每个理想不要只是说说看，战胜自己，做生活的强者。所以我努力学习，白天需要忙工作，复习功课只能放到晚上和休息日，挑灯夜战多少个日夜，终于，我顺利通过了山东中医药大学博士入学考试。

博士期间，本人始终保持着积极向上的心态，时刻以高标准严格要求自己。在思想方面，我积极上进，热爱祖国，坚决拥护中国共产党的领导，通过各方面的学习，认识到党的先进性，并积极向党组织靠拢；同时，努力学习思想政治理论，积极用先进的理论思想武装自己，使自己在思想上有了很大的进步；学习方面，勤奋努力，刻苦钻研，努力学习本专业知识与科研技能，不断提高自身科学文化素养，时刻将学习放在首位，选修了自己感兴趣的课程，并顺利修完博士所有理论课程，积极参与校内各类学术讲座并认真做好笔记。博士期间，我多次获得校一等学业奖学金；发表论文 10 篇，其中以第一作者身份发表论文 4 篇；参编著作两部；参与国家级及省级课题 3 项；并获得 2019 年度山东中医药大学研究生科技创新奖学金。撰写的论文获得“岐黄杯”第十届全国中医药博士生优秀论文二等奖。

一、跋山涉水只为努力做好儿童青少年近视防控

目前我国近视患者达 6 亿人，儿童青少年近视率居世界第一，并且低龄化趋势明显。在近视率居高不下的今天，即使用“触目惊心”来形容也毫不过分，日积月累，个人近视的小问题俨然成了关乎国家未来的大问题。习近平总书记作出重要指示：“我国学生近视呈现高发、低龄化趋势，严重影响孩子们的身心健康，这是一个关系国家和民族未来的大问题，必须高度重视，不能任其发展。”这是我国最高领导人对青少年眼健康问题作出的明确指示。2019 年 7 月及 9 月，我参加了山东中医药大学组织的“光明行”大型爱眼公益活动青海行活动，并同时参加了中华少年儿童慈善救助基金会、山东光明慈善救助基金会共同资助的“瞳爱－施尔明”青海光明行活动。初到青海我还不太适应，微微的高原反应，稍微走得快了都会憋喘，但是也被一路的美景深深地震撼了。经过两次青海行，我们团队共对一万余名儿童的眼睛进行了检查，虽然辛苦，但也是收获满满。出发之前，我对高原地区紫外线强烈、缺氧等多种环境因素导致青少年近视、白内障等眼病高发的现状有所了解。但当中班的孩子走到离视力表只有 30cm 时才能看清 0.1 的视标时，当裸视只有 0.3 的孩子说到平时并不佩戴眼镜时，当三年级的同学摇摇头茫然地看着视力表时，当面对一个我用尽所学知识去矫正视力也仅仅能达到 0.6 的孩子时，我才深深感受到当地医疗条件和技术水平竟如此匮乏。此次活动圆满结束，是终点也是起点，医疗和公益的力量穿破重重阻隔，将大山内外的心紧紧相连。在活动中，我心中谨记医学生誓词——健康所系，性命相托。现在为儿童的眼健康贡献我们的力量，将来为中国医疗事业发展而努力。跋山涉水只为努力做好儿童青少年近视防控。

二、努力的脚步仍然不能停歇

博士毕业并不代表可以停止努力的脚步，借着博士研究课题的东风，我潜心研究并继续致力于中西医结合眼病的临床与基础研究，尤其是在儿童青少年近视防控方面取得了一定的成果。目前我主持国家自然科学基金项目“电针通过 SIRT1 调控 NO/ET-1 平衡影响近视豚鼠脉络膜内皮细胞稳态调节的研究”及山东省自然科学基金项目“电针对光学离焦性近视豚鼠 Stat3-MMP-2 通路的影响”，并发表多篇文章，

致力于明确电针对近视的治疗效果及作用机制，为近视的防和控提供新的手段。

中医认为，人体就像一个小宇宙，生命的气机如同宇宙大气一样，是一个圆运动系统。左升右降，循环无端。就如太阳每天从东方升起，再从西方降落一样，不断循环；又如大自然每年都经历春生、夏长、秋收、冬藏的季候一样，持续循环。当人体受到各种内外因素的影响，如风、寒、暑、湿、燥、火等外因，或者喜、怒、忧、思、悲、恐、惊等内因的影响，邪气与正气交战。一旦超越了人体能够承受的限度，引发“人身本气自病”，人体平衡遭到破坏，气机运行不畅，则演变成疾病状态。中医治疗疾病，不是以药治病，而是着眼于恢复人体的正常秩序。中医采用针、灸、中药、推拿、刮痧、拔罐、食疗等多种方法辨证论治，其目的都是为了纠正人体的失衡状态。比如中医用汤药治病，就是利用“中药的偏性”来纠正“人体的偏性”，使人体阴阳重新达到平衡，从而治愈疾病。依稀记得一位因青光眼导致视神经萎缩的老太太，初来我的门诊的时候，双眼视力和视野非常差，右眼甚至差到光感的程度，整个人也非常焦虑，担心自己眼睛看不到，生活不能自理，给子女们添麻烦。我通过望闻问切，整体辨证，询问病史，发现其也有便秘的情况，当即收其入院，并给其开具一组中药处方，安排电针治疗。第二天老太太见到我高兴地说：太好了，你们的中药太好了，太对我的症了，我今天大便就通畅了。经过10天治疗，患者复查视力和视野都有提高，这期间也对其进行心理疏导，老太太最后很高兴地出院了。所以中医是以阴阳五行和经络学说等作为理论基础，通过“望闻问切”四诊合参，探求人体内五脏六腑、经络气血津液的变化，分析判断疾病的病因、病性、病位和病机，辨证论治纠正人体阴阳气血的失衡状态，从而促进人体恢复健康的医学体系。

今后我将继续致力于中医药事业的发展，努力提高自己的中医水平，更好地服务于患者。

【特别鸣谢指导老师 毕宏生】

我的求真之路

王月娇（南通大学附属医院　主治医师）

我从小体弱多病，12 岁时因溶血性链球菌感染导致急性扁桃体炎，后诱发急性肾小球肾炎，当时全身浮肿，血压达到 160/120mmHg，于南通市中医院儿科住院治疗。犹记得深夜护士量血压，总是把睡梦中的我惊醒，右手臂又痛又涨，作为小儿，我的忍耐力差，很不配合，每每母亲抱着我、安抚我要乖要忍耐。当时以青霉素抗感染，卡托普利片降血压，血尿情况较前好转，但血压仍居高不下，父亲十分担忧，母亲几度落泪。后儿科请中医肾病专家、时任南通中医院副院长王锦章来儿科查房。王院长亲至床旁，望闻问切、细致入微，后开中药处方，三剂之后，我的血压平缓下降，全身肿胀消退。我笑着和母亲说："妈妈，我又有双眼皮了！"而后在家休养，尿常规提示尿蛋白"++"，仍是请王院长看诊，连续服用中药半年后，尿常规恢复正常。从此以后，我心中对中医药有了无限崇拜和憧憬。"中医很神奇"，这是幼年时我对中医药最深刻的印象。

初中毕业的暑假，我去新华书店看书，二楼国学栏的一本《黄帝内经》映入眼帘，打开这本白话本《黄帝内经》，看到黄帝与岐伯的对话，"法于阴阳，和于术数""志闲而少欲，心安而不惧"，瞬间灵台清明，心中一震。彼时彼刻并不能理解书中玄妙之意，但我仍感受到极大的冲击，我想要学习中医！深切地、迫切地想要学习中医！从那时起，学习中医、从事中医药工作，成为了我的理想和追求。

2010 年，我参加高考，如愿以偿，进入南京中医药大学中西医临床专业学习。在本科阶段，我学习拼搏、认真努力，每年绩点均位于全年级前 5%，并发表中医理论探讨类论文两篇，最终绩点为全专业第二名（当时全专业 300 余人），推免进入南京中医药大学基础医学院中医临床基础专业，师从时任基础医学院院长马健教授，攻读温病学硕士研究生。硕士在读期间，我连续获得 2016 年度、2017 年度硕士研究生国家奖学金，以第一作者身份发表北大核心期刊论文 4 篇。温病学作为中医经典学科，在现代医学的临床实践中发挥着巨大作用，无论是非典型肺炎（SARS）、中东呼吸综合征（MERS）抑或2021年肆虐的新型冠状病毒感染（COVID-19），在辨治及截断、预防方面，温病学均大有作为。在硕士研习的过程中，我萌生了进入临床，将理论与实际相结合的想法。因此，我先后在江苏省中医院及无锡市中医医院临床实习，其中在呼吸与危急重症科学习共9个月。无锡市名老中医壮健教授悉心教导，传我医术、授我经验，“一根管子、一张片子、一条镜子、一张方子”，寒热温凉当详辨、四气五味应同调。壮健主任对我极有耐心，并鼓励我多思多想，勤加锻炼。当时我知识浅薄，自视甚高，自以为颇有天赋，能力尚佳，十分自得。壮主任看在眼里，屡次敲打。一次门诊随诊抄方，主任让我对一慢性阻塞性肺疾病的中年男性患者开具中药处方，并让我下住院医嘱。患者伸手让我诊脉，这是一双粗糙且苍老的劳动人民的手，在皮肤的纹理缝隙中，我甚至能看到煤炭渗入的黑色痕迹，突然心中涌现出一种说不出的滋味，怔忡中我发现自己写不出住院医嘱，也做不好视触叩听、望闻问切。抬头看到主任的眼神，严肃、冰冷、失望、责备，如同当头棒喝，令我瞬间清醒——其实我什么都不懂、什么都不会，只是自以为是罢了。由此我下定决心，要沉下心来，改掉浮躁轻狂，认真钻研，贴近临床，感患者之疾痛，以求真务实为己任，做一个合格的医生，走一条求真之路。三年的硕士学习，让我深切感受到自己的不足。中医药知识如浩瀚星辰，而我所领悟的又是多么浅薄。我决心继续深造，2018年硕士毕业后，我考入了上海中医药大学，复试时恰逢龙华临床医学院徐莲薇教授招录中医妇科学专业博士，徐老师与我一见如故，收我为徒。在龙华临床医学院期间，我跟随徐莲薇教授，打磨心性，从零开始，系统学习科研思维。如何选题，如何查找文献，如何设计实验，如何联系其他高校，如何人际交往，如何面对困难与挫折，如何在失败中提取经验教训；小到老鼠灌胃操作技巧，大到人生职业规划，徐老师永远陪伴着我，支持着我，鼓励着我。在我深夜辗转反侧的时候，在我觉得自己做不到、焦虑烦闷的时候，徐老师从不吝啬她的关爱，徐老师说：“娇娇，办法总比困难多”，“你要努力做出自己的特色和成绩”，“你的中医功底很好，有天分，要沉下心来、戒骄戒躁，现代中医与以往有所不同，在继承古人智慧的同时，要学会发扬、创新”，“既要会望闻问切，也要会分子机制，这并不冲突，要以包容的心态去看待中医，认识中医”。在徐老师的引领和帮助下，我一步步学习、前进。2019年，我鼓起勇气，参加“岐黄杯”全国中医药博士生优秀论文评选活动，撰写的论文《从“升降出入、无器不有”浅论不孕症的病机》，有幸获得优秀论文提名奖，手捧红色获奖证书的那一刻，激动、喜悦、兴奋之情，难以言表。“我要更加努力！学好中医！”这种信念充斥着我的脑海。而后在博士学习的3年里，我以第一作者身份发表北大核心期刊论文5篇，其中CSCD期刊论文3篇；以第一作者身份发表科技核心期刊论文 4 篇。《中华中医药杂志》是我深爱的福刊，自硕士就读期间有幸投中后，每每有得意之作，我都坚定不移地向《中华中医药杂志》投稿。投中则欣喜若狂、备受鼓舞；投不中则详细审视，好好反省，再接再厉。

博士就读期间，我坚定了自己的求真之路，努力学习中医、学好中医，在探索中汲取营养，在长路中谋求进步。2021 年，我博士毕业，随后入职南通大学附属医院中医科。医院重视各类人才，我入职之后，获得博士科研启动基金。院办及科技处深刻关切，督促我们博士重视科研、积极转化、耐住寂寞，将基础研究长久坚持下去。作为中医专业出身的新博士职工，面对科研压力与要求，面对周围 985 高校的优秀博士，面对他们身怀国家自然科学基金或一区、二区高影响因子论文的卓越成果和优秀的科研能力，有那么一瞬，我迷茫了。我好像进入了一个我不那么熟悉又压力倍增的赛道。我不够优秀，基础科研的能力也不强，而且我学的是中西医结合，在一个省级综合性三甲医院，我不知道我的定位在哪里，目标又在哪里。在迷茫中，2021 年 9 月，我进入江苏省中医院进行住院医师规范化培训，其间我拜全国名老中医徐福松教授的弟子黄健教授为师。黄老师为江苏省中医院男科专家，主攻男性不育症及勃起功能障碍的中西医结合治疗。跟随黄老师学习期间，我思考许多。男科疾病涉及许多心理问题，患者常伴焦虑、抑郁等心理障碍，观此类患者，常有对长辈的过度依赖，或有对亲密关系的不自信或绝对顺从。从中医学的角度来说，情志不畅主要与心肝脾等脏腑有关，尤以肝为重，日久不仅气滞血瘀，更可形成痰饮等病理产物，并进一步损伤气阳，最终可因实致虚。中医学整体辨治，身心通调，对于改善疾病症状、重塑信心有重要作用。门诊跟师期间，遇一阳痿青年男性，患者既往有抑郁症及强迫症，口服舍曲林。黄老师用药以柴胡、郁金，宽胸散结、疏肝理气、调畅气机；白术、陈皮、六神曲、鸡内金健脾化痰；合欢皮、酸枣仁、首乌藤安神助眠；当归养血活血。在治疗性功能障碍时，黄老师不强调一味温阳壮阳，也不专注于填精补肾，而是病证结合，以通畅气血为要点。

另一体会是，男女科辨治常有相通思路，不当拘泥男女之别。从生殖角度看，肾为生殖之本，从肾出发，或填精益髓，或补肾滋阴，或温补元阳，总以恢复阴阳、促进生殖为要。我观男女科患者，皆有焦虑成风的现象，黄老师治疗勃起障碍，常解郁疏肝、理气消瘀，逍遥丸、柴胡疏肝散等常作基础方；女科患者月经不调、经行腹痛亦多与肝气郁结有关，黄老师治疗重视疏肝理气，逍遥丸、丹栀逍遥丸亦常用。此外，男科常用中成药，许多与妇科相同，如还少胶囊、河车大造丸、蚕蛹补肾胶囊等，只要病证相符，均可使用。由此异病同治、男女同治、以生殖为本的中医生殖科治疗想法如拨云见日，在我脑中逐渐明晰。我要走一条中医生殖之路，走我的求真之路。

结束规范化培训后，我回到了南通大学附属医院中医科开始临床工作，科室前辈对我多有照顾。在科主任的带领和支持下，我于2023年11月起开始门诊工作，开展中医妇科专病门诊。刚开始专病门诊不足半年，患者不多，但仍给我许多启发。学好中医、做好中医，大有作为。在科研方面，我参加了医院青蓝工程师承项目，并主持博士科研基金项目1项。2024年是医院建设江苏省高水平研究型医院的重点规划年，我受命参加院内制剂的研制工作，与药剂科联合研发院内中药制剂优势品种，目前已考察学习了包括精华制药厂、江苏省中医院药剂科等多家单位的中药制备工艺。“路漫漫其修远兮，吾将上下而求索”，中医药之路非常宽广，作为个人，我无比渺小，但我依然会加倍努力，做一个真正的中医人，走一条真正的中医之路。

【特别鸣谢指导老师 徐莲薇】

苦尽甘来终有时，一路向阳待花期

刘蔚翔（中国中医科学院广安门医院　主治医师）

我出身于中医世家，祖父刘清本是原南京军区福州总医院中医科创科主任，我从12岁起成为了祖父的“关门弟子”。如今时间不知不觉过了20年，我已从当年背不熟《药性歌括四百味》的小少年，成为了中医博士、主治医师，真可谓是白驹过隙，忽然而已。借此全国中医药博士生学术论坛15周年之际，谨以此文感恩祖父对我中医之路的引领，感谢成长道路上所有亲人、恩师及良友们对我的支持。

一、初入医门，遇见中医

我出生那年，祖父刚好退休，赋闲在家，所以儿时的记忆中，家里隔三岔五总是有祖父的好友及晚辈来家里求医问药或感恩戴德，这让我幼时的心灵埋下了对中医好奇的种子。记得小学5年级时，我迷上了家里电视播放的连续剧《神医喜来乐》，剧中展现出了中医“简、便、廉、验”的神奇，祖父或许看到时机已成熟，便提出授我“衣钵”的想法，我自然不假思索地答应。中医对于祖父而言，不仅是治病救人的责任，更多的是上医医国的使命感。因此祖父对我的要求逐渐严厉，中药、方剂、穴位、经络都是我的基本功课，有时候吃饭的时候祖父会突然问我“黄芪性温，收汗固表”的下一句，如果我答不上“托疮生肌，气虚莫少”的话，会受到祖父严厉的训斥。在初三那年，祖父不幸仙逝，在祖父三年多的言传身教下，中医的面纱一层层地被揭开，也给我打下了良好的中医基础。

二、不忘初心，走向中医

高考填志愿时，我毫不犹豫地选择了中医学本硕连读专业。在校期间，我先后师从福建中医药大学中医学院内经教研室主任高嘉骏副教授、国家中医药管理局重点学科伤寒论学科带头人张喜奎教授、福建中医药大学温病教研室主任鲁玉辉教授，系统研习《黄帝内经》《伤寒论》《温病条辨》等中医典籍，对自己严格要求，孜孜不倦。凭借优异的成绩，我代表学校参加全国中医药院校技能大赛、泛珠三角区域中医大学生临床能力竞赛，均取得好成绩。除了在院校、医疗机构进行规范化临床实践，我亦师从跨医学与法律双专业的祖传中医名师"陈一针"——陈泽荣博士，学习掌握了中医针灸疗法及中医骨伤传统正骨手法。在跟师学习与研习经典中，我逐步形成了中医临证思维，中医整体观念和辨证论治的理念也在心中愈发深刻。

三、看山不是山，质疑中医

随着步入住院医师规范化的3年临床轮转实习，我在临床中遇到的危重症、疑难病患者逐步增多，也开始认识到了中医临床疗效的局限。如高热不退、肺部渗出影响氧合指数的患者，在明确病原学并基于药敏给予合适的抗生素治疗后，疗效立竿见影；如突发脑梗死患者，在4.5小时内溶栓后生活质量恢复如常；如重症系统性红斑狼疮患者，在大剂量糖皮质激素冲击治疗3天后，症状趋于稳定。在经历了病危患者的抢救过程后，我不禁对中医的一些观点和理念产生了怀疑。我曾有过这样的疑问：假如马上面临战乱、天灾等特殊时期，我们是急需抗生素、糖皮质激素、肾上腺素等这一类的药物，还是六味地黄丸、薯蓣丸这一类的药物？中医和西医本属于两种不同的体系，对人体和疾病的认识与治疗方式皆不相同，如何用统一的观点将二者融合？中西医结合是否是伪命题？种种疑问开始令我无所适从。

四、看山还是山，坚定中医

祖父常教导："医之为道，非精不能明其理，非博不能至其约。"随着临床经验的丰富、老师们的点拨，我再次对中医有了新的感悟。糖皮质激素、抗生素等西药均作用于导致机体出现异常免疫的病原体，或因免疫异常产生组织损害的病理产物，中医认为其属"祛邪药"范畴，虽可降邪盛之势而治标，却难以安正以治本；中医因其特有的和正祛邪、多靶调衡、燮理阴阳的作用，通过和五脏、调营卫、理气血、畅经络，更有助于纠正人体的自身免疫反应，从而安正以治本。因此，虽然在疾病初期，或许中医药的疗效不如西药快速，但中医治疗能够减毒增效、长期应用、稳定病情，中医药的优势更多地体现在疾病治疗的后半程。

国务院印发的《中医药发展战略规划纲要（2016 — 2030年）》中指出：要坚持中西医并重，落实中医药与西医药的平等地位。"并重"一词，说明了中西医结合不是简单的中西相加堆砌模式，而是优势互补。在急性期应以"西主、中随"，发挥西医学精准医疗的优势，而在慢性期，多系统受累、多诊疗矛盾出现时，应以"中主、西随"，发挥中医药整体观念和辨证论治的优势，让患者的获益得到最大化。以人为本为核心理念，我不仅再次坚定了中医立场；把握以患者为中心的原则，强调临床疗效与生命保障，我更淡化了中、西之分的观念。

五、尊师重道，钻研中医

在步入硕博士的研究生学习阶段，我选择了国内起步较晚但却是中医优势病种的学科——中医痹病学（中医风湿病），作为我的主要研究方向。我的硕士生导师是厦门市中医院的陈进春教授，陈教授擅长中西医结合治疗风湿病，是我在中医风湿病研究路上的领路人。在此之前，我对风湿病的认识主要是"不死的癌症"，陈教授告诉我，中医治疗风湿病就像《道德经》中说的："治大国，若烹小鲜。"风湿病和一般内科病有所不同，它是身体的内部免疫出现紊乱，"自家人攻击自家人"。因此提倡"痰瘀致病"论，注重从"痰瘀"论治风湿病，急不得也耽搁不得，极大考验临床医师的临证水平。在陈教授的指导下，我对风湿病的认识，尤其是类风湿关节炎，从传统的"风、寒、湿三气杂至合而为痹"的观点，关注到了痰瘀和膜原，并尝试双合汤、达原饮在风湿病治疗中的使用，取得了一定的疗效。此外，受到陈教授的启发，我也开始关注到类风湿关节炎的早期表现，发现其发病初期仍具有风、湿病机的特点，基于《伤寒论》中用治"支节烦疼"的柴胡桂枝汤，用其加减治疗早期类风湿关节炎，得到了患者的良好反馈。

到了博士阶段，我师从国家临床重点专科及国家中医药管理局重点学科带头人、国家中医药领军人才——岐黄学者姜泉教授，系统研习中医药诊治风湿免疫病的临床经验。姜教授不仅患者来自全国各地，其本人还是中华中医药学会风湿病分会主任委员。因此姜教授的格局立意是站在全国中医风湿行业发展的角度，也将我的中医诊疗观拔到了防治一体的高度。姜教授治疗风湿病的最大特点便是擅于把握不同疾病、不同时期的病机特点，选取最佳的中西医结合方案，不仅快速控制病情，更能因势利导、趁胜追击，运用中医药帮助患者长期稳定维持。在姜教授的指导下，我开始着眼于风湿病的全程和中西医的优势环节，诊治时学着"走一步看三步"，不单要控制病情活动，还要关注因风湿病而继发的脏器损害、系统损害，未病先防、既病防变、以治促防，将中医药的诊疗优势运用于风湿病的全程。姜教授经常鼓励我，要用优秀的中医药经验造福人类。在攻读博士期间，正是在姜教授的指导下，我从体脏合痹的特点入手，基于祛邪安正论治痹证类病，取得了疗效突破。我将博士期间的学术工作成果汇总，参加了第十届、第十一届"岐黄杯"全国中医药博士生学术论坛，同更加优秀的中医前辈及同道相互交流学习。

参加工作后，得益于姜教授的引荐，我拜师于全国名中医阎小萍教授和北京协和医院风湿免疫科主任李梦涛教授，继续在中西医协同攻关风湿免疫疑难病的研究道路上深耕学习。姜教授和我说，她上大学时候的偶像是两次荣获诺贝尔奖的伟大科学家居里夫人，我想是因为姜教授和居里夫人一样，都愿奉献自己的一生，以其所学所得为国家乃至全人类做出贡献，我也希望能和姜教授一起，为全人类的医疗事业发光发热!

六、筚路蓝缕，成为中医

回首20年的中医成长之路，有情怀、有热爱，也有不少迷茫和艰辛，道路虽曲折、前途仍光明。如今我已成长为中国中医科学院广安门医院的主治医生，在工作岗位上，早已能熟练运用中医药技术为各个患者解除病痛，在疫情期间更是义无反顾地支援定点医院、重症监护室（ICU），参与救治重症患者。如今的我，从事中医药防治风湿免疫病的临床与科研工作，中西医汇通，擅长针药并用、杂合以治，诊治上千例患者；主持国家自然科学基金青年科学基金项目、中华中医药学会风湿病分会青年培英计划等国家级、省部级课题4项，主持项目的科研经费总计达70余万元；参与科技部“十三五”重点研发计划项目、国家自然科学基金重点项目、国家自然科学基金面上项目、北京市重大疑难疾病中西医协同攻关项目等多项课题；发表SCI及中文核心期刊论文40篇，参编著作2部，申请发明专利1项。在传承祖父中医理想与发扬祖国医学的道路上，我将义无反顾地走下去，竭尽所能为助力健康中国建设做出更多、更大的成绩。

【特别鸣谢指导老师 姜　泉】

求真之路

姜　涛（浙江中医药大学　副教授）

故事开始于2010年，我拉着行李箱与我的父亲坐上了由南向北的火车。我出生于江苏北部一个年轻的城市，项羽的故乡宿迁，在众多江浙沪人的眼里也算是半个北方人。即便如此，踏上山西太原的路也可以说是由南向北了，这在南方并不常见，尤其在遍地高校的江苏省。因此，我对山西这片土地并无向往，对我的大学并无憧憬，甚至对我的专业也毫无兴趣。高考结束后，我并不关注我的志愿填报，父母给我填了南京医科大学的西医本硕连读，对于老一辈人来说，医生这个职业是崇高且稳定的。但最终差了几分，当我迟迟没收到通知书时，我才后知后觉地知道原来没有被录取，为此还专门驱车去了南京一趟，得到的建议是复读一年。这对我而言是个晴天霹雳，并不是因为我没有去南京医科大学，而是我已经厌倦了高中的学习模式。回来后，已经到了二本平行志愿填报末期，我便阴差阳错地以年级第一的分数进入了我的母校——山西中医学院（现已更名为山西中医药大学）中西医结合临床医学系，开始了我的中医之路。

2010年11月立冬后不久，山西中医学院中医基础理论教研室的史俊芳老师正讲授中医启蒙课程——中医基础理论，在提问环节叫起了坐在教室最后一排的我，让我回答一下五行的相生相克规律。我略带尴尬又不服地说“我不会”，在同学们的嬉笑声和史老师的错愕表情中，我想我一定是少数几个把“不会”讲得如此天经地义的人。之所以如此回答，也反映了中医给我的第一感觉，抽象、空洞、虚无、缥缈，我甚至想不出任何它与我以前所学知识相接洽的点。

这样大脑空空的我在山西中医学院的操场走过了三年多，学过了中医基础理论、中医诊断学、中药学、方剂学等中医核心课程，但是对我来说，似乎还没有迈入中医大门半步，别提号脉观舌，就连基本的中药方剂我都已经忘得八九不离十了。在大四以后，看着周围的同学越来越多在讨论毕业工作，对中医十分迷茫的我也选择了“跟风”考研。本着朋友没了可以重新交，爱情没有了可以重新找，人本就是生来一无所有，所以我以不畏重新开始的态度，正式开始了我的中医学习生涯。因为落后太多，并且是为了应试，所以我开始了第一轮正式中医学习。因基础薄弱，只能从最初的课本学起，学习了一段时间后，我逐渐感叹之前对中医态度的愚昧，渐渐意识到中医其实是一门包含了哲学、艺术、天文、地理等多元素的学科。从不理解到带入后，一切自然界的规律都有迹可循，有理可说，一切病因病理所折射出的哲学之光，无不让我感叹古人的智慧及千百年来的传承之不易，自此我才算初步迈入了中医的大门。一阴一阳将世界万物囊括其中，春夏秋冬将自然与人类完美融合，嬉笑怒骂将脏腑与情绪紧密相连，美哉！妙哉！我对中医产生了浓厚的兴趣，虽在应试阶段，但也见缝插针读起中医经典，总觉得时间不够，学得太晚，又感觉兴趣来了一切都来得及。就这样，在日夜学习中，我顺利又幸运地来到了浙江中医药大学基础医学院。此时对中医的认识仍是基础知识和皮毛，但我非常庆幸，终于有时间可以开始好好深度学习中医了。

2015 年，我来到浙江，来到中医氛围浓厚的基础医学院，也迎来了我中医学习的另一大转折。我有一句非常喜欢的话：为什么你们家的苹果长得慢？那是因为你们家的苹果甜。我时常用这句话去激励自己，基础差不要紧，兴趣是我最好的老师。我有幸师从浙江中医药大学包素珍教授。包老师为人谦逊、大方儒雅，在跟诊的过程中，我再次见识到了中医的魅力。包老师擅长对肿瘤患者的中医诊疗，这类患者大多承受着精神与身体的双重折磨，服用中药虽不能完全治愈他们的疾病，但大大改善了患者的生活质量，这让我更加坚定了学习中医的决心。一次偶然的机会，校级《黄帝内经》大赛开展，包老师鼓励我去参加，我羞于水平有限，本想拒绝，但为了不辜负包老师的期望，还是报名参加了。南方的冬天并没有江南水乡的“温柔”，湿冷的天气让人瑟瑟发抖，但这并不能浇灭我学习《黄帝内经》的心，以路灯为伴，以星星为友，每日拿起《黄帝内经》背诵条文，朗读经典，体会了一把“披星戴月”。那段时间的学习犹如打通了任督二脉，我从考研学习的皮毛突然到达了一个全新的境界，最终也不负众望，拿下了校级《黄帝内经》大赛一等奖。有了这次经验，更加鼓舞我不断前进，我开始广读医书，来者不惧，从四大经典到小众医案，从战国至明清，我感叹众多中医大家可站立山巅，洞悉人类疾病之无常，观气血之流转，阴阳之虚实，正邪之进退，洞若观火，成竹在胸，拿捏进退之毫厘，用四两拨千斤之力，扭转乾坤。广读医书，让我对中医有了更深层次的认识，让我跃跃欲试，想要小试牛刀。

2018 年，我顺利考取了基础医学院中医基础理论的博士研究生，跟随我的博士生导师张光霁教授继续深造。此时的我已不再迷茫，对中医学习的规划清晰且坚定，也开始输出一些自身的中医观点，在期刊上发表中医论文，希望更多人可以理解中医、了解中医。我先后两次参加了《中华中医药杂志》社举办的“岐黄杯”全国中医药博士生优秀论文大赛，使得自己的学术观点得到了同行的认可。

不仅如此，多年的中医学习，不仅给我日常作息带来了“饮食有节，起居有常，不妄作劳”的启示，更重要的是对我的人生观和价值观带来的影响，凡事追求中和之道和阴阳平衡。同年，我也开始了自己的中医门诊工作，正式将理论付诸实践。也许是接触越多，感受越多的缘故，在我的生活中经常会接触到大众对中医的误解——“中药就是调理，不能治病”“中医都是慢郎中”“中药很多都是安慰剂”，每每听到这样的言论，我都想，作为一名中医人，要走的道路是漫长的，要承担的责任是深沉而迫切的。2022年，我成为了一名父亲，正值新冠疫情，每日惶惶不安，怕小小的她承受不住如此强大的时疫之邪。但人难免会生病，此时我发现中医也早已渗透到寻常百姓家。从一盒难求的“小儿柴桂颗粒”到被奉为儿科神药的“小儿豉翘颗粒”，从短视频广为流传的捏脊退热疗法到一号难求的小儿推拿，我发现，无数中医人的奋斗已初见成效，我无论是作为一名中医传承者还是一名父亲，都不能掉队。家人也从孩子生病发热立马抱去医院挂水才能好的心态逐渐平和下来，等我回来带两剂中药给孩子服用。流鼻涕，煮最简单的葱姜水给孩子泡脚后，第二天就恢复如初，家人直呼神奇。神奇吗？这无非是中医最基础简单的方子罢了，我想中医的魅力大抵不过如此了吧。但在临床过程中，我也同样发现自己所学所见仍是浅薄的，患者不会按照医案去生病，中医的辨证思维很重要。我非常感谢那些经过我治疗起效的或者不起效的患者，尤其是那些毫无疗效的患者，在我的生涯中比比皆是，或许他们才是《黄帝内经》中的一段经文，是《伤寒论》里的六经辨证，是行走在世间的灵丹妙药的使用指南。

在不断的中医旅行之中，我还碰到了很多人和事情，接触到了许多不同专业的人，尤其是西医学的很多人。在不断的接触过程中，我的身边总是会出现这么一句话，“阴阳五行嘛，反正我也搞不清楚”。至此，我发现虽然中医的理论体系不需要得到外国人的认可，但要把中医推广出去，就不得故步自封。这里有很多中医爱好者会有反对的意见，他们认为中医有自己独特的理论体系，是从整体、从自然出发的，和西医微观的研究是不同的，我们不能为了迎合和科研，从而破坏中医的本质和纯粹。他们说得不无道理，但运用现代方法解读中医也是历史的必然趋势，如同以前用火把到现在用手电和灯泡一样，科学的创新和进步同样是中医打开世界大门的一把钥匙，也是必经之路。科学研究手段是一个媒介，可以让中医走出国门，让更多的人认识中医，了解中医，也让中医造福人类，这难道不也是历代有情怀的中医人的一腔热血和历来愿望？其中方式是否恰当，是否泯灭掉中医之本性和本原，这也是矛盾点，也是我们这代中医人要解决的重要问题。但是过激的观点总是片面的，事情的发展过犹不及，过分追求西化是错误的，但是泥古不新也是走了另一个极端。中医的阴阳五行告诫我们的不就是这个道理吗？

现在，我也成为了一名大学中医教师，在课堂上面对本科生稚嫩的脸庞和对中医向往的眼神，我深知责任巨大。尤其是作为中医起步第一门课中医基础理论来说，需要为学生开一个好头。语言在表现中医的生动和有趣时显得十分匮乏，但我希望我可以通过更生动地讲解让同学们爱上这门课程，对中医感兴趣。所以我开始研究如何讲好这门课，开始聆听不同老师的课程，开始学习如何才能将晦涩难懂的中医讲得浅显易懂。课后听到同学们的一句“老师我觉得你讲得真好”，让我突然释怀了很多，人生不过活这几个瞬间。除了本科生课程，我还兼任成人中医教育的授课，各行各业的人因为热爱中医汇聚于此，每次站在讲台上，都有说不出的感动。在他们热烈和积极的反馈中，我收获了前所未有的认同感和中医自豪感。

2023年夏天，在浙江杭州举办的一次中医基础理论年会上，非常有缘分，我碰到了当年提问我的史俊芳老师，我笑着说：老师，您还记得我吗？显然她不记得了，我说：当年您提问我没答上来，您还很生气。史老师有些不好意思地说：你们现在都是青年才俊了，中医的发展需要你们。是啊，时光如白驹过隙，十几年的时间，中医改变了我的生活，改变了我为人处事的态度，我的加入，让中医学泛起了一丝涟漪，无数的我加入，终会汇聚成中医传承之大江大河。现在的我希望借助这三尺讲台，把那些宝贵的知识也传播给我的学生，或许他们也会感到抽象、空洞、虚无和缥缈，但在这缥缈背后，拨开云雾，始见阳光，会发现中医的景色美丽且真实，想必这就是中医的求真必由之路吧！

【特别鸣谢指导老师 张光霁】

中医药青年的成长与时代之问

——十五年中医药求学与求真纪要

尤良震（北京中医药大学东直门医院　副研究员）

正值全国中医药博士生学术论坛15周年之际，也是我结缘中医药，开启中医药求学与求真的15年。我是2009年入学安徽中医药大学，并开始中西医临床医学专业本科的学习，2017年与2020年分别在安徽中医药大学完成硕士与博士研究生的学习与科学研究。2020年成为北京中医药大学中医内科学教育部重点实验室在站博士后，开展医工交叉研究。2023年入职北京中医药大学东直门医院，从事中医药科研与临床工作。其间，2019年荣获第十届全国中医药博士生学术论坛暨“岐黄杯”第十届全国中医药博士生优秀论文奖。作为新时代中医药青年，我们应自觉回答两个问题：一是个人成长之问，二是中医药传承创新发展的时代之问。对于青年中医药人来说，这两个问题相辅相成，应该是中医药青年求真问道的出发点与落脚点。

一、“（学）中医药真的有用吗？”——中医药入门者的破壳行动

作为初学中医药的大学生而言，面对生涩难懂的中医药学理论及浩如烟海的中医药典籍，无不感到无力与彷徨。我也不例外。作为中医药的入门者，我不禁问自己：第一，中医药真的有用吗？能治病救人吗？第二，我学中医药真的有用吗？我能找到工作吗？我能成为一名好中医医生吗？能为患者或亲人解除病痛吗？面对问题，彷徨地前行着。

一是按部就班、努力艰难地学习中医药相关课程，中医药理论知识不断增长，凭借优异成绩多次获得国家奖学金。二是跟名师，勤临床。其间，有幸师从国医大师李业甫先生学习。李老是一指禅推拿流派第五代传人，是安徽省推拿学科创始人，全国推拿学科主要带头人之一。跟师期间，我真真切切地感受到了中医药疗效。对于中医药是否有用，我的心中也懵懵懂懂有了些答案。三是敢于实践、勇于创新、迎接挑战，融入中医药科技创新。我组建学生团队、组建大学生健康知识宣讲团与

中医药科技创新小组，组织了安徽省社区中医药服务现状调研，梳理了基础中医药服务现状，明确了中医药在基础服务中的优势与不足，提出的对策建议被纳入政府中医药规划。调研成果获 2012 年安徽省大中专学生暑期“三下乡”优秀调研课题一等奖，同时，我也获得了第五届“挑战杯”安徽省大学生课外学术科技作品竞赛特等奖、第十三届“挑战杯”全国大学生课外学术科技作品竞赛三等奖、“远志杯”全国高等中医药院校大学生课外学术科技作品竞赛二等奖。

经历了中医药初学者的困惑与彷徨，通过对中医药基础理论与相关知识的学习，以及科技创新活动的历练，我对中医药的优势与不足有了较为感性的认识，也坚定了中医药信念。在这过程中，我也斩获本、硕、博求学三阶段的安徽省品学兼优毕业生及中国大学生自强之星称号。

二、难事作于易，大事作于细——中医药学者应有的学术训练

如何步入中医药学术生涯，做好学术研究？其实本科期间，参与大学生科技创新活动就给我做了很好的学术启蒙。研究生课程学习与良好的学术训练是中医药科学研究者必须经历的过程。《道德经》言：图难于其易，为大于其细。天下难事，必作于易；天下大事，必作于细。这正是中医药科研人应当有的思路与心态。从硕士阶段开始，我确定了中医药防治糖尿病及其并发症的研究方向。其间，一方面埋头于实验室，不断掌握研究方法与技能，深入地阅读文献、训练学术思维；另一方面，广泛地进行学术交流，拓展学术视野。

博士期间，我入选安徽中医药大学卓越博士培养计划，进行海外学习研修，参与学术交流与成果展示，获 2014 年长三角教育协作发展项目暨上海市研究生学术论坛一等奖、2017 年全国中医药研究生创新论坛优秀博士论文奖、2018 全国中医药院校研究生学术论坛一等奖、2019 年第十届全国中医药博士生学术论坛暨“岐黄杯”第十届全国中医药博士生优秀论文奖，并获安徽中医药大学学术之星、安徽省创新之星称号。

三、解决“大问题”还需发现“真问题”——中医药学人当践行求真与求实精神

当前，中医药传承创新发展已经上升为国家战略。面向健康中国建设的国家重大需求，迫切需要中医药人发现与解决“真问题”，充分发挥中医药独特优势和作用，为人民群众健康做出新贡献。我参与的研究团队提出的“如何构建面向中医药临床优势的中西医结合精确诊疗与评价体系”，入选中华中医药学会 2023 年度中医

药重大科学问题和工程技术难题。我以第一作者身份发表的学术论文《面向精准医学的中医辨证论治数智化研究问题与策略》，入选《中华中医药杂志》第十届仁心雕龙学术论坛征文活动卓越提名论文。

面向中医药优势的精确呈现，2022 年，我有幸入选国家中医药管理局中医药治疗新冠肺炎评价研究组专家组，参与撰写了《中医药治疗新冠肺炎科技成果报告》，参与了世界卫生组织关于中医药治疗新冠肺炎专家评估会。经过梳理与报告，中医药治疗新冠肺炎疗效获得世界卫生组织专家会议认可。会议报告鼓励成员国考虑中国形成并应用的整合医学模式（中西医结合模式），有效管理当前疫情并对未来可能发生的大流行做好准备。在人类健康遭遇重大突发传染病威胁之际，我见证了中西医结合救治新型冠状病毒感染中国方案的形成，以及中医药为人类生命健康再一次做出的重大贡献。

2022 年，我承担中华中医药学会青年求实项目，开展"说明白、讲清楚"的中医药科技成果梳理。通过调查研究，我梳理出《新时代中医药标志性科技成果（2012—2022）》，在 2023 年度中华中医药学会岐黄论坛发布。我以第一作者身份撰写述评文章《新时代我国中医药学科学术发展现状及趋势》，遵循中医药发展规律和特点，分析当前中医药学科重大科学问题、工程技术难题和产业技术问题，展望中医药学科学术发展趋势，为新时代中医药事业与产业高质量发展提供思路与参考。

"人生的扣子从一开始就要扣好"，习近平总书记用这个比喻强调，青年处在价值观形成和确立的时期，"抓好这一时期的价值观养成十分重要"。面对百年未有之大变局，中医药青年应该敢于直面中医药问题与挑战，树立远大目标，为之不懈奋斗。通过问题梳理与时代机遇，我确立了面向精准医学的中医药数智化研究的方向与目标。

四、青年人"挑大梁""当主角"当说"敢"与"能"——中医药青年当勇担时代责任

近百年来，中医药经历了"废除中医""中西汇通"再到"中西医并重"曲折前进的艰难历程，中医药学科发展仍保持着鲜活的生命力。面向新时代，中医药学科迎来了高质量发展的春天，中医药青年当勇担时代责任，促进传承创新发展。

2020 年起，我开始着眼于中医药交叉创新研究，针对慢性疾病持续性进展，提出中医泛血管疾病防治策略；针对中医药服务能力提升，提出中医药主动健康理念；基于循证医学方法进行泛血管相关疾病中医药疗效评价，立足多学科交叉探索中医药重大难题的解决方案。同时，我参编《智能中医学概论》与《王永炎中医药学科

论》等专著，发表学术论文50余篇，其中SCI收录21篇，申请软件著作权与专利2项。

近三年，我主持国家自然科学基金青年科学基金项目1项、中国博士后科学基金面上项目1项、中华中医药学会青年求实项目1项、中国医院协会联合攻关项目1项，作为骨干成员参与国家重点研发计划2项，负责执行国家中医药管理局中医药抗疫应急专项2项，入选北京中医药大学青年骨干人才培养项目，担任国家中医药管理局高水平交叉创新重点学科（数智中医药）方向带头人与学科秘书，兼任中国中医药信息学会临床研究分会常务理事秘书长、北京中医药学会青年委员会委员、中国药理学会中药与天然药物药理专业委员会委员、中国生物医学工程学会医学人工智能分会委员，组建成立了中医药研究青年协作组，主持数智中医青年论坛（邀请中医药青年学者线上讲学，已成功举办10期），为青年学者提供交流平台，力争承担国家科技项目青年重大项目资助。

感恩伟大时代，感谢祖先为我们留下的中医药巨大宝库。在深化文明交流互鉴、构建人类命运共同体的时代背景下，中医药学发展迎来了新机遇。中医药青年应承担东西方文明互鉴、迎接新生命医药学诞生的时代责任，明确中医药现代化与国际化任务，深刻认识中医药学发展痛点与核心目标，创新思路与方法，实现发展瓶颈的早日突破。

通过参加中医药“求真之路”征文活动，一方面分享我的中医药学习成长的心路历程，广泛结识中医药青年有识之士，进一步搭建青年成长交流平台；另一方面积极主动宣传中医药创新理念与思路，切磋互通，争取广泛共识与帮助，为中医药传承创新发展贡献力量，回答中医药青年的成长与时代之问。

【特别鸣谢指导老师 商洪才】

我的求真之路

——理论指导临床，临床反哺理论

姜　欣（北京中医药大学第三附属医院　助理研究员）

医学之路，自古以来便是一条充满挑战与磨炼的道路。在这个领域若要追求真谛，必要做到理论与实践相辅相成，二者不断地交融与碰撞，才能够为医学的发展添砖加瓦。回首我的学医之路，自2007年9月踏入北京中医药大学的校门，成为"中西医结合七年制"大家庭的一员，经过本科、硕士、博士、博士后等阶段的一路升级，最终走向临床。十七载有余，仰望众多中医大家、名医，我不断在临床与理论之间畅游。

本科阶段，我们专业的设置是中西医并重的，课程与考试很多，对于一个满脑子理科思维的人来说，需要理解、背诵的东西突然铺天盖地而来，逐个学期增多，应对属实艰辛，我也曾几度动了放弃的心。记得大一中医基础理论课上，张保春老师曾说过：硕士毕业了如果能迈进中医的大门，就算是很优秀了。这是安慰，更是一种激励，那时候的我总有个信念，我也可以成为那个"迈进大门"的一员。

硕士阶段，我置身于肿瘤专业的临床实践之中，这段经历是我医学生涯中的第一次实践，也是最为基础的阶段。在这一阶段，我有幸师从黄金昶教授，一位中医肿瘤界的领路人。黄老师不仅传授给我丰富的理论知识，更是亲自带领我走进临床实践的现场。在黄老师的悉心指导下，我学会了仔细观察患者的症状，不断挖掘、探索新的中医治疗方法，也学会了与患者建立起信任关系并保持良好的沟通。那时候的我仿佛有用不完的劲，这些临床实践锻炼了我的临床技能，更重要的是培养了我对中医的兴趣和疗效的自信。

随着学习的深入，我进入了博士阶段，继续师从黄金昶教授，这是我医学生涯中的一次转折，也是我对医学更深层次理解的开始。在博士阶段，我除了继续参与临床工作外，还把更多的时间投入到了科研探索中，开展了通过针刺抗血管生成发挥抑瘤作用的基础研究。在导师的指导下，我学习了更加深入的医学知识，了解了更为前沿的医学理论。在实验室里，我掌握了科学研究的方法，学会了如何分析数据、撰写论文。这一阶段的学习使我养成了严谨的科学态度和独立思考的能力，为我日后的学术研究及临床实践奠定了坚实的基础。

博士后阶段，我有幸拜师谷晓红教授，一位中医学的领军人物，她主张“道术结合”。正是在这种思想的指引下，我开始了一段全新的学术探索之旅。通过对临床实践中的现象进行深入分析和文献研究，受“间充质”“软物质”“肠系膜器官”等内容的启发，我跟随导师挖掘并整理了“膜系理论”，即对人体广泛分布的筋膜系统进行分类及功能阐释，突出其作为气、水、火运行通道的功能。如果将人体经络比作一条线，那么膜系则是一个面。与“络病理论”关注微血管不同的是，膜系理论关注的是筋膜系统。筋膜系统在医学领域早已引起了广泛的关注，但是中医膜系理论的提出，为很多临床实践及科研都能提供新的思路和方法。

理论的形成是医学发展中至关重要的一环，它源自医学人员丰富的临床储备、辩证思维、前瞻性认识和敏锐的视角。医学理论的构建并非一蹴而就，而是在长期的临床实践中逐步积累、深化而成。医生在临床工作中不断接触不同患者的病情和治疗反馈，通过观察、记录和分析，积累了丰富的临床经验和案例，这为理论的形成提供了坚实的基础。辩证思维是理论形成的关键，医生需要具备全面、细致的观察能力和严谨的分析能力，能够从患者的具体情况出发，发现问题的本质和内在联系。在前瞻性认识的驱动下，医学人员需要预见未来可能出现的临床问题，提前进行思考和准备，从而为理论的发展提供新的思路和方向。同时，敏锐的视角也是医学理论形成的必备条件，医学人员需要拓宽视野，积极借鉴其他领域的成果，从中获得启发和灵感。通过这些要素的相互交织，医学理论得以不断演化和完善，为临床实践提供了更为有效的指导。很庆幸的是，博士后之前的研学让我有了临床的储备，从而在谷老师的指导下进行紧贴临床的理论挖掘。记得我刚刚完成“中医膜系理论”的初稿，恰逢一个周六下午，谷老师门诊结束后与我一起逐字逐句地斟酌、修改，一直到深夜，结束之时，那种“酣畅淋漓”与“愉悦感”甚至让我回家后直到修改完稿件才舍得睡觉。

从那一次畅谈之后，我的思路仿佛被彻底打开，“再论三焦膜系”“膜系生理”“膜系病理”“膜系诊治”“膜系代表方证分析”“从中医膜系论治结缔组织病”“膜系与卫气营血辨证的关系”“膜系与《伤寒论》五大或然方证”“从膜系探讨针刺治疗胸水”“膜系与经络系统的关系”“膜系与水液代谢”“膜系与肾－命门－三焦系统”等一系列命题逐渐展开……这个过程是无比快乐的，那个阶段的我疯狂到上下班路上都在思考，甚至有一次因为思考没有看红绿灯而差点发生意外。

踏入临床阶段后，继续回到我热爱的肿瘤专业，病房及门诊等多样的临床工作，给了我足够的空间，将“膜系理论”应用于临床实践中。通过从膜系的角度解读肿瘤相关临床问题，我在这个阶段有了膜系理论这条主线；同时，通过广泛涉猎不同医家所长为我所用，如道医祝华英对十二经络的认识、山西郭廷英教授“轻针慢捻、慢针细捻”的针刺手法、广东左常波教授的“针灸气化理论”等，我发现了许多以往未曾注意到的规律和联系。在这些名医理论的指导下，我形成了一套以膜系理论为基础的针灸方法——膜系针灸，并在临床实践中取得了一定的疗效。

临床实践不仅是医学理论的试金石，更是反哺理论的重要渠道。通过临床实践，医生不仅能够验证理论的正确性和实用性，还能够从实践中汲取经验，获得启示，不断完善和深化理论。实践不仅可以帮助医生更好地理解和应用理论，还能够为理论提供新的观察角度和思考方向。膜系针灸较膜系理论更进一步，其发展过程是一条不断求真的道路，需要不断深化理论深度及丰度，从临床中来，到临床中去。为收集患者针刺治疗后的感受，探寻不同反应背后的原因，我特意制作了膜系针灸治疗反馈表，没有想到反响强烈。经过漫长的积累、观察，我摸索出一些规律，从而总结了一份“膜系针灸治疗告知书”，不断的针灸临床实践反哺了膜系针灸。

膜系针灸治疗告知书

膜系针灸是以膜系理论为指导的一种治疗方法，旨在调动全身气血、水火的输布，达到阴阳平衡的治疗目的。与以往的针灸治疗不同，该治疗方法着眼于全身，最终实现全身与局部治疗的融合，在治疗过程中 / 后会产生各种不同的“排病反应”，现将部分典型表现列举如下。

一、“气”层面的表现

1. 以疼痛为主，多为间断性或逐渐加重，表现为窜痛、胀痛，并不仅局限于针刺部位。
2. 排气、嗳气明显增多，肠蠕动（肠鸣音）、排便增强，多出现在行针后半程或起针后。
3. 乏力、疲劳、困顿，多出现在针刺治疗 2 ～ 5 次时，说明身体比较虚弱，艾灸或睡眠后多可自行缓解。
4. 全身肿胀感，多出现在行针过程中，逐渐加重后突然消失。

二、“血”层面的表现

主要表现为出血，多为血水、黑血、脓血等，主要是经消化道、泌尿生殖道、呼吸道排出，身体多伴有“舒适感”，部分人可表现为一过性的畏寒。少数患者伴有四肢麻木感。

图 10　膜系针灸治疗告知书

三、"水"层面的表现

1. 口水增多，一般出现较早，留针过程中比较多。

2. 出汗增多，多集中于后背、头部，起针后多可自行缓解。

3. 小便增多，主要为小便量的增多。

4. 皮肤饱满有光泽，多出现于反复多次治疗之后。

四、"火"层面的表现

1. 体内针刺部位、腰背部、四肢自觉"发热"，很舒服的热流，会向某一方向或者四肢输布。

2. 发热，多出现在针刺治疗 1 ～ 3 次时，类似于感冒发热，体温升高，多不超过 38℃，部分患者可达 39℃（这是正邪剧烈斗争的表现）。

3. 烦躁，多出现在留针过程中，心烦意乱。

4. 四肢发凉，自觉有凉气自四肢或体表排出，一般持续时间较短。

五、其他表现

1. 病灶部位多数会出现隐痛、不适感，伴凉 / 热、针刺等不同性质感受，极少数表现可非常剧烈。

2. 手术部位或既往不适部位的疼痛，持续时间较短，不通越严重，疼痛越明显。

3. 食欲明显提升，食量增多，多伴有心情愉悦感；深睡眠时间较长，初期部分人烦躁，睡眠减少。

4. 化疗副反应明显减轻。

图 10（续）

仰望着众多中医大家和名医的成就，我心怀敬畏，深知自己在医学道路上尚属"小学生"。然而，正是这份责无旁贷的使命感，激励着我不断努力，发扬膜系理论。膜系理论作为我医学探索的方向，是在众多前辈的学术积累和实践经验基础上提出的。我深知自己的责任重大，因此，我将竭尽所能，不负使命，不负众望，持续深入研究膜系理论，不断丰富和完善其内涵，为中医学科的发展贡献自己的一份力量。

作为一名中医学子，我深信，发扬膜系理论、发展中医是我义不容辞的使命。我将不断学习，不断探索，在临床实践中不断验证和应用理论，以实际行动践行中医之道。我要向那些为中医事业付出过努力的前辈们学习，传承并发扬中医的优良传统，将中医的智慧和精髓传承下去。为了实现这一目标，我制定了以下几点计划。

1. 深化学术研究

我将继续深入"膜系理论"的理论及基础研究，重点探索其在肿瘤治疗领域的应用，并积极参与相关领域国际、国内学术交流，不断拓展自己的学术视野。

2. 提升临床技能

重视患者的反馈，积极参与临床实践，不断提升自己的临床技能和医疗水平，发现临床问题，总结临床案例，努力提高临床疗效，反哺理论，为患者提供更优质的医疗服务。

3. 培养学术传人

我将积极指导实习生、规培生及进修医生，在交流、教学中传承医学理论和临床经验，培养更多的医学人才，为医学的发展注入新的活力。

4. 参与公益活动

积极参与医疗公益活动，换个视角看问题，为社会贡献自己的一份力量，帮助更多需要帮助的人。

对于未来，我怀着无限的憧憬和期待。我希望能够继续深耕医学领域，不断挑战自我，不断探索新的理论和方法。我计划在未来的研究中，进一步深化对“膜系理论”的探索，探讨其在肿瘤诊断、治疗和预防中的应用。同时，我也希望能够将自己的临床经验和研究成果分享给更多的医学同行，为医学的发展贡献自己的一份力量。我相信，在不断地学习和实践中，我将能够成为一名真正的医学家，为人类健康事业做出更大的贡献。

【特别鸣谢指导老师 黄金昶、谷晓红】

第十一届

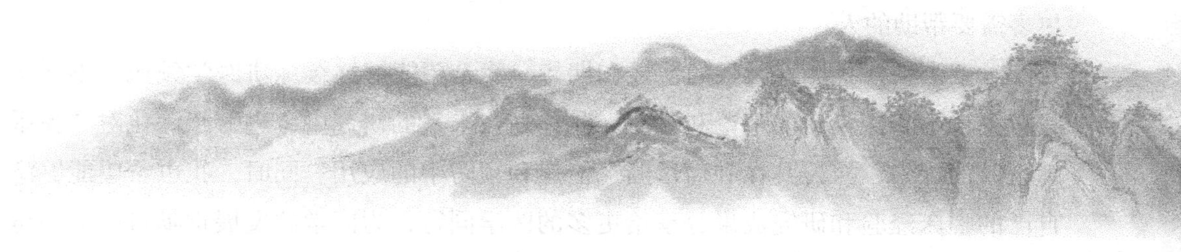

求真问道·我的中医之路

李明珠（安徽中医药大学　校聘副教授）

路者，道也。宋代徐铉校《说文解字》云："言道路，人各有适也。"

余尝谓医道之艰也，弗通其意则滞，弗善用其意则拙。朱丹溪曰："古人以神圣工巧言医，又曰：医者，意也。以其传授虽的，造诣虽深，临机应变，如对敌之将，操舟之工，自非尽君子随时反中之妙，宁不愧于医乎？"难矣！然"将升岱岳，非径奚为。欲诣扶桑，无舟莫适"（王冰《黄帝内经素问》序）。学医之路，至今历十载有余。诉其求真问道之心路历程，愿与诸秀共勉旃，不足之处同道亦请正之。

一、我与中医之缘起

余家非事医学，祖父以堪舆术数为业。忆自入学受书五年级时维端午，即兴偶作一诗曰：

疏疏几点梅子雨，
绿柳思绪垂垂重。
年年今朝又端午，
彩缕新丝缠角黍。

蒲酒怀古吟骚赋，

醉乡深处春且住。

祖父见此诗大为赞赏。言：子儒根具足，若学中医必有所成。遂给我《汤头歌诀》《医学三字经》《药性赋》及《常用本草图鉴》。自此，这些典籍便为我学业之余所好。《汤头歌诀》乃中医汤剂独特之翘楚，学汤剂制备及治疗之法。《医学三字经》则以言简韵达阐述中医之基础，为我之学夯实其基。《药性赋》则穷究药物性味之别，《常用本草图鉴》则为图文并茂之鉴。

祖父之举让我唯感医学之任重。余昼夜诘以之学，祖父所传之道，既有中医之学，亦有堪舆术数之见。中医与易学之诣，交替于耳。弱冠我已小有所得，友邻伤寒中风，施之见效。然我之志非在岐黄，求志在华南师范大学，欲以传道受业为己任，岂不乐哉。然，天不遂人愿，仅几分之缪，失之交臂。天意所然，遂求学于广州中医药大学。

二、初入医学殿堂

五易春秋，忆余恩师，在余之中医理论造诣助力甚矣。师以《伤寒》《金匮》《内经》《难经》为主而兼及各家之学，余虽家贫，但对学业尚且焚之以膏脂。出学之日，得以保研，读研时遇余之恩师赖新生教授。师授以医学经典，尤擅针道。同师出诊，睹针灸之妙，不啻扭伤、疼痛之症，常有立竿见影之功，且对慢性疑难杂病之效亦使人惊奇。恩师曰："汤药攻其内，针石攻其外，则病无所逃也。"余针道之术在读研毕时小有所成。临近毕业，恩师举荐读博士。在读博士之际，再次遇余之恩师李灿东教授，念恩师之不弃，那时余尚在广州，恩师尚在福建。躬亲教诲，凡能由理求实者，则于字里行间，务使昭晰。凡有一己之心得，必贯穿其中，而声情并茂。若晦涩难明，或有脱漏者，则不强为解释，而免引余入歧途。恩师之学术师德，善之大善。

回首岁月，三载博士生涯很快结束，以恩师研究方向为大道。恩师精于中医诊断学研究，指出中医诊断学的范围应从传统疾病诊断扩大到对个体生命全周期功能状态的判断与维护，继而提出中医状态学理论。中医状态学是对生命过程中不同阶段整体状态特征的概括，包括了宏观、中观、微观三个维度的观察。余从事恩师之方向，以中医思维方向的研究为准绳。感恩恩师及同道勉励鞭策，余苟以顺利博士毕业。所获之成就略述之，发表了《"以常衡变"诊断原理及其在中医学的应用》（第一作者，《中华中医药杂志》）、《刍议象思维在中医诊断学中的运用》（第一作者，《中华中医药杂志》），后者获"岐黄杯"第十一届全国中医药博士生优秀论文提名奖;《从“气”“象”“器”论中医状态》(第一作者,《中医杂志》)、《大数据时代下基于象思维的中医状态辨识》(第一作者,《中医杂志》)。

博士期间，我专注于中医辨证微观化的研究，初步构建了中医辨证微观化的研究策略，包括基本理论及研究方法等。以糖脂代谢病为切入点，运用证素辨证原理，初步赋予糖脂代谢指标的中医辨证内涵，为糖脂代谢病的一体化防治提供理论指导，丰富及细化中医状态辨识系统，为代谢性疾病的中医健康管理路径提供依据。发表了《基于整体观念论辨证微观化的发展》(第一作者,《时珍国医国药》)、《基于“膏脂”生理特点与病理变化探析慢性代谢性疾病的防治》(第一作者,《中医杂志》)、《基于证素辨证原理的微观指标中医辨证意义策略探究》(第一作者,《中华中医药杂志》)等文章，其中《基于证素辨证原理的微观指标中医辨证意义策略探究》获得第七届仁心雕龙学术论坛征文活动卓越提名论文。

三、学习榜样与印象深刻的事迹

恩师李灿东教授引清人王国维《人间词话》曰：汝之学医和治学，必当经历三个境界。第一个境界是:“昨夜西风凋碧树，独上高楼，望尽天涯路。”第二个境界是:“衣带渐宽终不悔，为伊消得人憔悴。”第三个境界是:“众里寻他千百度，蓦然回首，那人却在，灯火阑珊处。”

记一则医案，至今于耳不能忘。

李某，女，26岁。自小体质偏弱，形体苗条，在急诊轮科，劳累过度，精神亢奋，一日突然心慌，心跳紊乱，此后每日子时加重。今来诊曰：近来学业繁重，再次出现心慌的情况，劳累后加重，伴手脚冰凉，眠差。自行查了心电图，提示心肌缺血。余撰之以炙甘草汤服用不效。遂求余恩师，恩师曰：刻下其脉弦、舌淡红、舌尖偏红、苔稍白腻、发偏油腻，予柴胡温胆汤加减后三剂。服药后李某告知余曰，缓解已八成矣。善！师曰：此人形体羸弱，因学业压力导致心慌心悸，盖心血不足有之，然刻下脉弦，眠差，此肝木受制也。《内经》曰“卧则血归于肝”，今非炙甘草汤之症也。加之素有胆气不足，复加情志不遂，木郁而土气不达，土气不达则生痰湿，气郁痰阻，日久化热，气、痰、热三者交郁，胆胃失和，胆失其调达之性，胃失其通降之机。肝胆木气如春气之温和，温则胆气乃能调达。肝喜调达而恶压抑，胆喜宁静而恶烦扰。故而欲复其性，必先去其痰湿气郁，气郁痰湿得去，则胆气自和。

余同恩师出诊于福建中医药大学附属第三人民医院，每至出诊，恩师便日复询问患者服药、心理健康、家庭情况。恩师告诫余曰：立己宜养重，不宜自轻。余既以斯道为己任，则此一人之身，实千万人之所系命者也。必当立志清廉，持躬敦朴，以示吾道之不苟。正如恩师教授学术之地，名旗山堂。“非其人勿教，非其真勿授”，此为旗山堂训语。余以此为荣，但为恩师之德传之于行。

四、传承创新问题与解决的对峙

予曰：医司人命，非质实而无伪。余行医以来，深谙医道传承之重，又知学此道之艰。古人云：“行年五十而知四十九年之非。”行医愈久，囿方术之穷。仲景“勤求古训，博采众方”，其《伤寒杂病论》融合传承前人之智。仲景万世敬仰，此非常人之善也。盖仲景传承之功非善能及。“厚古薄今”，此之大谬；“今是而昨非”，恐欺古人。温病学说之兴起，亦是继仲景伤寒学说之发展。吴鞠通之辈，好古敏求之士，作“羽翼伤寒”之《温病条辨》，继《伤寒论》以延伸。继承与发扬，不可分而论之。落实继承，方可前进，前进即发扬也。中医西医，审时度势，当扬长避短。以中西医理之佐证，视察疗疾，使余眼界扩大，思路顿开。故而余之拙见以为，中西结合，每当临证，他为己用，必有奇功。中医大数据模型，中医人工智能，亦非创新之举乎？《兰亭集序》文：“后之视今，亦犹今之视昔。”传承与创新，不可欺也。

又自互联网短视频兴起，欺世盗名者甚，非医而传医，博取流量，以讹传讹。棋酒晏笑，是传承道路之毒也。或为医者，不自揆浅陋，气傲心妒。曲顺患者之情，举方不决。恶其攻人短、表己长，谗言布散，此举传承创新有功乎？

然余为医，语之若医者，果能学识高、道理明，而又认证真、用药当，实能起沉疴、救危命，何妨特立独行。每制一方、用一药，如山岳之不可动摇。依用则生，不依用则死。如或患者疑畏，亦必剖心沥血，为之晰其疑、解其惑，使患者感悟，信服立效。患者方称感不已，旁人自叹服不遑，医人即怀嫉妒，亦无从肆其萋斐之言。将不求名而名自至，不求利而利自归也。

五、对求真之路的探索与规划

岐黄之传承者，非独守旧而忘新，厚古而薄今。21世纪之中医药局势，前有迂腐之风气，后有西医药之进逼。余之求真路，当前以继仲景之学，后以继恩师之路。中医思维之研究，是以诠释习近平主席全民健康之大策略也！余基于中医思维探究及中医现代化发展之路径，探索构建具有中医特色的微观辨证体系。然，思维是中医学之宗，从思维角度出发，才能真正认清中医学的“庐山”之貌。中医学之传播，上者于思维，其次者照葫芦画瓢之辈。盖文化之传承，以理解古人立论肇始之意蕴及思维方式，方可得到准确而全面的继承。不然，以管窥天耳。

结语

韩愈曰："古之学者必有师。师者，所以传道、受业、解惑也。"又说："巫医乐师百工之人，不耻相师。"余仍少壮之年，精神尚为充沛，当向诸前辈先师请教。自古有为之青年，皆知于此努力勤奋，以图有所成就。如诞谩悠忽，轻易放过，至为可惜。韩昌黎云："业精于勤，荒于嬉。"旨哉言乎！余愿为中医之传承奋斗一生。愿同诸秀君子一道共同前进！

【特别鸣谢指导老师 李灿东】

中医求真之路

朱国双（江西中医药大学　副教授）

从初入学堂到博士，时光荏苒，似乎如白驹过隙，可细细思量之下，又感这十年岁月太过漫长，从青丝稚颜的孩提到丝缕白发生的而立之年，我走了很多路，路上有许多坎坷，亦有许多欢乐。作为一个慢热的人，小学及中学时期，我不过是他人行舟，我亦行舟，却不知为何行舟；本科阶段的我青涩懵懂，只知握持课本，不问所学是何，为何学之；待进入硕士阶段，方才开悟自己所学乃是“至精至微”之事，可救人于水火；直到博士，才顿悟。我对自己过往的人生进行反思，才真正认识了自己。同时，也认识到自己已然踏上了一条求真之路。

一、数载行路，厚积薄发

人的一生何其漫长，前半生行走在上山的道路，不知东西，只是随着别人的脚步前进。进入小学，与大多数人无异，我热衷于享受当下，乃至高中即将毕业，我对于自己未来仍未进行过明确的规划，只是认为有许多人在走读书这条路，我便也跟着走下去罢了。我好似一个无欲无求的人，一路走来不知所求为何，我的人生也都是早已被父母安排好的，我没有觉得不好，便没有抵触。

二、覃思寻路，矢志不渝

寻求属于自己的道路，犹如茫海行船，但只要坚定自己的方向，终会抵岸。面对高考我似乎波澜不惊，分数出炉我也不大激动，只是清楚我来到了人生第一个关键的转折点——高考，我开始询问自己想成为什么样的人，从事什么样的工作。在志愿填报的那些天，我思绪万千，第一次开始对自己的未来进行规划，最后选择了中医，这是我为自己迈出的第一步，也是我信仰的诞生。我虽随性，但认定的事情便会将其贯彻到底。

三、笃实赶路，披星戴月

进入到本科阶段，我开始了对中医的初步学习。由于中医部分知识实是晦涩难懂，我在学习的过程中大多时候也是囫囵吞枣，还局限于只知其然而不知其所以然的阶段，认为只要背诵好课本上的知识便能够学好。然而，事实不然，背诵只能够让我通过当下考试，却无法让我真正踏进中医的门槛，于是我开始寻找能够打开这扇门的钥匙。几经尝试，我发觉只有真正去理解中医才能学好中医，因此，即使在我大三课业繁多时，依然拿起《中医基础理论》熟读。我明白了中医其实是一种思维，每个人都有自己的见解，但是这都是建立在坚实的理论基础上的，于是我便对所学知识进行更深一步的理解。我自认为基于本科阶段的经验，对于学习中医来说实在是沧海一粟，于是在大四期间全身心投入硕士研究生考试中，苦心人，天不负，我上岸了！

在硕士期间，得益于本科期间扎实的理论基础，我对于课本上介绍的临床疾病了解得较为全面，但是脱离了课本以外的病证便一问三不知，因为疾病不可能老老实实按照书本上的描述去发生，需要有举一反三的思维，需要一丝不苟的观察，需要胆大心细的操作。与此同时，随着接触中医的时间越来越长，我逐渐领悟到中医药学不仅是治病救人的技艺，更是中华民族几千年来智慧的结晶。然而，随着现代医学的快速发展，中医药学面临着传承和发展的问题。为了解决这些问题，我积极投身于中医药学的研究和实践中，不断探索新的方法和思路，我认为只要我再站得高一点，高屋建瓴便可以改变这种现状，于是我决定继续攻读博士。

姑妄言之，只有改变现状才能使中医药文化更好地传承，于是我开始严格律己，力求克己、慎独、守心、明信，以寻求破局之法。我认识到要让世人从思想上摒弃中医是“伪科学”的观念，就必须要从教育出发。人的一生都在不断地学习，不断地适应，而青年的思想永远是时代的思想，所以青年教育才是破局的关键。本人于2017年硕士毕业后，参加博士研究生考试，并在四进一的考核中突出重围，进入湖北中医药大学中医内科学专业攻读博士研究生。现作为项目主要参与者参与糖尿病肾脏疾病（DKD）相关的国家自然科学基金项目一项，主持江西省教育厅青年项目一项，并作为项目第一负责人成功申请国家自然科学基金项目一项，这是我从零到一的重大突破。在开展国家自然科学基金项目研究的这三年里，我忘记有多少个夜晚匍匐在书桌上，如织毛衣般，将课题资料贯穿到底，不负希冀，终有所成：以第一作者或通讯作者发表SCI论文2篇，以第一作者发表中文核心期刊论文4篇；荣获“岐黄杯”第十一届全国中医药博士生学术论坛优秀论文第二名。此外，还受邀担任 *Chinese Medicine* 的青年编委。这些荣誉的背后其实是我自己在学术路上的摸爬滚打，许多事情只有亲身经历过方知其中艰辛；也正是因有这些经验，才能为我的执教工作打下坚实的基础。作为一位老师，不仅仅只是传授书本上的知识，更要道明其在实践中的意义，这是传承中医极好的方式之一。

其实在博士期间，自身压力也是无比的大。相较于本科与硕士，博士阶段无疑是更艰辛的一段路程，需要踏足的是一片前人未曾涉及之地，要探究疾病的本质、药物的治疗原理，去探究现代分子生物学与中医理论知识的交叉，进而解释中医药治疗疾病的机制。这个过程需要学习疾病的发展规律，新型的技术检测手段，理解导师的学术思想。“欲上民，必以言下之；欲先民，必以身后之。”在博士毕业后，我站上讲台成为一名中医专职教师，励志为中医药事业培养人才，以自己的热忱带动学生，以星星之火达燎原之势，相信在不久的将来，中医亦能辉煌如初，普救万千含灵之苦。令我没有想到的是，这个期望这么快就实现了，在新冠病毒荼毒全球之时，中医药起到了至关重要的作用，中医生存环境开始转变，迎来了发展的春天。

四、抵达终路，不骄不躁

锚定目标，为到达终点奋力前进。在传承、传播中医药的同时，我也尽力为中医药的科研事业做出自己的努力。在课后，我致力于研究肺有关的疾病，参加博士后创新创业大赛，并取得名次。我明白，要推动中医药事业的发展就要创新，只有创新才能够驱动发展。关于如何创新，我上下求索，最后总结出“学科交叉”才是最佳途径，因为中医药文化是中华优秀传统文化的一种，有着极大的包容性。此外，我在导师的指导下开始研究肺间质纤维化的治疗，根据导师提出的“温肺化纤汤”对肺间质纤维化的治疗展开进一步研究。经历了新冠病毒的感染，部分患者康复后会进入肺间质纤维化阶段，也就是说新冠感染患者有可能出现肺纤维化的后遗症。对于重型、危重型患者，肺部损伤较为严重，有一部分患者可能修复时间比较长，部分患者可能无法完全修复正常而留下肺纤维化病灶。经江西省药品监督管理局批准，“温肺化纤汤”已正式成为江西省中医院的院内制剂，其能够加速患者治愈，疗效显著，使救治费用大幅降低。跟随导师的脚步，我有幸参与了这一项光荣的研究，对导师的敬佩之意更甚。我决意以导师为榜样，用科研创造实际价值，为人民的健康添一份保障。

五、翘首望路，远见卓识

翘首以望，思虑未来。将来之路上，我将继续以“大医精诚”修德行，精技术，培养高尚的品德，领悟“大慈恻隐之心”，并致力于“普救含灵之苦”，避免自逞俊快、邀射名誉，或恃己所长、经略财物；同时研习精湛医术，领略医道“至精至微之事”，并“博极医源，精勤不倦”。医者仁心，德之首现，求真之路，任重而道远。我将以教学与科研铺路，以传承发展中医为目的，明晰科教的本质，为人类健康奉献自身。

六、求真之路，永无止境

求真问道，窃以为可问两道。

一是自身之道，先问道自身，方可专心他物。一路走来，我历经坎坷，但也收获颇多，所有的经历构成了我精神的一部分，我的学术思想、为人处世及对世界的认知是需要我花费一生去改进的。

二是学术之道，从学习基础知识再到形成自己的学术主张，不仅是时间与知识的积累，更是自身不断求知求真的集中思想体现。在如今“快餐”式学习的环境下，大多数人都很难致心一处，无法思考自身，无法思考学术。我也希望后来的师弟师妹能够摒弃“快餐”式的学习方法，能够有深度地去学习知识。

在这两条道路上，我亦不能停止自己的脚步，高山仰止，景行行止。求真之路只有阶段性终点，放眼整条道路，它是永无止境的，需要不断地探索，不断地寻找下一个终点，慢慢接近它，最后突破它，循环往复，犹如锻铁一般，不断回炉，不断锤炼，方能成钢，求真之路亦是如此。

【特别鸣谢指导老师 王小琴】

求真之路

——我与曙光共成长

张　兴（上海中医药大学附属曙光医院　副主任医师）

2014年，一位中医青年因为获选“中国大学生自强之星”而登上《中国青年报》，自强自立是上海中医药大学教会他的品格；2020年，这位中医青年因援鄂事迹而登上《人民日报》，白衣执甲是曙光医院赋予他的使命。求真之路，永无止境。

从2008年考入上海中医药大学，到2017年进入上海中医药大学附属曙光医院工作，再到近几年抗击新冠疫情的经历，对于曙光医院的培养，我感恩于心。

我两次担任上海中国国际进口博览会志愿者，目睹了中医药在世界舞台广受好评；我代表曙光医院参加上海市科普竞赛，普及中医治疗失眠的优势；我也将中医文化传播到大洋彼岸，感受中医走向世界的辉煌。

浦东的开发开放孕育了海派中医的新一轮兴盛。我的母校上海中医药大学东迁到浦东张江，迎来了崭新的征程。一同“东建”的还有曙光医院，其作为浦东最大的三甲中医医院，以勤奋和实干的态度切实解决浦东人在浦东看中医的问题。

从1906年的宁波同乡创立四明医院开始，曙光医院已有百余年的历史，涌现了一大批名医名家。时至今日，由名中医领衔的曙光医院依然在弘扬中医的道路上阔步向前。我有幸参与海派中医的传承，曾先后跟随蒋梅先老师、蔡淦老师和张炜老师学习。海派中医丁氏内科流派博学严谨、精细辨证的学术特色让我受益匪浅。

在漫长的中医求真之路上，能成为全国名中医蔡淦老师的学生，我感到无比荣幸。蔡淦老师是全国著名的中医内科临床家和教育家，上海中医药大学附属曙光医院终身教授，上海市首届名中医，第三、第四、第五批全国老中医药专家学术经验继承工作指导老师。蔡淦老师在多年的临诊过程中荟萃众家之长，逐渐形成了自己的学术思想和诊疗特色，首先提出了诊治脾胃病的“三观”理论，即整体观、动态观和平衡观；还根据李东垣“内伤脾胃，百病由生”理论，在治疗内科杂病时以脾胃为核心调摄五脏。

蔡老师学识渊博，中医功底深厚，极富临床经验；蔡老师医德高尚，待人真诚，极具人格魅力；蔡老师桃李满园，对学生呵护有加。无论是精湛的医技还是崇高的医德，蔡老师都是我一生的榜样。

曙光医院肺病科主任张炜教授是我求真之路上的另一位引路人。张炜教授是我临床工作中的导师，给予了我巨大的支持和帮助，也让我坚定了做一名优秀中医师的决心。张炜教授是全国中医优秀临床人才、上海市中医药领军人才、上海市“医德楷模”、全国抗击新冠肺炎疫情先进个人、中央援港抗疫中医专家组成员，是上海中医药抗疫的领军人物。张炜教授对于中医临床的卓越追求是我奋斗的目标，对于患者的坦诚态度是我努力的方向。

基于张炜教授的“气络伤”肺痿病病机理论和蔡淦教授的“治脾以安五脏”思想，我开展了中药复方治疗肺纤维化的临床和基础研究。主持国家自然科学基金青年项目、上海市卫生健康委临床研究专项和两项曙光医院四明基金课题，以第一作者在 SCI 期刊 *Journal of Ethnopharmacology*（IF 5.4）发表中药复方治疗肺纤维化的基础研究成果，并获两项肺痿病中药复方的发明专利。

“大医德泽，生命曙光”的文化传统在一代又一代曙光人身上得以发扬，在新时代展现出新内涵。在蔡淦老师和张炜老师的鼓励下，我积极投身中医药抗疫工作。我是上海国家中医医疗队中最年轻的援鄂中医师，是曙光医院援上海老年医学中心医疗队中最年轻的中医师，也是曙光西院定点医院重症组的医师。我在抗疫一线累计工作时间近 150 天，被同事称为抗疫“老兵”。对于三次抗疫，我义无反顾！因为，我是中医肺病科的专业医师；因为，我是一名曙光人！

在武汉，我们国家倾尽全力，不放弃任何一丝希望。记得在武汉雷神山医院时，有位患阿尔茨海默病的老人手拿一封信无助地望着我，信上写满了家人的焦急和担忧，那一刻我觉得我就是她的家人！当时还有一位患者，已经一周没能和家人联系，我自掏腰包为他充了话费，只是想让患者能拿起电话跟家人报一声平安。

2022 年，沪上医护人员守土有责，抗击疫情是义不容辞的责任。2022 年 3 月 14 日，我跟随曙光医疗队前往上海市老年医学中心，也就是上海市公共卫生临床中心临时执业点。支援期间，这里的患者以轻型和无症状为主，以中医药和心理疏导为主导的治疗方案让我们可以更好地发挥专业优势。

在公共卫生临床中心的工作满 1 个月后，2022 年 4 月 19 日，我们又无缝衔接转战曙光西院定点医院，在自家医院投入到更加艰辛的抗疫工作中，我也迎来了前所未有的挑战——直面生死。2022 年 4—5 月，上海疫情防控进入攻坚阶段。我所在的重症组是全院工作强度最大、救治难度最高的。我们的任务是通过中西医结合的手段救治重型和危重型患者。这次我被党组织委以重任，担任第四临时党支部副书记，我觉得自己身上的担子更重了。

重症感染、呼吸衰竭、心力衰竭、尿毒症、肿瘤晚期……定点医院重症病例的救治难度极大，这是我前两次抗疫时未曾遇到过的困难。在曙光医院重症医学专家熊旭东主任和李淑芳主任的亲自带领下，我和同事们日日夜夜坚守岗位，每人每天进仓 6 ～ 7 小时，抢救重症患者。气管插管、插胃管、插导尿管、抽血气、心肺复苏……我和同事们身穿厚重的“大白”防护服，在患者体液及气溶胶暴露的危险情况下，一刻不停地进行各种有创操作，只为尽全力挽救每一个生命。

我还有一项任务，就是同上海市新冠肺炎医疗救治中医专家张炜教授远程连线，负责重症监护室患者的中医信息采集，为重症患者开具中药处方。针对新冠重症患者的治疗，中医的清热、解毒、通腑等方法通常具有较好的疗效，可以帮助患者尽快改善症状并促进核酸转阴。

在这期间，我们救治了多位高龄老人。在重症病房，由于镇静下气管插管或既往患脑血管疾病、阿尔茨海默病等基础疾病，很多高龄患者无法和医护正常交流。有位患阿尔茨海默病、有听力障碍的老爷爷，入院后开始烦躁，女儿担心不已。老爷爷身边虽然有部手机，但女儿打进来的电话铃声却无法唤醒他。我们深知家属对患者的牵挂，于是我经常拨通电话，把手机放到老爷爷耳边，让他可以跟女儿通话。这样做，一来可以让家属放心，二来可以缓解老爷爷烦躁的症状。经过一系列中西医结合治疗，在医生、护士和护工的共同努力下，老爷爷核酸转阴且基础疾病控制稳定，最终顺利回到女儿身边。

从武汉到上海，我尽力用专业知识和人文关怀践行中医人的使命。从面对无症状感染者、轻型患者，到服务普通型患者，再到抢救重型和危重型患者，我和一批又一批“战友”，努力以中医药为“武器”阻击疫情，帮助患者康复。我参与抗疫事迹分享活动 20 余次，传递当代中医青年正能量。抗疫事迹被央视新闻、人民日报、共青团中央公众号等媒体相继报道。

在张炜教授的指导下，我参与了上海中医药抗疫的成果总结，参与编写专著《上海中医药危重病例经验》，研究成果“新冠病毒感染肺炎中西医协同救治方案的探索与实践”获上海中西医结合科学技术奖一等奖，并向世界展示了中医人的抗疫成果。作为第一和通讯作者，2 篇高质量中医药治疗新冠病毒感染的临床研究成果发表在 SCI 期刊 *Journal of Integrative Medicine*（IF 4.8），用客观事实证实了中医药早期干预新冠病毒感染的临床疗效；我还根据自身抗疫经验，作为共同第一作者，与中山大学合作了两项关于新冠肺炎 CT 影像的研究，成果收录于 2023 年 AAAI 会议论文集（AAAI Conference on Artificial Intelligence，中国计算机学会 CCF 推荐的 A 类国际顶级会议）和 SCI 期刊 *Pattern Recognition*（IF 8.0）。

青春由磨砺而出彩，人生因奋斗而升华。曙光人用实际行动证实了中医治疗疫病的显著疗效，证明了中医青年在疫情防控中的有力担当！

曙光人秉承着“大医精诚”的院训，践行着“大医德泽，生命曙光”的医院精神。

2020 年 9 月，在上海市卫生健康委中医药服务监管处处长刘华老师的带领下，我作为上海中医专家组成员赴新疆和田民丰县，参加中国电力建设集团与善小公益基金会合作，共同组织开展的民丰县医卫人员专业技术培训公益项目。在和田期间，我负责中医授课，参与民丰县人民医院义诊及内科查房，参与多个乡卫生院和村卫生室的巡诊。我所负责的中医义诊受到当地维吾尔族百姓的极大欢迎。

我很庆幸自己能够在一所现代化、标准化、国际化的中医院不断成长。曙光医院已连续多年获得国家三级公立中医院绩效考核第一名。

曙光医院全面参与世界中医药学会联合会标准化建设委员会的工作，中医的标准化正由曙光人积极探索。曙光医院负责建立的“中国 - 捷克中医中心”，以点带面促进中医药国际化发展。曙光正由浦东走向全球，中医也由中国走向世界。

跟随前辈求真之路的脚步，我入选上海市“医苑新星”青年医学人才培养资助计划、“上海中医药大学后备卓越中医人才”项目，并获选曙光医院“四明优秀青年培训班”优秀学员、科研新秀奖和上海中医药大学“十大杰出青年”。

目前我正在美国加州大学旧金山分校（UCSF）担任访问学者。来自世界各地的医学精英在这所国际著名医科院校齐聚一堂，也有许多中国学者和学生在此深造。作为来自上海中医药大学附属曙光医院的中医学者代表，我努力展现着属于中医人和曙光人的自信和风采，期待着中医未来在国际舞台更加绚烂地绽放。

在 UCSF 工作期间，除了学习先进的科研理念和方法，更重要的是我所感受到的学者们对于科学真理的务实态度和不懈追求，我想这正是我求真之路上不可或缺的品质和精神。

求真之路上，奋斗从未停歇，我与曙光共成长！

【特别鸣谢指导老师 蔡　淦】

求真之路

王照钦（上海中医药大学附属岳阳中西医结合医院　副研究员）

翻阅历代医家的故事，其立志学医的出发点，多为自身体弱多病所困，或受家人因病离世所激，于是苦心钻研医道，著书立说，以拯疾扶弱，济世活人。张仲景因宗族“亡者三分之二，伤寒十居其七”而著《伤寒杂病论》；孙思邈因“幼遭风冷，屡造医门，汤药之资，罄尽家产”而著《千金要方》。也许是一种巧合，儿时羸弱的体魄，也使我走向了这条中医的求真之路。

一、年少立志济苍生

自有记忆以来，我便经常生病。回想起童年的片段，总是打针、输液、吃药，如今那些病痛早已经忘记，但还记得母亲骑着自行车带我去看中医时的场景：我坐在“二八大杠”的横梁上看着车筐里一包包中药上慢慢撒上了一层冬雪，到家后听着煎药的砂锅沸腾后锅盖的叩击声，这是我儿时最深的记忆。那时，中医给我一种很神奇的印象，中药很苦，刮痧很痛，但是见效真的很快。因为体质羸弱，不同的病反反复复，我一度以为这些瓶瓶罐罐会伴随我的一生。

转机是在小学一年级，当时我刚刚入学，在学校隔三岔五就会不明原因地发热、呕吐，总是请假养病，最后无奈只能办理休学。在休学的这一年里，父母亲带着我四处求医，最后由朋友介绍到一位叫侯健全的儿科医生那里。他会开西药，帮我注射转移因子，也会开中药，每隔一两周就会调整方子帮我调理。在他的精心治疗下，不到一年，我的体质就有所转变，生病越来越少，第二年便重返校园。之后我就成了侯医生的“铁粉”，稍有不适就会喊着母亲要去看侯医生，直到高中十六七岁时，还是会去找他。他看到我站在一堆小孩子里排队，无奈地跟母亲开玩笑说：“打算看儿科看到80岁啊？”多年的寻医问药，在我心中种下了中医的种子：将来一定要成为侯医生一样的中医！高考结束之后，我毫不犹豫地将我的志愿从第一行到最后一行全都填满了中医药院校，立志学习岐黄之术，救治无数个像我儿时那样的病患。

二、孜孜不倦求医术

2009年，我充满兴奋地来到山东中医药大学，开始中医学习生涯。初入校园，我的专业是针灸推拿学英语方向，也就是“针推外向班”，我担任班长。在繁重的学业和丰富的社团生活下，我一直都是通过死记硬背来通过考试，只会背经典、答试卷，面对临床却束手无策。这种窘迫感在寒暑假回家，亲朋好友来问诊的时候格外明显，总是需要时时翻阅课本和典籍才能获效一二。究其关键，还是自己对中医理论的投入时间不够，也没有静下心来思考，如何才能将中医庞大复杂的信息融会贯通。

大四的时候，我放下了所有的杂事，每天和舍友一起去复习，早出晚归，留出了大量的学习时间。静下心来思考，发现自己这些年从中药到方剂再到中医内科等课程，固然是循序渐进，但所学所记的东西是从末到本的，很难在脑海中整理清楚。我想，如果不从答题的角度去背诵资料，而是试着从解决患者问题的角度出发，是不是应该从本到末来学习？应该在学好中医基础理论和中医诊断学等前提下，先从中医内科学等课程开始理解疾病，再到掌握不同方剂治疗疾病的机制，最后研究中药如何配伍以平衡疾病中的各种细节。就像一棵树，从一棵根须很难往上去找联系它的树叶，但从一片树叶顺着脉络往下追溯，总是能找到供应它水分的根。《黄帝内经》言：“知其要者，一言而终，不知其要，流散无穷。”在领悟了这种学习方法之后，我很快将自己以前所背诵的东西联络起来，在脑海中交织形成一张信息网，这使我无论在面对临床问题还是面对试卷上的考题，都可以快速联想到相关的知识，给出判断。

2014年，我顺利考取了本校的研究生，继续担任研究生班班长和学生党支部书记。在经过半年的理论课学习后，我前往青岛市中医院，跟随硕士导师刘立安教授开始临证学习。刘老师为人宽厚，总是给我们年轻人许多锻炼的机会，每次给患者施针快结束的时候总是留一二处易取的穴位给我们学生来体验，多数时候是合谷、三阴交等穴位，偶尔还会取地仓、翳风等穴位。如果有患者不同意我们为他们施针，刘老师还会耐心和患者沟通，说：“年轻人是针灸的未来，现在不给他们学习实践的机会，将来我们退休了谁来给大家治疗？”尽管每次门诊都很忙碌，他总会抽出时间过来看我们的选穴和手法是否准确，并及时予以纠正和指导。如此三年下来，积累了许多经验，给予我极大的信心，也为以后的临床工作打下了基础。

三、从零开始做科研

读研期间，除了临床工作，我还参与了国家自然科学基金项目。在阅读文献和实践操作过程中，我被一个个针灸相关的科学问题深深吸引。我意识到，仅仅学会一门技术是不够的，一定要学会思考，不断学习和钻研，知其然也知其所以然，因此萌生了读博的想法。2017 年，我在刘老师的推荐下，有幸考入上海中医药大学，拜入国家“973 计划”项目的首席科学家吴焕淦教授门下读博。尽管有一些参与科研项目的经历，但我的科研基础总体上仍属薄弱，因此吴老师特地安排我参加了复旦大学与法兰克福大学（Goethe University Frankfurt）举办的中德暑期学校，系统学习了生物物理学和生物医学相关技术的基本原理和应用。一年级的时候又敦促我在选课时候一定要选择分子生物学、循证医学和流行病学等实用课程，并在课余时间参与团队的实验。在吴老师的精心指导下，我以极快的速度积累了专业知识，也锤炼了自己团队协作的能力，为未来的发展奠定了坚实的基础。

2018 年，校园课程结束后，我跟随吴老师参与国家“973 计划”项目等科研课题，作为项目骨干承担上海市科学技术委员会临床项目“针灸治疗帕金森病运动和非运动症状临床疗效观察”。在患者的招募和治疗过程中，我从一个个患者这里亲耳听到他们对针灸疗效的反馈，震惊于针灸对帕金森病这种世界级难题居然有如此好的疗效，也好奇于针灸到底是如何产生这种效果的。经过阅读文献，我了解到肠道菌群紊乱可能是帕金森病发生和发展的始动因素和持续因素。在吴老师的鼓励下，我开展了针灸干预帕金森病的动物实验，证实针刺对肠道菌群的调节作用可能是其神经保护效应的关键机制之一。

我将这一研究成果投稿于“岐黄杯”第十一届全国中医药博士生学术论坛，有幸荣获优秀论文第一名。“岐黄杯”的获奖对我来说不仅是一种极大的鼓励，也为我今后的发展提供了重要的支撑。两年后，我以这篇论文和一些后续的研究数据为基础，以揭示针灸调控帕金森病“脑 – 肠交互”的途径为方向，申报国家自然科学基金青年项目，顺利获得立项支持。因此，可以说“岐黄杯”是我真正入门科研的一把“金钥匙”。博士毕业后，我进入复旦大学从事博士后研究工作，在吴焕淦老师和丁光宏老师的共同指导下，开展国家级非物质文化遗产“陆氏针灸疗法”特色手法的机制研究，在站期间发表 8 篇学术论文，其中第一作者或通讯作者 6 篇，5 分以上 SCI 论文 2 篇，获得了复旦大学评定的副研究员资格。

四、不忘初心扬岐黄

2022 年博士后出站后，我留在了上海中医药大学附属岳阳中西医结合医院和上海市针灸经络研究所，继续跟随吴焕淦教授从事针灸治疗慢性病的疗效提升和特色技术推广工作。2023 年，我以通讯作者身份在柳叶刀子刊 *eClinicalMedicine* 发表了针灸治疗帕金森病的临床研究成果，为针灸治疗帕金森病的临床应用提供了高质量的循证医学证据。同年，上海市卫生健康委开展上海市市级名中医工作室基层工作站的建设工作，旨在提升基层中医药服务能力和水平。吴老师将上海市名中医工作室基层工作站和上海市特色专病（社区）颤病（帕金森病）项目落户在了静安区彭浦镇第二社区服务中心。我作为吴老师团队成员，每周前往社区为患者诊治，获得了社区和患者的广泛好评，许多帕金森病患者长期在这里接受治疗，风雨无阻已近一年余。

我在中医路上求学工作的十余年，也是中医药飞速发展的十余年，在这个中医药发展环境不断优化的过程中，我始终以振兴岐黄、弘扬国粹为使命。法国著名科学家巴斯德说过："立志、工作、成功是人类活动的三大要素。立志是事业的大门，工作是登堂入室的旅程，这旅程的尽头就有成功在等着，来庆祝你的努力结果。"祝每一个行在路上的中医人，都能在中医药发展过程中贡献自己的力量，并见证中医药为人类健康作出更大的贡献！

【特别鸣谢指导老师 吴焕淦】

求真之旅　向医而行

杨　蕙（湖南中医药大学第一附属医院　副研究员）

岁月不居，时节如流。十余年一晃而过，我已从一名中药学专业研究生成长为一名中医药基础研究工作者。虽然时间不长，但这一路走来的点点收获就如同颗颗珍宝，引我保持热爱，助我不断前行。

一、懵懂入杏林　深研见峰岭

我与中医药相遇在2010年，那一年我从湖北来到湖南，从本科迈入研究生，从药学转向中药学，从制剂跨至药理，恍恍惚惚通过复试，紧紧张张面见导师，然后故事就这样开始了。

起初，我对新阶段的学习和生活并不适应，本科时没有学过中医理论基础、中药学、方剂学等传统中医药课程，导致我无法理解中药的组方依据、君臣佐使、性味归经；没有做过药理实验，导致我不敢抓大鼠、不会养细胞、不懂检测方法；不熟悉所要开展的研究工作，导致我看文献效率低，开组会听不懂。新的专业知识、新的学习方式、新的生活环境都让我措手不及。然而，随着学习的深入和认知的拓展，我听到了患者痛苦的心声，看到了中医药的独特优势，发现了中药复杂而精彩的作用机制，了解了中药研发的机遇与挑战，最初的迷茫一扫而空，取而代之的是我对中医药文化的钦佩和热爱，以及对其疗效机制一往无前的探索和深入。

因为硕士期间有扎实的研究基础，我的毕业论文被评选为湖南省优秀硕士学位论文；在参加工作后的第一年，我获得了国家自然科学基金青年项目的支持。随后，我一直跟随导师和团队，钻研抑郁类疾病的中医药防治，以国家重大疾病防治需求为导向，构建了抑郁类疾病“脑郁”病机的新理论，创新性地提出原发性抑郁症和继发性抑郁症“异中求同”的研究策略和“同中求异”的治疗策略。同时，聚焦不同类型抑郁症，以多品系多相模型为研究载体，围绕“一个脑区，两类细胞，三种关系，四条途径”展开研究，揭示了脑内神经元与不同胶质细胞在兴奋、营养、炎症、代谢等方面的差异性互作关系，以及中药多环节、多途径、多靶点的作用特点，形成了抗抑郁中药“理－法－方－药－靶－效”一体化动态研究的新模式，搭建了抑郁类疾病中医药防治的创新研究平台，探索了中药新药成果转化的新路径。

近年来，我围绕中医药防治抑郁类疾病研究方向，主持国家自然科学基金项目1项，湖南省自然科学基金优秀青年项目、面上项目、青年项目各1项，湖南省教育厅优秀青年项目等其他课题5项。作为主要完成人，获得教育部科技进步奖二等奖1项，湖南省科技进步奖二等奖1项，湖南省中医药科技奖一等奖2项。发表论文120余篇，获得授权专利2项，参编著作2部，参与申报获中药新药临床试验批件1项。

二、登高沐风雨　振衣遇长风

在成长的过程中，我经历过彷徨，也遇到过挫折。记得刚进入研究团队时，课题组正准备拓展研究领域，从原发性抑郁症向继发性抑郁症扩大，由于师兄师姐已经在开展原发性抑郁症的研究，所以刚进师门的我就被分配到以糖尿病并发抑郁症为代表的继发性抑郁症研究组中。由于这个疾病在当时还没有被广泛关注，研究资料很少，能找到的零星文章也以临床观察居多，所以有同门提到这个方向研究难度大，担心我不能按时毕业，建议我去跟导师商量，换到已经开展的抗抑郁中药研究组。但我认为，中医立足整体、辨证论治，对于并发症的防治应更为擅长，相较于西药的叠加用药，应该会有更大的优势，这个研究很有意义，因此，我义无反顾地开始了中医药防治糖尿病并发抑郁症的研究。

确定方向后，导师王宇红研究员给了我最大程度的支持和帮助。她带我一起开展临床观察、查阅中医典籍，明确了糖尿病并发抑郁症肾通于脑的基本病机，明确了其本虚（气阴两虚）标实（血瘀肝郁）之证，并提出了“虚、瘀、郁”的核心病机，在此基础之上，形成了滋阴益气、化瘀解郁的特色治法，组成左归降糖解郁方。我的研究正式拉开帷幕，困难也随之而来，首当其冲的就是模型的构建。因为没有公认的糖尿病并发抑郁症复合动物模型，我就只能自己构建；因为动物品系和性别对糖尿病和抑郁症的易感性不同，我就只能逐一筛选；因为没有成熟的模拟糖尿病并发抑郁症的脑环境体外培养条件，我就通过对比诱导剂的组合和剂量，尽量将体外细胞模型损伤特点与在体细胞状态靠近。最终，在动物模型方面，根据糖尿病并发抑郁症的临床致病因素和病程发展特点，我选用SD大鼠，以1型糖尿病并发抑郁症为建模重点，建立链脲佐菌素（STZ）（40mg/kg）尾静脉注射、持续性饲养8周的造模方法；以2型糖尿病并发抑郁症为建模重点，建立高脂乳剂灌胃、STZ（38mg/kg）腹腔注射、28天慢性不可预知应激的“三联”造模法。针对不同类型的糖尿病并发抑郁症，形成涵盖情绪行为、学习记忆、血液、脑脊液、胰岛、海马6项13个指标的近交品系动物模型评价体系。在细胞模型方面，根据糖尿病并发抑郁症的中枢微环境特点，确定了75mmol/L葡萄糖联合100μmol/L皮质酮的体外干预条件，建立了神经干细胞、神经元、小胶质细胞等单相细胞模型，神经元–小胶质细胞等双相细胞模型，神经血管单元和“Quad–Partite”突触等三相细胞模型。

在中医药防治糖尿病并发抑郁症的研究过程中，我曾在申报课题时遇到尖锐批评，也曾在投稿时再三被拒，但我都将其视为一次次难能可贵的通过网络、跨越地域、不论专业地与科研大咖一对一交流的机会。在经历一次次思考后，从糖尿病患者下丘脑–垂体–肾上腺（HPA）轴紊乱引起的兴奋性神经毒性、糖化终末产物引起的神经营养障碍、代谢性低度炎症引起的神经炎症损伤、胰岛素抵抗和代谢紊乱引起的中枢神经细胞能量代谢重编程等角度，我逐渐寻找到了更加贴合糖尿病并发抑郁症特点的发病机制，并揭示了左归降糖解郁方治疗糖尿病并发抑郁症的靶部位、靶细胞、靶通路、靶蛋白，展现了“滋阴益气、化瘀解郁”治法的科学内涵，实现了中医药多环节、多途径、多靶点作用特点的具象化，相关内容也得到了越来越多专家的认可，并有幸在2024年获得了湖南省自然科学基金优秀青年项目的资助。

每每谈起这些过往，曾经的彷徨与犹豫早已烟消云散，只剩下克服困难和解决问题之后的成就感还萦绕心头。我知道在今后的中医药抗抑郁研究中，我还会遇到各种各样的困难，然而道阻且长，行则将至，我坚信行而不辍，未来可期。

三、何幸见橘井　不觉恋年光

在学习中医药的过程中，我有很多个榜样。回顾历史，尝尽百草的神农、立辨证论治理论体系的张仲景、倡导“大医精诚”的孙思邈、撰写《本草纲目》的李时珍；时至当代，中西医结合医学的开拓者和奠基人陈可冀、中医络病学学科创立者吴以岭、中医体质学创始人王琦、诺贝尔奖获得者屠呦呦等，这些榜样让我看见了中医药是如何在一代又一代的薪火相传中，兼容并蓄、创新开放，形成了与其他医学截然不同的生命观、健康观、疾病观、防治观。

在我身边，导师王宇红研究员对中医药事业的执着、对工作和生活的热爱时时刻刻影响着我。多年来，王老师始终奋斗在中医药守正创新的第一线，致力于挖掘传统中医药优势，数十年如一日地坚持开展抑郁类疾病的中医药防治研究。

还记得我入学后第一次从王老师口中得知团队研究方向时，社会对抑郁症的关注度较浅，重视程度明显不足，而如今，2023年的数据显示，目前我国抑郁症的患病率已达到了6%。抑郁症年轻化、复杂化的情况在加剧，但治疗药物的发展却非常缓慢。现有抗抑郁西药不仅存在药物依赖性强、病情控制效果不佳等问题，也容易引起脏器损伤、胃肠功能紊乱、睡眠障碍等问题，以上种种都是抗抑郁药物研发过程中无法绕行的难题。为了解决上述问题，研发出定位更加清晰、方精力专的抗抑郁复方中药，王老师带领我们穿梭于临床和实验室，患者反馈的收集、数据的分析、深夜的讨论，一幕幕场景仍历历在目。最终，王老师带领课题组瞄准市场空白，以抑郁症中医证候分型之首的肝郁脾虚证为核心，以情绪低落、思维迟缓、意志活动减退、心烦焦虑、失眠健忘、食少纳呆、神疲乏力为疾病症状群，立足疏肝健脾、解郁安神，研发出了抗抑郁创新中药——柴金解郁安神片。不仅如此，通过多年的临床观察和反复的实验研究，我们还发现了柴金解郁安神片改善睡眠和调理脾胃的独特之处，这使其抗抑郁效果如虎添翼、效力更上一层。目前该药方已顺利取得了临床试验批件，完成了成果转化。

在王老师身上，我看到了“心有猛虎，细嗅蔷薇”的细腻，感受到了“心中有丘壑，眉目作山河”的胸怀。很幸运，我能跟随导师有一次零距离接触中药新药研发的机会，参与它的成长、经历它的蜕变。更幸运的是，我身处于这样一个好的时代，对中医道路、中医理论、中医特色和中医文化的自信将助我走得更稳、走得更远。

四、漫漫步岐黄　至诚望春山

如今，中医药事业已融入了国家经济社会发展大局，更融入了实现中华民族伟大复兴的“中国梦”新征程。如何更好地继承中医药事业，推动中医药在新时代背景下焕发新生机，是吾辈青年中医药科研工作者必须思考的问题。在之后的中医药研究之旅中，我将从深化具有中医特色的研究体系和输出具有中医优势的学术成果两个方面着手，力争于细节处体现中医特色，于关键点弘扬中医优势。

在社会压力不断增加的大环境下，抑郁症的发生日趋复杂、多变和隐匿，各种继发性抑郁症不断涌现。以“郁”为中心的不同类型抑郁症兼具“脑郁”之共性和本病之特性，如焦虑性抑郁症的“瘀、郁”病机，糖尿病并发抑郁症的“虚、瘀、郁”病机，乳腺癌并发抑郁症的“虚、毒、瘀、郁”病机。我将深入研究不同类型抑郁症的病机特点，形成以“肝郁气滞”基本病机和“脑失神明”关键病机为核心的抑郁类疾病中医病机共性规律研究体系。在此基础上，研发系列抑郁类疾病防治的复方中药，挖掘作用特点，明晰作用机制，确定药效物质基础，推动多类型继发性抑郁症防治中药的研发，加速实现成果转化，造福更多百姓。

作为一名新时代中医药研究的青年科技工作者，我将继续沿着守正创新的道路，以保障人民群众的健康为宗旨，更加专注于抑郁类疾病的中医药防治研究，让中医药焕发更加绚丽的光彩。

【特别鸣谢指导老师 王宇红】

岐黄求真路，一步一践行

弓雪峰（首都医科大学附属北京朝阳医院　主治医师）

作为综合医院的一名中医师，需要用中医经典及后世临床经验，治疗内、外、妇、儿、骨诸科疾病。虽然系统学习中医只有本硕博的这十余年，但中医对我的影响应该是从孩童时期就开始的。细细想来，我的求真之路大致可分为启蒙、生根、发芽几个阶段。

启蒙

由于我生在中医世家，很早就受到家庭中医药氛围的熏陶。曾祖父曾是救治一方百姓的名中医，擅长开方与针灸，并有许多用于外治疮疡的独门器具。家父传承祖业，专长于中医正骨手法、中药内服外治等防治骨科疾病，毕业于山西中医学院（现为山西中医药大学），师承于河南洛阳正骨研究所。因此，童年时期，我就在中药的环绕中成长，比如鸡血藤、牛膝、狗脊等，边写作业边欣赏着狗脊上金色的绒毛，探究这药材为什么要起动物的名称。家父告诉我说，狗脊是蚌壳蕨科植物金毛狗脊的干燥根茎，有祛风湿、补肝肾、强腰膝的功效，因为根茎长有金色绒毛，也称为“金毛狗脊”。家父还传授我扎马步、冲拳、太极云手等中华传统武术的基本动作。另外，由于经常目睹家父治疗患者的情形，使得我也常常下意识想到各种病症的中医救治办法。急性胃肠痉挛导致的腹痛，立刻点按揉足三里和梁丘；嗓子痛，第一反应是少商、商阳放血；腿抽筋，按揉对侧上臂的对应点；腰扭伤，按揉第二掌骨侧全息穴。凡此种种，当时只作是平常，日后方知是中医生涯的启蒙阶段。

生根

首先是学习与积累。中医各类课程的生动之处在于可以通过歌诀方便记忆。方剂学的《汤头歌诀》就是典型。又如中药学可背《药性赋》，其以优美神韵将药之寒热温平娓娓道来，既可使人洞察诸药间联系，亦可获悉本草中区别。通过自编“中医内科学歌诀”以串联病名，如“气血津液滋生化，郁血痰饮水不纳。消渴发热虚劳胖，汗与癌病比落花。再添片语肢经络，痉痹痿颤腰痛麻”。又如通过针灸学歌诀以记忆穴位，“不寐安神百会高，申脉照海三阴交”等。这些内容提纲挈领，利于有效掌握基本功。

再者是义诊与实践。通过多次于河南、内蒙古、河北及京郊等地的义诊，为当地居民提供免费诊治，对某些症状严重、伴有慢性疾病的患者开具汤药予以治疗。在此过程中，我收获了应用柴胡桂枝干姜汤的不少效案，下附一则病案。

王某，女，48 岁；

主诉：吸气困难 5 年余；

现病史：5 年前无明显诱因出现吸气困难，需深呼吸方可缓解，情绪郁结时有加重情况，伴有从咽部至心下不通感，眠时发热，双足欲伸于被外，欲伸展上下肢觉舒，指节间起红疹，胃中寒冷，欲食热；舌淡白，苔薄腻，脉厥阴，弦而有力。

中医辨证属“上热下寒”，予柴胡桂枝干姜汤清热解郁：柴胡、桂枝、干姜、生牡蛎、天花粉、炙甘草、黄芩，3 剂。

患者药后致电，诉其欲伸展上下肢的症状基本消失，吸气困难无改善，小便色白，大便成形，外感后恶风无汗，时欲咳嗽，无痰，咽微痛，月经血块多，经量大，初来似水，后至暗红。先服桂枝汤加连翘 3 剂治外感，无外感症状后，服上方合当归芍药散 7 剂，药后诉吸气困难与憋闷感明显好转，表示感谢。

在结束义诊后，接到多名接受义诊居民的来电咨询与答谢，颇感欣慰。通过义诊，我有两方面的深刻感受：一方面是诊治百姓、解除疾患所带来的欣喜和成就感；另一方面，是对团队本身学艺不精，难以解除百姓某些病痛的反思。通过百姓这面镜子，我进一步认识到患者对医生的信任很大程度上取决于疗效；同时也认识到现状：基层偏远山区，急需优良的医疗资源以减轻患者痛苦；而像某些相对富庶的郊区，虽有相对优质的硬件设备作为支撑，却因无掌握相关技术的医护人员而成为摆设。

发芽

在此期间，我认为自己在肥沃的中医文化土壤中发芽的一点收获，即为系统总结了九宫八风的时空格局。问题的发现是因为在《黄帝内经》中一般无配图，而《灵枢 · 九宫八风》记载了全书唯一的图，这勾起了我浓浓的学习兴趣。这张图以后天八卦方位排列，天以应“时”，地以应“域”，描述“太一”顺时针次序流转于中宫周边“八宫”之所的时空格局。后来，我结合考古学发现及文献学梳理，探讨九宫八风时空格局理论的考古价值及文献价值。重点研究了西汉时期的漆木太一九宫式盘：1977 年，安徽阜阳双古堆西汉汝阴侯墓出土的漆木太一九宫式盘（以下简称“式盘”），其地盘外周布列的文字连读，正与《灵枢·九宫八风》篇“太一常以冬至之日”章相应。该篇据太一行九宫的数术原理，以八风为占来预卜疾病。此即早期方技理论体系化的数术程序之一。同篇“太一日游”章论及太一日游九宫的小周期，其可与式盘式法互证发明。银雀山汉简《天地八风五行客主五音之居》简所见的“八风图”配有十二月名；随县曾侯乙墓出土的漆箱盖图中心为北斗，四周为青龙白虎及二十八宿，此图亦当是六壬式的式图，其可上溯到仰韶文化后岗类型时期，河南濮阳西水坡属于此期的M 45 中的蚌塑龙虎图案与之相似。在安徽含山凌家滩墓葬中出土了方形玉版，冯时先生认为玉版内圆所刻八角纹的含义表示五位九宫。这些考古发现的文物与文献，均可资参考。

“九宫八风”时间规律：“太一”从冬至时驻于正北“叶蛰宫”，以四十五日或四十六日（约三节气）的时长间隔，顺时针渐次徙至东北“天留宫”、正东“仓门宫”、东南“阴洛宫”、正南“上天宫”、西南“玄委宫”、正西“仓果宫”、西北“新洛宫”，复归于“叶蛰宫”，完成一年流转。

我将“九宫八风”时空格局的大小周期整合：“九宫八风”时空格局围绕中宫，四隅分别是立春、立夏、立秋、立冬以分四时，合以四方二分二至，共计八节，即大周期；按照洛书数字排列布局，以（$9n+x$）日数规律游宫，形成小周期。

“九宫八风”空间排布，九分为九野，上应九宫之方位，将华夏大地分为九宫布局。九宫地域各有不同，因其所处地理位置与沿海状况各异。南方上天宫，“其气主为热”，对应广东、广西、海南、香港、澳门等地，此地域大多属于亚热带或温带季风气候区，雨热同季，四季分明，冬春交际时温度及湿度相对全年较低。东南方阴洛宫其气主“身湿”，即湿邪袭表偏重，对应福建、浙江、江苏等地，治疗时应佐以辛温芳香之品。东方仓门宫之气主为“体重”，包括天津、山东等地，湿邪内生而致自感四肢重滞，应注重健脾化湿。西南方玄委宫之气主“弱”，对应云南、贵州、四川、重庆、西藏；其中，云贵高原与四川盆地等多以山地为主，山岚瘴气弥漫其间，湿热泛溢；西南地区尚有寒冷干燥、海拔极高的西藏自治区以干燥、寒冷作为特例。中宫对应河南、山西、陕西、北京、河北等中原地区，气候相对温和，温带季风气候明显，冬暖夏凉。北方叶蛰宫主气为“寒”，包括内蒙古、宁夏等地，终年干燥；东北方天留宫所主之气未提及，地域包括黑龙江、吉林、辽宁等地，寒热分明，水分适宜，虽然纬度高、气温低，但保温措施较南方地区齐全，反而易变生“寒包火”之症。西北新洛宫（新疆、甘肃等地）及西部地区仓果宫（青海等地）深居内陆，气候寒冷干燥，风沙较大，属于温带大陆性气候，居民饮食结构以肉、奶制品为主。《素问・异法方宜论》言“一病而治各不同……故圣人杂合以治，各得其所宜”。结合九宫八风时空格局，按照时间、空间、络属脏腑等，运用于临床病例的治疗中，并初步探讨其对呼吸系统疾病的临床指导价值，详见《中华中医药杂志》相关系列论文。

结语

岐黄求真路，一步一践行。闫志安先生（蜂房子）在《合真之道》中讲述，“真”字可解读为人反过来看身体内所隐藏的。要回头，要返观内视自己内部所隐藏的，唯有此才是真（本元）：“返观内视，洞察隐微，内守阴阳，方谓得真。”北京朝阳医院中医科的创建者和引领者方和谦国医大师，时刻践行着座右铭——“待人接物须德取延和义本泰康；执行医事要胆大心细智圆行方”，叮嘱后来者熟读经典，注重临床。我希望继续认真研读中医经典之精华，传承国医大师方和谦教授、首都国医名师李文泉教授、首都国医名师武维屏教授、恩师张立山教授、恩师崔红生教授、曹锐主任、高剑虹主任等各位前辈贤人的学术经验，踏实走好岐黄求真路的每一步。

【特别鸣谢指导老师 张立山、崔红生】

中西融合，“医”路“童”行，慈幼济世，做中医传承人

——一位中医儿科博士的求真之路

崔庆科（上海市儿童医院　主治医师）

白驹过隙，时光飞逝，蓦然回首，我已经在中医求真之路上走了十五年。恰逢全国中医药博士生学术论坛15周年之际，回首来时路，砥砺再前行！

一、寒窗苦读十余载，精勤不倦岐黄路

2009年，我考入长春中医药大学针灸推拿学院，初识杏林，更多的是懵懂和青涩，晦涩高深的中医经典书籍曾让我感到彷徨，甚至想要退却。在老师们和师兄师姐的引导下，我逐渐对中医产生了兴趣，在跟诊时亲眼见证老师使用经方、针灸治愈了很多疑难杂症，这让我更加坚定了对中医的信心。

中医药讲究“真信、真学、真用”，自身从中医受益后方能彻底信服，体会到中医的魅力。在研究生期间，由于任务重、压力大，咳嗽久治不愈，最终病情加重。在一次值完夜班后，我突然感觉听力下降，有耳堵塞感、眩晕等不适，已经严重到用听诊器听诊患儿肺部呼吸音时什么都听不到的程度。我坚持交接班，并将患儿妥善处理后才去医院就诊，医生检查后诊断为“突发性耳聋”。接诊的一位专家告诉我说：“去住院吧！用足量的激素去治疗，还有可能把听力提高几十个分贝。”在我看来，这无异于宣判了“死刑”，瞬间感觉看不到希望。但我并没有放弃，坚信中医的力量，在师兄的精心调方治疗下，半个月内病情痊愈。自此之后，我更加坚定了学习中医的信心，并不断搜集、购买中医书籍，认真阅读学习，至今已经收藏中医书籍几百本。

在师兄的引导下，读研究生时我选择了中医儿科专业，硕士和博士导师为国医大师王烈教授的第三批高徒、吉林省名中医、全国优秀科技工作者冯晓纯教授。儿

科自古被称为“哑科”，更有“宁治十男子，莫治一妇人；宁治十妇人，莫治一小儿”的说法。面对儿科繁忙的工作压力，我从未想过放弃。在国医大师王烈教授、吉林省名中医冯晓纯教授和各位带教老师的感染下，我越发喜欢儿科。同时，我也得到了孩子们的喜欢，他们会真诚地叫“崔医生”“崔哥哥”“崔叔叔”，我终于能够体会到那种成就感。在坚持不懈的努力下，我得到了患儿及家属的认可，多次获得患者赠送的锦旗。

求学期间，我追求全面发展，曾获一等奖学金 8 次、国家奖学金 1 次，荣获研究生学术之星、优秀研究生会干部、优秀研究生、优秀研究生干部、优秀学生干部、优秀团干部等荣誉称号；参与国家级、省部级等科研课题 23 项，发表论文十余篇，主编、参编著作 6 部，其中个人专著 2 部、主编 2 部、副主编 1 部、参编 1 部。荣获中华中医药学会、中国民族医药学会科学技术奖和吉林省科学技术奖、吉林省中医药科学技术奖等 6 项奖项。

“十年坚守，只为追求崇高的中医梦想；十年磨砺，铸就救死扶伤的医者仁心。多少个日夜，他埋头苦读，勇攀学术高峰，六部著作，六个奖项，二十三项课题，他是博极医源、精勤不倦的科研学者，他学以致用、潜心研究，在中医儿科临床的实践中勇往直前。”这是在荣获长春中医药大学第八届“感动校园”人物时的颁奖词，激励着我不断砥砺前行！

二、中西融合，为儿童服务就是幸福

2020 年博士毕业后，我进入上海市儿童医院（上海交通大学医学院附属儿童医院）工作。坚持“中西医融合，为儿童服务就是幸福”的宗旨，辨证论治、内外结合，中西医结合治疗小儿慢性咳嗽、腹痛、鼻炎等肺系、脾胃系疾病具有独特心得，得到患儿及家属的好评，荣获 2021 年院内医生口碑榜第一名。新冠疫情暴发后，先后通过个人捐款千余元，并积极参与院内外医疗队支援核酸检测、志愿者工作，支援新冠定点病房和发热门诊工作，为抗疫贡献中医药力量。曾荣获上海市儿童医院医生口碑 Top 榜第一名，以及“优秀员工”“十佳青年”“十佳服务明星提名奖”等称号。

工作中，我坚持中西融合、辨证论治、内外结合、治病求本，切实解决临床常见病、多发病和疑难杂症。严守医疗规范，合理用药，提升临床疗效，得到了患者好评，门诊量不断增加。深入学习挖掘中医经典书籍，传承精华、守正创新。坚持“未病先防，既病防变，瘥后防复”的原则，针对家长关心的儿童护理知识，细心整理厌食、腹痛、消化不良、营养不良、便秘、汗证、鼻炎、鼻窦炎、腺样体肥大等疾病的预防调护单，免费发放给患儿及家长。临床诊治注重细节，治病求本，不放过任何蛛丝马迹，治疗满意率较高，多次收获锦旗和表扬信。

2021 年 12 月，我曾接诊过一个反复咳嗽 2 个月的患儿。患儿在当地医院治疗 1 个多月，止咳药、雾化、激素、输液治疗等手段均尝试过，胸片拍过两次，咳嗽未见好转，便就诊于上海市儿童医院中医科，想尝试中药治疗。在接诊后，耐心询问病因，细致听诊，我认为需要排除支气管异物的可能性，但家长起初否认异物吸入。重新进行胸部 X 线片检查，结果显示气道异物。再三询问后，家长回忆说“可能”吃花生呛到过。于是便协助家长将患儿转至耳鼻喉科就诊，当晚紧急手术取出了异物。我用专业能力解决了一个看似“非本专业”的问题，甚至可以说间接挽救了孩子的生命。

工作以来，在科室主任的带领下，我积极分担科室工作，承担主任助理、科室住院总医师、继续教育等工作；协助举办线下和线上同步的“医路童行”大讲堂——《儿科中西医协同诊疗网络建设》推进会、“上海市儿童医院儿科医疗联合体”建设系列活动——《儿科中西医协同诊疗网络建设》线上研讨会和国家级继续医学教育项目，线上参会人数近 13000 人次。此外，我协助搜集、总结、整理首届上海市名中医徐蔚霖主任医师的学术经验，“儿科疗法（蔚童医术）”入选静安区非物质文化遗产；协助开展进修医生的带教任务，负责研究生的管理事务，积极做好教学工作。我坚持临床与科研并重，积极申报科研课题，主持上海市卫生健康委员会中医药科研项目 1 项、上海市 2021 年度“科技创新行动计划”医学创新研究专项项目 1 项（第 2 负责人）、院级科研课题 2 项，发表 SCI 论文 2 篇（单篇影响因子 4.047 分）、中文核心期刊论文 3 篇。

作为青年党员医务工作者，我积极参加无偿献血、志愿服务和科普宣传活动。在与患儿父母交谈的过程中，我发现很多年轻的家长缺乏养育孩子的经验，不能科学地护理孩子。为了给他们提供育儿指导、进行科普宣传，在义诊、日常出诊的过程中，我注重对患儿父母进行宣传教育，还建立了患者交流群，针对具体问题进行耐心、细致地解答，至今群内已有近 500 人。我积极参与科普宣传，曾荣获 2023 首届新时代科普好医“声”推荐活动医学科普优秀奖。此外，我还在医院的儿童健康大讲堂上进行“儿童反复感冒、慢性咳嗽，‘蔚童医术’来帮您”主题宣讲；在“爱心暑托班”中宣讲中医知识，激发了孩子们对中医的兴趣。今后，我将从自身做起，利用专长，中西医融合，继续做好科普宣传工作。

我也积极参与学会工作、学术期刊审稿等，目前任职有：中华中医药学会外治分会和儿科分会青年委员、中华中医药学会儿科流派传承创新共同体委员、世界中医药学会联合会小儿推拿专业委员会理事、上海市中医药学会儿科专业委员会委员；《中国中医眼科杂志》编委、《环球中医药》学术通讯员等。

三、心随长风化甘露，慈幼济世存丹橘

2017 年伊始，我收到耄耋之年的江苏省海安市名医梅九如老先生的墨宝“慈幼堂”后欣喜若狂，随即在朋友圈写道：“丙申岁末，丁酉伊始，收到梅师墨宝，不胜感激，后学唯有求岐黄之术，探长沙真谛，方能不负恩师……”从此之后，我便将“慈幼”作为自己的座右铭，“慈世济幼”，只有兼得仁心与仁术，才能成为合格的中医。

2017 年 6 月，王烈老先生被评选为第三届“国医大师”。我在机缘巧合下陪同徐荣谦教授拜访王老时，王老教我辨认白屈菜，并细心予以讲解。在硕士研究生毕业之际，我带着《小儿药证直诀》和王烈老师赠送的《婴童卮话》《婴童侧戢》这三本书，请求王老题字，王老没有推辞，接过书后在《小儿药证直诀》上写下了“悟”，在《婴童卮话》上写下了“长进”，在《婴童侧戢》上写下了“成功”。学习中医离不开“悟”，“长进”是上进、增长之意，“成功”则离不开“悟”和“长进”。我终于明白了王老能成为“国医大师”的秘诀，更理解了王老对后学的殷殷期望。

“心存丹橘，泽及婴童。”药王孙思邈曰：“凡大医治病，必当安神定志，无欲无求，先发大慈恻隐之心，誓愿普救含灵之苦。”明末医家裴一中在《言医·序》中写道：“学不贯今古，识不通天人，才不近仙，心不近佛者，宁耕田织布取衣食耳，断不可作医以误世。”为医者要有仁心、仁术，方能成就“大医”之梦！

儿科事业是“太阳底下最富爱心的事业”，我将把儿科工作当成自己的事业来干，践行“为儿童服务就是幸福”的宗旨，坚持厚德、慈爱、敬业、创新的院训，严格要求、精益求精，成为一名医、教、研并重的优秀医务工作者。

传承精华，守正创新。“中国医药学是一个伟大的宝库，应当努力发掘，加以提高”，在中医求真之路上没有终点，有的是一个接一个奋斗的新起点。新的征程或许茫茫无际，但凭借热爱与努力，我将继续扬帆起航，砥砺前行，坚持做中医传承人。

【特别鸣谢指导老师 冯晓纯】

南下的鸿雁，总忘不了当年那群良师益友

范桢亮（浙江中医药大学附属第一医院　主治医师）

在我来到东北之前，我是一个地地道道的南方人，没有见过漫天的风雪，也没有见过一望无际的平原，更没有接触过来自五湖四海的人。从十多年前踏上黑土地的那一刻起，我便真正开始了我的十年求学之路。也正是从那时开始，我逐渐结识了一群志同道合的朋友，和他们一起在这漫漫中医路上相互鼓励，奋力前行。

2010 年 9 月，我第一次提着行李箱步入黑龙江中医药大学的校园。当时的我并不知道中医是什么，更不要提什么藏象、气血精津液这些高深的名词。那会儿我对中医的认识只停留在会把脉，然后给患者开又苦又难喝的中药，我一度怀疑脉诊、舌诊这些玄妙的东西怎么可能学得会，甚至疑惑自己选择中医这个专业是不是一个错误的决定。正当我困惑和迷茫的时候，我遇到了第一位中医老师，他不仅教授给我们中医基础理论的知识，更是给我们上了“两节课”：一节课告诉了我们“什么是中医”，另一节课告诉我们“什么是大医”。

他叫谢宁。可能是因为全班只有我会滑着滑板来上课，可能是因为我每次都会在课间十分钟的时候围着他问一堆乱七八糟的问题，也有可能是我每次都坐在教室的第一排，我是他为数不多的几个能叫得出名字的学生。我记得他曾经在课上告诉我们，中医理论来源于中国古代阴阳五行、天人相应的哲学思想，是古代劳动人民医疗实践的经验总结。他说，中医理论体系来源于长期的医疗实践经验，也最终要回归到医疗实践中去。他一直教导我们，想要学好中医，真正地学懂中医，只是待在课堂上捧着书本是不够的。他鼓励我们，要早临床、多临床，不要因为自己学的知识还很浅就不敢去临床，哪怕是只学了一些基础的中医知识，多去临床看看患者也对我们的成长有很大的帮助。也正是在他的影响下，那一年的暑假，很多同学都没有回家，大家都选择留在学校的附属医院里见习，切实体会中医的魅力。我也是在那个暑假第一次见到了水肿的患者，第一次体会到了什么叫“脉结代，心动悸”。也就是从那时开始，我坚定了学习中医的信念，立志做一名能用中医技术为患者解

除病痛的医生。

大二那年，我在几位学长的介绍下加入了“大学生中医药学会”，这是黑龙江中医药大学里规模最大的一个学术性社团。也是在这里，我结识了一群志同道合的朋友，为我今后选择肾病方向做了重要的铺垫。记得我刚加入社团的时候，社团的学长学姐们会组织每天晨读中医经典、每周四晚上的例课，高年级的学长学姐也会在例课上讲授一些我们还没有学习到的中医知识。那会儿的社团活动，条件十分简陋，但一点也没有影响大家的学习热情，我们都在如饥似渴地汲取知识，学长学姐也与我们无私地分享他们在临床上的学习心得。我还清晰地记得，我第一次接触针灸和火罐就是在社团的例课上，第一次练习中医推拿也是在社团的例课上。当时为了练好一指禅推法和㨰法，我还特地准备了一个沙袋，每天都在寝室练习。

到了大三大四，我也变成了学弟学妹口中的“亮亮学长”。我开始从教室的后排座位走上讲台，从早晨的跟读变成领读。我还记得，我在社团讲的第一堂例课是中药辛温解表药。为了讲好我的第一堂课，我足足准备了一个星期。但是不管我准备得有多么充分，第一次走上讲台面对着那么多人的时候，我的脚总还是会不听使唤地颤抖。到后来，我就慢慢习惯了，也可以从容面对学弟学妹们各种无厘头的问题了。也是在那段时间里，我从学长手里接过了大学生中医药学会的会旗，成为社团的第五任会长。那一年应该是我大学时光当中最为充实的一年，日常的课业学习、临床实习、例课、中医经典晨读、社团活动等一大堆事情总让我手忙脚乱。但也真得十分感谢那一段忙碌的日子，它不仅锻炼了我的组织协调能力和沟通能力，更是让我养成了记备忘录的好习惯。忙碌的日子不仅锻炼人的能力，磨砺人的心志，更是让我结识了一群志同道合的朋友。也正是在这群朋友的推荐下，我加入了学校为参与全国中医药院校技能大赛而组建的集训队，那一年，我大五了。

至今回想起那段备赛的时光，仍然让我记忆犹新。也是在那段时间里，我们几人成为了彼此一生的挚友，也拥有了一段谁也不愿忘记的快乐时光。我还记得，那是在学校刚刚翻新的一座二层小楼里，我们几个早早地就会在培训教室里集合。趁着培训老师还没有到，我们会先背诵一会儿中医经典和方剂歌诀，再相互抽查一下各自的中药背诵情况。备赛集训十分忙碌，学校给我们安排了最好的师资力量授课，方剂、中药、中诊、中内、中外，我们在教务科老师的全程督导下拼命地学习。哪怕是到了晚上，老师们都已经下班回家了，我们几个还是会留在教室里一起学习，相互模拟标准化患者，锻炼各自的问诊技巧。那时候，我们几个总是在寝室关门的最后几分钟才匆匆赶回寝室，每个人都知道学校老师在我们几个人身上倾注的心血，也都希望可以在赛场上为校争光。

那时候，空气似乎都能压得我们喘不过来气，唯一能让我们几个开心的事情就是去吃饭，也就是在那个时候，我喝遍了学校里奶茶店所有口味的奶茶，吃遍了学校周边小吃店的所有小吃。终于，皇天不负有心人，我们几个都在最后的比赛上证明了自己，能让学校的名字出现在颁奖的大屏幕上也是对我们最大的奖励。

再后来，我遇到了我一生最大的一个转折点，也做出了一个至关重要的选择。我们即将进入研究生阶段，究竟该选择什么专业，选择哪一位导师？其实那时候的我们对中医各个专业方向并没有太深的体会，也不知道自己在内、外、妇、儿各科中究竟该作何选择。还是要感谢社团的前辈，他们作为我的领路人带我了解了各个科室的特色，帮我分析每一个选择背后的利弊。最终，我决定遵循最初的兴趣，选择了中医内科学专业，跟从宋立群教授学习中医肾病。每当我回忆起那段时光，我总是非常感谢自己在那个迷茫的时候能遇到这一群“领路人”，是他们支持我遵循本心作出了选择，走上了自己热爱并且愿意奋斗终生的道路。

在我拜入宋老师门下之前，我对他的了解仅仅停留在医院专家墙的那张照片和那段文字上。我觉得他是一名很厉害的医生，也是一位十分严厉的老师。就是他那张不苟言笑的照片让我望而生畏，也正是那张照片让我在之后很长的一段时间里都不敢和他独处。我还记得第一次跟老师出诊时候的样子，我因为害怕，就待在诊室的角落里独自看着之前的门诊病历。即使是那么努力降低存在感的我，还是被老师发现了。他把我叫到身边，让我不要只是看病历，而是要多看患者。也就是从那天开始，我突然觉得老师也不是那么严厉的一个人，我开始试着和他交流，也勇于向他提出一些让我觉得费解的临床问题。而他每次的解答都让我觉得眼前一亮，似乎一扇又一扇的门被人打开。我突然觉得中医是那么有趣，原来课堂中讲的知识在临床上都能用得上。然而，老师对我最大的影响并不是他教授给我的临床知识，而是他身体力行教给我做一名中医的执着，还有他设身处地为患者着想的行医态度，以及他“传道、受业、解惑”的高尚师德。不得不说，在他的言传身教下，我们这些学生在走上工作岗位之后都可以很快地胜任工作任务，做一名受患者尊敬的中医师，做一位受学生喜爱的带教老师。

在完成了硕士阶段的学习之后，我顺利地开启了自己的博士生涯，继续跟随宋立群教授学习，但是这时却发生了一件让我意想不到的事情。某天的早晨，突然听到谢宁老师去世的噩耗，当时的我呆了好久，久久不敢相信那是真的。后来才听说，谢老师的胆道一直有一个占位病变，但是他一直忙于工作，哪怕发着黄疸也坚持出诊，最终错失了最佳的治疗时间。同学们听闻谢老师去世的消息，没有一个人不扼腕叹息的。也正是谢老师用他的生命给他当年的学生上了最后一课，向我们诠释了什么是“大医”——“凡大医治病……亦不得瞻前顾后，自虑吉凶，护惜身命……一心赴救，无作功夫形迹之心”。

这些年，良师所遇不少，益友也往往不期而会。记得那年在南京中医药大学的校园里参加一个博士论坛，遇到了许多志同道合的朋友。大家一起走在南中医校园的道路上，吹着南京夏天的微风，畅谈着这些年学医的点点体悟，分享着各自这些年在中医道路上的求学经历。虽然我们彼此都是第一次相遇，但是却像是早已相识多年的老友，绘声绘色地描述着脑海中畅想的中医之路。也正是在那一夜，我们几个许下十年之约，约定十年之后故地重游，望那时的我们都已成为中医界的中流砥柱。

如今的我，想起这十年的求学生涯，仍会陷入无尽的回忆之中。我似乎每一天都会怀念在哈尔滨求学的日子，眼前时常还能浮现那个在校园里背诵方剂歌诀的少年，脑海中偶尔还能回响起老师曾经的教诲。我的耳畔时常还能回荡起那个十年之约，我在心头时常还会告诫自己当初为何选择中医这条道路。

现在的我，不仅被学校破格提拔为硕士生导师，还被医院选派为下沉专家到江山市中医院开展帮扶工作。但是南下的“鸿雁”，总忘不了当年的那群良师益友。我会努力地向我的老师们学习，悉心教导自己的学生，指引他们在中医的道路上坚定前行。我也会和我的朋友们一样，坚守中医这条道路，博极医源，精勤不倦，普救含灵之苦。

【特别鸣谢指导老师 宋立群】

顽石不负细雕琢

——感念我的恩师们

肖战说（中国中医科学院广安门医院　主治医师）

一、播种仁心

我读小学以前，一直跟随外公外婆生活，他们是乡镇卫生院里的西医，外公叫杨新德，外婆叫龙润兰，当地百姓为表尊重，称他们为杨先生和龙先生，外公主要看内科病，外婆从事妇产科。退休后他们把诊所开在乡镇的家中，一楼是诊室，二楼是卧室。

我记得他们看病的许多细节。有一些贫困患者无法支付医药费，他们会拿着一两个鸡蛋或几根玉米问："杨先生，我能用这换点药吃吗？"每当这时，外公都会先给患者看病，然后摆摆手拒绝，"以后有钱再说"。也有人会执意在本子上记账，几十年来赊账本记了十多册，但外公却从未去找过他们。

外婆是乡镇上最出名的妇产科大夫，接生了三代人，以至于传有美谈："经龙先生接生的娃都好喂养！"因产妇分娩时间不能预料，只要产妇家属来请外婆，无论多晚，外婆都会立马"下乡"出诊。我很黏外婆，每次都要当她的小跟班！我仍清晰地记得一个跟外婆出诊的画面——雷雨交加的深夜，外婆用背篼背着我，打着一把红伞。突然间一个滚地雷落在距我们20米的地方，把天都照亮了，而我也直接被吓傻了，后面就没有记忆了，外婆说我哭了一整宿。

虽然外公外婆是西医，但在缺医少药的年代，为了替患者节省医药费，也认真学习了"一根针""一把草"。外公讲他用大黄牡丹汤治好了急性阑尾炎、用八正散治好了泌尿系结石，外婆也曾用开骨散帮助产妇催生，语气里透露出对中医的崇拜。后来外婆还让我给她买了一本《药性歌括四百味》，她要重新背诵，深入了解药性。

尽管外公外婆只是最基层的医生，但他们对患者无微不至的关怀，对卫生事业的忠诚与热爱，正是"大医精诚"的最佳写照，是"为人民服务"的最好诠释。正是在他们的影响下，想要做一名医者的种子早已在我心中萌芽。高中毕业后，我毅然选择了学习中医，考入了重庆医科大学中医药学院，正式踏上了我的中医之路。外公和外婆是我学医路上的第一任老师，他们用言行教会了我作为医生最重要的品质——医者仁心。

二、名医发蒙

读本科时，我的枕边书《名老中医之路》从未更换过，书中每位老中医耳提面命一般教读者如何学中医，虽然法门不同，但殊途同归，总结起来就是“读经典、跟明师、勤临床”。在这些老中医的指引下，我阅读和背诵了一些书籍，虽然当时许多都还不懂，但大都不求甚解地背了下来。苦读两年后，积累了些中医知识，便开始神往古籍中先贤“覆杯即愈”，惊叹医案里前辈“效如桴鼓”。我深觉纸上得来终觉浅，中医成才除了读书外，还需明师指路。或许是师缘深厚，跟诊了多位川蜀名医，后更有奇缘能拜入国医大师段亚亭先生门下，随他左右，侍诊抄方。

我清楚记得段老让我给他抄方的场景。那时大三，在段老身边跟诊已有一段时间。治疗一位腹胀患者时，段老开出处方后，对我讲了他的辨治思路，问我是否听懂，我看出这是段老自拟的除湿汤，我点头并背了自己编的方歌：“除湿藿佩石菖蒲，四君厚朴炒苍术，重用薏苡健脾气，泻心连朴加减服。”段老把他的老花镜推下来一些，看着我问道：“你自己编的？”我不好意思地回答：“为了记住您的‘除湿汤’，我自己编的方歌。”我明显看出段老的眼角皱纹里夹藏了一丝笑意。他把笔递给我说道：“小肖，你帮我抄方子。”我郑重地接过了段老手中的笔，感觉庄重而神圣，不禁把背挺得更直。之后三年的周末和寒暑假，我一直都跟随段老抄方。

本科期间除了完成学校的课程外，在段老的指导下，我还精读了多部古籍。在读《医学衷中参西录》一书时，还把本书的方子都编成七言歌括，历时三年，不觉间将《医学衷中参西录》的200首方都配上了七言歌括。在我研究生一年级时，中国医药科技出版社对我的书稿给予了肯定，愿意免费出版。《张锡纯方歌括》已于2017年8月正式出版发行，段老亲自为这本书作序以示鼓励。

后来在段老的指导下，我协助他整理编写了《国医大师段亚亭临证精粹》与《巴渝名医温病拾遗》。此外，段老还献给了中医界最后一份礼物——《巴渝名老中医临证系列丛书》，这是共计百余万字的四部著作，段老从2019年就让我协助他整理，历时5年，已全部付梓，交予人民卫生出版社，预计2025年将陆续面世。完稿后，段老满意地说着：“终于完成，没有遗憾了！”

段老在2024年2月3日驾鹤西去，永远离开了我们，每念及段老的音容笑貌和谆谆教导，我都心下悲痛。人民卫生出版社官方公众号在撰写缅怀段老的文章时，让我执笔，我含泪写下了缅怀恩师的文章，并撰写了挽联：

悬壶深耕岐黄，仁心施妙手，护佑巴渝人民健康，誉满杏林。

济世擎旗医政，建言献良策，推动重庆中医发展，垂范后世。

三、善治皮毛

学，然后知困，更知不足！为了更深入地学习中医，硕士时我进入了广安门医院皮肤科。

这是全国首批成立的中医皮肤科，它的历史可以追溯到明清中医外科三大流派之一的“心得派”。能在这里学习，拜入崔炳南教授门下，着实幸运！我跟随老师，从最基础的皮损辨识学起，到常见皮肤病诊断，再到中西医结合治疗。老师就像一本行走的《临床皮肤病学》，对各种疑难皮肤病的诊断了然于胸，精通中医内外治法。如运用滋阴疏肝法治疗更年期荨麻疹患者，运用活血解毒法治疗青斑样血管炎患者，都是在皮肤科治疗中的创新。此外，老师致力于皮肤病外治理论研究，创造性地将皮损辨证用于指导皮肤病中药外治，取得了很好的效果。

跟随导师，我开启了科研之路，老师严谨务实的科研精神为我树立了最好的榜样。我的硕士课题是运用随机双盲双模拟的研究方法评价银屑病外用药愈银洗液的疗效及安全性。在这之前，老师很早就开始研究银屑病的外用方药，不断筛选药物组方，验之临床后，拟定了疗效确切且能被重复验证的愈银洗液，从 2005 年开始，到 2016 年指导我完成硕士课题，再到如今的进一步研究，已近 20 年。老师一直践行着“科研甘做十年冷，文章不写半句空”的求真务实的科研精神。

除科研外，老师也注重医学科普，他总能用最通俗的语言向患者讲清楚疾病。如对神经性皮炎患者，老师给他们总结了“两句话”：“抓一层，长两层，抓十层，长二十层！不抓自己就好了，抓了永远好不了。”老师还带我参加了 CCTV-10 的节目《健康之路》，向观众普及了皮肤真菌感染的知识。其实每一次接诊就是一次科普，老师对疾病认识深刻，临床经验丰富，所以能做好医学科普，这在很大程度上影响了我。后来我有幸被医院选派，代表国家中医药管理局参加了中国科学技术部举办的“全国科普讲解大赛”，讲解了“皮肤上的黑客”，科普了恶性黑素瘤，在这场全国“范围最大、水平最高、代表性最强、最具权威性”的科普讲解比赛中荣获了三等奖。

崔老师在临床、科研、科普方面都为我树立了好的榜样，是我一直努力的方向和目标！我内心对老师十分崇拜，在硕士毕业的时候曾写了一首藏头诗表达我对恩师的崇敬之情：

崔门习医幸甚哉，
炳耀皮科放光彩。
南方学子得高师，
好好学习必成才！

四、薛门深造

在我硕士毕业之际，喜闻国医大师薛伯寿教授招收博士。薛老是中医界的泰山北斗，是蒲辅周先生的入室弟子，深得真传。薛老始终践行着周总理的指示——继承、发扬、推广蒲辅周先生的医学经验，造福于人民。我曾有幸聆听薛老的学术讲座，听他讲解对内伤外感的深刻体悟，对热病及疑难杂症的独到认识。我希望能跟随薛老深入学习，于是我积极备考，特别是针对《伤寒论》下了很大功夫。备考的1个月内，我早晚背诵《伤寒论》一遍，共背了60遍。经过层层选拔后终于考入薛老门下，入门后，薛老的长女薛燕星老师对我说道："既然入门了，就别叫老师了，叫师父，一日为师，终身为父。"

第一次跟师抄方，陪同师父会诊一位男性患者，就让我眼界大开。患者精神萎靡，愁云满布，一开口便让我毛骨悚然："薛老，我见鬼了！现在它就站在你身后！"这位患者是位企业家，工作压力极大，近日突发怪病，声称能看到10米开外站着一位长络腮胡子的外国人！在多家医院就诊，考虑"焦虑症"，怀疑"精神分裂"，西医治疗后没有效果。于是他钦望巫祝，寻求"大仙"解惑，"大仙"指着他的手掌说，生命线显示60岁会有此一劫，而患者恰巧刚过60岁生日，更增心理负担。他惊恐万分，焦虑异常，夜不能寐，半月就消瘦15斤，自认为将不久于人世，已立下遗嘱，交代后事。这次来薛老处诊治，已成为他最后的救命稻草。

了解始末后，师父问我道："小肖，这个病你诊断是什么？"这——我哪知道啊！我疑惑地问道："师父，诊断写'见鬼病'吗？"师父拍了下我："你这傻孩子，哪儿来的见鬼病？中医老祖宗早有记载，这叫'妄见病'。这位患者证属心神不宁，肝血不足，肾气亏虚！"师父口授药名，我立马抄方，当方子开出之后，我满腹狐疑，这张平常之方，能治患者的非常之病吗？

看完患者后，我迫不及待地向师父请教他的辨治思路，师父娓娓道来。这位患者出现的"见鬼"症状，西医称为"幻视"，可以用抗精神病药治疗，但不良反应大。中医将之归属于"妄见"范畴。《灵枢·癫狂》篇就有记载，"目妄见、耳妄闻"，脏躁病、癫狂病、百合病可能出现这个症状。治疗上，师父主抓心、肝、肾三脏失调，也是大有玄机，患者虽然症状多，但归纳起来主要是幻视、恐惧、失眠。

《灵枢·大惑论》说:“目者，心之使也。”当心神暗耗，心神不宁，则出现妄见。《素问·宣明五气》谈到“肝藏魂”，若肝血不足，则魂不守舍，出现失眠。《素问·阴阳应象大论》言肾“在志为恐”，若肾气亏虚，则出现恐惧。所以立养心安神、滋补肝肾之法。治疗上，薛老用了五首名方。用治“虚劳虚烦不得眠”的酸枣仁汤滋养心肝；用治“百合病，诸药不效，如有神灵者”的百合地黄汤、百合知母汤滋阴补肾；孙思邈的孔圣枕中丹重镇安神、祛邪开窍；而九转黄精丹可谓蒲门绝学，师爷蒲老将它作为“补脑万能方”，用在此功效有二：一补肾之虚，二健脑安元神。这三汤二丹共五首名方，使心神得养，肝血得滋，肾气得补。服药后，患者一剂症减，三剂病消，十四剂后恢复正常。

师父给我上的第一课就令我震撼不已！我将这份医案整理后，师父亲笔修改把关，现已发表在《中医杂志》；并在中国中医科学院首届“三好杯”中医经典与临床验案演讲大赛做了题为《众家医难疗见“鬼”病，大国手巧治幻视疾》的演讲，当时我不仅是唯一以学生身份参赛的选手，而且还获得了总分第一，并荣获最高人气奖。

在跟师读博的三年中，见识了太多展现中医神奇疗效的案例。师父曾治疗一位咳嗽患者，这位患者2年前因深静脉血栓导致肺栓塞，经抢救后一直剧烈咳嗽，用血府逐瘀汤合黄芪赤风汤，一剂咳减，七剂咳消。师父用阳和汤治疗SAPHO综合征（滑膜炎－痤疮－脓疱病－骨肥厚－骨髓炎综合征），止痛效果竟远超生物制剂。一例住院近47天仍诊断不详的持续发热2个月的患者，师父仅用新加香薷饮3剂，患者便退热且未再复发。这些都让我对中医信心百倍，雄心万丈！

薛老是我不可望其项背的中医泰斗，是我探索岐黄之路的学界楷模，更是我最可敬可亲的严师和慈父。在今后的工作中，我会努力学习恩师的治学严谨，传承恩师的学术经验，在临床中勤加演练、发挥运用，努力走恩师常说的“德艺双馨之路”。在这里也祝福我的师父福寿康宁，学术之路长青！

五、砥砺前行

我博士毕业后进入广安门医院皮肤科工作，适逢我科人才制度改革，为提高入职人员的临床水平，在工作之初的前半年需在科室内脱产学习，这也让我有机会跟随科里所有的专家们学习。感谢科室的老师们给了我无私的指点和关怀，我也很幸运，成功申报了中央高水平中医医院临床研究和成果转化能力提升项目——“首都国医名师李博鑑教授学术思想及临床经验传承研究”。接下来的三年，我将静下心来，踏实地跟随我科首都国医名师李博鑑教授学习，认真整理李老的学术经验，做好李老的学术传承工作。

在我学医生涯初期，能遇到这么多良师，是何等幸运！在他们的指导下读书、实践、科研，无比幸福！写这篇文章时，感慨万千，我想到了段老让我体会到涩脉如“轻刀刮竹、病蚕食叶”，想到了崔老师教我鳞状细胞癌的鉴别诊断，想到了薛老给我解惑治咳嗽时用黄芪赤风汤是遵循“损其肺者益其气”，想到了李老教我逐一核对皮肤科古籍。往往他们的一两句话就让我茅塞顿开，豁然开朗。就这样，在他们的点拨下，我不断成长。

步入岐黄以来的13年，从懵懂的学子，到如今成为一名中医医师，离不开恩师们对我的培养。他们的临床经验，如同指路明灯；他们的医德医风，是我为医为人的行为指南。初学医时，我犹如顽石一块，恩师们就如巨匠一般，悉心雕琢。在他们的精心培养下，我的中医理论、临床实践、科研能力都得到了长足的提升与进步。

尽管已经取得了一些成绩，但我深知，距离成为一名真正优秀的中医，还有很长的路要走。如今，身处中国中医科学院广安门医院皮肤科这片沃土，我将不忘初心，不负恩师们的厚望，努力担当起时代重任，为推动中医药临床事业的守正创新发展，踔厉奋发，笃行不怠！

文末自拟拙诗一首：

十三年来收获多，
顽石初得璞玉磨。
求真务实勤砥砺，
不负恩师细雕琢。

【特别鸣谢指导老师 薛伯寿、殷海波】

求真之路，医道传承

李凯明（中国中医科学院西苑医院　主治医师）

人生的各个阶段总是会如约而至，回忆起过去的时光，我的心中感慨万千，成长的过程从来都不是一帆风顺的，所幸我最终选择了一条自己最喜欢的道路。

2010年秋，我有幸考入山东中医药大学针灸推拿学专业，像大多数同学一样，初识岐黄，问道中医。彼时，望、闻、问、切还很陌生，扁鹊、华佗、张仲景等古代医学前辈只是书上看到过的字句。六人间的宿舍里，虽然有生活习惯不同导致的冲突，但我们觉得更多的是彼此相识的幸运，因为大家都有一颗炽热而真诚的心。回想大学里的时光，我们像一个个初入江湖的少年，试着告别懵懂青涩的高中时代，学着师兄师姐的样子，遨游于浩瀚无际的中医药海洋中。清晨的校园里，中兴湖畔，“大医精诚”朗朗上口，《黄帝内经》等四大经典牢记于心。左手握针，右手持脉，哼唱着《汤头歌诀》《药性赋》，我们立志要成为悬壶济世的医者。

如果说本科阶段希望我们掌握的是中医药的基础理论、方法，并具备良好的自主学习能力，那么研究生阶段则要求我们应当树立正确的中医药价值观，并为之努力奋斗。2015年秋，离别的日子，亦是重新起航的时刻。我没有像身边好友一样选择去外省读研或回到家乡工作，而是留在本校继续攻读硕士研究生，同样我也选择了和舍友们不再一样的专业——中医骨伤科学。三年的硕士生涯，我们有幸赶上了山东省第一批中医住院医师规范化培训。四证合一的教育新模式，是一种机遇，但无疑增加了很多挑战。面对一个陌生的学科，有过对未知的彷徨，也有对当下困境的无助。每日三点一线的生活：上午跟师查房，书写病历，学习专业技能，努力跟上老师的节奏；下午飞奔到实验室，埋头于细胞培养、组织切片不能自拔；直至深夜，拖着疲惫的身躯，敲开宿管大爷紧锁的楼门，躺在属于自己的两平米之榻时，才明白医学问道之路的艰辛，我们并不是超人。只有经历地狱般的磨炼，才能有创造天堂的力量。

在这里要特别感谢我的导师——山东中医药大学附属医院脊柱骨科郝延科教授，

三年时光里，言传身教，倾囊相授，告诉我们学医虽苦，但使命崇高，我们是在与生命博弈，我们守护的是千千万万个家庭。恩师如同漫长黑夜里的一束光，给迷途中的我们指引方向。医路漫漫，吾将上下而求索。

人能走多远，不是问两脚，而要问志向。为梦想选择了远方，便没有回头路可以走。所以，要么奋力前行，要么狼狈回乡。2018 年夏，我婉拒了省内多家医院递来的 Offer，在众多亲友的质疑中，怀着对中医骨伤的向往与追求，我做了一个大胆的决定，大到可能会影响我的人生，我要去北京继续读博。那一年，博士的录取名额还不像现在这么多；那一年，我对北京的了解还仅仅停留在网络和电视里；那一年，我只知道北京有个北京中医药大学和中国中医科学院；那一年，我还没有想过以后会留在北京。备考的日子，每天待在图书馆里，阴阳五行、八纲辨证不知道循环背诵了多少遍，直到闭馆的铃声响起，我仍不愿离去。并不熟悉的博友们彼此调侃、鼓励，是唯一的娱乐方式和精神支柱。与其说是在黑暗中摸索，努力看清前方的路，倒不如说更像是一场修行，一段自我认知的旅程。只有努力让自己发光，对的人才会迎光而来。当接到中国中医科学院博士研究生录取通知书的那一刻，突然想起那句话：备考，就像在黑屋子里洗衣服，你不知道洗干净了没有，只能一遍一遍地去洗。等到上了考场的那一刻，灯光亮了，才发现，只要你认真洗过了，那件衣服便光亮如新。那一刻我在想，我用努力捍卫了尊严。

2018 年秋，我背起行囊，离开家乡，依旧怀揣年少的梦想北上。当坐了 10 多个小时的绿皮火车到达北京站的那一刻，望着熙熙攘攘的人群，我终于明白，当一个人选择成长的时候，往往也是选择不被人理解的时候，因为自己选择要走的路并不是他们认为该选的路。而我是在走一条属于自己的中医问道之路。跨越千里，只为你而来，中国中医科学院望京医院——全国中医骨伤科学专业的大师级医学殿堂。我的导师朱立国院士和张清教授都是骨伤科领域的重要代表性人物。朱老师一直坚持中医辨证思维看病治病，采用纯中药、正骨手法治疗骨伤科疾病。面对门诊患者的急切心情，朱老师总是温柔面对，仔细聆听，然后耐心解答。常常听到朱老师说的一句话："我们要用化在骨子里的温柔对待患者，要学会用心倾听患者的诉求。"临床之外，朱老师潜心医学研究，辛苦耕耘，探索骨伤难题的解决方案。其中，基于中医传统正骨手法的基础，改进并创立治疗颈椎病的旋提手法，已经在全国范围内广泛推广，并且获得了国家科学技术进步奖二等奖。工作之余，朱老师时常讲述中医骨伤科学的发展历程，其中有诸多不易。但朱老师说，岐黄之术，传承千年，我们作为新时代的中医学子，有责任也有义务将其传承发展下去。

同年冬，我作为中国中医科学院"春蕾计划"的领队，跟随研究生院马晓北副院长远赴贵州，深入落实中国中医科学院与遵义市人民政府《关于促进遵义市中医药事业传承发展的战略合作框架协议》。其间在当地中医院、社区开展了教学查房、科研讲座、义诊等一系列专题活动，努力让中医药文化扎根发芽。同时，队员们共同参观了遵义会议旧址、息烽集中营革命历史纪念馆等红色圣地，重温入党誓词，进一步坚定了“传承发展中医药”的理想与信念。2020 年 6 月，“岐黄杯”第十一届全国中医药博士生优秀论文评选活动在长春中医药大学顺利举办，我作为参评选手，结合导师的临证经验，将自己在实验室的相关研究成果汇总，发表了《补肾活血方对兔退变椎间盘模型经典 Wnt/β-catenin 信号通路的影响》，最终获得了优秀提名奖。欣喜之余，我深知这不仅仅是对我个人阶段性成果的肯定，更当感谢恩师倾囊相授，传道解惑，润物无声。

2020 年 10 月，清宫正骨流派 2020 学术年会暨骨伤学科传承创新高峰论坛在京举办。作为清宫正骨流派第八代传承人之一，我参与了整个会议的筹备工作。其间有幸聆听了清宫正骨代表性传承人、全国名中医孙树椿教授的精彩演讲。孙老提出“筋喜柔不喜刚”，在手法运用上强调轻柔和缓、外柔内刚，使患者在并不感到痛苦的情况下即获得症状的缓解或痊愈；同时，其“腰椎间盘突出不等于腰椎间盘突出症”“骨质疏松不等于骨质疏松症”“骨质增生不等于骨性关节病”等观点，让我对中医有了新的了解，加深了对骨伤学科的认识。身为中医行业的“小学生”，我每周都会跟随孙老出诊，特别喜欢听先生讲述骨伤学科的发展史，以及给众多明星诊疗的经历。时至今日，先生常说的两句话“手法要轻柔，使患者不知其苦”“清宫正骨，不为谋利”，一直鼓励着我，影响着我，陪伴着我，令我受益终生。2021 年夏，经过三年博士研究生涯的历练，不负期许，我以优异的成绩获得了中国中医科学院优秀毕业生、优秀博士研究生、优秀班干部等荣誉称号。同年秋，有幸留校工作。回顾往昔，不禁感慨满怀，生命中各种不同体会的旅程都是一种恩赐，而经历本身就是最大的财富。

进入中国中医科学院西苑医院工作后，我怀揣着对中医药文化的热爱，继续致力于中医骨伤科学的临床与基础研究。众所周知，科研与临床就好比医生的两只手，临床是科研的基础，科研是临床的发展，所以要想成为一名优秀的医师，必须两手都要抓，两手都要硬。初入临床一线，始终没有忘记导师对我的教诲。白天深耕临床，跟随科室主任出门诊，做手术，晚上阅读文献，积极拓展科研思路。《礼记·中庸》有这么一句话：“凡事豫则立，不豫则废。”2022 年 8 月，结合老师应用补肾活血中药防治椎间盘退变相关疾病的临床经验，在诸多良师益友的指导帮助下，我成功中标了科室第一个国家自然科学基金青年项目，获得了科研生涯的“第一桶金”。

“好风凭借力，送我上青云。”同年，科研工作继续发力，有幸获得了中国中医科学院优秀青年人才项目的支持。当我把这份喜悦分享给老师时，老师只是简单地回复道：“继续谦虚谨慎、戒骄戒躁，继续艰苦奋斗、锐意进取。”这是习近平总书记在人民大会堂举行春节团拜会上的发言，也成了我现在办公桌上的座右铭。

2022 年冬，新冠疫情全面暴发，我作为西苑医院进驻新国展方舱医院唯一的骨科医生，第一时间进驻方舱医院。面对舱内成千上万的感染者，我接受住了种种考验，圆满完成任务。为此，我被授予“中国中医科学院西苑医院抗疫先进个人”的称号。面对殊荣，我只想说：这是作为新时代青年医生的使命，也是一名共产党员的担当。2023 年 10 月，经过前期的报名、筛选，到后期的评审、答辩，过五关、斩六将，我最终获得了中华中医药学会青年人才托举项目的支持（托举导师：孙树椿、徐凤芹、张清），深知这是一份荣誉，更是一份激励。不经一番寒彻骨，怎得梅花扑鼻香。作为一名青年医生，我要以大师为榜样，淡泊名利，耐得住寂寞，经得住时间的考验，在临床、科研和学术生涯中不断提升与完善自己。

一株小草改变世界，一枚银针联通中西，一缕药香跨越古今。习近平总书记指出：“中医药是中华民族的瑰宝，一定要保护好、发掘好、发展好、传承好。”新时代中医药传承创新发展的号角已经吹响，中医药振兴发展迎来大好时机。在建设健康中国、实现中国梦的伟大征程中，少年强，则国强。少年的脚步属于山川河流，少年的征途是星辰大海，少年的肩应该担起浩然正气、草长莺飞和明月清风。遇见中医，求真之道，努力成为更好的自己。坚守初心，护佑生命，我一直在路上。

【特别鸣谢指导老师 朱立国、张 清】

求真之路：致力针灸助孕，传承岐黄精髓

杨会生（深圳市妇幼保健院　科室秘书　主治医师）

矢志博大中医，开启奇遇人生。本科五年学习中医的积淀，为我铺就了通往医学圣殿的道路，名为“会生”的我有幸与“针灸助孕”结缘，在中国中医科学院这座中医药的璀璨殿堂，得遇良师——中医针灸助孕名家、岐黄学者房繄恭首席研究员。在恩师的悉心栽培下，我全身心投入“针灸生殖助孕”领域，勤勉学习，深思精研，勇于实践，致力于探索针灸在生殖领域应用的奥秘，力求发扬岐黄之术在助孕中的独特优势，更矢志传承中医临床的精髓与智慧。

一、选择中医，探索之旅

在鄂西北那遥远而宁静的山村里，我度过了与大自然紧密相连的童年，那些山间小径旁摇曳的野菊花、金银花等中草药，不仅为我的童年添上了斑斓色彩，更在我心中悄然播撒下了中医药的种子。每当乡邻有疾，大家总会前往镇上老中医的小诊所，几服草药、几根银针便能解除病痛，这让我对中医的神奇产生了深深的向往。

高考后，我毫不犹豫地选择了湖北中医药大学中西医临床医学专业，踏上了中医求真之路。大学期间，博大精深的中医药文化深深地吸引了我。翻阅《黄帝内经》《伤寒杂病论》等经典，我仿佛能与古人进行跨越时空的心灵对话，同时也深刻体会到中医学习之路的艰辛。以少阳证为例，它在不同古籍中的阐释与治法各具特色，想要理解它，要求学习者不仅要拥有扎实的理论基础，还需具备将多部经典融会贯通的能力，这对于初涉中医的我来说，无疑是一场严峻的挑战。

然而，挑战并未让我退缩，反而激发了我更强烈的探索欲。我怀揣着对中医的热爱，以及对成为卓越中医人的坚定信念，勇往直前。在那些我深深敬仰的中医大家（如扁鹊、华佗、张仲景、傅青主等）的指引下，我仿佛看到了一盏明灯，照亮了我前行的道路。我沉浸在知识的海洋中，不断汲取养分，努力提升自己的理论与实践能力。

同时，在学校老师的悉心指导下，我还有幸参与了多项科研工作。这不仅锻炼了我的科研思维，也让我对中医的内涵有了更加深刻的理解。本科期间，我便以第一作者身份发表了5篇中文核心期刊论文，这是对我努力与付出的肯定。

二、针灸助孕，专研之旅

秉持对中医的执着、对针灸的喜爱、对科研的向往，考研时我没有追求四证合一的“专硕”，而是毅然决然地报考了中国中医科学院针灸研究所房繄恭教授的“学硕”。从此，名为“会生”的我开启了“针灸助孕”的研究工作，这一决定引领我踏入了为期六年的硕博深造之旅。

初涉此领域，我对针灸在生殖系统疾病方面的应用知之甚少。幸运的是，我遇到了恩师房繄恭教授，他十年如一日地坚守在世界疑难病——早发性卵巢功能不全的诊治研究前沿，勇于开拓针灸与生殖医学结合的新路径。他创立了“调经促孕十三针”及国内首家以针灸治疗为主的卵巢早衰专科门诊，年门诊量超过万人次，为众多被判定为“不可能怀孕”的女性带来了“针灸宝宝”的奇迹。这让我对针灸在生殖领域的应用有了全新的认识，也让我内心深处形成了坚定的目标：我不仅要努力掌握针灸助孕的临床技能，同时还要挖掘整理恩师多年积累的临床经验和临床数据，将这些中医精髓传承下去，更要通过自己的实践与研究，向同行及世界证明针灸在治疗生殖疾病方面的优势。

在硕博学习期间，我积极参与了“十三五”重点研发计划课题——“针灸对卵巢功能影响的疗效评价研究”，协助建立了首个国际针灸病例注册登记研究平台，开展了多中心、前瞻性针灸治疗卵巢功能减退的病例注册登记研究。目前，该研究已经在全国范围内纳入1500余例卵巢功能减退患者，并且通过真实世界研究，证实针灸能够改善早发性卵巢功能不全（premature ovarian insufficiency，POI）患者的卵巢功能，延缓POI的进展，进而促进妊娠，POI患者的妊娠率从5%提升至约12%。

随着研究的深入，我逐渐认识到，作为研究生，更重要的是具备发现问题、解决问题的能力。恩师的规范化POI针刺诊疗体系已被全国60余家生殖医学中心和三甲中医院引进应用，服务人群超过50万人次。然而，在临床实践中，我们发现针刺治疗POI的疗效存在个体差异，并非适合所有患者。同时，POI患者年轻，生育意愿强烈，但妊娠结局差，且针刺治疗周期长。因此，在博士期间，我致力于通过国际针灸病例注册登记研究平台，开展多中心、大样本、前瞻性的真实世界研究，以数据挖掘和机器学习为手段，分析POI患者的临床特征，明确疾病进展状态和临床疗效判定标准，探索针灸治疗的获益人群、远期疗效、妊娠结局及影响因素。

我的研究工作得到了多位同行专家的认可，以第一作者身份发表了20余篇学术论文；荣获“岐黄杯”第十一届全国中医药博士生学术论坛优秀论文一等奖；机器学习妊娠预测模型研究论文荣获2022年度中国中医科学院优秀博士论文一等奖。这些荣誉不仅是对我过去努力的肯定，更为我未来的研究工作打开了新的大门。

三、践行所学，真知之旅

“神农尝百草而知药性，岐黄穷天地以定纲常。”中医学是一门实践而来的科学，疗效是其历久弥新的原动力，可见临床实践是中医学求真务实道路上不可或缺的一环。因此，我在完成学业后，毅然决然地选择了加入深圳市妇幼保健院——这家在全国妇幼系统中独树一帜，将针灸推拿科设立为一级临床科室的医疗机构，并且该院设有生殖医学中心。这一选择，不仅是对我个人专业方向的深刻认同，也是对针灸在现代生殖医学体系中应用潜力的一次积极探索。

入职后，我开设了针灸生殖门诊和卵巢早衰专病门诊，专注于生殖障碍、卵巢功能障碍及针灸辅助试管婴儿技术等前沿领域。一年多来，我已为来自全国50多个城市的患者提供了个性化的针灸助孕治疗，累计服务人次突破2万大关。在这一过程中，许多患者因针灸治疗而成功受孕，患者们亲切地称我为“会生好孕”的医生，甚至是“会生宝宝”的“送子观音”。这些温暖人心的称呼，不仅是对我个人工作的最高褒奖，更是针灸在促进生殖健康方面独特魅力的有力证明。

然而，临床实践总伴随着挑战。李女士与张先生夫妇，备孕八年，辗转多家医院，面对的是卵巢早衰与睾丸功能减退，更有卵泡数量少、严重少精子症的双重挑战，甚至是试管婴儿失败七次的沉重打击。面对他们的困境，我深感责任重大。在详细了解了病史后，我提出了“壮精调经，夫妻同治”的方案，即针对双方的生殖和内分泌系统同时进行针灸干预，改善生殖环境，提高其生育力。我为李女士制定了“调经促孕十三针”治疗方案，采取“安神志、补肝肾、调冲任、养胞宫”的治疗原则，以调节月经周期，同时促进卵泡的发育和成熟，提高卵巢对促性腺激素的反应性；对张先生的治疗侧重于提高精子数量和质量，通过针灸改善睾丸的生精效率，促进精子的生成，提高精子的活力。经过10个月的持续治疗，双方生殖功能（卵泡数和精子数）均有明显改善，再次尝试试管婴儿技术后，成功获得高质量胚胎并顺利着床，李女士终于怀上了宝宝。

这个案例的成功，再次证明了针灸在助孕领域的独特价值，尤其是在面对疑难生殖障碍时，“壮精调经，夫妻同治”“试管全周期介入针灸”的策略显得尤为重要。针灸不仅可作为辅助治疗手段，更成为患者备孕路上的重要支撑，为他们带来了新的希望和信心。

总之，通过不断进行临床实践，我不仅验证了针灸治疗的有效性，更根据临床变化提出了自己的治疗思想和策略。今后我对针灸助孕的科学化研究工作也将以临床为基础开展，此研究思路也获得了医院“雏鹰计划”人才项目的支持。

四、秉持初心，传承之旅

回首求学这些年，最幸运的莫过于遇到房緊恭老师，在恩师身上感受最多的是医德和学品。在对待患者上，无论多么疑难的疾病和复杂的病情，他总是能以精湛的医术解决患者的病痛，给患者带来希望；在学术研究上，“甘坐十年冷板凳”，围着一点坚持不懈地耕耘，始终致力于针灸助孕的研究。在医者路上，我将继承恩师房緊恭教授攻坚克难的精神，勇担医者肩上的责任，不断提升自己的理论和临床水平，拓展“夫妻同治”备孕队伍，攻克生殖疑难疾病和高龄备孕等难题，发扬针灸助孕的优势。

随着临床患者越来越多，我也发现了很多新的临床问题：针灸助孕的特异性获益人群是什么？针灸辅助生殖技术的协同效应有哪些？

每当遇到新的困惑，脑海里就会浮现恩师的教诲：“临床医生唯有精通临床科研，方能在错综复杂的病情中洞察规律，有效解决临床难题。”为此，我计划利用大数据和人工智能技术，以积累的大量临床数据为基础，分三步解决问题：①构建和优化针刺综合临床疗效评估体系，以精准识别特异性获益人群；②探索针刺助孕的分子机制，完善疗效评价体系；③构建针刺妊娠预测模型，提高 POI 等疾病的妊娠率，并构建全面的生殖疾病（如 POI）知识图谱，以实现个体化精准诊疗与智能临床决策辅助。在上述思路的基础上，我申请了 2024 年度国家自然科学基金项目，以期为针刺治疗生殖疾病的疗效评价及妊娠预测提供新方法。

我坚信：“会当杏林绿树荫，生得悬壶济世心。”秉承临床与科研相辅相成的理念，在持之以恒地努力和追求下，必能让针灸帮助更多患者实现“好孕”梦想，让岐黄精髓摇曳生花。

【特别鸣谢指导老师 房緊恭】

中医之道启迪我的人生

魏　莉（成都医学院　讲师）

我是2008年踏入中医学习之旅的一名学子，在十几年的岁月中经历了从困惑不解到有所感悟，再到仍然觉得自己有很多不足的几个阶段。我深感从本科、硕士、博士再到临床与授课的过程，是一段浸润着经典智慧、追求真理与医道的宝贵旅程。我感受到与中医相伴而成长的幸运，中医之道蕴含的人生哲理启迪着我身心的成长。借此难得的机会，与同行们分享自己的求学求真之心路历程。

一、学习中医是我做过最好的决定

当初报考北京中医药大学并不是一个草率的决定，因为我姥姥的一段经历，我对中医产生了浓厚的兴趣。1950年10月朝鲜战争爆发，我姥爷作为第四野战军三十八军的军人，立即随军赶往前线。姥姥在长期焦急、担忧的情绪下生病了，腋下皮肤生疮、流脓、溃烂并不断发展，最后形成瘘，深可见骨，整个人形销骨立，生命危急，尝试了很多方法却没有一丝疗效。这时，政府听闻此事后安排一名干事前来帮忙，他四处筹借了几块钱，带我姥姥到当地一名韩姓中医处看诊，这名大夫专攻中医外科学。仅仅内服并在患处敷中药三剂后，姥姥的皮肤溃烂处已经基本愈合，直至2020年以96岁高龄去世前再未复发。幼年的我多次听闻此事，一直在追问药物的配伍和组成，对中医萌生了巨大的兴趣。正因如此，我从未质疑过中医的疗效。而如果疗效不佳时，我常在思索自己是否学艺不精，对患者的证型变化是否有全面而准确的认识。在学习中医的这十几年间，我曾多次帮助家人和朋友，治愈过比较棘手的很多疾病。每当我学有所用时，我内心都充满幸运和感恩之情，为自己当初决定学习中医感到幸运，感恩父母对我一直的帮助和支持，这是我做过最好的决定。

二、初学中医的困惑和不解

然而，在刚刚学习中医时，我发现真正理解中医的哲学思维并不是一件容易的事。阴阳与五行的概念于我而言是如此的抽象，我多次在课间到授课老师的办公室问问题，向老师请教并一起探讨。当自己一遍又一遍读《黄帝内经》后，有一句话像一盏明灯照亮了我困惑不解的思路："阴阳者，天地之道也，万物之纲纪，变化之父母，生杀之本始，神明之府也。"万事万物遵循阴阳的规律，阴阳之变化贯穿疾病发展的始终，人生与疾病都是阴阳动态发展的进程。"天人合一"的中医思想使我明白医学并非孤立的技术，而是与自然、人生紧密相连的生命艺术。我在《周易》的卦象中领悟到了"生生不息"的生命哲学，而后对中医独特的象思维模式有了更深的认识和理解。每读一次经典，都仿佛在与古人对话，感受着生命之理的微妙与深远。从此，我对中医的热爱只增不减。在求真问道的过程中，我深深地体会到，中医并非一蹴而就能够掌握的知识，而是需要长期的实践和积累。我应始终抱着学习中医的初心，如《大学》云："大学之道，在明明德，在亲民，在止于至善。"以明德之光照亮学习中医的漫长之路，以至善之心对待患者。

三、实践是学习中医的必经之路

我深知"实践出真知"的道理，明白中医是经验医学，是在历史长河中不断经过临床检验的实践医学，必须要及早在临床中学习。正如《千金翼方》中所言"医者意也，善于用意，即为良医"，医生诊病不仅是知识的堆砌，更需要临床思维的培养和强化，要精心会意、勤于思考，用心用意才能够有所领悟和进步。于是我从大学二年级开始跟随多位老师出诊。很多老师不仅医术精湛，对待学生也是十分关爱，有问必答。我曾经长期跟随中央保健会诊专家、原中国中医科学院望京医院院长胡荫奇主任医师出诊。胡老师曾对我说："一位好的中医不应只擅长治疗自己专业相关的疾病，应该很多病都可以治疗。"胡老师还为我讲述了他年轻时在基层工作的经历，告知我是那段经历让他积累了丰富的治疗多科疾病的临床实践经验。胡老师说的话对我启发很大，中医之医理本就是相同的，把中医基础打好，如理解经典、理解和运用四诊、掌握药物的四气五味等，而后不断"打理枝叶"，并坚持不懈，最终必将"枝繁叶茂"。因此，我在临床学习中不断反思，然后重新翻阅书籍，而后再去临床观察和实践，形成一个良性的"闭环"，不知不觉中自己对中医的理解和领悟逐渐加深。

年轻的中医师往往会遇到一类挑战和难题，那就是如何取得患者的信任并增加临床经验。取得医师资格证后我在中医院出诊，患者往往会对我的医疗技术产生怀疑，都去寻求一些资历更深的专家诊治，因而我的门诊患者数量极少，我曾经一度非常失落和着急。过了一段时间后，我想明白了，好的疗效是对一位医生最好的评价，哪怕只有几位患者，我能够细致入微、准确辨证和有效治疗，都是非常有意义和价值的事情。机缘巧合下，一位晚期恶性肿瘤患者来到我的门诊寻求诊治。他此前已经接受手术、化疗等多种治疗方法，最后仍出现转移并逐渐加重，医院认为生存期只有三个月左右。我采用中药、艾灸、针刺等多种中医方法，患者病情出现好转，生活质量明显提升，并重回工作岗位，最终在六年后去世。他人生的最后六年时光中疼痛较前减轻，没有服用任何止痛药物，家属尽管悲伤，但仍然对我表示感谢。

慢慢地，我逐渐建立起口碑，通过患者的口口相传，赢得了他们的信任。在与患者的接触中，我理解了中医是人与人打交道的艺术，医生施予患者四诊的过程其实是与患者“心”与“心”交换的过程，医生感受到患者身心的异常后，不仅予以药物的治疗，还包含心理的疏导。如《黄帝内经·灵枢》所言：“人之情，莫不恶死而乐生，告之以其败，语之以其善，导之以其所便，开之以其所苦，虽有无道之人，恶有不听者乎。”医者在执业中应以人为本，一心帮助患者，从解除患者的身心痛苦出发，患者也会信任与理解医生。

四、博士之路的不易和收获

求学之路也并不是一帆风顺，在硕士研究生的第一年我便决定在将来要完成博士学业，然而我面临的第一个困难和挑战就是和导师的双向选择。申请博士生资格的竞争压力之大让我一度失眠、焦虑，我鼓足勇气与导师们联系，却被告知已有硕士生报考，建议与其他导师联系。终于有一位导师同意我报考，但是在那年几十名报考该导师的学生中，我的成绩为第三名，最终没有被录取。我并没有因此而消沉，北宋哲学家张载所著《西铭》有言：“贫贱忧戚，庸玉汝于成也。”磨砺与困难是我求学中医之路必经的挑战，困难反而是帮助我实现自我成长的途径。曾有一段时间，我在希望与失望中徘徊，直到遇到李良松教授——他不仅是我学业上的导师，也是我人生的导师。李老师不仅学富五车，在中医和中国传统文化方面都有深入的研究，而且老师的为人如医道一般，内外兼修。他对学生所说的一些话都蕴含着对中医乃至中医传统哲学的深刻理解和传承。还记得老师说的一句话——“术应该在道的指引下，我们除了要在医术方面精益求精，更应该遵循于道，在道的指引下不会走入歧途”，这是老师用更易于理解的语言去阐释“有道无术，术尚可求也；有术无道，止于术”这句富有道家哲学的话。我听后顿时感到醍醐灌顶，作为一名中医临床医生和研究人员，如果缺乏“道”的指引，形成错误的观念，即使医技高超，也会受限于技术本身，只能停留于表面，无法达到真正的高度。优秀的老师不仅是在知识领域对学生进行引导，他的人格魅力和道德风范，对中医学子价值观的塑造和高尚医德的培养也起到至关重要的作用。我珍惜这得来不易的机会，在学习期间大量阅读中医和中国传统文化典籍，抄录、梳理资料。我意识到此前对中医文献学、文化学领域的理解和掌握较为薄弱，便在学习中注重对文献展开分析，了解其时代背景、发展脉络、文献结构与文化特色，积极与同行交流、学习和探讨，尝试将中医与哲学、文学、心理学、历史学等其他学科相结合，提升跨学科研究能力。对中医的学习越深入，我越能理解人要顺应自然规律，不违背生命的本质；在养生方面顺应自然，在为人处事方面不强求、不苛求，顺势而为，思想上要包容他人。“志闲而少欲，心安而不惧”，每当内心烦躁时，中医是平静我心灵的土壤，让我能恢复平和的心态。中医智慧启迪并深刻影响了我的言行乃至生活的方方面面。

中医文化学如同中医的土壤，以其深厚的底蕴内涵滋养着中医理论乃至中医临床实践。中医文化的深厚哲学意蕴也有着重要的研究和传承价值。习近平总书记指出：“传统优秀文化是一个国家、一个民族传承和发展的根本。”“博大精深的中华优秀传统文化是我们在世界文化激荡中站稳脚跟的根基。”“中华优秀传统文化已经成为中华民族的基因，植根在中国人内心，潜移默化影响着中国人的思想方式和行为方式。”对中医文化的深入研究可以启发新的学术视角和创新思维，促进中医理论与现代科技、文化等领域的融合。尽管从迈入学习中医的大门至今已经近十六载，但我仍觉得自己在很多方面还需要进步与提升，我渴望通过不断地学习和实践来完善自身。从只是对中医单纯的感兴趣和喜爱，到理解中医的思维模式和理论，再到应用于临床与科研，这条道路虽漫长但极有意义。在今后的中医之旅中，我会秉持“仁心仁术”的思想，不断追求学术卓越，同时兼备人文关怀和文化底蕴，努力为传承和发展中医事业做出贡献。

【特别鸣谢指导老师 李良松】

探索与传承：我的中医药学习之旅

韩怡然（长春大学康复技术研究中心　副主任　讲师）

“我走了很远的路，吃了很多的苦，才将这份博士学位论文送到你的面前。二十二载求学路，一路风雨泥泞，许多不容易。”2021年中国科学院博士黄国平的一篇致谢火遍全网。这段话不仅承载着黄国平博士真挚的情感，也映射出无数医学博士在追求知识与真理道路上的共同心声。学医之路，其艰辛非外人所能体会，它要求我们投入大量的时间与精力，对学习者的观察能力、分析能力和实践能力都提出了极高的要求。唯有亲身经历，方能深刻感悟。因此，我想以此文向那些在中医求学路上孤独前行的人及沿途的美丽风景致敬。

一、从迷茫到骄傲的探索之旅

还记得在我刚刚博士毕业，站上高校讲台的初期，学生曾发出疑问：“老师，您当初为什么选择针灸推拿专业？”我不禁有些羞赧，因为这曾经是我不愿提及的专业。当初，我仅凭着对传统文化模糊的热爱和对这个专业一知半解的兴趣，做出了高考志愿的选择。当面对周边人将针灸推拿专业与盲人按摩混为一谈的无知言论时，当初入课堂接受“阴阳五行学说、脏腑经络、酸苦甘辛咸、四气五味”这些从未接触过的概念和理论时，当新学习的朴素唯物主义和长久接受的辩证唯物主义理论观念发生碰撞时，我意识到，仅仅依靠微薄的热爱和兴趣，似乎已经无法支持对中医理论知之甚少的少年继续在医学的“求真之路”上前行。

直到有一天，当我能够将临床实践与《中医诊断学》《针灸学》《推拿手法学》等课本中所学的诊断、针灸技术及推拿手法相结合，帮助亲朋好友解决急性腰扭伤、痛经、头痛等困扰时，我才开始对这个专业有了更深的理解。当我运用《灵枢·九针十二原》中记载的“烧山火”“透天凉”这些复合针法，使得古代医家的智慧跨越千年的时光，通过我的双手在不同患者身上呈现出它们的奥妙时，这个专业才肯稍稍揭开神秘的面纱，使我窥见一二。在探索传统医学的旅程中，我不仅重新认识了自己，也穿越了历史的洪流，与千百年前的古人进行了一场跨越时空的对话。正是这些经历，使得那些曾经在课堂上显得晦涩难懂的医学知识，逐渐转化成了我在临床诊治病例时的宝贵经验。当这些技能开始转化为我个人的价值时，这个曾被无数外行人误解的专业，已经成为每次介绍自己时，我引以为傲的标签。

二、科研探索与自我突破的博士之路

攻读硕士学位期间，三年的医院规范化培训中积累的临床治疗经验，让我的专业自信心显著提升。同时，我积极参与了课题组的多项科研项目，包括国家自然科学基金项目（No.81674092）、吉林省科技厅自然基金重点攻关项目（NO.20170204058SF）等。在这些项目进行过程中，我协助课题组完成了196例以推拿手法治疗代谢类疾病的相关临床研究，并负责了后续实验室结果的探寻工作。这段经历激发了我对科研的浓厚兴趣，原来中医学的发展不仅需要在临床上证明其疗效，理论的深入论证更是推广中医学不可或缺的关键环节。这一认知深深植入了我的脑海，最终促使我下定决心继续深造，攻读博士学位。

然而，突如其来的全球性大流行病，让我读博的旅程变得大为不同。最初，许多人以为这不过是场短暂的流感，却不想时光乍然停滞，疫情的冲击波及了社会的各个角落，包括科研领域，许多博士生的课题研究因此遭到严重阻碍。尽管面临这些前所未有的挑战，我们仍是幸运的，因为身处在一个强盛的国家。在这场抗击疫情的斗争中，无数医疗工作者和志愿者不惜一切地奉献，我们才得以在他们强有力的庇护下重拾正常生活与学习，继续我们的实验和学术追求。

相较于本科而言，硕士阶段的经历是跟随导师的步伐，对特定领域进行初步学习和探索，增长相关的专业知识和技术；博士阶段则要求在所选领域内进行更深入、系统的创新性研究。有一个形象的比喻描述了这种创新：如果把人类已知的知识领域比作一个圆，那么博士生的任务就是要在这个圆的边界上戳出一个尖端。尽管这个微小的突破在整个知识体系中看似微不足道，甚至用肉眼观察这个圆时似乎毫无变化，但这一点的突破往往意味着一个博士生数年的努力和心血。

如同这个比喻所描绘的，博士之路是一段孤独的旅程，同路人寥寥无几。一起同行的友人，研究方向各有不同，每个人都面临着自己的挑战和困难，能与人言的酸楚苦涩更无二三。从选题的初步构思、反复推敲到最后的确定，一小部分幸运的同伴可以延续组内的研究轨迹，但也有不少同学选择了全新的研究方向，仅仅是确定研究题目就可能耗费长达一年甚至更长的时间。紧接其后的是设计研究方案、验证方法、进行实验、分析数据——在跨越这些关卡之前，它们犹如沉重的山峰令人喘不过气来。

当其他同龄人都已工作成家，维持生计时，好像只剩自己还在泥潭中翻滚，同龄人的压力、课题进度、论文投稿的成败，诸多重担总是压得人挺不直脊背。然而，正是在读博的过程中，我实现了人生最为深刻的转变：我开始认识到自己能力的上限和下限；开始寻找适合自己的研究节奏；学会如何适时地调节拖延与行动；接受自己的平凡与失败；理解每个人本质上的差异。这些问题仿佛成了每位博士生需要面对的必修课。在个体意志力、行动能力、心理承受能力都经历一番彻底的变化之后，我意识到学业的完成并非一个终点，而是一个新的起点。这标志着在追求真理的道路上，一切才刚刚起步，“求真之路”旅途才真正开始。

三、从学术榜样到良师益友

在医学“求真”的道路上，我的导师——长春中医药大学针灸推拿学院院长刘明军教授，一直是我学术追求的典范。正是在他的悉心指导和提供的学术平台上，我获得了攻读博士学位的宝贵机会。在求学岁月中，在一次次参与各类学术研讨会、撰写学术论文、申请科研项目的过程中，导师那平和而严谨的学术态度和儒雅温和的性格深深影响着我。

记得当我们开展动物实验时，突如其来的疫情迫使学校提前放寒假，要求在校师生返回家中，许多同学的课题研究无奈中断，心血付诸东流。是导师顶着重重压力，为我们这些家住本地的博士生争取到了动物实验收尾工作的宝贵时间，并在学校解封的第一时间帮助我们预约实验室，以确保研究能够继续。

我将永远铭记那段日子里的艰辛与挑战：在寂静无人的校园里，于漫天风雪中，与大慧师姐并肩，伴着朦胧的月光走回宿舍的路程；在实验忙乱之时，天姣师妹伸出援手，给予我帮助和陪伴。这一路何其有幸，得师长看顾，得家人支持，得同门师兄弟姐妹的鼓励，使我们的课题研究如期完成。

正是怀揣着求学之路上无数的宝贵经历，成就了现在勇于攀登、不畏艰辛、悲喜不惊的自我。回想六年前刚踏入师门时，导师曾对我说过的话：“不要对目前所经历的感到迷茫，一切经历都充满意义，它们终将成为我们的宝贵财富。”经过这一路的锤炼，我从懵懂到稳重，从无知到开悟，从脆弱到坚韧，我的导师于我亦师亦父亦友。他给予了我时间和空间，让这一株小小树苗得以枝叶扶疏，结苞成果。师恩难忘，我铭记于心。

四、阶段性成果

2015—2022 年研究生期间，我曾荣获“岐黄杯”第十一届全国中医药博士生优秀论文第三名、壁报论文学术交流学术影响力第二名，“岐黄杯”第十三届全国中医药博士生优秀论文提名奖；获吉林省中医药科学技术奖三等奖、第四届吉林省“互联网 +”大学生创新创业大赛银奖；荣获博士研究生国家奖学金、连续四年获校级奖学金，获评校优秀研究生、优秀研究生标兵，校第八届研究生授课大赛优秀奖，校第四届研究生学术论坛决赛优秀讲演者，是校大学生志愿服务社区活动优秀团队成员；作为副主编参与编写全国中医药行业高等教育“十四五”创新教材 1 部，参编学术著作《小儿艾灸——关“艾”儿童 “灸”至健康》《中国传统保健功法》2 部；以第一作者身份发表论文 5 篇，其中 SCI 论文 2 篇；参与国家自然科学基金面上项目 1 项，国家中医药管理局课题 1 项，吉林省中医药管理局课题 3 项。

毕业至今，我已考取高等教育教师资格证书；主持吉林省教育厅优秀青年项目、吉林省中医药管理局及校级科研项目各 1 项，累计到账经费 18.5 万元；参与吉林省科技厅重点项目 1 项；取得软件著作权 1 项。

五、结语

回望十一年的求学问道之路，虚幻与真实，宛若一场大梦，又似劫后重生，余下的唯有感谢。感谢这段过程中经历的每一次挑战，从抚养我长大的祖辈离世，到组建小小家庭，在无数次生离死别、蚀骨灼心的黑暗中行走，方能锻造出我这一颗坚韧而强大的内心。这一路得益于挚爱亲朋的陪伴，代我背负凡尘俗世的责任，正因为这些坚不可摧的后盾、牢不可破的依靠存在，我才能毫无畏惧地奋力向前，追逐我在科研道路上的目标。感恩这一路上的每一位老师，不论多忙都慷慨地给予我指导和帮助。也庆幸这一路上有志趣相投的诸位友人，他们在我临床和实验研究过程中提供了宝贵的建议与帮助。感激我所阅读过的每一篇文献，经历过的每一个挑战，支撑着我抵达读书生涯的终点，成就今日自我的基石。感谢这一丝书香，给我一方得以缓气疗伤的天地。我曾是个散漫的人，小富即安，怡然自乐是我的愿望。而今也愿收敛三分桃园意，拿出七分阳明心，言行合一，目法一致，全力以赴地继续我的学术探索。

若我这篇文字有幸展现在您面前，愿所有读者都能“海压竹枝低复举，风吹山角晦还明”，乌云终将消散，黑暗过后自有万丈光芒。让我们永怀朝气与梦想，坚韧前行，得见曙光。

【特别鸣谢指导老师 刘明军】

求真之路

宋　梅（南昌医学院　英语教研室副主任　副教授）

2018年9月，我的人生旅途迎来了一次重要挑战，从英语语言学专业跨越到中医学专业学习，这一步充满了未知和探索。但是，就是这样一条不同寻常之路，不仅让我收获了丰富的中医文化学知识，而且让我深刻体验到了跨学科研究的魅力和价值。在此，我衷心地感谢博士期间的中医学习之旅，它让我有机会站在了一个全新的视角，审视自我、理解世界。

一、英语专业的学习与实践

2006年9月，我考入江西师范大学英语教育专业，开始了我的语言学习之旅，在这期间我努力提升自己的听说读写能力。通过学习英语文学、语言学等课程，我对英语国家的文化、历史和社会有了初步的了解。硕士阶段，我进一步深入研究翻译理论与实践，阅读了大量的翻译性论文与著作，不断探索语言的深层含义和文化内涵。随着学习的深入，我逐渐意识到单一学科的研究往往存在局限性。因此，为了进一步拓宽自己的学术视野，我开始关注跨学科动态。在一次偶然的机会下，我接触到了中医文化，中医的智慧和博大精深的内涵深深地吸引着我，我决定挑战自我，跨越到中医专业进行学习，攻读博士学位。然而，这一转型并非易事，我需要从头开始学习中医基础理论、中医诊断学等。经过两年的准备后，我于2018年9月考入了湖南中医药大学中医亚健康专业，师从何清湖教授学习中医养生文化。我坚持自己的选择，并努力克服各种困难，逐渐在中医领域找到了自己的位置。

二、中医专业的学习与实践

在中医专业的学习过程中，我深入了解了中医的哲学思想、诊断方法、治疗技术等方面的知识。通过临床实践，我逐渐掌握了中医的独特魅力。我发现，中医不仅仅是一种医学体系，更是一种生活方式和哲学思考。它强调人与自然的和谐共生，注重预防保健和整体调理，与现代医学有着互补的作用。同时，我也意识到英语与中医之间的联系与互动。中医的国际化传播需要英语作为桥梁，而我在英语专业的学习经历也为我提供了独特的优势。我的研究方向为“中医药跨文化传播与翻译”，我开始尝试中医文化与翻译相结合的跨文化传播研究，并不断地参会学习，撰写论文，为中医的国际交流贡献自己的力量。

三、跨学科研究的收获与感悟

回想这一路走来，诚惶诚恐。我本是语言学科班出身，由于自己工作单位的原因接触了中医文化，从此产生了浓厚的学习兴趣。读博期间的我像是一名中医学的小学生，被博大精深的传统中医文化深深震撼。传统的中医典籍是用古文书写而成，带有鲜明的文言文特征，因此学习起来非常吃力，常常在看完中英文译文后我才略知一二。虽然比较艰辛，但兴趣使然，也乐在其中。

读博期间，在师姐的带领下，接触到人类学等学科，使我受益良多。人类学在西方是一门古老的学科，但在中国的发展时间并不长，因为每个学科范式不同，刚开始接触时也有些茫然。深入了解后就会发现，人类学研究擅长使用田野民族志的方法，对研究对象进行充分地描写与阐释，从而提出自己的理论思想。受人类学启发，文本也可以做民族志研究，因此我对研究文本做了深度描写研究，并在语言学理论的帮助下发现了一系列的研究结果。宏观的人类学研究和微观的语言学理论成就了我的研究成果。因此，跨学科视野在学术研究中十分必要，打破学科藩篱，能够使研究视野更加开阔。

跨学科研究让我深刻体会到了不同学科之间的互补与融合。通过结合英语和中医的知识，我能够从一个全新的视角审视医学、文化和社会问题。这种跨学科的思维方式不仅拓宽了我的学术视野，也提升了我的创新能力。在跨学科研究的过程中，我还学会了如何面对挑战和困难。每一次的失败和挫折都成为我前进的动力，让我更加坚定地走在这条不寻常的学术道路上。

翻译学研究近年来已迎来“文化学”和“社会学”转向，而中医翻译的社会价值、文化价值和历史价值尚未得到有效挖掘，中医翻译学的学科价值没有得到中医翻译界的普遍关注。一个学科想要得到长久的发展，必须要有自己相对完善的话语体系。中医翻译学科是一个十分复杂的学科，既有自然学科的特征又带有鲜明的人文学科特色，因此我们需要汲取各个学科的理论营养来发展它的理论体系，来挖掘它的语言价值、文化价值、社会价值、历史价值和创新价值等。

语言价值自不必多言，自学科诞生以来，语言价值的转换一直受学术界的关注。中医语言带有鲜明的古文语言特征，如四字格的翻译、中医术语的翻译等难以在目标语言当中找到对应的词语，而中医术语的准确翻译对于中医在全球范围内的传播和推广起着关键作用。尽管在中医术语翻译中仍然存在一些挑战，但通过采用合适的翻译方法和技巧，并关注标准化、跨文化适应性以及社会认可度等方面的研究，可以进一步提高中医术语的翻译质量，促进中医学的国际交流。因此术语翻译一直以来都是这个学科待攻克的难点，也是学科研究的基础，未来也应该从不同的视角增加语言研究的深度。

中医是中国传统医学的重要组成部分，承载了丰富的中国文化传统和智慧。中医翻译的文化价值在于传承中华文化、弘扬中医理念、促进文化交流和理解、丰富世界医学以及保护中医遗产等。

首先，中医翻译有助于将中医理论、经典著作、方剂和养生方法等传播到全球，促进中华文化的传承和传播。

其次，中医强调整体观念、平衡与和谐，注重防治结合、自然疗法和个体化治疗。通过翻译中医理论和实践，可以让人们了解并接受中医的独特理念，从而改善健康状况。

再次，中医翻译有助于不同文化之间的沟通与交流，使世界各国的人们能够理解中医的理论和实践，增进对中国文化的认识和理解，促进不同文化之间的和谐共存。

最后，中医是一门独特的医学体系，与西方医学有很大差异。通过中医翻译，可以向其他国家和地区介绍中医的特点和疗效，丰富世界医学的多样性，使不同医学体系相互借鉴、融合发展。中医翻译还有助于保护中医的遗产和传统知识等。因此，通过中医翻译，可以让更多人了解、接受和应用中医文化，为人类健康和文化多样性做出重要贡献。

中医翻译研究蕴含丰富的社会价值和历史价值，自17世纪中医药传播到了西方，中医翻译随之诞生。时至今日，中医翻译已经有近三百年历史。在这三百年中，中医自身随着社会和文化的进步在不断演变，因此翻译也随着社会和文化的演变而演变，社会因素影响中医翻译，中医翻译反映社会变化。

例如，在丝绸之路的开通和游牧民族的南迁中，中医药文化得以传播到中亚和阿拉伯地区，对医药学的发展产生了重大影响，促进了医学的全球分享。中医翻译人员的需求不仅涉及医学领域，同时也涉及旅游、文化交流等领域，为社会创造了就业和经济发展的机会。因此，中医翻译的社会价值在于促进健康、提供多元化的医疗选择、促进医学知识的全球分享、保护传统文化和知识体系，以及促进就业和经济发展。通过中医翻译的推广和应用，能够为社会带来多方面的积极影响。

中医翻译在历史的互动交流中也起到了重要的桥梁作用。在中外历史交往中，翻译对于文化交流和学术传播总是起着极为关键的作用，中医翻译对外传播史就是中华文明对外传播史，是中华文明参与全球化、文明化的重要见证官。

中医翻译有较多创新价值。

首先，可以丰富翻译理论。中医翻译的过程中，译者需要对自身的语言、文化以及目标语言、文化都有深入理解和掌握，同时还需要能充分理解中医的理论知识。对于这样涉及多重复杂因素的翻译，要想准确传达原意，就需要不断尝试和探索，从而丰富和发展现存的翻译理论。

其次，创新翻译策略。由于中医存在很多特有的概念，凡此类概念在目标语言中并无对应的词汇，如“气”“阴阳”等，无论何种翻译形式，都无法准确传达其自身丰富的哲学理念，这就需要译者创新翻译策略，将这些概念以最接近其原意的方式表达出来，以便接受者理解。

再次，除拓展传统的翻译领域外，中医翻译还可以涉及更多专业领域，如医学、药学、哲学、历史等。这需要译者有更广泛的知识背景，为未来的翻译工作开辟更广阔的领域。

然后，中医翻译可创新文化交流方式。通过中医翻译，可以将东方的思维方式、哲学观念以及对人体健康的看法传播给西方世界。这种新的文化交流方式，有助于增强各国之间的理解和尊重，促进全球化进程。

最后，中医翻译可提升我国的国际地位。通过中医的全球传播，展示中华民族的辉煌文化和高尚品质，可以提升中国在国际社会的地位和影响力，为构建人类命运共同体“健康篇”贡献中国智慧。

我的博士论文专注于挖掘中医翻译的社会、文化、历史价值，相关成果已于2023年12月由中南大学出版社出版（图11）。该书的研究内容融合了传播学、语言学、人类学、文化学等多学科理论，从海外中医翻译这一视角切入，一定程度上探索了中医翻译的语言价值、传播价值、社会价值和文化价值，能够多层次观察海外中医翻译的历史发展和其自身独特的价值。今后可进一步加深对以上各个方面的研究，他者镜像可进一步映照自身。本书对解构海外中医翻译的话语体系有一定的裨益，可进一步推动中医优秀传统文化走向世界。

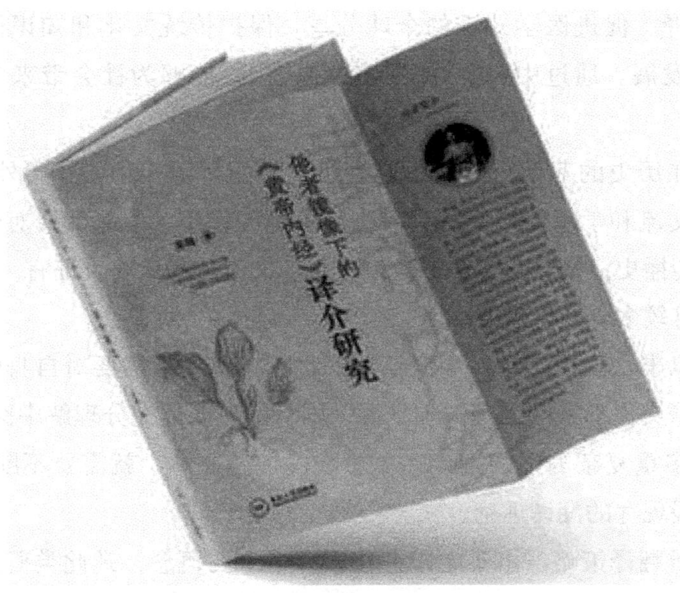

图 11　2023 年 12 月出版专著《他者镜像下的〈黄帝内经〉译介研究》

四、结语

回首过去，我为自己的选择感到自豪。跨学科研究让我收获了丰富的知识和宝贵的经历，也让我更加深入地理解了自我和中医世界。未来，我将继续探索中医药跨学科研究的奥秘，为中医跨文化传播与翻译事业的发展贡献自己的力量。感谢跨学科研究，让我有机会站在一个全新的视角，审视自我、理解世界。在这条不同寻常的学术道路上，我将勇往直前，不断追求更高的境界。

【特别鸣谢指导老师 何清湖】

在方志世界里窥得医学天地

徐满成（上海中医药大学　助理研究员）

而立之前，我从未读过方志，也并不知道方志世界里藏着一片丰富多彩的医学天地，更不知道方志涉医资料研究会成为我的兴趣、乐趣和志趣所在。

一、恩师引路，激发兴趣

2018年考博复试时，我报考的导师段逸山先生问我，如果读了博士，想研究点什么。当时我并没有十分明确的设想，不过一直存有挖一挖历史资料的念头，便说想从二十四史里梳理医学资料以作研究。段先生说，这个已经有专家做过了，不过其他相关材料倒是可以挖一挖。他又说，自己快八十岁了，指导学生十分吃力，不希望花了气力只是给我弄个博士学位装点门面，希望我将来好好做点东西出来。我当即表态，要踏实学习，踏实研究。

录取后，老师即给我一套《中国地方志集成·上海府县志辑》(简称《上海辑》)，让我试着读一读，看看其中有多少材料可供挖掘，是否能够作为博士阶段的研究课题。不久，老师又命我观摩学习郭霭春先生所编的《中国分省医籍考》，因其中极大部分资料出自各省方志，是方志医学书目整理的集大成之作。

因为我没有读过方志，也不熟悉方志的体例特点，只能从头啃起。谁知《上海辑》开头就给我一个下马威，其中收录的第一部方志是《嘉庆松江府志》，有84卷之多。花了几个月时间，读完《上海辑》第一册即《嘉庆松江府志》卷首和疆域、山川、建置、田赋、学校、武备、职官、名宦、选举等志（传、表）共44卷，才梳理出区区12则涉医资料，而且其中部分内容与医学关系并不紧密。这使我大感头痛，心想《上海辑》共10册，如果按这个比例来推测，一共也就120则涉医资料，如何能够支撑博士学位论文？

9月开学一周后，老师就召集在读的博士生和在站博士后开会，听取各人学习和研究的进展，并明确今后每月碰头一次。这个时候我已经啃到《上海辑》第二册

《嘉庆松江府志·卷五十五·古今人传》，一共也只有35则涉医资料。而我是在职攻读，开学后忙于工作，缺乏充裕的读书时间，于是在汇报中大倒苦水，诉说心中的焦虑。老师见状，便宽慰我说下一点笨功夫、苦功夫是值得的，要学习古人“三余”（冬者岁之余，夜者日之余，阴雨者时之余）的韧劲，抓紧工作之余，先把一卷方志读完，视情再做判断。果不其然，随后就进入《嘉庆松江府志》的《艺术传》《方外传》《艺文志》《祥异志》，涉医资料颇多，经梳理统计，发现该志涉医资料多达570则，果真有拨云见日之感。其中所载医家故事、医籍目录、医学机构等内容，大大激发了我的研究兴趣。

再后来，又读到《光绪松江府续志》，发现《建置志·公建》记载的福利机构颇多，遂以此为基础写了一篇小文。与此前的焦虑困顿相比，此时心中又颇为自得，于是呈给老师过目。几日内就得到反馈的修改稿，我打开一看，顿时瞠目结舌。原来，从标点符号到遣词用句，老师都做了修改。一想到年近八旬的老人，对着电脑屏幕逐个标红、批注，我心中非常自责和不安。自此之后，更加注重写作规范，特别是呈送老师审阅的材料，提前自校数稿，以免给老师带来额外的负担。

有一段时间，我因其他事情导致研读方志的进展比较缓慢。老师听取汇报时发现了这个问题，只是淡淡地说：“我现在每天还要看上万字的材料。”我听后十分惭愧，决心以老师为榜样，更加勤勉地阅读、整理材料。

不仅指导我读方志，老师自己也读方志，并且仔细考证其中涉医资料，发表了《方志误载医事》一文，指出“方志所载资料比较客观而全面，为我们查检相关资料带来诸多方便。但是……对方志所载，也不可过于拘执”。这也是对我的启发和警示，后来我果然也发现了多部方志记载中的矛盾之处，经过反复考校并且引入其他资料，才得以做出最终判断。

就这样，老师用自己的实际行动引导我走上方志涉医资料研究的道路，一如我在博士学位论文的“致谢”部分写的那样：“立身为范，启迪后学，吾师之德也；检阅群经，指点迷途，吾师之学也；批郤导窾，畅文达理，吾师之言也；年逾八旬，日批万言，吾师之行也。吾师之德学言行，实我辈之范、终身之表也！”

二、初入门径，体会乐趣

在阅读方志和梳理其中涉医资料的过程中，我逐渐有了一些心得，并开始思考方志涉医资料研究的意义、概念、现状、范式等“元问题”。2019年夏天，恰逢中华中医药学会、《中华中医药杂志》社第五届“仁心雕龙”学术论坛征文，遂在老师指导下写就《地方志涉医文献研究的价值、现状和策略》一文。后来结果公布，竟然忝列第一名。我深受鼓舞，自感终于摸到了方志涉医资料研究殿堂的门扉，体会到收获方志研究成果的乐趣。

自此，我在梳理方志资料的同时不断凝练成果，又以《清代松江府志所载医学人物传承探究》一文获得“岐黄杯”第十一届全国中医药博士生学术论坛优秀论文第二名。之后，继续在第六届“仁心雕龙”学术论坛、“岐黄杯”第十二届全国中医药博士生学术论坛等平台获得鼓励和支持，读博期间共发表了相关论文 6 篇。

2020 年新冠疫情暴发，我想到旧方志的《祥异志》中常有疫情记录，既然方志的功能是“存史、资政、育人”，而我作为研究方志涉医资料的人员，理应承担起梳理方志疫情资料的责任，以史鉴今，为防疫抗疫出一点力，于是便以“上海府县旧志涉疫资料研究”为题申报了当年的上海市哲学社会科学规划青年课题，在课题资助下对上海地方志涉疫资料进行文献整理，分析古代上海疫情的发生规律。在医史文献研究中，医学界更重于研究“疫病”，即对某一个或几个传染性强、破坏力大的疾病的病因、病机、病性、预防、治疗和预后的研究，而对“疫情”研究的关注相对较少，因为“疫情”属于一种社会性的灾害，其社会属性甚于自然属性。但实际上，疫病防治离不开疫情管控，医史文献领域亦有必要从医学专业视角、医学史的视角对古代疫情发生、发展、传播、防控等进行研究，以探究中医学寓治人于治病、寓治世于治人的“天人合一”理念在疫情防控中的体现。

经过两年多的挖掘，我在博士课题的基础上进一步深化了对方志涉疫资料的研究，提炼前人疫情防控中的有益做法，力图为今人提供参考思路。在研究疫情传播规律时，我把研究疫情的视野拓展到江南地区乃至全国范围，发现上海地区疫情既具有全国和江南地区疫情的共性，又有经济社会发展变化带来的个性特点。在研究疫情防控举措时发现，虽然现代社会科技、卫生、社会治理水平与古代社会有天壤之别，但今人认识疫情和防治疫情的过程仍与古人有相类之处。比如，古人对疫情的认识往往有迷信思想，认为是神明降祸，今人虽极少迷信神明降祸之说，但也有人盲目相信某些偏方、神药，这类“迷信”也必须破除。再如，古人总把祈祷作为祛疫的手段，这的确造成了人财物的极大浪费，也不能产生实质性的防疫效果，但能在一定程度上满足人们的心理需求，因此今人在做好实质的“硬防控”之外，还需要关注人们心理上的“软需求”。又如，古人防范和抗击疫情的医疗和捐赈等举措，至今仍然是疫情防控的两大支柱。医疗方面，无论是进行顶层设计，重视医疗资源和各类物资储备，还是加强过程管理、注重质量监督，抑或是尝试经验成果转化，形成有效的机制体制，均是开展疫情防控工作的必要一环。捐赈抗疫方面，无论政府主导还是民间主导的捐赠赈灾行为，都要有良好的总体规划和科学的分工体系，才能取得最大效果。从旧志的记载来看，政府提倡、社会主导、个人参与，或是最有利的捐赈抗疫模式。

这些成果经过整理，最终形成了5万余字的结题报告，近9万字的《上海府县旧志涉疫资料汇编》，以及若干篇论文。其中，《方志视野下的明清上海地区疫情研究》一文发表在《中国地方志》期刊，并被收入《新华文摘》2023年第19期“篇目辑览”。

三、未来可期，追求志趣

在博士毕业前夕，段先生召我谈话，除了嘱咐毕业事宜外，更着重指导了今后的深化研究方向，提出可以断代的上海医家、医籍叙考为突破口继续深耕。毕业后，我也思考了后续的研究方向。医籍方面，早先有郭霭春先生，近年有刘时觉先生，均已做了大量卓有成效的工作。而医家方面，唯以何时希先生《中国历代医家传录》为胜，记录了上古至清末2万多名医家，但实际上仅以上海地区一府三县（今上海市地域约当清末松江府和嘉定、宝山、崇明三县）的府县旧志而言，其中载录的宋至清末医家即有1100余名。由此可见，梳理建立“历代上海医家志”或是一个与我的前期基础比较契合的学术方向。同时，我也尝试在方志资料的基础上，形成一部可供青少年课余阅读的《情怀、品格与医术——方志世界里的上海医家》通识读本。

放眼未来，迈好“上海”第一步的基础，把研究视野拓展到长三角地区方志涉医资料，以医家为视角研究长三角地区中医药的传承、融合、发展，则可为长三角地区中医药一体化高质量发展提供借鉴。如果再进一步拓展视野到全国，广泛收集、整理、研究各地方志涉医资料，则可整体呈现全国地方医学面貌，并从中挖掘各地医学发展的细节和特色。这是一个十分宏大的课题，不仅仅是我今后的研究方向，更是值得我追求一生的学术志趣。

【特别鸣谢指导老师 段逸山】

“求真之路”

——我的中医药学习之路小记与思考

王靖怡（中国中医科学院医学实验中心　助理研究员）

因写惯了科学严谨的科研文章，此文初动笔时几经辗转，近乎放弃。全国中医药博士生学术论坛走过了15年，我在中医药领域求学、发展，几经波折也已14年。曾以为可以心如止水地回顾，蓦然发现“回首向来萧瑟处”，并非“也无风雨也无晴”，种种经历突然在构思下笔之际，犹如波涛般奔涌袭来、倾泻而出。是啊！14年了，是时候该好好回首过往了，毕竟只知去处而不知来处，难免会在路途中迷失方向。那么就借这次特殊的机会，细细回顾我与中医药多年来的那些时光——珍贵的、值得纪念的瞬间和对自我、中医药以及人生的探索与思考。

一、阴差阳错的缘分，天自安排

我想，当年报考中医药院校的同学无非两类：其一，继承家门衣钵。作为中医药从业者的后辈自当接下前辈的衣钵，以发扬光大、荣耀门楣。其二，满足父母及家人的殷切期望。大多中国人认为家里有个医生是一件很令人放心和安心的事情，毕竟在就医资源相对紧张的情况下，一旦有了头痛脑热，总可以通过一个电话先来个“初步诊断与处置”，方便自是不用说了。当年的我就在后者这种期盼下，在提交志愿的最后一刻修改了意向院校和专业。谁承想，就是这不经意的一个改动，居然奠定了我这14年乃至未来更久的职业方向。

不得不说，“只要选对专业，天天都是高三”这句调侃的玩笑一点都不为过。初迈入大学的我，憧憬和渴望着高中三年结束后能获得从头到脚的快乐、由内而外的轻松，追寻自在随性的发展，可以尽情徜徉于自己的爱好之中。然而，这美丽的幻想也不过是“瞎想”，领取课本的那一天，欲哭无泪的我才意识到，未来的路一定不会轻松了……没想到，这一路走来，不知不觉间竟念了别人近三个大学的周期之久。现在回首看来，虽然走过的路漫长了一些、过程艰辛了一些，但很多难能可贵的经历早已融于血液中，成为我的一部分。最初的我也有很多抱怨与后悔，但当获得治愈家人小病小痛的成就感后，再也没有什么能够撼动我选择这份职业的信念。

我记得图书馆里吱吱呀呀的电风扇在头上作响，低头奋战的我们却依旧被豆大的汗珠沾湿了衣衫和头发；我记得一本又一本笔记上花花绿绿的重点，彼此交错覆盖，生怕落掉一点重要内容，因为我们深知临床无儿戏，没有患者会给你划重点；我记得临床理论课与实习之间的巨大差异，它让我明白临床讲究的是一个实效性，切不可夸夸其谈、纸上谈兵；我记得临床实习第一次送走患者经历的全程，以及之后的无助、难过与抽离感，感叹为何学了这么多年，在生死面前依旧是如此无力；我记得起早贪黑、夜以继日奋力做课题的岁月，那时候好像不知道疲惫，咬着牙坚持着一口气，想要把事情做完做好的信念深深扎根心底……落笔的这一瞬间，所有过去的那些碎片像被倏然卷进了龙卷风暴之中，原来现在的我是当时每一秒每一刻积累而成的我，原来那些我不以为然的情节发展，是命运偷偷为我选好的剧情脚本，原来我，注定是要成为中医药人的啊！

真的很感谢这些年来的经历，让我取得了一定的阶段性成果，虽然不是什么大成就，但它们是对我每个阶段努力的肯定与嘉奖。很荣幸能够在连续两届（第十一届和第十二届）“岐黄杯”全国中医药博士生学术论坛优秀论文评选中获得第三名，还在2023年获得《中医杂志》优秀论文二等奖，并荣幸入选“F5000”（领跑者5000——中国精品科技期刊顶尖学术论文）。这些经历都在鼓励我、鞭策我，要写有价值、有意义的内容，要脚踏实地对待中医药这份命运替我选择的珍贵的事业。

二、剥丝抽茧寻本质，机制缘何

在临床摸爬滚打的六七年间，我始终在想，在以疗效为前提的基础上，中医药机制研究作为中医药现代化进程中的关键环节，究竟被哪些“卡脖子”的问题困住？中医药现代化寻求的是一套对中医药理论、药物作用机制、临床疗效评价等方面整合的中西医理论系统框架。当前中医药机制研究所面临的机遇和挑战，着实需要我们中医药人努力破局、改变现状。

其一，基础研究与临床应用脱节。中医药的基础研究往往缺乏与临床应用的直接联系，导致研究成果难以转化为临床实践中的具体应用。这需要更多的基础研究人员适当补充中医药相关背景知识和理论基础，更需要吸纳更多具有临床背景的中医药人加入科研队伍，提出更多切合临床实际的科学研究问题，以临床问题为导向的基础研究才是我们需要深入探索的方向。

其二，科研方法和技术手段局限。中医药研究中，传统研究方法和技术手段难以满足现代化科研的需求，需要引入更多现代化的科研技术和方法，如系统生物学、网络药理学以及更多新兴的技术方法。

其三，标准化和客观化评价体系缺失。由于中医药疗效评价缺乏统一的、科学的、客观的评价标准和体系，极大地限制了中医药研究的国际认可和推广。

其四，中医药古籍和传统知识保护与利用不足。中医药古籍是中医学术和原创思维的重要载体与源泉，但目前对古籍的保护和利用还不够充分，亟须加强古籍数字化和知识挖掘工作，为机制探索提供文献助力。

为解决上述问题，其一，我们需要加强跨学科合作，鼓励中医药学与现代医学、生物学、化学、信息学等多学科进行交叉融合，共同探索适合中医药研究的作用机制和疗效评价方法。值得注意的是，我们不能照搬照抄现代医学研究模式而摒弃中医药独有的特点。其二，建立与完善科研平台，可建设一批国家级的中医药研究平台，如国家中医药传承创新中心、国家中医药临床研究基地等，为中医药研究提供良好的科研环境和技术支持。其三，推动中医药标准化建设与对外传播，制定和实施中医药相关的标准和规范，提高研究的标准化水平，并整合力量，加强外宣力度，让中医药带着自己的研究结果走向世界舞台。其四，在加强中医药古籍和传统知识保护与利用方面，我们可以考虑实施中医药古籍文献和特色技术传承专项，建立国家中医药古籍和传统知识数字图书馆，加强对名老中医学术经验的活态传承等。

通过上述措施的实施，相信可以在一定程度上有效推动中医药机制研究的发展，提高中医药的科学性和现代化水平，为中医药的传承创新发展提供坚实的科研基础。

三、有幸曾被光照亮，遂欲成光

如果说有什么因素推动我义无反顾从 11 年的临床学习中投入到基础科研事业中，我想可能是因为屠呦呦奶奶在我心中种下了一颗种子——一颗用热爱与执着追求浇灌了数十载而茁壮成长的种子。提起屠呦呦奶奶，相信每一个中医药人都会如数家珍般讲出许多动人的故事。她的成就不仅在于所发现的青蒿素为全球疟疾治疗带来了革命性的突破，更是用自身数十年如一日的执着躬耕，深入未知领域世界的深处，为无数中医药青年人不断探索、勇攀科学高峰树立了坚实的榜样力量。她是我们中医药界每一个人的骄傲，也是我们每一个中国人的骄傲。她深知中医药是中华民族宝贵的文化遗产，蕴含着丰富的医学智慧和实践经验。在长达几十年的研究生涯中，她始终坚守中医药研究的初心，不断挖掘和探索中医药奥秘，她的坚持和努力最终使青蒿素这一神奇的药物得以问世，挽救了数百万人的生命。

对于中医药青年人而言，屠奶奶的这些事迹不仅是一段传奇，更是一种文化与精神的传承。她用活生生的事迹告诉我们，中医药的研究需要深厚的文化底蕴，需要对传统理论深入理解、保持尊重并继承发扬精华，同时也需要创新的思维和科学的方法。青年人难免容易耐不住寂寞，尤其是面对中医药古代论著这些枯燥的“大部头”，更容易坐不住“冷板凳”。但因为有这样一位具象化的偶像就真真切切地在我们身边，她时刻都在提醒着我们要培养钻研且不认输的精神，不断提升自己的专业素养，勇于探索未知的领域，将传统中医药与现代科技相结合。因此，我辈青年人应当努力为人类健康事业做出更多新的贡献。

不仅如此，屠奶奶的成就还体现了女性在科学领域所贡献的力量。她的成功打破了性别差异的刻板印象，证明了女性同样能够在科研领域取得卓越的成就。这对于广大女性中医药人来说，是一种莫大的鼓舞和激励，从心底为我们注入了自信，向我们昭示要勇于追求自己的梦想，不畏艰难，坚持到底。此外，屠奶奶的国际影响力也为中国的中医药研究赢得了更多的关注和认可。她的荣誉不仅是个人的，更是整个中医药界，乃至全国范围的。我时常在想，在当前国家大力支持和发展中医药的良好氛围下，中医药人也应以此为契机，乘东风之势，抓住机会，迎接挑战，积极投身到中医药的国际交流与合作中，将中医药的精髓传播到世界各地，让更多的人认识和了解中医药的独特魅力和价值，让中医药的种子在全世界范围内播撒，静待花开。

总而言之，屠奶奶是历代中医药医家学者的一个缩影，他们就如同巨大的太阳，散发着光芒，温暖着光之所及的任何角落。而一隅中的我们，也因为曾经被光照亮，便也萌生了“想要成为光”去照亮更多人的想法。或许这就是偶像的力量，这也是驱动我加入基础研究队伍，想要带着临床问题去探索背后机制的原始动因。

四、路漫漫其修远兮，求索不停

中医药的疗效历经几千年临床的检验，其有效性自不用言说，然而在中医药研究的不断发展过程中，我们也面临着诸多的问题和亟须攻克的难题，这些问题成了制约中医药学科进步和现代化进程“瓶颈”般的存在。

首当其冲的便是中医药的临床疗效评价难题——中医药疗效评价往往依赖于传统临床经验和主观判断，缺乏客观化、标准化的评价体系。如何将传统的证候评估转化为现代科学可接受的量化指标，建立起符合中医药特点的临床研究和评价体系，是当前需要解决的关键问题。

其次，中医药的研究方法和技术手段需要进行创新与突破。中医药研究中，证候表型组学的理论和技术构建尚未完善，需要通过多学科交叉合作，运用现代科学技术手段，如人工智能、组学技术等，来揭示中医证候的科学内涵和生物学基础。

再次，中医药的标准化和现代化水平亟待提高。由于缺乏全面的理论体系和标准化数据，限制了中药质量控制和品牌建设的发展。如何通过科技创新提升中药制造的标准化、自动化和智能化水平，这些都是推动中药产业高质量发展的重要任务和发展需求。

最后，中药资源的循环利用和环境保护问题亟待解决。随着中药产业化发展，大量废弃物和副产物处理成为难题，如何在实现碳达峰、碳中和目标的背景下，构建适宜的工程技术集群，实现中药资源的高效利用和环境友好型处理，是中医药产业可持续发展的重要课题之一。

综上所述，中医药研究的发展还面临着诸多待解决的问题，需要在临床疗效评价、研究方法创新、标准化和现代化提升以及资源环境保护等方面实现“全方位、多层面、立体化”的突破，以促进中医药学科的全面发展和现代化进程。这为我们现代中医药青年人也提出了更高的期许和要求，路虽远但行将必至，道虽险但吾辈无悔。既入中医门，便愿一生将根深深地扎进这片肥沃的土壤中，努力在它的培育下茁壮成长为参天大树，以期有朝一日以自己粗壮的根支顾护这片曾经养育我们的沃土。

五、过尽千帆皆不是，初心难忘

带着临床上遇到的种种疑问和思考，那些脑海中解不开的结促使我投入到中医药科研工作中去。在这种身份和思想都需要发生巨大转变的时刻，中医药依旧如同我内心的定海神针，它让我知道，无论是在哪个研究领域，我都始终在努力伸出我的手去触碰它的内在核心，所以“殊途而同归”正是此中真意，不必辩言。求真，不仅是求取事实的真相，求取中医药疗效与机制的真相，更是在探求真实的自己和内心的真相，它让我明白真挚的诚意，一定会在艰险的研究道途中赋予我一柄至高无上的尚方宝剑，所到之处，所向披靡，无往而不利。我将始终带着这颗跳动的赤子之心，竭尽所能为中医药的发展贡献自己的一份微薄力量。或许只能“‘纸上’偶然留指爪”，但这份初心不改的执着，便是我一直走下去的动力。

我的求真之路

——经典为魂、临床为本、科研为用

曹泽标（广州中医药大学　助理研究员　主治医师）

一、初识中医，奠基铺路，小试牛刀

与很多人的中医之路不同，我既不是出身中医世家，小时候身体也较好，没怎么喝过中药，可能与中医沾边的就是感冒时妈妈总喜欢熬姜汤给我喝，常常一发汗就浑身舒畅，但当时没有中医的概念。直到高中入读湖南省郴州市第一中学，看到校园里的橘井和苏母墓后，才初步了解到了“橘井泉香”的故事，既觉得神奇，又充满了好奇，这也为我的中医之路埋下了种子。之后，高考第一志愿填报了湖南中医药大学中医学七年制专业并顺利被录取。本科期间，参观了马王堆汉墓，看到了《五十二病方》、导引图，领略到了中医的源远流长；也从书中学到了长沙太守张仲景及湖南中医“五老”的大师风范。五年本科学习，既丰富又充实，为我后来的求真之路奠定了坚实的中西医理论基础。

进入硕士阶段，有幸成为湖南中医药大学中医诊断学国家重点学科和第一附属医院联合培养研究生，主要从事中医计量诊断及脑血管病的中医药防治研究。导师周小青教授曾任大学副校长，是中医诊断学的学科带头人，曾两次作为教育部公派访问学者赴英国从事心脑血管研究。周老师视野开阔、思维活跃，常启发我们要多思考、多记录，在周老师指导下，我硕士期间在《中医杂志》《中华中医药杂志》等核心期刊发表论文 5 篇，入选中国知网学术精要高 PCSI（论文引证标准化指数，paper citation standardized index）论文 2 篇，其中《构建全面反映病证特征的中医计量诊断模式探讨》一文被湖南省人民政府学位委员会授予省第八届研究生创新论坛优秀论文特等奖；由于表现优异，我还荣获了国家奖学金。毕业后，在周教授牵头下，我担任副主编的《中医计量诊断学》于 2021 年出版，这是国内第一部中医计量诊断方面的专著，填补了领域空白。

二、回归经典，从临床疗效中找到中医自信，确立研究方向

硕士毕业后进入临床工作，我发现住院部中医用得不多，经常处于可用可不用的从属地位。我也时有怀疑：是中医不行，还是中医人不行呢？其间也感受到自己在中医临床，尤其是经典方面的不足，因此，常有想见识名老中医是怎么解决临床问题的冲动。

规培期间，我特意跟师湖南省名中医、《金匮要略》名家周衡教授。彼时周老年近八旬，但精神矍铄，思路清晰，各科疑难杂症多以纯中药治疗，疗效显著，求诊者络绎不绝。并且，周老常在诊疗患者之余结合临床讲解《金匮要略》，打开了我学习中医经典的大门。而后自己按照跟诊所学，试着给患者诊治，效果不错，信心大增，即便我到浙江、广东工作后，不少病友仍找我看诊。周老还推荐我报考广州中医药大学国家重点学科中医临床基础学科带头人、伤寒论教研室主任、广东省名中医李赛美教授的博士，我也如愿顺利考上。广州中医药大学伤寒论教研室是中医经典应用于临床的排头兵。早在 1984 年，熊曼琪教授等倡导“中医经典回归临床，医教研同步发展”新模式，在全国率先开设经典临床基地，其中伤寒论教研室与内分泌科合署，现已成为国家区域医疗中心。跟诊李赛美教授前，我也曾看到她使用纯中药逆转 2 型糖尿病（T2DM）的报道，但我从未在临床中目睹哪个专家这样做，因此对纯中医治疗 T2DM 半信半疑。没想到，第一次跟诊，李教授就让我颇为震撼。有位初诊糖化血红蛋白 12.1%、空腹血糖 15.72mmol/L 的患者，李教授以火热立论，采用纯中药治疗半年后，患者的糖化血红蛋白 6.2%、空腹血糖 6.83mmol/L、餐后 2 小时血糖 8.80mmol/L，成功实现 T2DM 逆转，停药 5 年，病情依旧稳定。后续侍诊中看到越来越多经方纯中药逆转 / 缓解 T2DM 的案例，彻底解除了我当初的疑虑。最终，我坚定了中医自信、经典自信，也确立了研究方向：基于“火热”理论开展经方纯中药治疗 T2DM 的临床与基础研究。

三、经典指导临床、科研，科研解析经典、证实方药疗效和机制

在李教授指导下，博士期间我于 *Journal of Ethnopharmacology* 发表清热祛湿代表经方葛根芩连汤改善 T2DM 胰岛素抵抗机制的论文。同时，在《中医杂志》《中华中医药杂志》发表论文 3 篇。研究发现《黄帝内经》已认识到糖尿病的病因与过食肥甘厚味及先天禀赋不足有关，提出“中满内热”理论，开创糖尿病“火热”病机先河，尤其强调胃肠火热，正气不足。《〈伤寒杂病论〉火热辨证论治体系探讨》一文获“岐黄杯”第十一届全国中医药博士生学术论坛优秀论文第一名，该文首次

较系统地整理了《伤寒杂病论》中的“火热”思想，有利于传承中医经典精华，为T2DM“火热论”的提出及守正创新提供理论源泉。此外，《基于“火热论”探讨“胰岛素抵抗－胰岛 β 细胞缺陷－高血糖－2 型糖尿病”网》一文获“岐黄杯”第十届全国中医药博士生学术论坛优秀论文提名奖，并入选中国知网学术精要高 PCSI 论文。该文首次提出 T2DM“实火－阴火－夹杂火－虚火－浮火”的演变规律，并基于“火热论”系统阐述“胰岛素抵抗－胰岛 β 细胞缺陷－高血糖－T2DM”网中的元素；针对 T2DM“火热”病机，首次提出“泻火固正”治法。该研究提出了系列 T2DM 中医新认识、新理论、新治法，延伸和解析了 T2DM“火热”理论的微观内涵，为进一步临床和实验研究提供了指导思想。随后，我们开展的体内外实验证实，泻火固正法可通过减轻 β 细胞去分化发挥降糖护胰（岛）作用，其机制与激活 PI3K–Akt–FoxO1 通路有关。相关发现有助于深入阐明 T2DM 胰岛 β 细胞去分化的机制，并据此揭示泻火固正法降糖护胰（岛）的作用机制，促进新药开发及临床转化。此外，我参编的《李赛美六经辨证医案 2》已于 2022 年由中国中医药出版社出版。由于读博期间表现优异，我还获得了广州中医药大学研究生学术科技创新先进个人、优秀博士毕业生等荣誉。

博士后阶段，在广东省中医院内分泌大科主任、省名中医范冠杰教授以及“中药－肠道菌群－宿主代谢”研究领域专家、广州中医药大学中药学院廖琼峰教授的指导下，基于《黄帝内经》“中满内热”“壮火食气”“少火生气”及《伤寒杂病论》“火热”思想，我从 β 细胞去分化的肠道菌群、免疫调节机制角度研究 T2DM“火热”的病机内涵及泻火固正法的干预作用，主持国家自然科学基金青年项目、中国博士后基金项目、广东省自然科学基金项目、广东省中医药管理局项目（省部共建中医湿证国家重点实验室专项）及广东省中医院博士后专项等课题 5 项，发表中国科学院 1 区 Top 期刊论文 1 篇。同时，以合作导师外排第一身份成功中标 2 项临床课题。依托广东省中医院、广州中医药大学、中医湿证国家重点实验室、中医证候全国重点实验室提供的平台，相关工作正在有条不紊地进行，并且取得了一些可喜的成果，初步发现：新诊断 T2DM 患者的火热症状积分与血糖、炎症和肠道菌群脂多糖（LPS）正相关，与胰岛功能负相关；泻火固正法可通过激活 PI3K–Akt–FoxO1 通路改善 β 细胞去分化，其上游调控机制与肠道菌群 LPS－巨噬细胞极化－β 细胞去分化轴有关。

四、大医精诚，榜样力量，人生导师

求真路上，老师们不仅专业能力强，而且德行高尚，是我学习的榜样。周小青老师强调教养、重视细节、提携后学；周衡老师低调谦和、乐观豁达、与人为善。李赛美老师大医精诚，经常上午的门诊忙到中午两点，下午的门诊加班至晚上十一二点；视学生胜己出，在学习、生活方面关怀备至，是一位有温度的医师、教师。范冠杰老师医术高明，工作认真而不失幽默，在课题申报、项目开展过程中常组织讨论，广开言路，反复斟酌。廖琼峰老师为人谦逊、平易近人，是大家心目中的良师益友。“学为人师，行为世范”，老师们的人格魅力和敬业精神在我心中树立了榜样，除了在学术上引领着我，在为人处事方面也潜移默化地感染着我。因此，老师们不仅是我的学业导师，也是我的人生导师，希望老师们能够多多休息，保重身体。

五、未来憧憬——经典为魂、临床为本、科研为用

中医经典的学习为临床和科研提供了充足的养分，因此，对于未来的憧憬，中医临床方面，我要继续读经典、跟名师、勤临床。在经典中奠定扎实的基础，在跟师中领会名医对经典的灵活运用，传承好名医的学术思想，在临床中反复验证所学，不断突破、提高。当然，作为一名新时代的中医，还要与时俱进，掌握好西医知识，在所从事的专科将中西医融会贯通，为患者提供最佳诊疗方案。科研方面，在前述课题资助下，基于《黄帝内经》和《伤寒杂病论》“火热”思想开展相关研究，并不断深入和拓展。通过这些研究，达到两个目的：传承精华，借助现代科学技术解析经典中的糖尿病“火热”思想；守正创新，揭示 T2DM“火热”病机的科学内涵及泻火固正法干预机制，促进新药开发及临床转化。

【特别鸣谢指导老师 李赛美】

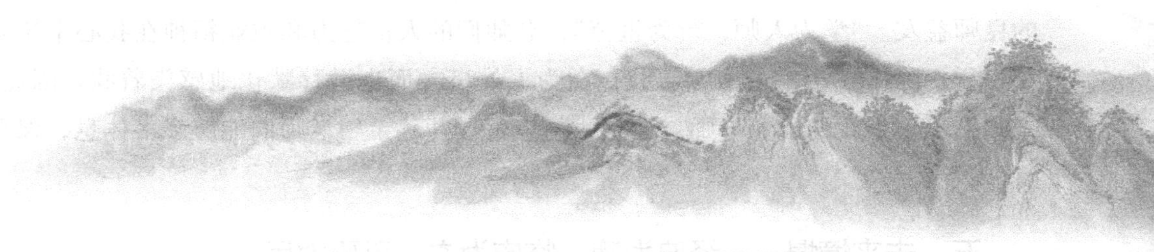

第十二届

我的梦，中医梦，中国梦

汪四海（安徽中医药大学第一附属医院　副主任医师）

大概六七岁的时候，我很调皮，记得有一次爬树去掏鸟窝，不小心碰到了马蜂窝，当时脸上、头部和躯干被蜇伤十几处，蜇伤处肿胀疼痛，尤其是眼睛肿胀得只剩下一条缝了。母亲听村里人说七叶一枝花煎水喝和新鲜乳汁外涂可以清热解毒、消肿止痛，于是她不辞辛苦地上山去挖这种草药，晚上回来给我煎水喝；同时，向邻居借点新鲜的乳汁外涂蜇伤处。第二天早上起床后，我惊奇地发现自己能睁开眼睛了，蜂蜇处肿痛也明显减轻了，从此，我对中医产生了好奇感！后来，有一年夏天，我身上长了几个“火疖子”，父亲在田埂边和小河边挖了许多鱼腥草，给我煎水洗澡，连续七八天，再加上用仙人掌捣碎外敷，后来“火疖子”很快就消退了。中医学的神奇疗效，让我笃定了努力学习中医的梦想。就这样，我对中医的兴趣和感情愈加浓厚！从此，我便梦想着能成为一位治病救人、悬壶济世的白衣天使。

2004 年高考填志愿的时候，我毫不犹豫地选择了安徽中医学院（现安徽中医药大学），最终如愿地进入到中西医结合临床学院学习。我不知疲倦地朝着前方迈进，追随着梦想遨游在中医的海洋，在《黄帝内经》里徜徉，在《伤寒论》里踯躅，在《难经》里盘桓。大学本科阶段，在老师的关怀下和同学们的帮助下，我一边勤工俭学，一边努力学习，连续四年综合测评班级排名第一，最终稳稳地被保送攻读本校硕士研究生。攻读硕士期间，在导师的关心下，我在科研上有了一定的积累，临床上也有了一定的认识，思维上也有了一定的提高。2012 年 7 月毕业后，在众多老师的帮助与自己的努力下，我留在了学校第一附属医院急诊内科工作。

工作后，我逐渐发现，书本知识是远远不够的，临床与教材、实践与书本，还是有很大差距的。刚开始很是不适应，碰到很多困惑的地方，我总是去请示主任，讨教同事，咨询同学，在大家的帮助下，我逐渐适应了临床工作。随着时间的推移，我成家立业，有了天真可爱的孩子，但是我离科研越来越远，除了写写特殊病例报道发表在期刊，其余的什么都无法开展，也没有人再催着自己去训练科研思维。我发现我的科研思维在逐渐退步，感觉一眼便能望到自己的后半生，难道这就是我想要的生活吗？作为安徽中医药大学第一附属医院的一名医生，临床、科研、教学最好都要齐头并进，才能不会掉队！刚好，安徽中医学院自从 2013 年改名安徽中医药大学后，逐渐有了博士点，于是我在 2017 年年底下定决心，准备报名参加 2018 年博士入学考试。我当时把这个想法告诉我爱人，起初她有点反对，后来看我每天下班回家，关起门来看两个小时英语和专业书籍，我执着的那股劲，她拗不过来，于是便在背后默默地支持我了。虽然，我第一次考博初试考了 213 分（满分 300 分），但是由于博士招生名额有限，我最终复试落选了。那一天我很伤心，我一个人在学校操场走了一圈又一圈，久久不想回家，我感觉我这么努力了，命运还是捉弄我似的。那时候，妻子劝我，没有什么事是一帆风顺的，要不再考一年？她说：以你的实力与拼搏精神，第二年初试入围应该还是没问题的。第二年考博报名之后，除了上班时间，我依旧每天坚持看两个小时书籍，上下班路上锻炼英语听力，试着用英语发“朋友圈”。终于皇天不负有心人，在老师的关怀下，在大家的帮助下，在家人的支持下，在自己的努力下，我不仅入围复试，而且最终被成功录取！在这里，我尤其要感谢我的导师方朝晖教授，是您让我从未放弃的梦想得以实现！

博士获得录取之后，我深知自己硕士毕业工作后，科研上长期缺乏营养的输入，于是经常抽空去学校东区新安楼八楼实验室学习，慢慢地就熟悉了一些实验方法与步骤；同时我积极搜索导师团队近五年发表的学术论文，寻找自己可能需要研究的病种和方向。通过与导师方朝晖教授沟通，在第一学期，我就确定了自己的课题研究方向，于是开始积极查找文献，准备开题报告，参与导师团队的课题研究，有空时在门诊跟师临证学习，也跟随老师去外地学习。在日积月累的摸索中前进，我慢慢地去总结方朝晖老师的临证治疗经验，开展糖尿病肾病和糖尿病心肌病的实验研究，撰写相关学术论文。在老师的鼓励与指导下，我的学术论文多次被推荐参加北京、上海、成都、合肥等地的学术交流与博士论坛，并且得到了相关专家的广泛认可，每次收获颇丰，还多次获得一、二等奖。“随风潜入夜，润物细无声”，感谢导师平时无微不至的关爱，平素点点滴滴的指导和辛辛苦苦的栽培，我才得以在攻读中医内分泌学博士学位的三年期间不断地成长、进步和提高，在中医药防治内分泌代谢疾病的临床、教学和科研上踏浪前行！

在大家的关心和自己的努力下，2022 年 6 月，我不仅顺利毕业了，而且还被授予安徽中医药大学优秀博士毕业生称号。一转眼工夫我也已经工作十年余，我一直秉着医道中人愿天下生灵“众病悉除，身心安乐”的初心，尽我所学、尽我所能做好我的工作。我也一直坚持自己的梦想，梦想成为一名优秀的中医大师，从而帮助更多的人获得健康。令我印象最深刻的是，2021 年 10 月，一位 17 岁高三女生偏头痛，经过一系列相关检查，纯西医治疗 3 个月，仍无显著效果，严重影响着患者的学习与生活，遂来我中医内科门诊求助。通过望闻问切，精准辨证，考虑其为痰浊头痛，以半夏白术天麻汤作为基础方，加用引经药柴胡、黄芩和偏头痛常用中药组合川芎和白芍，我给她开了 7 服中药。1 周之后患者头痛大减，患者母亲带着她再次来到我的门诊，要求再开 1 周中药加以巩固，还从肥东老家带了一麻袋红薯给我，农村人用最朴素的方式表达感激之情，我感到无比欣慰与自豪！每当患者吃了我开的中药后，症状显著减轻，眉开眼笑的时候，也是我最有成就感的时候。在患者的感谢声中，我体会到了作为一个中医人的骄傲和自豪。我骄傲，因为我用祖国之瑰宝为患者减轻痛苦；我自豪，我把中医药诊疗技术充分地运用到每一位患者身上；我荣幸，因为我是团结奋进、无私奉献的团队中的一员；我欣慰，因为我比西医院医生多掌握了很多为患者解除病痛的技术。大医精诚，大爱无悔，每一个拥有爱心的医生护士都是天使。给生命一些绿色，让生活充满阳光；给健康一些动力，让人生充满幸福。

我有中医梦，医院也有中医梦。我们医院全体医护人员秉承“仁心仁术，博学博爱”的精神，取得了卓越的成绩。面对充满挑战、魅力无限的未来，我们要继续开拓进取，为实现中医立院、特色建院、科技兴院、中医与现代医学协调开展、医疗保健并重的战略目标而努力，谱写更加辉煌的篇章！孙思邈曰：“上工治未病，中工治欲病，下工治已病。”当全世界都在呼吁环保，提倡预防胜于治疗的时候，我们中医早在几千年前的理论中就已提出“不治已病治未病，不治已乱治未乱”，“未有形而除之”是中医的最高境界。中医的传承与创新，需要得到更多的支持力量，离不开国家调控，离不开市场经营，但更需要从普及中医教育开始，希望现代中医也能通过产业化扩大规模和影响，期盼着中华民族医道的大力弘扬。而挑这大任的中流砥柱就在于你，在于我，在于千千万万热爱并愿意奉献于传统医学的中华儿女！

中医药是中华民族的伟大瑰宝，应当加以深入挖掘与开发，为广大人民的健康保驾护航！路漫漫其修远兮，中医之路崎岖而又漫长。健康所系，性命相托，让我们永葆一颗求知的心，在这充满诱惑和矛盾的年代，时刻信守那份高尚而美丽的誓言，为中医药的发展添砖加瓦，承千年文化，扬中医德馨，发挥中医优势，保佑百姓安康！现在，我已被聘为安徽中医药大学中医内科学硕士生导师，从曾经的研究生转变成研究生导师，我深感压力山大，我深知只有自己真正学好中医、用好中医，才有可能把中医自信传递给我的研究生，为国家和社会培养出更加优秀的中医药人才。因此，我必须全力拼搏，以身作则，在中医药防治内分泌代谢疾病的临床、教学、科研之路上顽强探索、勇往前行，不负自己、不负青春、不负韶华、不负梦想、不负未来，为实现伟大的中医梦和中国梦贡献自己的微薄力量！

【特别鸣谢指导老师 方朝晖】

初心使命与传承创新

——我的“湖湘中医药”科研之路

刘　检（湖南中医药大学第一附属医院　副研究员）

神农尝百草，杏林满天下，中医药源远流长，有着悠久的历史和卓越的成就，是中国古代智慧的结晶，是中国医药科学的瑰宝，也是打开中华文明宝库的钥匙。华夏先辈们铸造了璀璨的中医药精神，孕育了博大精深的中医药文化，经过数千年的实践，中医药工作者们积累了丰富的知识和经验，形成了独特的理论体系和治疗方法。然而时过境迁，中医与西医的矛盾持续阻碍着中医药科研前进的步伐，作为一名坚守在科研一线的中医药科研事业的“青椒”，如何弘扬和传承中医药瑰宝，如何引领中医药科研的时代担当，如何贡献中医药的青春力量，如何彰显中医药科研的初心使命？以下是本人18年来中医药科研的心路历程，同时也是以实际行动践行着中医药“初心使命与传承创新”的四份答卷。

一、守初心，做中医药文化传承的“桃李”

2006年9月，从湖南衡阳到河南郑州金水路1号，河南中医学院老校区，立秋后的雨水来不及冲刷夏日的炎热，空气中依旧弥漫着太阳炙烤的焦味，带着高考后的希冀和父母絮叨的幽怨，我毅然决然地选择了在中原大地学习中医药，这是我憧憬了许久的梦想。河南是中医药文化的重要发源地，南阳医圣祠、汤阴扁鹊庙、禹州药市、洛阳平乐正骨、焦作四大怀药等，都是河南中医药文化的宝贵遗产。在大学的四年期间，我系统学习了中医基础理论、中医内科学、中药学、药用植物学、天然药物化学等课程，更加深刻感悟到中医药这一民族瑰宝的独特魅力。

2010年9月，本科毕业后，我来到沈阳市文化路103号，“北国药苑”沈阳药科大学（略称“沈药”）老校区，开启了硕士研究生阶段的篇章。沈药从江西瑞金走来，红色历史凝聚了不朽的精神，八十多年的风雨兼程，沈药人始终不忘医药初心。此时尽管中药研究已取得很大成绩，但大多数中药研究成果并未得到国际认可，关键在于中药这一复杂的载体，其有效性和安全性一直遭受质疑。如果不解决这些问题，中药科学研究的道路依旧艰辛，中医进入世界主流医学仍然不易。基于此，我开始主修药理学专业，以期用现代技术和方法理念去解读中药的深层内涵。

二、担使命，做湖湘中医药科研的“青椒”

2013 年 9 月，硕士研究生顺利毕业后，我在机缘巧合之下来到长沙市韶山中路 95 号湖南中医药大学第一附属医院参加工作，成为一名专职的中医药科研“青椒”。湖南—河南—辽宁—湖南，一个闭环的学习路程完成，从此刻起，我的“湖湘中医药”科研之路的命运齿轮也正式开启了。本人所在实验室系中医内科重大疾病防治研究及转化教育部重点实验室、国家中医临床研究基地和国家中医药传承创新中心。在担任助理研究员期间，我主要负责中药新药研发工作，其中包括荆防颗粒、乳痛软坚片、天麻芎芩止眩片等创新中药，而这些药均来自我院张涤等知名专家的经验方。但遗憾的是，传统中医师用药大多数还停留在经验医学的临床观察阶段，中药的有效性和安全性还未完全得到大众公认，这也是中医药学走出国门、走向世界的重大阻碍。如何使湘产品牌的中药复方制剂及其制品，被越来越多的人所接受，便是我们湖湘中医药人的“使命”。

2019 年 9 月，我开始攻读中药学博士研究生，励精图治、蹈厉奋发，以“老师”和“学生”的双重身份，尝试用现代先进技术去解读和阐释中药防病治病的科学内涵，在此期间，蛋白组学、化学信息学、空间代谢组学、单细胞组学、转录组学、光遗传及化学遗传等技术的飞速发展，赋予了我们开展中医药科学研究更多的可能性，我也正式肩负起了湖湘中医药科学研究的“使命”。在读博期间，本人获得“岐黄杯”全国中医药博士生优秀论文大赛二等奖、提名奖各 1 项。

三、重传承，做湖湘中医药科研的“工匠”

湖湘中医药文化底蕴深厚，地域特色浓郁，如马王堆汉墓医书等，都是国家乃至世界的中医药文化遗产。众所周知，湖南中医药资源丰富，“湘九味”——湘莲、百合、玉竹、枳壳、杜仲、黄精、茯苓、山银花和博落回，均获得“国家地理标志道地药材”称号。因此，结合悠久的湖湘中医药文化和丰富的湖南中医药资源，立足湖湘中医教育、科研、医疗、产业、文化等中医药发展重点领域，本人所在团队始终以“湖湘中医药文化”为重要抓手，不断促进湖湘中医药从传承发展到科技创新，发挥湖南人“吃得苦、霸得蛮、耐得烦”的工匠精神，并时刻把发扬和发展湖湘中医药科研事业的责任扛在肩上。

作为一名湖湘中医药科研的“工匠”，本人始终坚守在科研一线，从研究实习员，到助理研究员，再到副研究员，紧密围绕抑郁类疾病这一中医药优势特色病种，对西医发病机制、中医病机治法、组方配伍、药效物质基础、疗效机制等方面的系列关键问题进行深入研究，努力探明抑郁类疾病发生发展的共性规律，构建了“理、法、方、证、靶、效一体化动态研究”的新模式，为攻克中医药防治抑郁类疾病研究的关键技术瓶颈提供了新策略。我所在团队于 2017 年获得我校首个国家“重大新药创制”科技重大专项资助（2017ZX09026930），并在 2022 年成功获得国家 1 类创新中药柴金解郁安神片临床批件（2022LP00625），同时获批抑郁类疾病中医药防治湖南省重点实验室。

四、敢创新，做湖湘中医药科研的“先锋”

2013 年至今，本人聚焦抑郁类疾病“中医病机与发病机制不清”和“中药药效物质基础且作用机制不明”两个关键科学问题，进行中医共性病机理论指导下的“遣方用药、模型构建、发病机制、疗效机制、药效物质”系列创新体系的深入研究，阐明中医药防治抑郁类疾病的现代科学内涵，并构建“以法统方、病证结合、以方测证”研究的典范模式，为将经典名方、名老中医验方等研制成具有自主知识产权的现代中药提供新的思路与方法。

1. 基于抑郁类疾病“脑郁”中医病机共性理论，阐释柴金解郁安神片、左归降糖解郁方等系列抗抑郁创新中药的多环节、多靶点、多途径的作用特色，揭示其临床防治的现代生物学基础。

2. 聚焦抑郁症人体免疫调节机制，将宏观整体（免疫调节网络、神经–免疫–内分泌网络等）与微观（免疫受体、神经环路、基因靶点等）相结合，以揭示系列抗抑郁创新中药调节机体免疫的科学内涵，为其临床有效性提供基础研究证据。

3. 以获得临床批件的抗抑郁创新中药“柴金解郁安神片”为契机，系统完成对其药效物质基础的深度解析，同时阐释其稳定情绪、改善睡眠、调理脾胃的“三管齐下”抗抑郁作用特色，加速湘产品牌创新中药的成果转化。

作为一名湖湘中医药科研的“先锋”，我有幸获得 2022 年度芙蓉计划“湖湘青年英才”项目资助，入选湖南省科技特派员，并入选国家自然科学基金、湖南省科技厅项目及长沙市科技局项目等的评审专家库。但我始终以“排头兵”“突击员”的责任和使命要求自己，坚持以习近平新时代中国特色社会主义思想为指导，全面贯彻新发展理念，围绕国家重大战略需求，牢牢扎根在科研一线岗位，发挥湖南人“敢为人先”的精神，敢担当、敢创新、敢作为，为不断增强人民群众对中医药服务的获得感和幸福感贡献微薄力量，助力湖南省“三高四新”“中医药强省”发展战略，为我省经济社会发展和中医药事业发展做出重要贡献。

以上便是我践行中医药“初心使命与传承创新”的四份答卷，路漫漫其修远兮，吾将上下而求索！18 年的学习和工作经历，使我更加深知肩上那份“初心使命与传承创新”的责任：如何使中医和中药协调发展；如何将传统医学和现代医学相互融合，从而更好地为人类健康服务。

未来我会继续努力，不忘初心，牢记使命，为弘扬、传承和创新发展湖湘中医药事业贡献自己更多的光和热。

【特别鸣谢指导老师 王宇红】

路漫漫其修远兮，吾将上下而求索

——我的医学求真之路

江佳林（广州中医药大学第一附属医院　主治医师）

十三载求医之路倏忽而逝。回首过往，思绪万千，憧憬未来，一往无前。世间有“真、善、美”三个真理，有幸进入中医学殿堂，我便是走上了求真、求善、求美之路。谨以此文，回顾过往求真问道之心路历程，展望未来美好愿景，以期与同道共勉共进。

我自幼受中医启蒙，外婆是一名妇科医生，她虽是西医，却对中医学有着浓厚兴趣。我跟着外婆学识中药，对中医充满好奇与向往。但体弱多病的我对中药是“又爱又恨”，外婆总说“良药苦口”，如今回想其中深意，人生长路难免“吃苦”，但要坚信苦尽甘来，道路虽曲折，前途总归是明媚的。

转眼到了高考——人生的关键路口。最初我与众多考生并无不同，大家对于理想和现实间的抉择总是小心翼翼。回想起小时候病殃殃的我一次又一次被中医治愈，我的内心也萌生出一颗小小的种子，我想成为一名中医！当时，中医学是一个偏冷门的专业，身边的同学甚至老师都劝我谨慎选择，但我不畏惧学医的艰苦，也不担忧前程的难易。我相信只要学有所成，就一定能疗愈更多被疾病困扰的人，将祖国医学瑰宝发扬光大。怀抱着这样的初心，我立志投身于中医药的学习与传承，在志愿栏填下“广州中医药大学－中医学专业”的一刻，我深感责任重大，更觉得使命光荣。

启程：问道求真，勤学修身

“师先哲，启新猷，晦明风雨共潜修！厚德博学，精诚济世，同心写春秋……”每日复诵校歌校训，我对中医药的热爱也与日俱增。大学期间，我熟读中医经典《黄帝内经》《难经》《伤寒杂病论》《温病条辨》……我渴望从经典古籍中汲取中医精髓，培养自身辨证论治思维，然而面对晦涩难懂的古文，我只能领会其中一二。

老师告诫我们，中医的成长成才是一个漫长的过程，并非一蹴而就，切不可急于求成。我们要“耐得住寂寞”，多磨砺心志，多积累经验。《大医精诚》有云，“学（医）者必须博极医源，精勤不倦……”，我们要多读经典、多思考、多临证，从中“悟”出中医的真谛。这段话深深根植在我的脑海中。在校期间，我苦背条文，夯实基础；寒暑假期，我申请在家乡的中医院见习。在反复的理论学习和临床实践中，我对中医的领悟也在不断加深。中医虽然古老，但并不落后，中医内涵天地之道，是先祖圣贤传承下来的大智慧。学习中医，即是学道；实践中医，即是行道：学习中医的过程，也是悟禅、悟道的过程，我既是在行医，也是在修行。

整整五年的大学时光，我感悟并总结出了中医的学习方法。一则勤于实践，以临床为本，以医术为根。中医是经验医学，在理论学习的基础上，要勤于临床，以此提高医术。二则勤于思考，不论是读书还是临证，都离不开思与悟。将思考所得记录下来，日后应用于临床。三则勤于写作，内容包括医案心得、医学科普、理论文章等。写作既能提升我们的中医素养，也有助于传播中医的正信正念。四则勤于修身，培养医德。德艺双馨，方为良医，医德与医术双修，是每一位中医的必备素养。总之，中医的学习除了靠悟性，更重要的是靠勤奋。问道中医求其真，勤学苦思修其身。随着时间流逝，中医思维逐步建立，我愈发感慨中医之博大精深。作为一名初入中医之门的小医生，我还有很长的路要走。于是我决心继续研学。

前行：学之所知，施无不达

“真知即所以为行，不行不足谓之知。”纸上得来终觉浅，唯有实践出真知！硕士三年，我进入临床规培，每天穿梭于门诊和病房，白天临床，晚上读书，日子过得十分充实。

在病房，我经历了许多人生第一次。第一次给中风急性期患者辨证，用中药和针刺改善了他肢体乏力的症状。患者和家属的夸赞，让我信心倍增。第一次作为一线医护人员参与危重患者的抢救，但是奇迹并没有发生。第一次感受到生命的顽强，也第一次感受到生命的脆弱……短短三年，我经历了人世间各种复杂情感，见证了一幕幕生离死别。令我不解的是，中医能治病，为何病房鲜有“中医的影子”？相信每一位中医人都思考过，在西医为主流医学的背景下，中医该如何传承发展。

中医与西医是截然不同的两种医疗体系，但二者并不对立，应当相辅相成，共同发挥出最大优势。然而，许多中医院挂着中医招牌，却大部分只做西医诊疗。久而久之，中医被不断边缘化，丢失了本有的特色。这一现象归根结底是对中医缺乏自信，如果连医生自己都对中医失去信心，百姓又如何对中医产生认同感呢？

我的老师是一名医德高尚、医术高明的铁杆中医，老师耐心传道、受业、解惑，不仅开拓了我的中医思维，培养我树立厚道为人、厚道为医的思想品德，更重要的是，老师培养我树立中医文化自信，坚守中医主体意识！中医本身就是高明的医学，它来自过去，也通达未来。跟师门诊，老师始终践行“以人为本”，而非“以病为本”，注重辨证论治和人文关怀。不论贵贱贫富，长幼妍媸，他皆视如至亲，以最简便廉验的方法，解除病患疾苦。对于急症患者，老师往往采用纯中医治疗，用药精简，效如桴鼓。对于罹患慢性疾病的患者，老师在中药治疗基础上辅以西药，综合调治。他鼓励我们，中医可以很纯粹，但不要排斥西医，要学会取长补短；中医临床既要大胆尝试，也要细致严谨。

曲折：道阻且长，行则将至

硕士毕业后，我选择深造读博，这对我来说是个艰难的决定。在此之前，我没有接触过基础研究，虽然已经到博士阶段，但一切几乎从零开始。无数个实验失败的瞬间，无数个焦虑失眠的夜晚，经历了一次次挫败，我也产生过放弃科研的念头。因为无法理解中医科研的意义，所以很难对中医科研产生兴趣。

我的同门师姐并没有放弃我，她手把手带我养细胞，教我动物造模，带我参加各种与专业相关的学术会议，鼓励我参加各类学术比赛……在师姐的带领下，我逐渐走出了科研困境，摆脱了对中医科研的迷茫。博士期间，我在国内外学术期刊上发表论文 10 余篇，其中以第一作者身份在《中华中医药杂志》《时珍国医国药》等北大中文核心期刊发表论文 6 篇。我参与了多项全国论文大赛并斩获佳绩：获第十二届全国中医药博士生学术论坛英语交流一等奖、第十二届全国中医药博士生论文大赛优秀论文三等奖、第十三届全国中医药博士生论文大赛优秀论文提名奖、第五届全国中医药博士生创新发展论坛优秀论文奖、“粤港澳高校中医药基础课程教育联盟”中医药基础教育发展论坛优秀论文一等奖……在校期间，我连续三年获校一等奖学金，获第二十五届“新南方教学奖励基金”优秀学生综合优秀奖，还获得了广州中医药大学 2022 届优秀博士毕业生称号。

凡是过往，皆为序章；千山万重，只为理想。回头看，轻舟已过万重山。如今，我已能够用思辨的眼光去认知中医科研。循证医学所用的科学评价体系也许并不完全适用于中医，却能为中西医交流搭建一座桥梁。在以循证医学为主导的科研背景下，中医的成效想被更多人看见，中医想要得到国人乃至世界的认可，就必须走过这样一段路径。中医药走向现代化，需要与循证医学相结合。但若一味追求现代循证医学发展模式，照搬西方医学科研方法，易走入“中医西化”的误区。不是让中医迎合现代科学研究方法，而是应该利用现代科研方法更好地阐释中医。我相信在不久的将来，中医将探索出更凸显自身优势的科研方法，建立具有自身特色的评价体系。尽管困难重重，我依然会继续坚持在中医科研道路上努力追寻真理！

曙光：笃初诚美，慎终宜令

不忘初心，善始善终，就能无往不利。博士毕业后，我留在广州中医药大学第一附属医院治未病科工作。从"治末病"到"治未病"，是我回归本真、坚守本心的选择。我希望能成为一名更纯粹的中医，追求中医学的更高境界。《内经》明言："圣人不治已病治未病，不治已乱治未乱，此之谓也。夫病已成而后药之，乱已成而后治之，譬犹渴而穿井，斗而铸锥，不亦晚乎！"并非圣人不擅长治病，而是圣人更擅长预防疾病。圣人强调预防为主、预防在先，顺应天地四时规律以养生，形与神俱终天年。把疾病扼杀在未病或萌芽阶段，就没有"已病"可治了。

工作一年余，我兼顾临床、教学与科研，担任科室的科研秘书和科普宣传员，积极投身中医治未病工作，收获了满满的成就感与幸福感！目前，我主持国家自然科学基金青年项目 1 项、广东省中医药局面上项目 1 项、广州市科技计划项目 1 项，参与国家级、省部级及厅局级等课题 6 项，起草行业标准和专家共识各 1 项，以第一作者身份在核心期刊上发表论文 10 余篇……同时，作为科室骨干入选广州中医药大学第一附属医院青优人才项目。从初出茅庐到独当一面，未来，我会将工作重心更多放在中医治未病的研究和传播上，积极响应"健康中国"号召，推动中医治未病理念深入人心。

青年强，则中医强；青年兴，则中医兴！作为新时代青年中医，与有荣焉。慎而思之，勤而行之，传承发扬，开拓创新，乃余生之志。寥寥数语，言辞有尽。愿与诸位中医同道砥砺前行，为中医事业奋斗终生！

求真之路

——多一点努力，多一点可能

杨　瑞（山西省肿瘤医院　主治医师）

2024 年 3 月 8 日，还在休产假的我，刚刚把孩子哄睡，睡意朦胧地拿起手机，看到邮箱里一则通知，是关乎“岐黄杯”全国中医药博士生学术论坛 15 周年活动的内容，主办方邀请历年全国中医药优秀博士论文获奖者分享自己的求真之路，看到这则通知，我的睡意渐消，岐黄路上的一幕幕在脑海中浮现。

学医是我很小时就有的愿望。9 岁时，父亲被诊断为胃部恶性肿瘤，手术后便开始每日喝药，但身体依旧每况愈下。看着父亲日渐消瘦的身体和母亲的愁容，我意识到爸爸的病很严重，当时就想，如果我是一名医生该多好。

接触到中医，是我 13 岁时，因鼻衄不止，母亲带着我找到家附近开诊所的王爷爷。他是一位老中医，年过七旬，花白的头发，依旧谈笑风生、精神矍铄，仿佛一切疾病在他面前都有方法治疗。经过王爷爷连续 3 天的针灸治疗，我的鼻衄神奇地消失了。

2010 年夏天，终于到了填报高考志愿的时刻，专业填报空格里我均选择了中医学专业。很庆幸，我被山西中医学院中医系传统班录取，之后便开始了岐黄之路。起初很困惑，我们一直在背诵古文，从《中药学》《方剂学》到“四大经典”，我想这要背到何时才能治病救人？现在想想，在背诵和记忆的过程中，也就慢慢理解了中医药的内涵。那时我大二，遇到一位 3 岁的男孩，症见咳嗽有力，苔黄，大便数日未解。当时我脑海中显现出了藏象学说中的“肺与大肠相表里”，遂予小承气汤加减轻下热结，一剂之后，孩子家长告知，患儿咳嗽明显好转。这一消息给予我莫大的鼓舞。

中医学有其独特的培养体系，要理论和实践相结合，这也造就其培养周期长、学制年限长的特点。5 年的本科阶段转瞬即逝，2015 年，经过研究生入学考试，我顺利步入山西省中医药研究院攻读中医外科学（专业型）硕士研究生，研究方向是中医药治疗乳腺疾病，恰好那一年专业学位硕士研究生与住院医师规范化培训并轨，我得到了大量跟师临床的机会。在那里，我遇到了全国老中医药专家学术经验继承工作指导老师白祯祥，她被患者亲切地称为白奶奶。第一次见到白老师时，已经是午后，只见她满头银发，被一群学生和患者包围着，诊室外还有十余人在候诊，此时白老师依然不急不躁，在给就诊的患者切脉、开方。我当时心中敬佩之情油然而生，内心感叹道，这大概就是老专家的风采吧。真正与白老师相识是因为编写《甲子回眸》，这本书是为纪念山西省中医院建院60周年，由人民卫生出版社出版的记录名老中医药专家的经验集。时间紧、任务重，我被科室派去协助白老师记录其临证经验，这让我有机会走近这位年逾七旬、一生致力于中西医结合治疗乳腺疾病的老专家。从她身上，我看到了患者的希望；从她身上，我看到了学术的严谨；从她身上，我看到了对岐黄的热爱；也是从她身上，我看到了榜样的力量。她的风采可以影响我的一生，让我在岐黄路上更有方向。

2018 年，我顺利以专业课第一名的成绩考入上海中医药大学龙华临床医学院，攻读科学学位博士研究生，师从中医外科学刘胜教授。本以为博士阶段是继续增加临证经验，强化临床思维，入学后才明白，原来科学学位的博士生是要进实验室做基础研究的，毕业要求是要发表 SCI 论文。刚步入实验室，我就被大大小小的仪器和瓶瓶罐罐搞得眼花缭乱。在史有阳师兄的带领下，我开始培养细胞、饲养小鼠、学习实验技术，大概经历了一年左右的学习和反复练习，我开始独立做实验了，此时已经快博士二年级，在毕业要求的压力下，我的实验能力快速提升。诱导不同表型的巨噬细胞失败了一年，在走了诸多弯路和阅读大量文献后，问题迎刃而解，这个“卡脖子”问题的解决，使实验进入了快车道。就这样，每日迎着清晨 6 点的阳光，踏着深夜 12 点洒落在实验室的星辉，从细胞实验到动物实验，最终到分子实验，无限循环。其间我还会跟随导师刘胜教授门诊抄方，每周 1 ～ 2 次，刘老师在临床和科研中具有独特的视角，总能给我打开新的视野。在每周的跟诊抄方中，刘老师每每都会将治病心得与我们分享，循循善诱，加深我们对疾病的认识，这为今后我自己的临床工作奠定了基础。在科研方面，刘老师的思路和想法独辟蹊径，总能通过十分新颖和独特的角度，指引我去思考，不断完善，不断进步。在刘老师身上，我看到了学者的风采，每每在与刘老师的学习和对话中，我都感觉如沐春风。就这样，痛并快乐着，坚持了 3 年，经历了无数次拒稿，最终我一共发表 4 篇论文，其中 2 篇为 SCI 论文，累计影响因子 9.9，另 2 篇发表于《中华中医药杂志》。此外，在博士期间，我主持了 1 项研究生科技创新课题，参加了第十二届“岐黄杯”全国中医药优秀博士论文大赛，所撰文章《中医外科学对“毒”的认识》获得中医组一等奖，个人获答辩最佳风采奖；我的毕业论文《乳移平通过调控肿瘤相关巨噬细胞的极化抑制乳腺癌肺转移的机制研究》被评为上海中医药大学优秀毕业论文。在刘胜老师的带领下，我获得了中华中医药学会科技进步奖二等奖及第十一届上海中医药科技奖一等奖。在读博阶段，我深刻感受到了“你尽管去奔跑，其他的交给时间”这句话的含义。

2021 年 6 月，我顺利拿到博士学位。但生活就是这样，问题环环相扣，拿到博士学位之后该去哪里？做什么？怎么做？这三个问题我每天都在思考和纠结。是该留在经济发达的上海还是回到锦绣太原？是要继续做博士后研究还是找一份临床工作？是要强化中医思维还是要加强外科手术能力？这些问题，让我迷茫，不知所措。于是我带着这些问题回到了家乡山西太原，打算先放松一阵子，再做决定。大概休息了 3 个月，我看到中国医学科学院肿瘤医院山西医院（山西省肿瘤医院）的招聘简介，内心想到，如果能在西医院一边强化手术能力，一边中西医结合治疗乳腺病，帮助患者解决病痛，成为一位技术全面的医生该多好。抱着试试看的态度我投了简历，之后以面试第一名的成绩被医院录用。医院考虑我是中医学资质，要求我去中医科报到，但我热爱乳腺方向，想去乳腺外科，这就给医院出了个难题——执业资质规范吗，可以在西医院的外科工作吗？为了实现我的理想，我拿着毕业证、学位证、执业医师证敲开了山西省卫生健康委员会医政办的大门，我记得很清楚，是一位姓冀的老师接待了我。他看到我对专业的追求，特别热心地帮我找方法、问政策，终于找到《中华人民共和国执业医师法》（现为《中华人民共和国医师法》），在第 14 条中记录：“经考试取得医师资格的中医医师按照国家有关规定，经培训和考核合格，在执业活动中可以采用与其专业相关的西医药技术方法。”这一条内容如同救命稻草一般，使我顺利步入乳腺外科工作。

开始步入工作岗位的我，面对细致繁杂的临床工作有些力不从心，但经过博士阶段的锻炼，我具备较强的抗压能力，于是跟着上级医生白天给患者做手术，晚上补病历，逐渐掌握了临床工作。同时，我积极申报各项课题，幸运的是，2022 年 9 月，依据博士阶段的研究基础，我获批了国家自然科学基金青年项目和山西省科技厅自由探索类青年项目，总共获批经费 35 万元，这在科研大佬眼中，微不足道，但于我而言，却是科研生涯的第一桶金，无比珍贵。两项基金的获批，使我信心倍增，当然，压力也接踵而至。如何高质量地完成科研项目，还要把临床工作做好，这一难题摆在我的面前。此外，当时 32 岁的我还有一项个人生育问题没有解决。经反复思考，2023 年 6 月我决定再次回到上海中医药大学做刘胜教授的在职博士后。

如今，孩子 4 月龄，我处于休产假期间，也即将开始学习和工作，伴随着“岐黄杯”全国中医药博士生学术论坛15周年活动的通知，复盘一路走来的心路历程，我感慨良深。的确，有困难，有成绩，有汗水，更有泪水。

前几日读到“人民日报”公众号上的文章，我特地把它摘抄下来，在这里分享给各位：最好的伯乐，是努力的自己，多一点努力，就多一点可能，想要有所成就，靠的是脚踏实地，凭的是日积月累。让自己不断成长，你就是自己最大的依靠。

读到这段话，我内心充满力量，步入乳腺外科的目标是要掌握手术技能，更好地成为一名能够中西医结合治疗乳腺疾病的优秀医生，而不是偏离中医之路，这是我的初心，希望我在任何时候都不要忘记；在科研方面，做真正有意义的科研，做真正能够解决临床问题的科研，把经费花在刀刃上，而不要为了追求成果盲目实验，这是我的本心。

伴随着孩子醒来的哭声，我在岐黄路上的一幕幕已转换成文字，像是流水账一样的记录和回忆，使得我内心十分丰富。愿我在今后的学习和工作中，不忘初心和本心，继续在求真路上坚定地走下去。

故事未完，期待未来的自己，也期待“岐黄杯”的下一个15年。

【特别鸣谢指导老师 刘 胜】

求岐黄之真，明肺络之理

于睿智（辽宁中医药大学附属医院　主治医师）

我与“岐黄杯”相识于2018年，彼时硕士研究生在读的我正在学校宣传栏张贴一幅绿色的海报，“全国中医药博士生论文大赛”十二个字印刻在了我的脑海中。2020年，我博士一年级，在导师的支持和指导下，我向“岐黄杯”投出了自己在学期间的第一篇学术征文——《三维立体网络视域下肺络病辨证体系构建》。我是幸运的，这篇学术征文最终获得了“岐黄杯”第十二届全国中医药博士生论文大赛一等奖，这也是我在校期间获得的第一个学术奖励，这对于一个博一新生来说，是一份极大的鼓励和肯定，也正是这样一份荣誉，让我荣获博士研究生国家奖学金，获评第二批全国高校“百名研究生党员标兵”。

但相较于荣誉，“岐黄杯”带给我更多的是思考。在比赛现场，专家问了我这样一个问题：“谈谈征文中所构建的肺络病辨证体系是如何指导临床诊疗与科学研究的？”当时由于时间原因，这个问题我并没能作出完整的回答，成为了我在决赛中小小的遗憾。但所谓缘，妙不可言，正是这样一个看似简单的问题，却贯穿了我读博期间所有的研究成果，也成为了我工作后申报课题的重要依据。而深刻剖析这个问题，应着眼于以下三个层面：一是何为肺络病，二是如何构建肺络病辨证体系，三是在临床诊疗和科学研究中怎样应用肺络病辨证体系。

一、何为肺络病

提到肺络病，就不得不提到络病学说。络病学说源于《黄帝内经》，经由张仲景、叶天士等古代医家补充和完善，形成了“病在血，调之络”“病络”“久病入络”等经典的中医理论。吴以岭院士系统地梳理了古代医家对于络病的临证实践，结合现代生物学知识，提出了络病“三维立体网络”，构建了中医络病学理论体系，创立了中医络病学科。我的导师吕晓东教授以中医络病学为基础，创新性地提出了肺络构效理论，对肺络作出了定义，明确了肺络的组织结构和生理效能，认为肺络病的本质是肺络组织结构的损伤和生理效能的失常，并带领团队对肺络病的病种、病机、证候、治则、治法进行了术语规范化研究。

在导师的指导下，我对肺络病有了初步的了解。结合络病的三维立体网络，我们对肺络和肺络病进行了探讨，她指出肺络作为分布在肺脏组织间的网络系统，有明显的细化分层和空间分布规律，按一定的时间与速度发挥着“行血气而营阴阳”的生理功能；肺络病是指肺络组织结构损伤、空间结构异位，气血运行不畅，生理功能失衡。而随着研究的深入，我对肺络和肺络病有了更深层次的认识：肺络包含了两部分，即中医经络学理论中的肺之络脉和中医络病学理论中的气络和血络，其中肺之络脉是气络和血络发挥生理效能的基础，气络和血络则是肺之络脉组织结构的具象化体现；而肺络之为病，其过程极其复杂，结构损伤和效能异常相互影响，涉及现代医学中的神经、免疫、内分泌调节，与肺组织中细胞表型的改变密切相关。此外，值得一提的是肺之气络和血络虽然可以在结构上与支气管树和肺内微循环系统分别对应，但二者的生理效能却不能单以一种结构而论，需探讨气络和血络间的相互作用，即气中有血、血中有气。

二、如何构建肺络病辨证体系

辨证体系构建是中医疾病理论研究的重要环节。在我看来，构建辨证体系的过程可以体现医者对疾病的认识。肺络病作为一个全新的概念，近几年来的相关研究愈加丰富，各个团队结合不同的呼吸系统疾病都提出了极具中医络病学理论特点的辨证论治体系。吕老师在长期的临床实践中，从病因、病位、病性、病理产物四个方面，提出了肺络病邪伏肺络、肺络失约、络伤肺虚三大主证和络伤气虚、络伤阴虚、络伤血虚、肺络壅塞、肺络绌急、肺络弛张、络破肺伤、瘀阻肺络、肺络成积、热毒滞络十个分证。

在导师的指导下，我从络病三维立体网络出发，结合络病的辨证要点，将肺络失约证归为肺络空间异常，将邪伏肺络证归为肺络时间异常，将络伤肺虚证归为肺络功能异常，并提出了辨空间以明肺络病之阴阳表里、辨时间以明肺络病之气血久暂、辨功能以明肺络病之寒热虚实。很长一段时间里，我很热衷于将该肺络病辨证论治体系运用于临床呼吸系统疾病的诊疗中，其充分融合了八纲辨证和脏腑辨证，极大地方便了理法方药的选择。然而，辨证论治体系的构建应以疾病的病因为基础，病机为内核，证候为外化，治则为要点，其中肺络病的病因、证侯、治则在前期的理论研究中已经明确，唯有病机理论尚未完善，如何能高度概括肺络病的病机，体现中医络病学理论，摆脱藏象理论对病机立论的影响，成为困扰我的一大难题。恰巧，导师的一句话点醒了我——“返本归元”，肺络病理论源于中医络病学，络病的病机即可作为肺络病的病机，“承制调平”四个字跃入脑海。“承制调平”是中医络病学的核心理论，其中最妙的莫过于“制”，其取意自《黄帝内经》之亢害承制，指机体生理状态下通过对气血阴阳的自我调节维持组织结构的稳定和生理效能的正常，而络病的发生源于“失制”，即机体气血阴阳失衡。概言之，肺络病是由于外感或内伤因素引起肺络失制，进而引起组织结构损伤、生理效能失常，体内气血阴阳失衡，进而出现邪伏肺络证、肺络失约证、络伤肺虚证，治当遵循络以通为用的治疗大法。

三、临床诊疗和科学研究中怎样应用肺络病辨证体系

构建肺络病辨证体系的目的是解决临床实际问题，为肺系疾病的临床诊疗提供新方法，为呼吸系统疾病的科学研究提供新思路。在导师的指导下，我已围绕该辨证体系开展了诸多有益研究，收获颇丰。在研究过程中，我逐渐将肺络病辨证体系应用于临床诊疗和科学研究中，并提出了“辨承制－论调平”的临床诊疗模式和“形而上－形而下”的科学研究方法。

“辨承制－论调平”的诊疗模式是指以“承”为基，以“制”分证，以“调”为要，以“平”定效。具体而言，辨承制即为在肺络病临床诊疗过程中明确生理状态下肺络的组织结构和生理效能，分析病理状态下肺络的结构异常和效能失衡，进而归纳总结肺络病的病因、病机、病位和病性，完成肺络病的辨证；论调平即为采用合适的中西医治疗手段恢复肺络构效的稳定，并选择恰当的理化方法对疾病的康复和预后作出评价。在上述临床诊疗模式中，肺络病辨证体系贯穿始终，是辨承制的核心环节，也是论调平的重要依据，不可只将该辨证体系用于证候的诊断，而应运用线性思维，串联肺络病的因机证治。“形而上－形而下”，出自《易经》“形而上者，谓之道；形而下者，谓之器”，其中的“形”是指科学研究的主体，“形而上”和“形而下”是理论研究和实践研究两个不同的方向。具体而言，形而上的研究包含了传统理论研究和辨证理论研究，其多为定性研究，研究方法与成果抽象；形而下的研究包含了临床试验和基础实验，其多为定量研究，研究方法与成果具体。形而上、形而下并非是不同的研究方法，而是针对同一问题不同的“认知－实践－认知”过程，在科学研究中应将二者加以融合。在上述科学研究中，肺络病辨证体系至关重要，是指导理论与实践研究的风向标，应运用网状思维，整合中医整体观与西医还原论，将理论辨析和科学探讨有机结合。

我读博期间的研究方向是基于络病理论辨治特发性肺纤维化，在研究过程中已不断回答了决赛中专家所提出的问题，并在《中华中医药杂志》上发表了《运用中

医象思维浅谈络病与通络药》《从气络论探讨特发性肺纤维化急性加重的危险因素》《承制调平理论与特发性肺纤维化中医临床研究思路刍议》《络病理论指导下特发性肺纤维化急性加重“因机证治”的创新理论研究》《从虚、毒、痰、瘀辨治特发性肺纤维化》《清络饮调控 TGF-β 1/Smads 信号传导通路干预大鼠肺纤维化急性加重研究》等文章，以丰富肺络病辨证体系并便于临床运用。

行文至此，感慨良多。正如前文所述，“岐黄杯”于我而言不仅仅是一个荣誉，更是一次难得的经历。对于“何为肺络病”“如何构建肺络病辨证体系”“临床诊疗和科学研究中怎样应用肺络病辨证体系”三个层面的解释是我对“岐黄杯”决赛中专家所提问题的补充，也是对我读博期间临床实践与科学研究最好的概括，其间仍有不足之处。在未来，我仍会继续探索“谈谈征文中所构建的肺络病辨证体系是如何指导临床诊疗与科学研究的”这个问题的答案，将对问题的思考带进临床和科研工作之中，治疗更多受呼吸系统疾病困扰的患者，创造更多具有价值的研究成果，以求属于我自己的岐黄之真，以明属于大家的肺络之理。

写在最后，“岐黄杯”志学之年，祝大鹏一日同风起，扶摇直上九万里。

【特别鸣谢指导老师 吕晓东】

板凳须坐十年冷，文章不写半句空

闫敏敏（中国中医科学院中国医史文献研究所 博士后 助理研究员）

“板凳须坐十年冷，文章不写半句空”，这是研究生刚入学时，钱超尘先生为我们授课时的谆谆教诲。此词源自韩儒林先生（1903—1983）的一副对联，钱先生每引来教导后学。今恩师离世已逾周年，他留下的治学精神却永远指引着我的“求真”之路。

一、发现“性之所近，力之所能”

踏上中医药的“求真”之旅，原属偶然。十多年前（2012 年）迈入北京中医药大学的校门之时，我不曾预见自己的人生将与中医药结下不解之缘。由于高考志愿填报失利，我被调剂到北中医护理学专业。本科阶段的时光十分充实，尽管专业并非自主选择，但在学习的过程中我很快调整了心态，心理上的顺利转变主要得益于我的授课老师们的影响，南丁格尔誓言中的“奉献”与“责任”精神在老师们身上闪耀并不断感染着我。老师们深厚的专业素养自不必多言，更重要的是他们对于我们人格的塑造、思维的完善以及处事原则和方法的传授。老师的教诲让我受益至今并将继续影响着我，主要有三点：一是“慎独”精神；二是“批判性思维”；三是“让自己成为问题的终结者”，即某件需要解决的事到了自己这里，就要使它得到解决或找到解决办法，而不能转移给别人。少年时我所期待的理想中的大学教育在护理学院都被满足。又因为彼时我本人对文学、外语、心理、哲学、物理、生物等方向有着广泛的兴趣，在课余时间除了参加英语社团、支教、义诊等活动外，大部分时间我都在读专业以外的书，由此形成了较为广阔的视野。

本科阶段是我从各个方向探索世界、认识自己的一个过程。高中时我英语和生物学得最好，数学、物理、化学亦有十足的兴趣，但本科未能进入这些相关的专业，因此那段日子我虽能投入护理专业的学习，在心理上却仍有迷茫和矛盾。直到读到胡适先生 1958 年在台湾大学的演讲，他提到了自己的求学经历，我从中受到很大启发，于是对自己人生的方向逐渐明晰起来。胡适在此次演讲中引了清代大儒章学诚之言，指导大学生在选专业时要依着“性之所近，力之所能”去选择。从我个人来看，考虑专业一般是从两个角度出发：一是自己的兴趣；二是社会的需要，我们常常容易在这一点上难以取舍。尤其我受到南丁格尔精神的洗礼，很看重所从事的工作是否对社会有意义，但看过了胡适先生的分析，我心中豁然明朗，他说：“社会上三百六十行，行行都需要，从诺贝尔得奖人到修理马桶的，社会都需要，所以社会的标准并不重要。”我由此坚定了认识，从“性之所近，力之所能”，即自身适合做什么与能够做什么去考虑自己未来的职业。在临近本科毕业时，我决定跨考到中医医史文献专业，一是经过了大学几年，我逐渐地对文史产生了兴趣；二是我对中医药的兴趣亦萌发起来了。我在紧张的实习生活中备考了半年，顺利通过考试，由此开启了坐“冷板凳”的研究生活。

以上用了较多的文字来记述我真正进入中医药宝山之前的心路历程，因为在我看来，这段看起来的“弯路”恰恰是最重要的，青年时期发现自己的“性之所近，力之所能”是决定着一生所能抵达之远方的重要前提，是“求真”所必经的，没有前路的探索和磨砺，很有可能错失后来的美好与坚定。

二、“由小学入医学者，其医学可信”

正式的“求真之路”，是从我研究生阶段开始的。我硕博都师从中医训诂专家黄作阵教授，黄师毕业于北京师范大学，师从中医文献学家、中医训诂学家钱超尘先生，钱老（1936—2022）是著名训诂学家陆宗达（1905—1988）先生的研究生，与现著名语言文字学家、北京师范大学教授王宁先生师出同门。陆宗达师从黄侃，黄侃是清末民初著名学者章太炎先生的大弟子。故而钱老常教导我们所从事的研究路径属于“章黄学派”，“章黄学派”最鲜明的学术旨趣在于汉语古文字研究，即中国传统语文学，亦称“小学”。“小学”包括分析字形的文字学、研究字音的音韵学和解释字义的训诂学。

“小学”作为语言文字之学，以解释古代典籍的文本意义为主要研究任务，故而自两汉以来，一直是作为经学的附庸而被传承。到了清代，清初的学者有感于明末“阳明心学”末流空疏之弊，始倡“经世致用”之学，以顾炎武（亭林先生，1613—1682）为首导。后经段玉裁、王念孙等学者的钻研，训诂、音韵之学逐渐从经学的附庸中独立出来，成为具有系统的方法论的专门之学。“小学”由此在清代迎来了发展的高峰。章黄学派即是承继清代考据学发展而来。简单来说，“训诂”即解释词义之学，词义的解释涉及对古代典籍内在义理的理解，有时一字之差，意义却有千里之别。张之洞《书目答问》云："由小学入经学者，其经学可信。"柳长华先生常引来强调训诂对于医学研究同样重要："由小学入医学者，其医学可信。"就古医籍而言，"训诂"更是理解医理的必由之径，如王冰在《黄帝内经素问注》序中所言，"蒇谋虽属乎生知，标格亦资于诂训，未尝有行不由径，出不由户者也"。古医籍的文字理解，是关乎行针用药以至人命之大事。我此前古文基础尚可，但在跟从黄师习训诂专学后，方由此得窥我国古代文化的博大精深，领略到古人"求真务实"的内在精神，对中医医史文献专业亦有了更多的兴趣与热爱，心里逐渐生出"为往圣继绝学"的使命感。

硕士在读期间，我从黄师处了解到"诠释学"这门学问，方知原来西方亦有同我国相类的学术传统，不禁产生了好奇。随后在前往北京师范大学旁听《说文解字》选读、训诂、音韵学的专业课时，授课老师介绍了"诠释学"的代表人物伽达默尔及其著作，我回到学校当即去图书馆借来了《真理与方法》阅读学习。彼时我的重心仍在训诂学方法的训练，中医古典文献、医学史等专业知识的学习，以及临床跟诊，但"诠释学"的种子已埋在心底。随着学习的深入，硕士毕业时我意识到自己的学术探索之路刚刚开始，对中医药的诸多疑问仍没有得到解答，于是选择了继续读黄老师的博士。

三、"在还原中创造"

博士入学后，我一面继续古医籍训诂、医学史等的学习与科研训练，一面展开了对诠释学的全面学习，试图从新的学科视角来探索中医学术，期冀能因此对中医学有突破性的发现。功夫不负有心人，借由德·伽达默尔"哲学诠释学"的视角，我对中医学术发展的特点有了更为立体和全面的认识，顺利完成了博士论文《还原与创造：诠释学视野下清代〈黄帝内经〉训释研究》，受到盲审和答辩专家们的一致认可与鼓励，他们评价我的论文"引证宏富，取材精当，为诠释学角度理解中医经典开辟了一条新路，创新成果突出，学术价值颇高"，加强了我继续在中医学术道路上求索的信心与决心。我国古医籍的历史传承路径不出两种，一为文本的整理，一为实践的验证与反哺，前者是"还原"，为"求真"，后者寓"创造"，为"求是"。经过博士期间的研究，我认识到中国古代学术传统常常是"在还原中创造"，"求真"与"求是"如阴阳之两极互根互用，合而为一。孔子"述而不作"，真正意义上的从"0"到"1"的创造不易有，而古人在圣贤所流传下来的"经典"文本基础上，以阐释的方式不断传承又更新着。

博士毕业，我如愿来到中国中医科学院中国医史文献研究所从事博士后研究，合作导师为顾漫研究员，研究方向从古医籍训诂转向了出土医学文献的整理与研究，医学史的关注区间亦由清代来到了先秦和秦汉时期，对中医学术的探索转向知识发生学及医籍经典化的研究，然后很幸运地获得了中国博士后科学基金、四川省社会科学重点研究基地“中国出土医学文献与文物研究中心”项目的资助。

回顾我的“求真之路”，心中唯余诚挚的感恩。博士期间在一次与同学的讨论中，我对《伤寒论》名方“苦酒汤”产生了疑问，通过训诂考证，发现确有“苦酒”其物，与当前临床所常认为的“米酒”有别，亦非醋类，其属性为酒类物质，然以其主要成分与“醋”类似，因而医家沿用而不察。彼时我们关注到《中华中医药杂志》举办的“岐黄杯”全国中医药博士生论文大赛征文通知，于是将文献考证结果撰文参赛，经评选很荣幸获得了一等奖。这次大赛的认可对我们产生了莫大的鼓舞，在论坛上与评委专家、参赛同学的交流亦受益良深，令我体会到“志同道合”的欣喜，愈加坚定了继续“求真”的决心。这一路上亦离不开指引、鼓励和支持我的师友和亲人，以及来自母校和科研平台的支持。

高山仰止，景行行止。在以科学实验为医学学术研究主流的今天，于故纸堆里寻找中医药宝藏实在是“冷板凳”，可幸运的是，我们从不缺少举火之人，前辈们深知中医之“真”蕴藏于历代医籍之中，中医药的“真理”离不开对古籍文本，尤其是经典医籍的深入挖掘和研究，当代中医药事业只有“返本”，方可“开流”，“守正”方能“创新”，只有做到对文本的准确理解，方能经得起实践的考验，使古老的中医药学能够在当代的学术体系中绽放新的光华，为人类健康事业长久服务。因此中医药古籍整理的传承方式始终不绝如缕，永远有光照亮并激励着后学前行。“板凳须坐十年冷，文章不写半句空”，我将终身践行师教，从心之所向，沿着前辈们的足迹潜心钻研，为中医药事业的传承与发展贡献自己的微薄之力。

【特别鸣谢指导老师 黄作阵】

踔厉奋发的中医药求真之始

李思怡（广州中医药大学/深圳市龙华区人民医院　博士后　助理研究员）

中国传统医学历史悠久、底蕴深厚，担负着除病济世、造福百姓的重任，凝聚着中国人民和中华民族的博大智慧，为中华民族健康繁衍生息和文化传承做出了重要贡献。习近平总书记指出："中医药是中华民族的瑰宝，一定要保护好、发掘好、发展好、传承好。"在全球化背景下，中医药逐渐走向世界，为各国人民的健康福祉做出了显著贡献。特别是在新冠疫情期间，中医药通过中西医结合，有效降低了重症病例的发生率，展示了其独特价值和优势。

2024 年是全面贯彻落实党的二十大精神的关键之年，是"十四五"规划实施承上启下的关键一年，与时俱进、去伪求真，是中医药事业发展的动力之源。对此笔者有着以下几点思考和实践。

2018 年之前：追寻使命，探索新境

"系统学习中医药临床知识与开展基础研究"，2011 年高考填报志愿时的这一选择，决定了我接下来十余年与中医药的缘分与经历。在本科阶段，我系统学习中医理论，通过阅读《黄帝内经》《伤寒论》和《本草纲目》等经典著作，逐步建立对中医阴阳五行及脏腑学说的理解。我深刻认识到，中医药强调因人、因时、因地制宜，注重个性化诊疗，我也学会了为亲友提供有效的养生建议，对专业逐步建立起了自信。

然而，随着学习的深入，我渐渐感到迷茫。中医的复杂性以及与现代医学的差异，让我在尝试将两者融合时屡屡感到困惑。尽管我理解中医强调人与自然的和谐关系，但在实践中如何有效应用这些理论依然困扰着我。

研究生阶段，我的关注点转向现代医学，尤其是消化系统疾病的防治。我意识到许多胃肠道疾病与生活方式、饮食习惯和心理因素密切相关。这一认知促使我思考中医药能否在这些方面提供有效干预，并在传承邓铁涛五脏相关理论中得到了验

证。我围绕健脾化瘀解毒法进行研究，获得了宝贵的实践机会。

在实验室中，与来自不同学科的同学和老师相互讨论，激发了我的研究热情。然而，面对多元化的团队环境，我常感到自我认同的缺失。在不同学术观点和研究方法的碰撞中，我容易迷失方向，难以明确自己的研究定位。这使我对中医药及其与现代医学的关系感到愈加复杂，内心的迷茫感不断加深。

在导师的指导下，我通过基础研究与临床观察，证实了健脾化瘀解毒法在减轻胃炎症状、改善消化功能方面的显著效果，并参与了“岐黄杯”全国中医药优秀博士论文大赛，获得了提名奖，这让我倍感欣慰。然而，在与同行的交流中，我对自身研究深度产生了质疑，思考是否能在中医与现代医学结合中取得突破。

在这个关键时刻，我开始反思自己的研究路径，寻找新的视角与方法。我重新审视自己的研究动机与目标，思考如何在传统中医的框架下融入现代科学，以实现中医药的现代化与国际化。通过这一过程，我逐渐明确了未来的研究方向，并为将来的发展奠定了基础。

2018—2021 年：踔厉奋发，勇攀高峰

奖项的获得一度让我感到欣慰，然而随之而来的是对自身研究方向和方法的深刻反思。我逐渐意识到，单靠个人努力无法突破科研的局限，必须借助团队的力量，加强对基础理论的学习与理解。

在一次采访中，我有幸接触到了广州中医药大学的李国桥教授。他在 20 世纪 70 年代成功研发青蒿素类抗疟药物，这一伟大的科研成就挽救了无数生命。李教授不仅在实验室中倾尽全力，还主动前往非洲参与抗疟工作，建立多个抗疟中心，培训大量当地医务人员，提高了其抗疟能力。李教授无私奉献与科学探索的精神深深触动了我，使我明白作为医者或科研人员，肩负着对社会的责任，在面对科研难题时，绝不能轻言放弃。

李教授的精神激励我重新审视科研态度，使我认识到只有不断探索与坚持，才能为社会带来实质性的贡献。我开始积极参加各类学术活动，以拓宽视野。在这些活动中，我接触到前沿研究，结识了优秀学者，他们的研究思路与方法令我大开眼界，也让我深刻意识到自己在科研方法上的不足。这促使我尝试运用更多的研究手段，结合现代生物技术对中药进行深入研究。我意识到，传统的研究方法虽然在某些方面有效，但若想突破瓶颈，必须更新观念，从国际科技前沿中汲取养分。

经过数年的不懈努力，2021 年我在“岐黄杯”全国中医药博士生学术论坛上荣获英语交流一等奖和论文大赛二等奖。这些荣誉不仅是对我过去科研学习的肯定，

更是对我未来发展的有力激励。我的研究成果不断增加，已发表多篇高水平论文，并申请了国家发明专利。

这一阶段，尽管我的迷茫未能完全消散，但对未来的探索与追求愈发坚定。我深知，唯有不断努力与坚持，才能真正实现科学研究的价值，为社会健康做出贡献。这一阶段的经历，使我更加坚信，中医药的现代化与国际化之路任重而道远，但我将始终不渝，砥砺前行。

2021 年至今：坚定目标，回馈社会

在研究方向上，我逐渐将重点聚焦于脾胃病的防治。通过对健脾化瘀解毒方的深入探讨，我发现该方在改善胃癌前病变细胞方面展现出了显著的疗效。我带领团队开展了一系列实验，旨在揭示该方对胃癌前病变细胞的干预机制及其潜在的临床应用价值。在这一过程中，我不仅重视基础研究的深入推进，并回归临床一线，努力实现科研成果的临床转化，以期为患者提供更为有效的治疗方案。这种将基础研究与临床应用相结合的探索，赢得了患者的信任及一声声感谢，我对中医药的实践价值也有了更深刻的认识。

作为国家中医药管理局脾胃病脾虚证候重点研究室的骨干成员，我继续深入推进相关研究，通过对健脾化瘀解毒方的研究，我作为第一负责人获得了多个学会和论坛的论文奖项，包括广东省传统医学会科技进步奖特等奖和教育部博士研究生国家奖学金等。此外，我已发表高水平学术论文 10 余篇，申请和获得多个发明专利。我主持了 6 项省部级以上科研及教学课题，参与了多项自然科学项目及 6 部专著编写。这些深入参与的项目让我逐渐明白，唯有不断的实践与反思，才能在中医药领域找到自己的定位。面对当前日益复杂的大环境，我认识到中医药的发展不仅需要理论的积累，更需要实践的验证与社会的反馈。

与此同时，我也积极投身于教学工作，担任广州中医药大学中药学院的师资博士后，致力于培养更多优秀的年轻人才。在教学过程中，我强调理论与实践的结合，鼓励学生参与科研项目，以提升他们的实践能力与创新思维。我引导学生探索新领域，提出新问题，帮助他们在研究中找到适合自己的方向。这不仅增强了学生的科研能力，也为中医药人才的培养贡献了力量。同时，我意识到教学方法的重要性，并积极锻炼自己的教学能力，通过这些努力获得了讲课大赛二等奖。

为帮助公众更好地理解中医药的价值与应用，我积极参与各类中医药科普活动，也为社会传递了更多科学知识。李国桥教授的事迹深深影响了我，促使我关注全球公共卫生问题，尤其是发展中国家医疗资源匮乏的现状。我希望通过自己的努力，

为改善这一状况贡献力量。2022 年，我参与了由教育部中外语言交流合作中心主办的“汉语桥”线上团组交流项目，为 290 名来自不同国家的学员学习汉语和了解中国文化提供了窗口，同时也向他们科普了中医药保健知识。

展望未来，我将继续在科研与临床领域不断探索，力争达到更高的学术前沿水平，传承国医大师邓铁涛的理论与经验，以脾胃理论为切入点，聚焦五脏相关理论的科学内涵。通过严谨的实验与观察，结合中医理论研究，为脾胃疾病的防治提供创新的解决方案，实现科研、临床、教学和科普的相辅相成。

在未来的岁月里，期待在中医药的道路上不断前行，以“顶天”的精神攀登学术高峰，以“立地”的精神扎根实际，坚定信念，勇往直前，为实现中华优秀传统文化的复兴与中医药的现代化贡献力量。

【特别鸣谢指导老师 潘华峰】

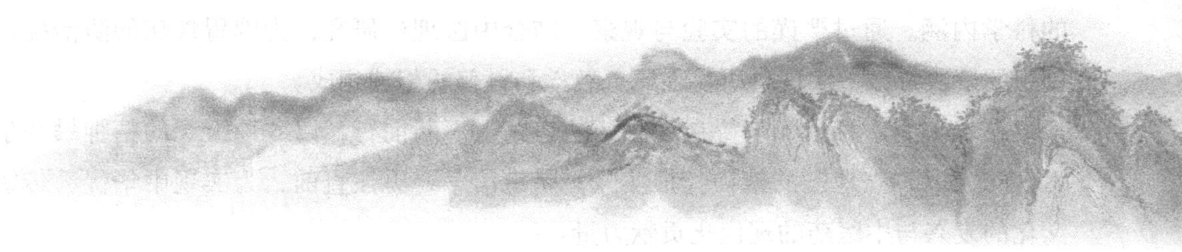

第十三届

笃志躬行，智鹉岐黄

徐宁阳（美国威斯康星医学院　博士后研究员）

2013年是全面深入贯彻党的十八大精神的开局之年，很幸运，在这一年我考入了辽宁中医药大学本硕连续中医学专业。回望10年来，党中央、国务院高度重视中医药传承创新发展，中医药利好政策密集出台，中医药事业进入新的历史发展时期，正在新时代的航程中破浪前行，因此我既荣幸又感激能亲历新时代下中医药的变化。人才培养是中医药传承创新发展的重要环节，加强新时代中医药人才培养是服务“健康中国”建设、传承中华优秀传统文化的有效举措。

身为一名医学生党员，我常常在思考如何将自己的所学更好地融入科学研究，应用临床，服务社会，因此10年来，我不断地深耕中医理论，充实自己。我现担任辽宁中医药大学研究生学院学生第一党支部书记，兼任中华中医药学会老年病分会青年委员、辽宁省中医药学会中医药临床试验核心指标集研究与疗效评价委员会委员、辽宁省中西医结合学会痰瘀论治专业委员会委员等。我曾获2013年度人民网奖学金一等奖、国家奖学金5次，主持国家级大学生创新创业课题2项，参与研究国家级和省市级课题13项，获批软件著作权10项、实用新型专利3项，主持与参与创新创业类大赛80余项，发表学术论文30余篇，其中以第一作者身份发表14篇，副主编著作1部，在中华中医药学会老年病分会、第十六届中国中西医结合心身医学学术交流会及全国中医药博士生论文大赛等进行学术报告10余次，个人事迹报道10余次。此外，我曾参加三下乡系列实践活动，为贫困县送温暖，并在疫情期间作为学生志愿者驻守在家乡疫情防控点。因此结合自己10年来的学习感悟，与各位读者分享我“笃志躬行，智鹮岐黄”的“求真之路”。

一、攻“科研”之难，挖中医内涵

戴震说：“学有三难：淹博难，识断难，精审难。”王力先生把它解释为：“淹博就是充分占有材料，识断就是具有正确的观点，精审就是掌握科学的方法。”而对于研究中医药的我们来说，就是要充分地研读经典，在临床中准确地“识断”疾病的发展，通过中西医结合手段进行治疗。因此读经典、做临床、究科研是我们医学生的第一要务。硕士期间我成功构建并初步形成具有辽宁省地域特色的冠心病痰瘀互结证辨证标准，并首次在国内将临床稽查法引入冠心病痰瘀互结证辨证标准的临床评价中，以提高标准内容的客观性和准确性，有助于临床的应用推广。随后通过在临床的观察，我发现冠心病患者常常伴有焦虑抑郁症状，并且两者常常相互影响，因此当我以“申请-审核制”全校第一的成绩成为一名博士研究生后，我致力于双心疾病的理论与基础研究，冠心病合并抑郁症作为当今严重威胁人类身心健康的“双心”疾病，两者互为因果，相互影响各自的发生、发展及预后。因此我通过理论初探，创新性提出“脑-心-肾”轴理论，结合中医“治未病”思想，构建冠心病合并抑郁症的中医防治体系，通过“辨-调-炼”一体的模式，即“辨体质-调情志-炼体魄”的方式，对患者进行预防调护。此发现有幸发表在《中华中医药杂志》，且该文获得第十三届全国中医药博士生论文大赛三等奖。有此激励后，我对双心疾病进行了更加深入的研究。通过临床观察和近10年的文献研究，我发现双心疾病更易发生在女性围绝经期，心肾阳虚致气滞血阻是本病的关键病机，有幸将此发现发表在《中华中医药杂志》“仁心雕龙”专栏中，并对相关治法和方药进行了探讨。

经过上述理论研究后，我进行了深度思考，既然中医在治疗由心肾阳虚导致的围绝经期双心疾病方面有切实疗效，那具体的作用机制是什么？因此博士期间我通过构建围绝经期双心疾病大鼠模型，探讨治疗心肾阳虚的中医经典代表方之一——补坎益离丹的干预效果，实验结果证实确有疗效。另外，我结合网络药理学及文献研究发现补坎益离丹很有可能是通过Drp1/PINK1/Parkin通路影响海马和心肌中线粒体的自噬来达到治疗围绝经期双心疾病的目的。所以我希望将来能对双心疾病继续进行探索，观察两疾病之间的共病关联性；对于复合疾病的造模、发病机制进行更加深入的探索；中药是否可以调控某一指标从而直接影响共病，也将会是我未来想要继续攻克的难题。

二、悟“经典”之理，品临床心得

因此，深入学习掌握全国名中医、省中医大师、传承人、省名中医特色技术及其学术理论，熟练掌握现代科研方法在临床实践中的应用及常见疾病的诊疗也是做科学研究必不可少的环节。众所周知，在新冠疫情期间，中医药全面参与疫情防控救治，超过 7.4 万新冠感染患者使用了中医药，临床疗效观察显示中医药的总有效率达到 90% 以上。中医药治疗新冠病毒感染的确切疗效成为不争的事实，这是抗击新冠疫情“中国方案”里一张靓丽的名片。还有一位大家都很熟知的著名人物——中国首位诺贝尔生理学或医学奖获得者屠呦呦。60 多年来，她一直致力于中医药实践研究，带领团队攻坚克难，创制出新型抗疟药青蒿素和双氢青蒿素，攻克了一个世界性的健康难题，挽救了数百万疟疾患者的生命，造福了世界亿万人民。不仅如此，还有像张伯礼、仝小林、黄璐琦等众多中医大家为中医药的研究和传播做出了重大的贡献；也有很多乡村的“赤脚医生”，他们用深厚的中医理论为没有经济条件看病的患者带去了福音，这些都是我们中医学子要学习的榜样，同时也是我们学习中医、应用中医药的意义所在。因此在深悟书本上的“经典”后，我们要多跟专家学习，去临床体会“经典”的神奇疗效，这个过程我们会经历四诊不严、辨证不准、配伍不清等问题，但只要我们多跟专家请教，多参悟经典中的含义，未来我们定能成为成熟的中医大夫。

三、扬“传承”之髓，守初心使命

传承与发展中医药文化是一个很大、很有意义的话题，身为中医学子，如何传承与发展中医药，是处在新时代下的我们必须要思考的问题。就在 2024 年 1 月 23 日，我有幸在全国 744 名申请者中脱颖而出，去北京参加 2023 年度人民网奖学金的终评环节，在现场展示环节中我也与大家分享了我的“求真之路”与对中医药的热爱，并有幸作为唯一一名中医院校的学生获得全国一等奖。在提问环节中，一位外籍专家也向我提问如何通过中医更好地传承中华文化，如果在 10 年前，我想我只会说出只要我们自己学好专业本领就能更好地发扬中医文化，但经过对中医长达 10 年的求学感悟，我给出的回答是“教育传承”。中医药文化崇尚“大医精诚”，不仅以医教人，以医载道，更以医化人。中医药文化走进中小学课堂，通过理论与实践教育相结合，将尝遍百草的神农氏、以身试针的皇甫谧、坐堂问诊的张仲景等一个个鲜活的人物故事讲给他们，并让青少年更好地了解“未病先防，既病防变，瘥后防复”的理念与意义，在感叹中医药的伟大神奇时，他们对中医药的文化认同和自信会更加浓厚，从而更好地传承中医药文化。现在很多孩子们已经不是对中医一无所知，国家对于中医药文化的传播颁布了很多政策，也提供了很多便利的条件，因此，未来我想多多走进中小学的课堂，凭借我自身所学为青少年传播中医药文化，增加他们的文化自信与对中医药的认同感，为中华文化贡献自己的绵薄之力。

行文至此，感慨良多。华夏大地“山、水、田、漠”孕育出中医文化，谱绘出了人与岐黄之间相互依存、相互抚慰的生命图景。我为能生在华夏大地中为中医药传播贡献力量而欣喜和骄傲。《“十四五”中医药文化弘扬工程实施方案》的公布，为推进中医药传承创新发展提供了有效举措，其中涉及协同推进研究阐发、教育普及、保护传承、创新发展等方面，虽然我的能力有限，但我将紧紧围绕国家相关政策，结合自己的研究方向，继续钻研中医经典古籍理论的研究，探索中医药在治疗双心疾病中的作用，积极走进中小学为中医药进行教育普及，同时积极将经典应用于临床。从“读经典”到用经典，从“做临床”到思考中医药的临床疗效，从“究科研”到挖掘中医药的基础分子作用，未来我将以增强民族自信，勇攀医学高峰为己任，推进中医药现代化，推动中医药走向世界，在建设健康中国、实现“中国梦”的伟大征程中，贡献自己的青春力量！

【特别鸣谢指导老师 任　路、李国信】

求真之路

傅　阳（河南中医药大学　校聘教授）

傅阳，男，1994 年生，中共党员。硕博期间主要从事中药药效物质作用机制研究。一是参与国家重点基础研究发展计划——“973 计划”课题“宣泻利水中药的药性研究”（2013CB531802），国家重点研发计划——中医药现代化研究“基于病势在表在里的麻黄和葶苈子升降浮沉药性研究”（2019YFC1708802）。二是攻读博士学位期间，基于 GnRHR 信号通路探讨了麻黄及主要成分伪麻黄碱改善阿霉素化疗所致精子发生障碍的作用机制，并深入研究伪麻黄碱纳米粒构建。三是第一作者 SCI 论文 4 篇，中文核心期刊论文 2 篇（见文后参考文献），其中发表于《中华中医药杂志》的《基于 GnRHR 信号通路探讨升浮药麻黄与沉降药葶苈子干预哮喘作用差异》一文，在第十三届“岐黄杯”全国中医药博士生论文大赛 640 篇参赛论文中脱颖而出，获大赛一等奖和最佳论文奖。2022 年 9 月，我入职母校河南中医药大学，任药学院生物制药与工程学科讲师，主要讲授生物化学和分子生物学。2023 年 6 月，我被聘请为河南中医药大学仲景 A 类青年学者。

一、初入茅庐，摸爬滚打

从本科生跨越到硕士阶段，最重要的是做实验、查阅文献、学习实验技术手段、搭建中药分子机制研究思路。学习实验操作最好的办法，就是向前辈学习。大四实习期间，我从最简单的帮洗玻璃瓶开始，接着是配制培养基，培养细胞，提取细胞蛋白、RNA，练习 Western Blotting 及 RT–PCR 操作，继而是动物实验，灌胃、尾静脉注射、腹腔注射等。一边学一边用，随着实验结束，我才基本掌握了其中的“门道”。

关于学习实验，需谨记“技多不压身”。印象最为深刻的是大鼠尾静脉注射。当时我还在实习阶段，师兄建立大鼠肾水肿模型，需要尾静脉注射阿霉素。那时候我想着，难度系数这么高的实验，以后肯定用不到，更不可能还做这个阿霉素。因此，我就没有参与。可万万没想到博士期间，老师获批的国家级项目恰恰需要建立肾水肿动物模型，而且用了阿霉素，还需要尾静脉注射。

查阅文献是科研工作者的必备技能，但是对于“初生牛犊”般的硕士生来说，是非常困难的，主要存在三大问题。一是相关知识储备少，对所研究的领域是一片空白；二是对很多专有名词的英文不熟悉，阅读存在严重障碍；三是不知道如何排除干扰文献，在密密麻麻的研究中找出对自己有帮助的内容。

结合硕博期间经验，我总结了相应的三点建议。第一，看相关领域的博士论文，因为博士论文大多都有对相关研究领域的综述，能很轻松地了解概况。第二，为了让世界更了解博大精深的中医药文化，很有必要把英文学好，“英语”是一双翅膀，可以帮我们传播中医药相关信息。第三，也是最重要的，要用发展的眼光看问题，科学研究不是一成不变的。举个印象最深的例子，我在研究信号通路时，查文献特别头痛，同样一个信号通路，有的人说激活了对人体有好处，有的人说抑制对人体有好处。也可能碰上更无厘头的情况，一些学者说某个疾病发生时，A 通路是被激活的，一些学者却说该通路是被抑制的。这个时候，我们应该坚持“少数服从多数”原则，因为如果更多的学者发表文献，表示 A 通路在疾病发生时被激活，说明这一结果的重复性更好，偶然性更低，可信度更高。

二、排除万难，争取胜利

上了博士以后，只要你没有跨专业读博士，那么该领域的技术手段应该基本掌握，主要原因有三。第一，课题需要创新点，需要查阅大量文献，撰写综述。第二，工作量巨大，需要有更强自驱力，把每天都规划好，什么时候做实验，什么时候接触新技术，什么时候开始整理文章。同时还要有一两项自己的爱好，能够调节自己心情，一定不能“崩溃”。第三，面对就业形势的快速变化，一定要有至少两篇高水平代表作。

我攻读博士时，原本计划是做地黄干预脑缺血的相关研究。后来，我们课题组拿到了国家重点研发项目——升降浮沉药性相关研究。我很荣幸地参与进来，而标书上的规定流程，由师弟师妹们完成，我得另辟蹊径。在我一筹莫展的时候，导师郑晓珂教授和冯卫生教授让实验室所有的博士师兄师姐为我出谋划策。最终，我们参考“973 计划”的经验，先选临床公认的升浮中药及沉降中药进行正常大鼠实验，观察寒热中药的靶点，观察各个脏器线粒体功能的变化，并且通过网络药理学筛选靶点。做完这批动物实验后，我发现了升浮、沉降中药的药性规律，但是对于“升浮药可增加睾丸系数”这个结果很是疑惑。为了尽早帮我确定思路，郑老师对我的实验结果进行了指导，睾丸系数增加的规律性是最值得深入探究的。当天我们就做了病理切片，确认了实验动物不存在睾丸损伤，结合升浮药能够升高促性腺激素释放激素（GnRh）的水平，最后我们决定在项目组制定的四大病理模型上进行拮抗剂的实验，把 GnRh 的作用阻断后，观察麻黄、葶苈子的作用变化。兴奋，又担忧。

兴奋的是，博士的创新点有了；担忧的是，是否能完美地完成？记得那天我跟冯老师和郑老师坦言，压力巨大。冯老师说：那给你延一年？我瞬间清醒，“来劲儿了”，下定决心必须好好干。于是，我一边花大量时间做实验，一边大量查 GnRh 相关文献，最终确定了我的毕业课题——基于麻黄、葶苈子升降浮沉药性差异，研究二者对水肿及哮喘作用机制的差异。

对于“哮喘”，我深恶痛绝。童年期间我深受哮喘折磨，晚上发作得厉害，父母时常夜里送我上医院。而对于哮喘，西医几乎都用激素治疗。父亲非常担心激素的不良反应，因此寻求中医的帮助。那时候，我就对中药神往，在报考大学的时候，选了河南中医药大学。一切都是最好的安排——哮喘动物的实验结果整理结束时，我看到了第十三届“岐黄杯”全国博士生论文大赛的通知。专家二次评审后，我获得了大赛一等奖和最佳论文奖。

对于“水肿”动物模型，前文说需要阿霉素尾静脉注射。之前我没有掌握，作为前辈都不会，就更没有办法指导师弟师妹了。博士期间，要有更强的责任感，更强的学习能力。因为制作这个模型的周期较长，造模期间我查阅文献得知，阿霉素具有生殖毒性，会损伤睾丸，而麻黄可以升高 GnRH，增加睾丸系数，那是否可以在一定程度上改善阿霉素所致的生殖毒性？于是有了后续两篇英文文章。第一篇发表在 *Biomedicine & Pharmacotherapy* 的文章，被修改 8 次，拒稿 2 次，原因是没有精子活力视频。最后，我用实验室正置显微镜进行拍摄，提供了视频，文章才得以被接收。第二篇发表于 *International Journal of Nanomedicine* 的文章相对顺利一些，修改 2 次后被接收。一天，博士后师姐来问我细胞室的问题，师姐聊到了“纳米药物”——和别的学科交叉融合，是我一直梦寐以求的。在师姐的帮助下，我进行载药实验并写成论文。经过两个月的审稿和 2 次小修，这篇文章也被接收了，但时间太晚了。因此，我的建议是，博士期间的文章要尽早整理。

三、不忘初心，循正而行

小学期间，我最喜欢的是自然课，从小就想成为一名科学家。小时候，父亲坚信小孩要有一个特长或者爱好，这样会更自信。学习小提琴是个艰苦的过程，直到能完成简单的协奏曲和中国乐曲以后，我方才享受其中。初中高中的时候，我努力练琴，为了通过小提琴的业余等级考试。在大学、硕士及博士期间，即使学业繁重，我还是坚持练琴。除了参加学校举办的晚会活动，我还代表学校多次参加河南省大学生科技文化艺术节。最艰难的博士阶段，是小提琴陪伴了我，疗愈了我，安抚了我。

热爱小提琴，还有一个原因：我最敬佩的科学家——袁隆平院士是小提琴的爱好者。他是最浪漫的人——在稻田里拉着小提琴。袁隆平院士对祖国的热忱和对科研孜孜不倦的热情，让无数人“端牢饭碗”。但在艰苦而又漫长的科研生涯中，小提琴总是贯穿在他的生活中。袁隆平曾经说过，除了科研，他最爱的是音乐。小提琴能演绎出“最能触及灵魂深处的声音”。

科学研究不能只是为了发文章，完成考核任务，还要关注国家所需，民生所需。随着全球癌症患者的增加，抗癌药物的研究成为一项重要的科研课题。如何实现发挥药物诊疗作用与防范药物不良反应相统一，是推动癌症治疗进步的重大课题。阿霉素作为蒽环类药物，是临床上常用的细胞毒性抗癌药物，但化疗药物对睾丸的毒副作用在很长时间里会影响生育能力。面对患者对于阿霉素抗癌作用的需求和阿霉素抗癌带来的巨大不良反应，如何防范缓解阿霉素化疗所致精子发生障碍，关系到人民群众的健康和生命质量，刻不容缓。中医药是中国古代科学的瑰宝，也是打开中华文明宝库的钥匙。中医药治疗男性不育症历史悠久，可以有效弥补西医治疗的局限性，以及提高辅助生殖技术的成功率。在今后的研究中，我将寻找有效的防治中药及活性成分，努力推动基础研究向临床转化，为下一步临床实现缓解癌症患者抗癌不良反应进行有益探索。

参考文献

1. Fu Y，Yuan PP，Zheng YJ，et al. Ephedra herb reduces adriamycin-induced testicular toxicity by upregulating the gonadotropin-releasing hormone signalling pathway. Biomed Pharmacother，2022，150：113061.

2. Fu Y，Yuan PP，Zheng YJ，et al. Pseudoephedrine nanoparticles alleviate adriamycin-induced reproductive toxicity through the GnRHR signalling pathway. Int J Nanomedicine，2022，17：1549-1566.

3. Fu Y，Yuan PP，Cao YG，et al. Geniposide in Gardenia jasminoides var. radicans Makino modulates blood pressure via inhibiting WNK pathway mediated by the estrogen receptors. J Pharm Pharmacol，2020，72（12）：1956-1969.

4. Fu Y，Yuan PP，ZENG MN，et al. Studying the nature of ascending-descending-floating-sinking of Chinese medicines based on gonadotropin-releasing hormone. J Tradit Chin Med，2022，42（4）：546-555.

5. 傅阳，袁培培，曹彦刚，等 . 水栀子活性组分利尿降压作用研究 . 中国新药杂志，2020，2（16）：1877-1885.

6. 傅阳，袁培培，侯颖，等 . 基于 GnRHR 信号通路探讨升浮药麻黄与沉降药葶苈子干预哮喘作用差异 . 中华中医药杂志，2022，37（5）：2553-2562.

【特别鸣谢指导老师 郑晓珂】

探索生命能量：我的中医药探索之旅

赵丹丹（北京中医药大学　副主任医师　副研究员）

二十年前，我踏入了中医药的世界，从一名充满好奇的医学生发展成为青年教师、研究者和实践者。在这段旅程中，我被中医的魅力所深深吸引，并不断被其在治疗和预防疾病中的独到之处所震撼。中医药不仅仅是对身体疾病的治疗，更是一种文化和哲学的传承。我的学术旅程，围绕着如何将中医药的传统智慧与现代科技相结合，尤其是“生命能量”的现代科学研究，聚焦于探索中医药在现代医学中的应用和价值。我致力于研究“气”与线粒体能量代谢之间的联系、探索AMPK信号通路在中医药治疗中的作用。这条孜孜不倦的求真之路，是一个不断探索、实践和传承中医药智慧的过程。正是这样的经历和挑战，塑造了我作为学者和医者的职业生涯。

初识中医：种下求知的种子

故事开始于懵懂。在现代医学盛行的当代，小时候的我并不清楚中医是什么，只听说隔壁村里有一位姓罗的老中医远近闻名，听说他仅用一根细如发丝的银针，便能使病患身体上的疼痛顿时消散，恢复自如，这是我初识中医的印象。后来机缘巧合，在一次去市区参加英语竞赛的途中，我偶得一本《黄帝内经》，读后便被其中博大精深的智慧所深深吸引。

高中毕业后，我如愿以偿踏入了中医学的殿堂——北京中医药大学，在这里我主修中医学（针灸推拿对外交流）专业，针灸推拿学院灵活开放、严谨浓厚的学习氛围无时不刻不影响着我。通过系统学习，我了解了中医的体系，从理论到临床各科实践，从针灸到中药，中医更像是一种哲学，如此庞大的系统，如此博深的医学，有时候会让我产生一种个体弱小，精力与时间不够的感觉，但是热爱中医的种子，彼时已悄然萌芽并开始茁壮成长。

学术启蒙：在导师的引领下成长

刚进入北中医那会儿，中医治病真是简便效廉，7剂中药仅仅需要几十元，而且效果好得出奇。无数次在针灸科、中医科的跟诊经历中，我见证了无数患者得益于中医药的案例，这让我更加坚定了自己的信念：将继承与发扬中医作为我的职业使命。

后来，在硕士研究生阶段，我有幸跟随广安门医院王阶主任医师进行系统的学习。王老师渊博的知识底蕴、丰富的临床经验深深影响着我。有一回跟诊时，一位窦性心动过缓的老太太不用放起搏器，靠吃中药就能维持很好的心律，我因此感动开心；一个小姑娘因感冒后治疗不当患上心肌炎，不能上学甚至影响生活，我为此感到心痛；在聆听王老师讲《兰亭集序》和《滕王阁序》时，我陶醉于中国文化之美；初入方证相应的学术殿堂也让我意识到传承与发扬中医的任重道远。在这里，我意识到中医不止存在于临床，也需要科学研究，科研为中医提供了一种语言，帮助中医更好地被世界理解和接受。科研是推广中医的关键，提供了可靠证据，支撑中医的发展。王老师教我用科学的方法思考，系统地阅读文献，凝炼科学问题，并运用古文的八股文式来构建论文，这一切都为我后来的学术研究奠定了坚实的基础。

三年的硕士生涯深化了我的临床实践和科研能力，为我后续的科研工作奠定了坚实的基础。在攻读博士学位期间，我有幸跟随北京中医药大学的高思华教授深入研究中医基础理论，扩展了我在学术研究领域的技能，如系统评价、动物实验和细胞实验，这些技术的掌握使我能够更自如地进行科学研究。除了这些专业技能与知识的培训，高老师顺势而为的人生状态让我感受到了一种道骨仙风。他总是以一种平和、自然的状态对待教学和生活中的问题，特别是在研究中遇到难题时，高老师会沏上一壶茶，边喝茶边讨论。在这种氛围中，紧张焦虑的情绪一扫而光，然后他会循循善诱、娓娓道来，引导我分析问题症结所在，启发我寻找解决问题的方案。这种由内而外的松弛感，令我深深地折服，也是我指导自己学生时努力模仿的教学风格。具体来说，导师要作为学生的坚实后盾，给他们创造好的学习环境，为他们的科研工作托底，给他们底气和探索的勇气。

总之，非常荣幸，在两位导师的引领下，我受到了良好的学术启蒙，也得以逐渐成长，对于中医防治心血管疾病、糖尿病等代谢性疾病，中医脏腑相关理论、气血津液的科学内涵等都有了更深的认识，初步形成了自己的研究方向，这为我今后成长为一名优秀的学者、一名合格的教师奠定了良好的基础。

面对挑战：将传统智慧与现代科技结合

在完成了博士学业后，我加入了北京中医药大学的教师队伍，从一名寻求知识的学生转变为传授知识的老师，从以前遇到困难找导师到逐渐开始独当一面。这一转变不仅开拓了我的职业视野，也加深了我作为青年研究者的责任感。在此阶段，我深刻意识到，将中医药的传统智慧与现代科技相结合，不仅是我的职业追求，更是我应承担的时代使命。

我的第一桶金，来自于毕业次年“国家青年科学基金项目”的立项。在前期研究的基础上，我发现中医“气”与线粒体有着非常密切的联系。“气”作为理论体系的核心之一，广泛应用于描述和解释生命活动的基本动力和功能状态，“气”是维持生命活动的基本物质，贯穿于人体的生长、发育、防御、修复等各个过程。在现代科学中，线粒体的功能在很大程度上与中医所说的“气”相类似，尤其是在能量代谢和生命活动维持方面。线粒体被认为是细胞的能量工厂，其主要功能是通过氧化磷酸化过程产生三磷酸腺苷（ATP），为细胞活动提供能量，这一点与中医中“气”的推动作用有着明显的共通性。此外，气的生成、升降、出入、虚实状态直接关系到人体的健康状态。例如，气虚可能导致身体功能下降，表现为乏力等症状，这在生物化学层面上可以解释为线粒体能量代谢不足，无法有效供应身体所需的能量。因此，中医的“气”的调节与线粒体功能的调控在慢性疲劳综合征、代谢综合征、糖尿病等多种疾病治疗中具有潜在的联系。临床中益气理气的中药可以通过影响线粒体的功能来发挥治疗作用，如保护线粒体免受氧化应激损伤、提高线粒体的能量效率等方式，从而实现机体“气”充足且运行通畅的状态。

线粒体是细胞器层面，而从分子角度来看，AMPK 信号通路是关键连接点。AMPK 作为一种重要的能量感应蛋白激酶，在细胞能量平衡中起着关键调节作用。当细胞能量低时，AMPK 被激活，并通过启动下游信号通路调节代谢，增加能量产生（如增加葡萄糖摄取和脂肪酸氧化），并抑制能量消耗（如蛋白质合成和细胞增殖）。这种调节作用与中医通过调“气”来维持生命活动的健康状态的理念不谋而合。

因此，从线粒体这一细胞器及 AMPK 这些分子相关机制切入，结合糖尿病这一全球性重大公共健康问题的防治，我们团队利用分子生物学、基因组学、代谢组学等现代科学技术，来研究中医药防治糖尿病的过程与 AMPK 及线粒体功能之间的联系。这不仅能更好地理解中医药的作用原理，还能为中医药的现代化提供科学依据，以及有助于开发治疗糖尿病的新策略。这一探索展现了传统中医概念与现代分子生物学之间的有趣和有价值的联系，体现了传统智慧与现代科技结合的中医传承与创新的路径。

展望未来：我的中医药发展憧憬

站在中医药现代化的门槛上，我对未来充满了期待。面对全球健康挑战的不断演变，中医药作为一种独特的医学体系，拥有独到的治疗理念和方法，未来在全球医学领域中将扮演更加重要的角色。

我希望能够深化中医药现代化研究，这将为中医药疗法提供更加科学的解释和应用基础，不仅能提高中医药的国际认可度，也将促进中医药治疗方法的标准化和规范化。此外，我希望能够通过科技创新促进中医药的现代化，比如开发基于人工智能的中医诊疗辅助系统，利用大数据分析中医药临床治疗数据，优化中医药的诊疗方案，提高诊疗的精准度和效率，目前我也在涉猎这个领域。

我梦想着中医药将不仅作为一门传统医学，而且要成为全球公认的、科学的、有效的医疗体系，成为解决全球健康问题的重要力量之一。我期待在未来的岁月里，作为一名中医药研究者、教育者和实践者，能见证并参与到中医药从传统到现代的伟大转变中。我将继续践行“孜孜不倦的求真之路”，为推动中医药的全球化和现代化贡献我的力量。

【特别鸣谢指导老师 高思华】

求真岐黄　守正为方　勤思精研　传承创新

——记中医诊断研学之路

郝闻致（暨南大学　中级讲师）

时光飞逝，回望当初立志求真岐黄时在志愿书上的选择，距今已是十二载，我也从南国海岛求学中医、辗转羊城勤研诊断的学子成长为一名中医教师与临床医生。值此全国中医药博士生学术论坛15周年之际，回望自己的求真岐黄之路，提笔之间，感慨良多。希望我能通过分享自身在求真路上的历程，坚定中医同辈求道之心。唯愿中医药文化代代传承，推陈出新，激浊扬清，中医药青年求道岐黄，上下求索，人才辈出，也借此机会自勉，做到求真岐黄，守正为方，勤思精研，传承创新。

初识岐黄，立志求真

中医药是中华民族优秀传统文化的宝藏，作为中华民族对于生命、健康与疾病的认识载体，在几千年历史中承载着守护健康的使命。作为一名中医青年，我与岐黄之术的初识始于一碗苦口良药，而后一根根银针、一味味草药，让我在感叹岐黄之术神奇的同时，对中医师的仁心仁德心生敬佩，对中医兴趣更浓。在高中毕业之际，我毅然选择中医为毕生事业，以岐黄之术、仁心之道为终身追求。在五年的大学求学生涯中，我系统学习了中医理论；在临床见习实习中，我完成了实践的探索。在此过程中，我惊叹于中医药深厚的文化底蕴与哲学思辨，被神奇的疗效所折服；但也痛心于中医药文化未曾被充分传承，在临床应用中受限。即使在中医医院，很多科室也仍以西医治疗为主、中医为辅，让身为中医学子的我困惑万分。在询问患者、医生之后，我发现根源还是中医科学内涵尚未明确，亦或无法以现代科学的形式所展现。以“把脉”“祛湿气”等中医诊疗实践为例，部分患者无法理解其本质与科学内涵，甚至部分医生也将信将疑，从根本上没有体现出中医人的自信，制约了中医药临床应用。困惑之余，我便立志“讲清楚、说明白”中医的科学内涵，明岐黄本真，力求为中医临床实际应用、为中医药文化宣传尽一份绵薄之力。由此，五年求学之后，我进入暨南大学中医学院，开始了研究生阶段的学习。

求学名师，精研诊断

广东地处岭南，在历史上出现过编著《肘后备急方》的葛洪、著有《幼幼新书》的刘昉、撰写《医碥》的何梦瑶等中医大家，中医药氛围浓厚。羊城为岭南中心城市，中医药文化底蕴深厚。进入暨南园后，我有幸跟随陈家旭教授进行学习，聚焦于中医诊断，以病证为本，方证为要，勤思精研。与本科阶段的体系学习不同，研究生阶段的学习聚焦于对中医关键科学问题的探索。中医诊断是中医医疗体系下基础理论到临床实践的桥梁，辨证精准、诊断明确是中医临床治疗、遣方用药的基本前提。病证结合、方证相应是中医诊疗的基本原则，在病证结合、方证相应理论指导下阐明疾病证候生物学基础，解析复方药效机制及物质基础，是中医现代化研究的重要内容，对于病证理论内涵的揭示及复方临床应用与药物开发具有重要意义。结合自身临床所感所悟，我发现对中医诊断科学证据的揭示、病证内涵的阐明是岐黄之术临床应用推广的重要内容，并对此开始了求真探索。

作为临床常见的精神障碍疾病，抑郁症已成为重大公共卫生问题。中医范畴中，肝郁脾虚证是抑郁症基本证型，逍遥散是治疗该病证的代表性方剂，但其病证生物学内涵、药效机制及物质基础均尚未明晰，制约了抑郁症中医诊疗及药物开发。以此为切入点，在陈家旭教授指导下，我踏上了抑郁症“病－证－方”的求真钻研之路。路漫漫其修远兮，吾将上下而求索。疾病机制的研究是探索未知的旅程，中医诊断病证内涵的阐明，使得这条求真之路困难重重。在繁杂的疾病机制中，如何选择恰当的切入点探究病证关键内涵，解析复方药效物质基础，成为我探索之初的绊脚石。抑郁症肝郁脾虚的病机演变包含“肝郁－脾虚”及“脾虚－肝郁”不同病机演变状态，其中对肝郁所致脾虚的研究较多，而对脾虚如何影响肝郁的研究较少，是诊断病证领域研究中相对薄弱的环节，值得深入探究。

肠道菌群作为人体较为丰富的微生物群，参与人体生长发育、代谢消化、免疫维护等功能，也依赖人体宿主进行营养支持与转录调控，与人体和谐共存。临床证据表明，肠道菌群紊乱是抑郁症患者的重要病理特征。由此，我锚定了肠道菌群作为研究对象，立志阐明肝郁脾虚型抑郁症“脾虚－肝郁”病证内涵。在研究过程中，如何以肠道菌群作为切入点，利用现代医学手段来解释中医病证理论、解析方证机制，成为研究的难点。一方面，如何用肠道菌群这一复杂巨系统阐述证候内涵成为难点；另一方面，如何以严谨的实验设计对应中医证候又成为困难。岐黄医学以高维哲学思辨为方法认识疾病，以病证为本，以精简为要；而肠道菌群作为复杂的巨系统，变化万千。但心怀热忱，不惧前路坎坷；良师在侧，无畏困难重重。肠道菌群庞大复杂，但抽丝剥茧，层层剖析，终会明确机制；病证方内涵繁复，但守正创新，精研方法，终会阐明内涵。三年硕士阶段过去，我对于肠道菌群与抑郁症病证研究有了初步探索，明确了病证相关机制，但更深层次的内涵仍需探索，于是我便继续钻研，开启了博士求学。

勤思精研，传承创新

博士期间，因为有硕士阶段的积累，我对于方法与技术的掌握更加熟练，对理论内涵的把握更加深刻。在中医理论指导下，结合严谨的现代实验方法，我继续以肠道菌群为切入点开展病证研究。实事求是地说，在此过程中我遇到很多和硕士阶段不同的困难。随着肠道菌群研究热度的降低，“机制不明，肠道菌群”等争议的出现，让我对研究的方向产生了怀疑。但一路险峰，一路美景，随着研究热度过去，坐好冷板凳，进行深层次的探索，确是守正良方。在导师及课题组老师、同门帮助下，历经摸索探寻，在不断优化实验设计及方法的过程中，我通过构建肝郁脾虚型抑郁症病证结合动物模型，利用无菌小鼠、抗生素干预、微生物联合代谢组学、粪菌移植结合分子生物学技术，确立了实验研究的具体方法。我们的研究发现，肠道菌群失衡及微生物代谢紊乱驱动的外周与中枢前额皮质补体 C3 表达升高，及小胶质细胞异常突触修剪是肝郁脾虚型抑郁症重要的病理机制，方证相应理论指导下的逍遥散及逍遥散粪菌移植可以改善抑郁样行为，改善肠道菌群紊乱，抑制外周与前额皮质补体 C3 表达，维持小胶质细胞稳态。由该研究结果整理而成的论文从投稿到被接收历时一年半，最终发表于微生物学领域顶刊 *Microbiome*（中科院 1 区 TOP 期刊，影响因子 15.5），是该期刊首次收录的中医复方相关文章。文章发表之后，得到了中国科学报、新浪科技、暨南大学官网等学术网站及梅斯循证中医药、中国天然药物杂志、AutophagyAdvances、brainnews、BMC 等中外学术科研自媒体平台的宣传报道，表明了中医复方研究及中医病证内涵是可以“说明白、讲清楚”的，这极大增强了我的自信。更令我欣喜的是，这项研究为逍遥散的临床应用提供了坚实的证据，对岐黄之术在临床的推广有积极意义，这也是我辈青年学子的愿景。在求真岐黄的过程中，我也取得了一些成果：主持获批了国家自然科学基金、博士后面上基金、国家资助博士后研究人员计划（B 档）、广东省基础与应用基础研究基金广州市联合基金青年基金项目等；在第十三、十四届“岐黄杯”全国中医药学术论坛上以“基于肠道菌群探究中药复方治疗肝郁脾虚型抑郁症的研究进展”“基于方证相应的肝郁脾虚证生物学基础述评”为题目发表述评文章；在中国生理学会中医药与脑稳态调控专业委员会学术年会暨第六届中医脑科学大会、世界中医药学会联合会中医诊断学分会做特邀报告；以第一 / 共一作者身份发表 SCI 论文 8 篇，IF > 10 的文章 3 篇，TOP 期刊 5 篇，中文核心期刊论文 8 篇；获得研究生国家奖学金、脑科学大会青年论坛一等奖、粤港澳大湾区中医药学会联盟学术论文一等奖等；担任世界中医药学会联合会中医诊断学专业委员会会员、*Frontiers in Pharmacology* 期刊客座编辑、*Traditional Medicine Research* 青年编委等。更令我开心的是，自己所作中医病证研究得到了一定的认可与鼓励，对于“讲清楚、说明白”中医病证内涵做出了自己的一点贡献，这更加坚定了我求道岐黄的信心，也让我对于中医药的未来充满期待，岐黄之术、仁心之道终将代代传承，发扬光大。至此，以一首五言诗与中医青年同道共勉：

六载寒暑去，三更灯火余。
负笈良师遇，担簦益友逢。
辗转初窥道，立志欲久坚。
无畏医途远，但见杏林春。

甲辰年于暨南园

【特别鸣谢指导老师　陈家旭】

求真之路

郭兆娟（北京中医药大学 助理研究员）

人生总是充满未知的探索与挑战，一次选择可能决定一生的道路与方向。很幸运与中医药结缘，在传承中医药这条道路上，我已努力前行十三载，途中很荣幸在博士和博士后期间两度与“岐黄杯”结缘，回望来路，也曾路途坎坷、曲折蜿蜒，所幸内心信念坚定，一路风雨兼程。不忘来时路，方知向何行。展望未来，我会继续沿着来时路，追寻梦想的光芒，努力讲好补骨脂安全性的故事，讲好自己的人生故事。

道阻且长，行则将至

人生中总有一些风雨无法预见，同时又难以避免。博士生涯对我来说，是一次科研能力的提升，实验技能的打磨，同时也是处事心态的历练。博士期间我开始了全新的研究方向，即中药安全性评价研究，具体而言是补骨脂肝毒性研究。新的研究方向带来了新的挑战，新的科学问题带来了意料之外的难点，对补骨脂肝毒性的研究，我需要在确证其肝毒性的基础上阐明以下三点：补骨脂肝毒性的药物因素是什么？肝毒性物质基础是什么？肝毒性的毒性机制是什么？为了回答好这三个科学问题，博士三载我未敢松懈。在对补骨脂肝毒性的药物因素研究中，从最初的购买补骨脂生药、制备炮制品、药物提取、摸索动物给药剂量，到同时考察两个种属、两种炮制规格、四种提取工艺、四种给药剂量、三个给药疗程，我用了十个月的时间，牺牲了六百余只大、小鼠，只为科学地回答好这个问题。所幸功夫不负有心人，通过研究我得出了可靠结论，即补骨脂具有肝毒性，乙醇提取工艺为其肝毒性的主要药物因素，且存在种属差异，KM 小鼠肝毒性较 SD 大鼠更显著。每一个生命都值得敬畏，无言良师，授吾医理，感恩为此研究牺牲的实验动物。在此期间，我发表的文章《关于中药潜在肝毒性若干问题的思考》有幸获得了“岐黄杯”第十一届全国中医药博士生论坛提名奖，这既是对我研究成果的肯定，也是对我博士阶段的鼓励。为此，在后面的研究中，我更加努力求索。

在对补骨脂肝毒性的物质基础与毒性机制研究中，正值新冠疫情暴发，我被迫离校居家八个月余，加之返校后搬迁至新校区，实验条件不完备，毕业课题毫无进展，此时博士三年级上学期已过半，心急如焚却又无计可施，终于等到可以进行实验了，便昼夜不停做实验，在实验室里过除夕。然而，人生路上有时越是困难，越是风雨交加，清明节早上突然接到父亲病危入院的消息，心急如焚的我挂断电话后立刻买票赶回家，晚上到医院看到昏迷的父亲躺在病床上输血，我愣住了，意识到自己已不再是小孩，意识到了自己肩上的责任。此后我白天照料父亲，入夜后病房安静下来，便在父亲病床前整理学位论文。父亲病愈后，返校的我更是没日没夜地做实验、写论文，那段日子虽然每天半夜才回宿舍，连续五个月未曾休一日，直到毕业论文提交完成，很累，但并不觉得苦，因心有未酬志，风霜恒不渝。

很幸运，连续的努力付出得到了想要的回报，我的博士学位论文顺利通过盲审，而后顺利通过学位论文答辩。答辩的一小时里，我代表所在团队坚定而认真地向专家们回答了关于补骨脂肝毒性的三个科学问题：提取工艺是补骨脂肝毒性的主要药物因素；醇提工艺导致补骨脂多种肝毒性成分“富集叠加”，其中以补骨脂酚、补骨脂定毒性最大；补骨脂肝毒性机制与线粒体损伤密切相关。看到专家对补骨脂研究成果的肯定，我深感自己所有的努力都是值得的。

行远自迩，笃行不怠

山再高，往上攀总能登顶；路再长，走下去定能到达。我时常想起习总书记对青年人的鼓励，也正是这种鼓励，成为我疲惫、迷茫时的一座灯塔，鼓励和指引着我继续前行。博士生涯虽已结束，但我对补骨脂肝毒性的研究并未停止，博士后进站后，我在博士研究的基础上对补骨脂肝毒性物质基础和毒性机制进行了更深层次的探索，首先证实了补骨脂酚和补骨脂定是补骨脂的主要毒性成分，其次明确了线粒体损伤引起的脂肪酸 β 氧化分解受阻与补骨脂肝毒性机制密切相关。在此期间，很荣幸我发表的文章《补骨脂肝毒性的安全性分析及思考》荣获“岐黄杯”第十三届全国中医药博士生论文大赛一等奖，补骨脂肝毒性的研究成果再次受到肯定，这既是对此研究的价值肯定，也是对我努力付出的正向反馈。同时，我所在团队进行了包括补骨脂在内的多个中药的安全性研究，我们的研究成果被《中药注册分类及申报资料要求》和《中药注册管理专门规定》采纳；以补骨脂肝毒性研究为主要支撑的“中药潜在肝毒性范例研究”代表性成果荣获中国民族医药协会科学技术奖一等奖；同时业内官方媒体《中国医药报》以“中药单味药潜在肝毒性的范例研究”

为题，对补骨脂肝毒性研究成果进行了报道，提升了社会公众对中药安全性问题的科学认知水平。在导师的教导下，历经五年研究取得的补骨脂肝毒性成果能够获奖，被更多的人肯定，能为行业法规的制定尽自己绵薄之力，研究成果能被行业主流媒体报道，于我个人而言已是莫大的荣幸，这期间再多的努力与艰辛都归结为两个字：值得！

犹记博士后出站评议会上，答辩主席让我最后用一句话做总结，我毫不犹豫地答道："科研无止境，补骨脂安全性研究的路还很长，我会继续在这条路上坚定地走下去！"

以师为镜，内省修己

求学期间得遇良师，已是可贵，幸得恩师在科研之路和人生重要节点上传道受业，勉励心志，实为人生之幸。自博士到博士后，有幸师从王停教授，修学五载，恩师传道受业，解答疑惑，督促研途，勉励心志，实为学生之幸。

博士后期间，科研道路上是我对补骨脂进行更深层次研究的阶段，同时人生道路上是我结婚生子的阶段。在此阶段，感恩恩师对我的勉励与督促，在学生心里，恩师既是导师，也是长辈，总是在关键时候为学生提灯引路，育梦成光，不仅在学业科研之路上指导学生勤勉上进，在人生之路的重要关口，恩师的教诲同样让学生受益匪浅。古语云："以人为鉴，可明得失。"从恩师身上，我看到的是多面的魅力，是对学生的传道受业、关心爱护，是对工作的勤奋努力、爱岗敬业，是作为医生对患者的理解与善良。以师为镜，内省修己，得遇良师，何其有幸！

不忘初心，方得始终

能连续而深入地专注于自己喜欢的研究是一件幸运的事，既已得此幸事，唯有勇毅前行，才能不负热爱。如今，在博士及博士后阶段的研究基础上，我继续从配伍减毒角度对补骨脂开展研究，如何"说明白、讲清楚"补骨脂的潜在肝毒性，如何讲好补骨脂"识毒－减毒－防毒"的故事，是值得我长期深入研究的科学问题。

中医药是中华民族的瑰宝，保护好、发掘好、发展好、传承好中医药是新时代习总书记对中医药发展提出的要求。于我而言，科学开展中药安全性评价研究的意义不仅在于研究本身，更多的是通过科研，努力将传统中医药理论和实践相结合，为中药临床实践提供更为安全有效的指导，规避用药风险；为完善补骨脂药材质量标准，促进"有效成分定量、毒性成分限量"综合质量控制新模式提供借鉴；同时也为包含补骨脂的中药新药研发和药品评价提供参考。科学问题源于临床，基础研究解决科学问题，最后服务临床，实现“源于临床－证于基础－回归临床－服务监管”的闭环导向，是我开展科学研究的最大价值所在。

入则进德修业，出则任重道远。如今，学业已毕，我已完成了学生向老师身份的转换，学术之路开启了上下求索的新征程，人生之路亦开启了新篇章。然初心未改，更多了一份忠于职守的责任，持之以恒的信念和求真务实的态度。科研之路即是求真之路，人生之路亦是求真之路。行进至此，收获良多，展望未来，唯有踔厉奋发、笃行不怠，才能不负热爱、不负光阴。奋斗于新征程，当在纷杂起伏中保持一颗平和的心，不疾不徐，不躁不怒，时时勉励，日日自省，相信，路虽长，认真走下去，终将会有好的风景！

【特别鸣谢指导老师 王　停】

第十四届

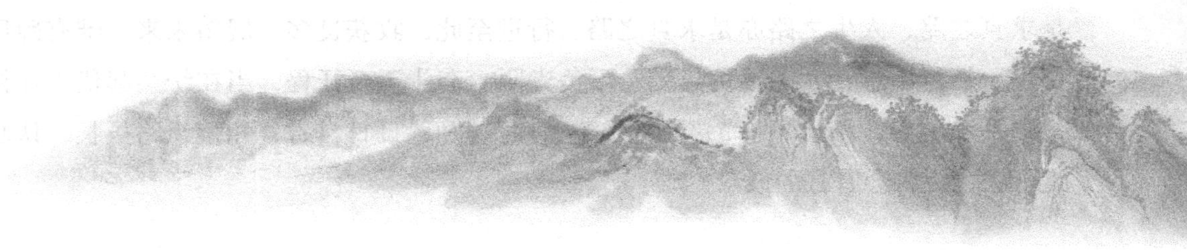

曹乾安同志求真之路事迹材料

曹乾安（江西中医药大学附属医院 副教授 主治医师）

党的二十大上，习近平总书记寄语广大青年“立志做有理想、敢担当、能吃苦、肯奋斗的新时代好青年”。志在千秋业，多为青年计。我始终铭记习总书记的殷切嘱托，发扬新时代好青年的四个特质精神，在中医事业传承创新的时代洪流中踔厉奋发、勇毅前进，在青春的赛道上跑出当代青年的好成绩。

有理想，红土地上映初心

2016 年 2 月 3 日，习总书记在南昌考察江中药谷时指出，“中医药是中华民族的瑰宝，一定要保护好、发掘好、发展好、传承好”。江西有着延续千年的中医药底蕴和丰厚的红色历史文化，所以我生于斯，长于斯，奋斗于斯。入党从医十余年来，我积极主动参与“永远跟党走 奋进新时代”的井冈山社会实践活动，先后赴井冈山革命博物馆、毛泽东同志故居参观调研，联合南昌消防总队开展“传红色基因，承革命薪火”的党史学习教育，参加义教义诊等志愿活动多达 286 次，先后获省级优秀志愿者、优秀团支部干部、优秀共产党员等荣誉称号，所在党支部也被评为先进党支部。

在一次次红色教育与医学实践的交融贯通中，我进一步增强了对江西中医药文化和红色文化的历史自豪感，也更加意识到青年中医一辈要走的长征路。师承江西热敏灸技术的我暗下决心，要持续弘扬伟大建党精神，将红色血脉贯穿于对针灸学的上下求索中，贯穿于健康中国的战略攻坚中，贯穿于为实现中华民族伟大复兴而奋斗终身的使命担当中。

敢担当，“青”注全力守健康

习近平总书记强调“要把保障人民健康放在优先发展的战略位置”。作为一名党员医务工作者，我牢记为人民服务的宗旨，利用闲暇时间进社区、下基层，身体力行推动中医药服务下沉，打造集“抗疫－医疗－保健”等功能为一体的前沿服务阵地。尤其是疫情期间，我曾协助双胞胎哥哥曹乾德民警在德安县牌楼村设卡点，对社区往来人员进行登记与健康排查，及时解决人民群众疫情期间的就医难题，谱写了“你是警察，我是医生，双胞胎兄弟携手共同抗疫”的佳话！

“凡大医治病，必当安神定志，无欲无求，先发大慈恻隐之心，誓愿普救含灵之苦。”2022 年 12 月 27 日，我乘坐动车返乡之时，车厢内一名乘客突发疾病，体温高达 40.8℃，神昏谵语，情况危急。得知消息后我毫不犹豫挺身而出，判断其为高热闭证患者，立刻取出常年随身携带的针具，果断进行针刺放血及行针治疗，10 分钟后，患者意识苏醒，汗出热退，行动如常。我以自身的专业特长，在缺乏医疗设备的紧急情况下有效地保证了患者的生命安全。

自 2012 年从事针灸工作以来，我为村民开展“三伏贴”活动，宣传中医“冬病夏治”的理念；急患者之所急，痛患者之所痛，针对患有疼痛类疾病的群众，细致诊查每一位患者，应用针刺、热敏灸、推拿、按摩等特色疗法，疗效显著。有时刚端上饭碗，吃了一口饭，就被患者叫去。即使是大年初一，也没轻闲过。曾有人问，这么没日没夜，图的是什么？我的回答：凭一个人的良心，一个医生的道德。我始终坚守在临床一线，视患如亲，坚守廉洁底线，至今已服务群众达 8.7 万人，在青年中医师的就诊量中首屈一指，以高尚的医德和精湛的医术赢得了患者和同事们的一致好评。

能吃苦，传承创新护中医

习总书记寄语广大中医药工作者要推动中医药走向世界。近年来，中医针灸发展迅速，成为助推中医药“走出去”的靓丽名片。21 世纪初，以德国柏林医科大学为代表的研究团队发表系列文章，否定人体“腧穴”的存在，美国干针疗法的“去中医化”等事件，使延续千年的针灸学说面临前所未有的挑战。但我不怕苦与累，敢于啃“硬骨头”，誓要向世界证明针灸腧穴的存在。

在青年岐黄学者付勇主任中医师、长江学者韩平畴教授的指导和支持下，我认真翻阅《黄帝内经》等历代中医典籍，带领科研团队26人成立江西省首个中医研究型门诊，与北京大学、中国中医科学院开展合作，开展腧穴敏化动物实验基础研究，联合北京中医药大学招募患者进行腧穴敏化规律探查，开展系列热敏灸和力敏针刺临床研究，心路历程如下。

1. 源于经典

自2012年起，我在导师付勇老师的指导下，对古今文献中出现“腧穴力敏化”的条文进行整理，提炼了三大理论——辨敏选穴，择术以治；腧穴力敏化；针刺之要，快然乃治之。构建了首个腧穴敏化理论数据库。

2. 基于临床

自2017年起，我带领团队进行力敏腧穴系统探查，一共纳入了1268例患者，阐明了力敏腧穴与经腧穴位置的关系，绘制了力敏腧穴的概率分布图谱，揭示了不同病症力敏腧穴高发区。

3. 客观显像

自2018年起，我将手持测痛仪、远红外热扫描和磁刺激仪运用于力敏腧穴特征研究，进行第三方专家论证，确定了力敏腧穴标准。

4. 基础研究

本研究自2020年开展。我在中国中医科学院针灸研究所刘坤老师的指导下，聚焦在背根神经节交感－感觉偶联、CGRP、5-HT、外泌体上，确定了力敏腧穴效应机制及其信息载体。

5. 交叉研究

自2021年起，我在长江学者韩平畴老师的指导下，结合力敏腧穴皮肤组织液和微流控芯片研究，开展医工结合研究。功夫不负有心人。2023年，由我主笔的腧穴敏化研究主题入选了2023年度中医药重大科学问题，为唯一入选的针灸学科学问题。同年，我又以在腧穴敏化研究领域的优势顺利入选中国科学技术协会（简称中国科协）、中华中医药学会青年人才托举工程，既是当届立项中较年轻的青年人才，也是江西中医首位入选者，成功地让世界认识到腧穴的博大精深。

肯奋斗，热敏灸惠及百姓

习总书记多次勉励新时代中国青年要勇于砥砺奋斗。我也积极响应号召，在传承发展江西热敏灸上展现了亮眼的奋斗底色。江西中医药大学的原创成果——热敏灸疗法的出现形成了“南看江西灸”的格局。近年来，热敏灸备受广大群众青睐，成为医疗保健界的“香饽饽”，为中医药传承创新发展开出了“江西处方”。从医以来，我思索最多的就是如何借助热敏灸解决基层医疗资源不足的问题，以更好地解决老百姓急难愁盼的就医问题。

2021 年，我主持的乡村振兴背景下“热敏灸技术 + 中药材种植”双向模式示范研究入选中国科协“高端科技创新智库青年项目”，成为江西中医药大学首次中标项目，也是当年江西省唯一中标项目，助推江西热敏灸技术开出了热敏灸医院、联盟、南方灸学研究所、热敏灸小镇、机器人这 5 朵“金花”。同时，我积极将创立的力敏针刺新技术运用于临床治疗中，将膝骨性关节炎、腰椎间盘突出症、肠易激综合征等难治病症的治愈率提高了 24.17%，推动力敏针刺于 2023 年纳入江西省新增医疗保险项目，有力证明了针灸的科学性和有效性，为加快推进江西中医药强省贡献了智慧与力量。

未来，我将更强调研究的创新性、先进性、优越性。在基础研究方面，我将以肠易激大鼠为模型，检测体表渗出点、机械压痛阈、体表温度和蛋白物质、组织液、外泌体，进行功能和物质结构相匹配的研究。在临床研究方面，我将对肠易激综合征、颈椎病等开展多中心、大样本的随机对照试验（RCT）研究，形成高质量证据。

我认为“做人要知足，做事要知不足，做学问要不知足，用青春的汗水践行中医药时代新人的责任”。在未来的日子里，我将继续肩负中医药传承创新发展的历史使命，立于时代潮头，争做时代先锋。

【特别鸣谢指导老师 付　勇】

求真之路长且艰，中医药学映华篇

张楚楚（中国中医科学院中医药信息研究所　助理研究员　主治医师）

踏上中医药的求学之路，源于我青少年时期的一次患病。高中时期，我曾因过敏而陷入病痛之中，西医的治疗无果让我倍感无助，正是在这个关键时刻，我遇见了中医。几剂中药下去，病痛竟然奇迹般地消失了。那一刻，我深感中医药的神奇与伟大，也坚定了自己学习中医药的决心。

自那以后，我便踏上了探寻中医药奥秘的征程。对我来说，学习中医药不仅是因为对知识的追求，更是源自对生命的敬畏与珍视。我在探索的路上经历了无数的艰辛与磨砺，但每一次的突破与成长都让我更加坚定自己的信念。我深知，未来的路还很长，但我会坚定地走下去，用我所学的知识去服务人民、造福社会。

一、初识中医，立志求学

高中时期我曾遭遇过一次严重的过敏，没有想到西医对我的病痛束手无策，我尝试了所有西医能提供的治疗手段，但病情却丝毫没有好转的迹象。我的皮肤变得红肿不堪、瘙痒不止，甚至到了夜晚都难以入眠。就在我几乎要放弃的时候，我遇到了李维贤医生，那是一位和蔼可亲、医术高超的老中医。工作后才得知，李维贤医生曾是中国中医科学院中医基础理论研究所的领导，缘分使然。

李教授仔细询问了我的病情，又仔细查看了我的舌苔和脉象。他告诉我说，我的过敏并非是单纯的皮肤问题，而是体内湿热过重、气血失调所致。他为我开了三剂中药，并详细交代了煎药和服药的方法。

我对三剂药的剂量深感惊讶，区区三剂药，也能治好我这久治不愈的过敏吗?话虽如此，我还是按照李医生的嘱咐按时服药。让我震惊的是，几日后，我的病情奇迹般地有了好转，红疹逐渐消退，瘙痒也减轻了许多。我感受到了中医药的神奇魅力，也对李医生充满了感激之情。

这段经历对我产生了深远的影响。它让我深刻认识到了中医药的独特价值和魅力，也让我对中医药产生了浓厚的兴趣。从那时起，我便立志要学习中医药知识，将来成为一名优秀的中医医生，用中医药为更多的人消除病痛。

二、大学求学，跟师问道

当我收到北京中医药大学本硕连读八年制专业的录取通知书时，内心的激动难以言表。那一刻，我仿佛看到了自己在中医药领域的广阔天空下，振翅欲飞。

大学的生活充满了新知与挑战。我系统地学习了中医药的基础理论知识，从《黄帝内经》到《伤寒杂病论》，从中药学到方剂学，每一步都走得扎实而坚定。但我知道理论学习只是中医药学术之旅的起点，真正的精髓在于临床实践与跟师问道。在跟师抄方的过程中，我逐渐领悟到了中医思维的独特之处——中医强调整体观念和辨证论治，注重个体差异和因时因地制宜。

三、硕士深造，专攻伤寒

硕士深造是我中医药学术之旅的一个重要阶段，在这个阶段，我选择了专攻《伤寒杂病论》，这源于我对中医药事业的热爱与执着追求。

在选择专攻方向时，我得知陈明老师在《伤寒论》研究方面有着深厚的造诣和丰富的经验，便怀着敬仰之心，决定拜入陈老师师门，跟随他系统地学习《伤寒论》的六经辨证。

六经辨证是《伤寒论》的核心内容，是指通过观察患者的症状、舌脉等信息，判断病邪的性质和所在部位，从而制定出相应的治疗方案。在学习的过程中，我不断揣摩和实践六经辨证的方法，努力将其应用于临床实践中，为我将来的研究工作奠定了坚实的基础。

四、工作实践，古籍研究

当踏入中国中医科学院的大门，从事中医古籍相关工作时，我的内心充满了激动与期待。这里汇聚了众多中医药领域的专家学者，珍藏了丰富的中医古籍，是中医药学术研究的圣地。我深知这是我深化中医药理论研究、提升学术水平的重要机遇。

在工作的初期，我主要负责古籍的整理与挖掘工作。每一本古籍都是前人智慧的结晶，它们承载着中医药学的深厚底蕴，展现着独特魅力。我小心翼翼地翻阅着这些珍贵的古籍，用心体会着其中的文字与思想。

随着工作的深入，我开始尝试将古籍中的理论应用于临床实践中，通过观察和总结患者的病情变化，不断调整和优化治疗方案。当我把古籍中的理论与临床实践相结合时，往往能够取得更好的治疗效果。这不仅锻炼了我的思维能力和学术素养，还让我对中医药学的研究方法和技术手段有了更加全面的了解。我逐渐形成了自己的学术观点和研究方向，开始在学术期刊上发表论文，参与学术会议和交流活动。我结识了更多志同道合的专家学者，我们互相交流、共同进步。

五、博士求学，中西结合

博士求学是我中医药求真之路上又一段崭新的旅程。成功考取中国中医科学院的博士，不仅是对我过去努力的肯定，更让我对未来学术之路的探索更加期待。

在博士求学的过程中，我有幸跟随林洪生教授学习。林教授是中西医结合肿瘤防治领域的杰出代表，她深厚的学术造诣和丰富的临床经验让我深受启发。在林教授的指导下，我深入学习了中西医结合治疗肿瘤的理论与实践，逐渐领悟到了中西医结合治疗肿瘤的精髓。

中西医结合既是对传统中医药学的传承，也是对其现代化与规范化的探索。在林教授的引领下，我参与了多项关于中医药现代化、规范化的研究项目。我们运用现代科技手段对中医药抗肿瘤的药效成分、作用机制进行了深入研究，为中医药的现代化提供了科学依据。我们还积极探索中医药在肿瘤临床应用中的规范化路径，努力提升中医药的治疗效果和安全性。

感谢中国中医科学院给予我宝贵的求学机会，感谢林洪生教授的悉心教导和无私帮助，非常有幸我能成为林洪生教授的学术传承人。我会珍惜这段难忘的经历，继续前行在中医药学的道路上，为实现中医药事业的繁荣和发展贡献自己的青春和力量。

六、学术求索，展望未来

在学术的海洋中，我犹如一艘不断探索的航船，承载着对中医药学的热爱与追求不断前行。经过无数个日夜的辛勤耕耘，我有幸荣获了“岐黄杯”第十四届全国中医药博士生优秀论文一等奖，这一荣誉是对我学术水平的肯定，也让我更加坚定了探索中医药奥秘的信念。

《肿瘤疾病中医古籍循证评价体系的构建与应用》这篇论文反映的是我对中医药治疗肿瘤领域的一次深入探索。我系统梳理了中医古籍中关于肿瘤疾病的记载与论述，结合现代循证医学的方法，尝试构建一个科学、客观、实用的评价体系，以期为更好地理解和应用中医古籍中的肿瘤治疗经验提供支持。

收获这一奖项的我深感荣幸与自豪，我也深知自己的学术之路还很长，未来的道路上还有更多的挑战与机遇，等待着我去探索与把握。在未来的日子里，我将继续深耕经方治肿瘤领域，努力挖掘和传承中医药学的宝贵财富。我期待着能够将更多的古籍智慧与现代科技相结合，为肿瘤治疗提供更多的中医药方案。

在独立出门诊的过程中，我尝试将经方与肿瘤相联系，每每获得奇效。《金匮要略·血痹虚劳病脉证并治》曰："血痹，阴阳俱微，寸口关上微，尺中小紧，外证身体不仁，如风痹状，黄芪桂枝五物汤主之。"而何为血痹？张仲景曰："夫尊荣人骨弱肌肤盛，重因疲劳汗出，卧不时动摇，加被微风，遂得之。"尊荣之人，筋骨柔弱，为之虚劳。而肿瘤患者素体本虚，加之从发病到手术、从化疗到放疗、从靶向治疗到免疫治疗等历程消耗大量元气，恰与尊荣人不谋而合，"营气虚，则不仁"，是故黄芪桂枝五物汤在现代临床多用于治疗化疗后手足综合征。又，"虚劳诸不足，风气百疾，薯蓣丸主之"。虚邪贼风侵袭入里，终致百疾。肿瘤后期恶病质乃气血阴阳均不足之虚劳人，因抗病能力不足，易被病邪侵袭，外感、内伤相互夹杂而生他病。现代研究表明，薯蓣丸在肿瘤治疗方面具有增加食欲、减轻疲乏、增强免疫功能的作用。

"但满而不痛者此为痞，柴胡不中与之，宜半夏泻心汤。"半夏泻心汤适合由小柴胡汤证误下，导致脾胃损伤而出现的痞证。"呕而肠鸣，心下痞者，半夏泻心汤主之。"现代临床中，化疗相关性胃肠道反应最突出的症状则为呕吐，"吐下之余，定无完气"，加之化疗药的细胞毒性，越发损伤机体正气，正可谓"血弱气尽"，切合病机。我将多年跟师学习的经验与自己的思考应用于临床，治好了一例又一例疑难疾病，使我在中医药事业的道路上，信心倍增。

结语

在此，我要衷心感谢北京岐黄中医药文化发展基金会和《中华中医药杂志》对中医药学术研究的支持与推动。感谢北京岐黄中医药文化发展基金会为我提供了宝贵的学术交流平台与资助，让我有机会与同行深入交流、拓宽视野。感谢《中华中医药杂志》对中医药学术成果的推广与传播，让更多人了解和认可中医药的价值。

"路漫漫其修远兮，吾将上下而求索。"在未来的道路上，我将继续砥砺前行，不断探索中医药的奥秘，为人类的健康事业贡献更多的智慧和力量。

【特别鸣谢指导老师 李海燕、林洪生】

讲求真之路故事，寄岐黄文化传承

钟　霞（北京大学儿童青少年卫生研究所　博士后　助理研究员）

一、承药之路

本草传承，岐黄肇基。
殊途同源，医药归一。

从每次路过校园那一方百草药圃，到初春时节参加游园识药，再到中兴湖畔晨读之时邂逅青青本草，那一方，那一隅，芳药氤氲，暗叹它们治病救人的神奇之时，我也充满了想要去认识和探索的兴趣。2015年暑假，经院校培育三载后，我于济南济元堂中医诊所实习。也是在那里，认识了我现在的先生赵天恩。天恩是传统中药制剂师，也是中药房主管，不仅有扎实的专业基础知识，也有着有趣的灵魂和丰富的知识面。那时，我跟着天恩拉药兜子，看哪些药缺货，然后把药加满。我边干边学习，他时常就地取材，给我讲中药鉴定及道地产区相关知识，比如过桥黄连、左顾牡蛎、怀中抱月松贝等。那段时间，我也向诊所几位老师学习到了推拿、拔罐、艾灸、督灸、脐疗等技能。天恩在闲暇之余也会给我讲二十四史、世界地理、儒墨法家、隶书蚕头燕尾等知识。

2016年，我于山东省立医院本科实习之余，跟随天恩学习传统中药制剂。对于单人单方中药大蜜丸的传统制备，天恩边做边给我讲解细节。传统膏方制备，需要控制好火候和搅拌速度，以免糊锅。我问天恩为啥不用机器熬，他说机器搅拌不均匀，古人都是纯手工熬制，守正工艺更能保证疗效。而他也确实是这么做的，夏天操作间又闷又热，他在那里不停搅拌，一站就是一天。他还给我讲传统黄精炮制需九蒸九晒，讲他在山东省中医药研究院跟随中药制剂所所长刘善新老师学习时用大簸箩站着晃药丸子的场景。“品味虽贵必不敢减物力，炮制虽繁必不敢省人工”，从他身上我看到了一名传统中药制剂师的专业素养。良医固然重要，而一位好的中药师却能够保证方子得以最大限度地发挥疗效，这是一份幕后工作，也是一份良心活，而能够始终坚守道德底线、兢兢业业做好每个环节，更是难能可贵。

2017 年秋，我于山东省中医院进行硕士规培，天恩来到北京同仁堂工作。那时，我边临床边科研，闲暇之余便去北京同仁堂学习中药知识。在那里，我见识了很多贵细药材，如长白山的东北野山参、马来西亚和印度尼西亚的燕窝、美国和加拿大的优质西洋参，以及陈放多年的安宫牛黄丸、定坤丹等，天恩一一为我细致讲解。那段时间，我和天恩参阅古籍，保持原方原量原工艺再现了安宫牛黄丸、薯蓣丸、西黄丸、乌鸡白凤丸、秋梨润肺膏、两仪膏等传统千年古方。

多年来，天恩始终坚持“医药同根同源”思想。他认为中医、中药同等重要，古之先贤医家几乎都有过抓药碾药、上山识药采药、背诵汤头歌诀、涉猎医药典籍，最后坐诊开方的成长历程。我想一位好的中医师也必然是一位好的中药师，懂医理，也必然懂药性，能够区分中药品种，能够鉴定中药优劣，只有真正懂药，才能更好地去用药。机缘之际，天恩拜入岭南陈氏经方医派及道家龙门点石医派传承人郭威门下学习伤寒仲景之学。郭老师师从国医大师武维屏和首都名医、全国呼吸病专科带头人张立山，精研医术并在中医领域有所建树。以传统医理结合临床实践诠释传统中药制剂原理，以传统中医经典思维赋予传统中药制剂丰富的理论内涵。天恩认为，中医可视作“道”层面，中药可视作“术”层面，“术”要发展、要提升，需要“道”正确引导才不至于走偏，而“术”的发展也能助力“道”的实践运用和传承创新。良医不可不知药，从他身上，我也更为深刻地领悟到了“医药同源，药能载医”的重要性和中医中药亟需“双向促进、双向传承”的责任与使命。

2023 年 6 月，天恩拜入中药临方炮制技艺传承人邵林门下学习中药临方炮制和中药鉴定。邵老师是山东中医药大学主任药师，从事中药炮制、鉴定、制剂等 30 余年，曾侍诊于国医大师张志远、尚德俊、张珍玉、周次清等山东名中医。我有幸参加了天恩的拜师宴，宴会上中医药界学者、传承人齐聚一堂，共同见证了这场师承盛宴。宴会期间，邵老师谈到了保证市场中药质量对于临床的重要性。的确，中药质量这个环节实在太重要了，虽然我不是中药专业出身，但看到在座这些有情怀的中药师们对市面上的假冒伪劣药材义愤填膺，看到他们坚守原则，誓要在自己工作岗位上保证好中药质量，我被深深感动。

二、承医之路

岐黄十载忆耕耘，潜学深研为求真。
但愿世间人无病，何惜架上药生尘。

2012 年秋天，从我踏上山东中医药大学这方药香氤氲的校土伊始，便埋下了致学岐黄的种子。2024年，是我走过岐黄之路的第十二个年头，回首过往，是一名普通中医学生从懵懂到成长的心路历程。在这期间，我曾有过对岐黄学术的渴望，有过对大医精诚的感动，有过对医学事业济世奉献的敬畏，有过对科研和文字的执着热忱，还有过辛酸，有过喜悦，有过转瞬即逝的鲜花、掌声，也有过循环良久的失败、挫折。来到当下，已至而立，曾经的鲜衣怒马已然不在，过去稚嫩的脸庞多了几分适时的沧桑。校园内，花叶已落多次，芳药暗香犹存。此刻，方觉时光守时，岁月真诚。十年，释怀的东西可以很多，唯有脚踏实地，初心不变。

2017年，我有幸邂逅了科研生涯中的第一位贵人——我的硕导焦华琛老师，她是我的启蒙者，也是我的领路人，我和科研的缘分也就此开始。硕士期间，我曾沉浸式写作综述，在浩瀚的医药典籍中博观约取。硕博期间，我的研究方向是心脑血管及精神心理类疾病中西医结合智能预警研究。在临床中，我目睹了大量前来治疗的心脑血管疾病患者遭受长期病痛折磨，沉重的家庭负担也使他们面临各式各样的精神心理问题。从这个角度来看，我明白了我研究工作的意义。在我看来，“防”比“治”更为重要。博士毕业，我拎着来之不易的累累硕果，悉数我的这几年：以独立第一作者发表了40多篇中英文文章，在连续三届“岐黄杯”全国中医药博士论文大赛中获奖，连续两年获得博士研究生国家奖学金、一等学业奖学金、科技创新奖学金，还获得博士校长奖学金、山东中医药科学技术奖一等奖等校级及以上荣誉近30项，担任《中华中医药杂志》等10余本中英文期刊的青年编委或审稿专家，校毕业典礼脱稿发言视频及手写草稿被山东省中医药博物馆收藏。博士路征途漫漫，我倾执初心，青囊束满，此间留驻，刻印下时间记忆。曾经，我结缘明师，学研攀崖；曾经，我博观约取，厚积薄发。抬望来时之路，片片零叶皆是归途。此刻，我想到了三年前，想到了我满怀期待的样子，也想到了我碰壁时的心有不甘。三年时间，成长的是人，不变的是初心。很幸运十年前能够踏入岐黄之门，也很幸运选择了山东中医药大学这一方药香沃土。在这里，我留下了我自己的故事，也留下了成长的印迹，这将影响我的往后余生。感恩帮助我蜕变成长的所有人，在人生的这一站写下结局。

博士毕业之后，我选择保持对科研的热爱，向更高处去探索人类发病规律。2024年，我放弃了省级三甲医院临床岗，选择了北京大学国资计划博士后预防医学专业开启我的下一站。运交甲辰，九紫离火大运开启，中医药科技也迎来新的发展契机。科学无国界，研究无业沿，多学科交叉将会是未来科研发展和科技进步的总趋势。在此趋势背景之下，我想中医药此时需要更多桥梁相互结合来更好地发展。在中医“治未病”理念指导下，循证证据的补充和疾病预防体系的完善，能够为临床疾病的早期筛查和诊疗提供依据。“但愿世间人无病，何惜架上药生尘。”但愿通过几辈人的努力，能够做到未病先防，病后也能得到有效缓解和治疗。我相信，会有那么一天，而我，也希望用我毕生所学去为这个愿景尽些许绵薄之力。

三、承道之路

岐黄蕴本草，易道系家风。
求真自然悦，盛宴慰来卿。
传承无时待，大医有精诚。
相逢亦如故，千年忆神农。

自古“医道同源”“医易相通”，倡导“以道治身，以道养生，以道载医”。《内经》《难经》等中医经典中蕴涵丰富的阴阳五行和道家哲学思想。《内经》载“医易之同也，道异而术同，情同而事异也”，强调易学从思想救人，中医于疾病救人，形式虽不一，然本质却相同。孙思邈也曾言：“不知《易》，不足以言太医。”易学阐释天地万物阴阳动静变化之理，中医研究人体阴阳盈虚消长之规，认识本质皆不离乎阴阳。

2023年三月初三，里秋师兄携天恩于泰山王母池道观正式皈依，成为全真道华山派第27代居家弟子，道号里钟。四月十七，我随里钟拜访田万江师父。那是我生平第一次进道观，田万江师父是我平生遇见的第一位道长。师父自幼出家，住观修行十余年，于中国道教学院毕业，是道教界青年才俊。师父虽然年轻秀气，却有着阅历半生的谦和沉稳与人生智慧。他引经据典，侃侃而谈，跟我们沉浸式聊了两个多小时的道家文化和处事哲学。师父喜欢律诗，钟爱李太白、苏东坡等豪放一派，交谈之间他为我们讲解吕祖所作之诗句——“朝游北海暮苍梧，袖里青蛇胆气粗。三入岳阳人不识，朗吟飞过洞庭湖”，其意境之深远、态度之洒脱深深吸引了我。临行前师父送了两本书（《道藏王祖暨七真言行传》和《太上玄门功课经》），我和里钟带回去仔细研读。2023年，我先后去过道观四次。在那里，忘却了烦恼，忘却了喧嚣，只剩下内心的纯粹。道观中有多位老修行者，两位师爷（刁宇松、刁宇峰道长）自幼出家，清心寡欲修行一生，耄耋之年身体依然硬朗，心态依然年轻。我有幸参加过几场大型法会，会上道乐、道装、道仪……无不在展现中华传统文化的魅力和华夏子孙对于文化传承的信仰。

我和里钟在读《道藏王祖暨七真言行传》之马钰与重阳祖师言行事迹之时对修行之路有感，遂作诗一首予师父阅：闻说修道炼心身，神修形俱谓天真。尝识人间离合味，亦晓人生起伏尘。华轩珍馐绫罗陈，茅庵木饮布素身。道祖本自尘缘出，修真需回俗境寻。师父看罢，效仿重阳祖师，附韵曰：高人得道即无忧，五岳三山恣意游。我今悟彻长生理，嘻嘻，人间何事上心头。或乘白鹤与青牛，悠悠，遗踪三过岳阳楼。黄鹤仙人今何处，嗟夫，梦魂曾上蓬莱洲。我和里钟续韵：弟子喻理道无忧，浅鉴庄圣逍遥游。虚己乘物随游心，抱朴归真无欲愁。人过是非忧仍起，且把忧魔心中囚。待到元神归来日，与君同上蓬莱洲。师父继韵和作：昔年孙马结鸾俦，宁海城中永自由。幸遇终南重阳子，打破千秋一担愁。共参玉京逍遥理，同证金銮不二流。收拾心猿并意马，蓬莱海会任遨游。这个小插曲，复现了八百多年前重阳祖师度化马丹阳之时的言行场景，是以诗交心，也是思想启蒙。字里行间，境界流露，在倾赞师父才华的同时，也景仰师父洒脱的人生观。

2023 年冬，机缘之际，我正式拜入泰山正统道教门下，成为全真道华山派第 27 代居家弟子，道号里聿。皈依之后，我以正统道家思想规范己身，保持正心正念，修身、齐家，以自然无为之心平凡处事，以正直善良之念认真做人。通过接触易学，我打开了通往临床和科研的新天地。中医五运六气学说运用易学规律，通过分析我们出生时的自然信息进而去推断生命健康走势。中医体质学说也离不开先天禀赋（遗传）信息的影响，个人体质在出生的那一刹便已定型。由此可见，古人通过长期观察总结出来的易学规律和我们的现代医学规律非常相近，甚至有的比现代医学还要超前，只是当前科技没有将它证实而已。或许我们仅仅是华夏五千年文明历史苍木中极为普通的年轮，我们继往开来，传承使命不一定能在我们这里完成，但是至少不能让这些宝贵的传统文化在我们这一代断层。

2024 年九紫离火大运正式开启，传统文化即将迎来复兴。国药、国医、国道，片片精粹，横亘九州华夏，长溯千年文明；承药、承医、承道，代代使命，肩负炎黄子孙，心系一脉相承。中医药文化是传统文化之瑰宝，也将迎来新的发展契机。历代名医辈出，悬壶济世，治病护生，代代传承。今我学子，寻觅青囊，执着向医。履白衣，擎素甲，承青年担纲，守山河无恙。敢竭鄙怀，恭疏短引。岐黄盛景，畅述传承。将杯换盏，躬逢胜饯。胜地不常，盛筵难再。返璞归真，唤医归来。此刻，我将辗转学路十载、求真岐黄千年的故事讲给你听，只为再越千年，后人仍能记得我们这场岐黄盛宴。

【特别鸣谢指导老师 焦华琛、滕 晶、李 晶】

做一块有愿望的“石头”

——九宫八卦手诊流派传人王若冲求真之路

王若冲（北京中医药大学　2022级博士研究生）

谈到“看手”，人们总有一种虚无缥缈、高深莫测的感觉，甚至有些人会说：“这不是算命吧？”确实，无论是在大众认知、临床实践还是医学研究中，手诊常常被神秘化。身为九宫八卦手诊流派的第五代传人，我将简述我11年手诊学习与研究的心路历程，并揭开这条求真之路的面纱。

一、初心不渝，流派传承

九宫八卦手诊流派可溯源至清朝道光三十年，我的五世祖在继承家传医术的基础上，博采众长，以鱼际络脉诊法为基础，将易术、气功及阴阳八卦推拿手诀等多种理论相结合，创立九宫八卦手诊流派。本流派内容多在家族内部直系传承，依赖口传心授、临床跟师，但随着历史的变迁，很多文献资料不幸遗失，流派面临失传危机。我自幼在父辈的耳濡目染下学习中医，并在初中正式接触手诊。2013年，我以班级第一的成绩考入河北中医药大学，毕业论文《手诊九宫八卦学说的临床应用》进一步奠定了我的研究方向。毕业后，我继续深造，2019年考入北京中医药大学攻读中医诊断学硕士学位，正式开始手诊的学术研究。

二、迎难而上，突破困境

然而，学术研究并非一帆风顺。我遇到的第一个挑战是文献的匮乏。2009年至2019年间，公开发表的手诊学术论文仅十余篇，其中与九宫八卦手诊法相关的仅一篇。起初，硕士第一学期的我感到迷茫，甚至考虑过更换研究方向。在关键时刻，导师李峰教授给了我坚定的支持，指导我从九宫八卦与医学结合的角度，梳理流派的发展历程，他说：“若冲，研究需要逐步积累。九宫八卦手诊的研究空白正体现了其重要性和创新性。文献的缺乏不意味着无法前进，你可以结合医学古籍、家传资料和临床实践，系统梳理流派发展并总结诊断特点。”

那段时间，我充满激情，不是在图书馆学习，就是在电脑前查阅资料。我还让家人将家传资料邮寄到北京，方便总结并及时向老师汇报。2 个月后，我终于完成首篇论文《手诊九宫八卦学说的理论渊源及诊断特点探讨》。同年，该文章在中华中医药学会中医诊断学分会年会获得“研究生优秀论文二等奖”，我也在大会上进行了发言。次年 2 月，这篇文章被《中华中医药杂志》收录。

三、迷雾散去，振奋坚定

自此，我像发现新大陆一般，信心倍增。为了更好地了解手诊领域的研究现状，我采用文献计量学方法，梳理国内数据库中手诊相关文章。经过系统检索，共纳入了 273 篇文献，发现其中关于手诊理论渊源和溯源的研究占比不足 10%。这种局面不仅反映出手诊作为冷门学科的现状，还显示了其理论研究的匮乏。这个发现让我明确了未来的研究方向，并进一步激发了我对手诊理论体系的探索欲望。我决定从理论研究入手，对手诊各个流派进行系统梳理。在研究过程中，我发现分区诊断方法和纹路诊断思路是流派之间的主要差异。我先后撰写《手诊分区法之原理探析与诊断应用》和《手诊纹路诊断法流派溯源与诊断探讨》两篇论文，分别发表于《世界科学技术－中医药现代化》和《现代中医临床》。这两篇文章不仅梳理了手诊流派，还从遗传学、解剖学等现代科学角度探讨了手诊的科学性。完成手诊流派的初步梳理后，我发现东方的九宫八卦手诊法与源自西方的星丘学说构成了两大手诊理论体系。虽然二者源自不同文化背景，但在分区方法上有诸多共通点。因此，我撰写了《手诊九宫八卦学说与星丘学说学术特点比较》，并成功发表于《中华中医药杂志》。

四、求索不息，砥砺前行

随着手诊研究的深入，在硕士三年级，我以中医学院第 1 名及全校第 1 名的成绩，分别荣获“国家奖学金”和“国医传承单项奖学金”。硕士生涯结束后，出于我对中医理论与手诊的热爱，导师李峰教授推荐我至中医基础理论专业攻读马淑然教授的博士研究生，进一步探索手诊学术的奥秘。马淑然教授不仅对中医基础理论有深入研究，还精通五运六气、八卦针法等高级理论。在向马教授学习的过程中，我逐渐认识到天人相应、时间医学和生态医学的魅力。健康不仅受环境、气候等外在因素影响，甚至与个人的出生年月息息相关。这些让我对诊断性手诊与算命式手相之间的联系产生了浓厚的兴趣。

马老师鼓励我从更广阔的角度去思考手纹的意义，探索手纹与健康、社会环境及自然环境之间的联系。在老师的鼓励下，我深入研究了《玉管照神局》《麻衣相法》《神相全篇》等涉医文献，逐渐认识到手相与手诊之间存在着千丝万缕的联系。例如，手部九宫八卦分区首次记载于涉医文献《玉管照神局》中，而非医学文献。手诊的“三才纹”实际上源自手相理论，现代手诊中的14条常见线和8条异常纹路，在宋代的《麻衣相法》中分别记载有10条和7条。基于此，我撰写了《手诊学理论受手相学影响之溯源与探思》，从多个角度探讨了手诊与手相之间的联系。虽然这篇文章最终成功发表了，但在投稿过程中经历了不少波折。初次投稿时，审稿过程非常顺利，但在终审阶段，期刊编辑对文章中“手相”这一敏感词汇表示了顾虑，担心其科学性。

我陷入了对自身研究方向的思考，导师引导我从现代医学模式的角度重新思考手相与手诊的关系，建议我结合生态医学模式，探索手纹与人体健康、社会因素的联系。通过深入研读《玉管照神局》《麻衣相法》等涉医文献，我逐渐领悟到手相中蕴含的诊断理念。例如，古代的“三峰纹”与现代的高脂血症相关，反映了社会环境对人体生理病理的影响。由此，我撰写了《掌法七十二格之手诊理论特点研究》，并在“岐黄杯”优秀博士论文比赛中入围，最终获得全国中医药博士生论文大赛一等奖。在提问环节，专家们除了提出学术问题，还关心我在手诊研究中遇到的困难。辽宁中医药大学党委书记吕晓东教授肯定了我的研究后，询问我在冷门领域遇到的挑战。我从文献匮乏谈到公众误解，是回答提问时间最长的选手，直到主持人提醒才结束。我感到幸福和振奋，不仅因为获得荣誉，更因为手诊研究得到了学界专家的认可，证明我的工作具有意义。

五、春华秋实，不断求索

博士一年级时，我凭借手诊研究成果，成功立项北京中医药大学拔尖创新人才培养“后资助”项目。这笔项目虽然基金金额不大，但对我意义非凡，它是我人生中主持的第一个课题。在资助下，我继续深入对手诊溯源的研究，撰写了《掌法七十二格医学模式研讨与思辨》，发表于《中医杂志》。我在文中提出，应将掌法七十二格在现代医学模式下融合生态医学理念，推动手诊学的进一步发展。之后，我还针对九宫八卦手诊法研究不足的问题，撰写了《掌法七十二格之手诊九宫八卦学术思想探微》，发表于《中华中医药杂志》，并荣获“第十届仁心雕龙学术论坛征文活动”卓越提名奖，并在大会上分享了研究成果。通过这些平台，我不断丰富和拓展自己的学术视野，也为手诊研究带来了更多的关注。

六、不忘初心，守正创新

随着手诊研究的深入，我逐渐意识到，仅靠学术研究难以改变公众对手诊的神秘化认知。因此，从博士阶段开始，我便积极投身于手诊的科普工作，通过线上、线下相结合的方式，传播手诊知识。由我主讲的手诊课程不仅覆盖了国内医师教育，还延伸至海外教育。目前，手诊知识已被30多个国家和地区的医生及医学生学习和实践。为了让更多人了解手诊，我与导师马淑然教授多次受邀参与电视节目的宣讲，推动手诊的普及工作。展望2025年，我的导师将登上《百家讲坛》，向全国观众科普手诊知识。在新媒体时代，我们的科普工作也受到了广泛关注，通过微信公众号和视频号宣传手诊知识，累计转发量已超过100万次。在科普工作的过程中，我逐渐意识到，手诊教学缺乏可视化的辅助工具。为此，在导师的支持下，我组建了创新创业团队，成功研发了国内首个手诊辅助教学仪器。我们推出了手诊手套、手诊模型及手诊APP。手诊APP计划于2024年上线，为手诊教学提供更加直观的可视化支持。

随着研究成果的不断积累，我目前在手诊领域已获批3项专利，主持5项课题，累计获得26项学术及创新创业奖励，并作为第一作者发表11篇手诊学术论文，多次在学术会议上进行汇报。

七、不啻微茫，造炬成阳

自12岁学习手诊，至今已有18年，我致力于手诊研究也有11个春秋。如今，我正值30岁的人生新阶段，深感自己仍处于壮年，路漫漫其修远兮，吾将上下而求索。我深感幸运，有家人的一路支持、同门的无私帮助及老师们一直以来的悉心指引。同时，我也要特别感谢“北京岐黄中医文化发展基金会”和《中华中医药杂志》在我学术道路上提供的宝贵帮助，感谢你们的资助和指导。大家的支持是我前进的动力，我将倍加珍惜，继续努力，以期在未来的道路上取得更多的成果。

行文至此，我不禁想起了100多年前那位名叫薛瓦勒的法国乡村邮差。一次偶然，他被一块石头绊倒，却因此受到启发。接下来的33年里，他不断搜集石块，最终建成了如今法国最著名的旅游景点之一——薛瓦勒城堡群。在城堡入口处，他在最初绊倒他的那块石头上深情刻写“我想知道，一块有愿望的石头能走多远”。对我而言，中医和手诊的热爱也让我成为了一块“有愿望的石头”。“不啻微茫，造炬成阳”，我渴望通过这份热爱与执着，为中医药的传承、创新与发展贡献自己的力量，构筑属于我的“城堡”。

【特别鸣谢指导老师 李　峰、马淑然】

躬行在岐路，真知灼华章

——十四/十五届优博李旭豪陋文拙笔于春三月

李旭豪（山东中医药大学　2022级博士研究生）

己曰："求医问道，今十载有余。"虽不勤勉，自谓萤雪残功，始有小悟，弗敢弃也。幸得业内翘楚京之岐会[1]、华社[2]同心，为举国优博垒台营势，使其经天纬地之才，有所施；其气吞山河之臆，有所展；其丹心报国之志，有所彰。若大鹏同风，扶摇万里。值华夏岐黄优博集会十五载华章之际，仅以此文，擢已问道求是、求学、求真之历见，愿与诸辈同道畅怀而享。

凡学之路，一曰是，二曰勤，三曰真。少辨是非，青能守勤，壮始求真。

一、求是：少年崇德修未成，明是通曲十年志

少时顽劣，德行不修，不知万物生生而贵，更无寸心入履医道。幸得慈祖严父累年教诲，寒暑朝暮，始定吾心。

祖幼时，常伴先祖左右，幼辨方药，少通医理，壮以贯通，长时有成，治病去疾，名噪一方。余忆童时，祖宴请高朋。众人饮乐时，门声忽作，犬吠不止，盖有他乡叔伯携病子而来。病子年幼，面色青黄，气息奄奄，然时时吐泻，其气腥臭，众皆掩鼻避之。独祖父趋前，嗅其物，执其手，诊其脉，细审其证，遂取方药，煎汤灌之。子服药，未几，渐舒，吐泻止，气顺，面色红润。众人皆叹之神，祖笑曰："吾辈穷极生而研其学，以济世救人为任，然医海辽阔，始觉所思所学莫过沧海一粟，几觉羞愧难当。"叔伯临行，探囊，几经摸索，囊中羞涩。祖父见状，挥手笑曰："汝子病愈，即是吾心所愿，钱财何须介怀。"叔伯感涕而去。余深感祖父之仁心，国医术数之精妙，自此医心深种。然祖言："医道博精，非朝夕而成。汝需勤勉，好学，善思，好问，心愈诚，道愈近，深知方明，能登堂入室，救死扶难。若无此心，断不可习。"

时日也，不才子随祖而行。路遇层峦中阻，登攀缘索，几行，几停，途遇虫

兽，顿兴起，逐而欲猎之。祖见呵之，斥余顽劣，曰：“万物好生，岂能己强而夺之？”复行半日余，几力竭，始见草木之丰茂，祟川之险峻。祖携余手临崖，盘坐屈膝，以手抚头，畅谈其少年之志。祖曰：“勿以恶小而向之，人鱼虫兽，皆好生而有疾有终，若为医，当殚精竭虑以缓之，何以因己心头之快，强而夺之？以小窥长，何以立德？若德不兴，汝难为医。”然时余年幼，未得其要，今思之揣之，只觉羞愧难当。

逢春六载，尚不经世，慈祖见背。余执祖志，矢志向学，然年幼贪乐，常为邻时鸡飞狗跳之俑，严父每怒目，喝之，斥之，施吾以拳脚。久之，余恐其视，惧其行，不觉心绪渐定。

己曰求是，大是者，明是非，通曲直。小是者，见万物而生敬畏之心，为是；见老幼妇孺尊而爱之，为是；见不平奋而起之，为是。为是者，以胸中丘壑纳百川，修德，明道，善容，是谓求医者，是也，始也。

二、求学：愿乘风破万里浪，勤践行远十年书

后入学堂，蹉跎数载，常致人后，业无所成。吾无鲤跃龙门之世才，然枯木尚有逢春遇，是故朽木细琢，犹有用也。余执祖志，虽不聪慧，但胜于思志坚定。癸巳年夏，炎日如荼。伏大考，不才子拜学于济地，临扁仓之迹，逐岐黄之义，去青即济，业专于银针金灸，始求学。

夜来精神大作，时通宵达旦，晨卧不起。乍起，神识未清，惰而赖之，友亟催，拎包疾驰，踏响而入。刻前，先生已立于台。辄伏案，神游于外，先生声如洪钟，医曰“中气十足”，声声入耳，辄神回。初涉医理，视气血阴阳五行之术，只觉晦涩，难登大雅；典籍冗陈，词藻繁缛，视若洪水猛兽，难得其要。先生随堂验之，乍起之，然神府骤白，支吾忸怩，久未言语，先生笑之，抚之，敦之，促之，言语醒之。授课毕，考之，时若滚沸灶台之虫蚁，时若洪浪骤风之一渡，顿觉周身解数如冲拳贯絮，矢重千斤，然无寸劲可撼鹅毛。后每念于此，顷刻汗流浃背。余虽愚顿，仍觉警之，悔之，醒之，誓之，奋而疾之。然新期始，玩心大起，针砭之术皆抛之脑后，自觉来日方长。刻，至学末，腹无淡墨，试中双目觑觑，冷汗淋漓。幸得阵前暮晓砺枪，每扶学厦之将倾，虽无课术危钟之警响，然走马观花，浑噩度日，始终不得其要。

覆手三载，自诩久居岐黄针砭之庐，虽无建树，但胜于耳濡目染，久之，隐隐有骄恣之色。后随师，舟车赴会，路遇传声，人言车中有同行客，腹痛大作，冷汗淅淅，面色凄白，似有危象，亟寻除弊者援而视之。余做思索，意欲反身而起，思

疑间已，见师执针砭，三步并双，疾过，余紧趋师后。临场以观，弊者痛吟声，孩童啼哭声，声声大作，几不能辨。余不忍其苦楚，然时形慌乱，自顾不暇，时时不知所措。师揣其脉，察其形，取银针执而贯之，提插捻转。顷刻，痹者痛减，面舒，辄覆温水，痹者渐定。术毕，师从人后，悄然返，几无人察。于此，余方从惊中醒，叹师之精湛，谓之勇。

余气长舒，师视之，询余："若此形，当汝何如？"余答曰："奋而起之，诊而医之，此为勇也。"师曰："汝心善，有医岐之风骨，然不可妄动，更甚于言医？"余不解。师斥之曰："汝艺尚浅，何以勇也？若生变故，万劫不复，竖子岂敢夸强而出？心怀柔慈济人之义者，可为医。然非技艺精湛，累年苦修者，不可行医。若强执，谓之莽。汝心性佳，然仍需累月苦读，业精于勤，方可挺身而行。若非此，宁做看客而勿妄动，是以庸而误人。"师曰，求学者，少贵于勤，栉风沐雪，无使其怠。持之恒之，数十载，可窥医门，谓之曰医。余羞愧，自觉习医三年，知针识穴，闻香辨药，普天万物之疾莫不能以。今视之，自是一叶障目尔。

自此，潜心向学，壁读数载，小有所悟，始觉岐黄术数之精妙。俯身神浸，后觉狭路渐通广途，似有陶公《桃花源记》"复行数十步，豁然开朗"之意。而今学有十载，窥之，仍觉所思所学，莫若层峦之角，沧海之粟，始知幼时严祖所道之义，人之所病病疾多，而医之所病病道少。

已曰求学，力行无怠。求大学者，明德尚礼，崇医济世。求小学者，朝暮不怠，若狂若渴，为学；研经述典，洞若观火，为学；执针贯穴，勤践行远，为学；俯行千川，力涉湖海，亦为学。然吾心中所学者，为济世救人术，亦为思辨行远之道，是故医道无涯，寿不终而学不已，此为求学。

三、求真：众里寻他千百度，萤雪残功十年真

医之所道，穷极病源，除其痹痛；医之所贵，物物生生，莫于安康。

己亥年末，疫时行，蒙我华夏盛世之泽，于诸邦慌乱中得一安隅。众业辈慷慨而前，行医者之义，鼓吾辈行。余随众医者赴周区，以尽绵薄。时三载，众医者以己之萤，造炬成阳，终疫却。习医十载，终觉医技玄妙，探之若环山周游，纵阅经千卷，难得其要。扪而问之，更鲜真知灼见。余困顿，先生笑曰："士虽有学，而行为本焉。纵阅书千卷，若不勤践，徒为纸上操兵，何谈其要，更况于真？"余似有所悟，是故行而后知，知而后觉。君子求真，莫于耳闻、目见、心知、力行。然耳闻千律，不及目见一方；目见百丈，莫若心知所养；明心知养，而后力行求至，可以为真也。

缘起，去医舍，转习学研创。后赴莒地红区[3]，与诸先生送诊于乡。诊前心高傲，自视循科辟径，务高尚，所求者真，风骨傲然，颇有仰首指划之形。然诊时视境之劣，所料未及。室几米见方，患络绎，声嘈杂，心绪飘忽，几不能静。于此，始知众居基层求医寻药之关切。视忽转，庞杂处，一白衣左手诊脉，右手行方，额头汗珠时落，然双目炯炯，气定神闲。诊毕方出，气若呵成。余自诩少时识药，临证数载，虽不得其要，但胜于濡染。今观之白衣所诊所出，其病杂，其心定，暗自感佩。

朝行医而过午，患悉诊而去。遇白衣攀谈，素为前辈，十七载业毕于济。求时术专，业修于省府繁锦之地。然行医三年，方渐觉行事与来路责悖，遂解千金之职，返乡哺民。历久，始有归真之境。余奉手尊之，前辈抬手笑曰："莒地历战事，驱倭寇，英烈泣血凝红，其蕴深厚。吾初行医时，其地之众，拖病躯，行千里求诊，余不忍。几思索，始觉为医者所求莫过患无病楚，吾愿做锲木之锈锉，高台之累土。遂去，诊于一方，今隙已近十五载。"

余感而佩，此医者处草莽而忧众生，一无显贵，二无富沃，唯求真之初，务实之行，无愧仁医。医者之道，何以为真？不唯庙堂之高，更为位居江湖远而忧其民；非唯技艺精湛，更为心怀诚挚之仁行，更为救死扶伤之真志。

己曰求真，盖萤雪残功，未敢自弃。求大真者，守正创新，薪火传承。求小真者，循经述典，不舍小悟，谓求真理；学思研创，博极病源，谓求真知；拜师谒友，博学广知，谓求真谛；数载临证，朝暮不怠，谓求真术。是故医乃仁术，博而知之、见而识之、践而行之，不怠、不妄、不困，善行、善思、善求，以己力度患苦楚，济而扶之，无计其馈，方为求真。

己曰："拙笔难书，愧对华章。"今斗胆赋言，谨祝国医岐黄术数长青，华夏岐黄优博集会誉满寰中。

注释：

[1] 岐会：北京岐黄中医药文化发展基金会。

[2] 华社：《中华中医药杂志》社。

[3] 莒地红区：日照莒县革命老区。

【特别鸣谢指导老师 杨继国】

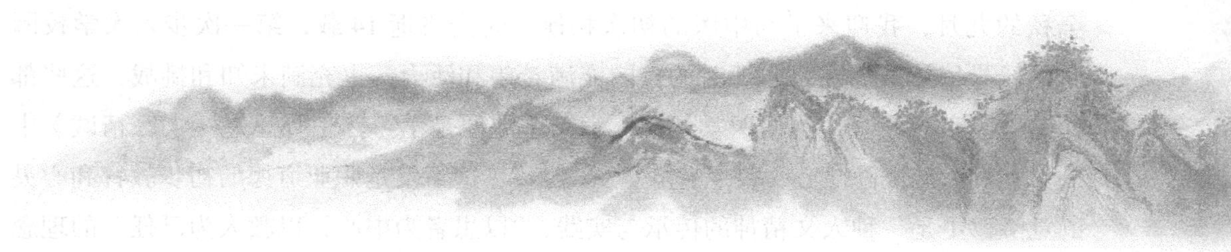

第十五届

针灸初探启医途，草本经典铸基石

——探本溯源中医之路

曹 迪（湖北中医药大学 主治医师）

在漫长的人类历史长河中，中医药以其独特的魅力和深厚的文化底蕴，历经数千年的风雨兼程，至今仍闪耀着智慧的光芒。这份深厚的文化遗产，承载着民族的智慧和精神，促使我踏上了探索和求真的旅程。

曹迪，女，1991年2月7日生，吉林省长春市人，中国共产党党员，湖北中医药大学博士研究生在读，主治医师。2010年在家人的影响下，我有幸步入中医的世界，至今已历经14载的学习与实践。我的中医之旅自踏入校门开始，从探索中医之奥妙，到求索中医之深邃魅力，并于投身临床之后感慨自身能力之不足，促使我持续深化提升自我认知。学医至今，从最初的好奇震撼，到被深深地吸引，从挑战到突破，都充满了启发与感动。然而，求真的路途并非坦途，每一步都考验着耐心和决心，但正是这些挑战，磨砺了我的意志，也让我更加坚信探索中医药的深层次价值是一条值得投入毕生精力的道路。

一、桃李年华，大医精诚启心智

大学教育的目的在于开启心智，教会学生独立思考的方法，用于提出见解并能自圆其说，同时获得解决问题的能力。（伦敦大学麦克姆·格兰特）

高考结束后，在家人的强烈推荐下，我步入了长春中医药大学的校门，在那个金秋的九月，我迎来了与中医的初次相逢。时光飞逝14载，第一次步入大学校园时的场景依然历历在目，那时的校园充满希望和活力，也充满未知和挑战，这些都深深地吸引着我。作为中医学子，入学第一课便是学习药王孙思邈《大医精诚》中的“先发大慈恻隐之心，誓愿普救含灵之苦”。这不仅是职业道德的初步教育和心灵的觉醒，更是一种人文精神的传承与实践，“以患者为中心，以救人为己任”的理念在我的心中生根发芽，成为我行医路上的灯塔。当开始学习中医药相关理论时，陌生的专业词汇、难懂晦涩的语言让我感到迷茫，但这又何尝不是一种新的挑战。尤其令我着迷的是，一根细小的银针能够调和气血、扶正祛邪，为治疗带来几近于神奇的效果。在这种好奇的推动力驱使下，我不断地进行理论研究与临床实践，深入探索针灸和腧穴知识，极大丰富了我对中医的了解，也坚定了对中医药潜力的信念。每一次深入挖掘，都像是在无尽迷宫中探险，每一个发现都是对未知的挑战和征服。渐渐地，我开始意识到，中医药之所以能历经数千年而不衰，是因为它深深扎根于中国传统文化的沃土之中，蕴含了丰富的哲学思想和实践智慧。每当汲取到新的知识，就像在求索的路上点亮了一盏灯火，指引、鼓励着我。

“夫为医之法，不得多语调笑，谈谑喧哗，道说是非，议论人物，炫耀声名，訾毁诸医。”大学不止是学习专业知识的重要时期，更是人生观、世界观形成的重要阶段。在学习专业知识的同时，思考如何具备一名合格医生应有的品德也是必修课。我积极争取院校学生干部等工作，做好老师与同学之间的桥梁，踊跃参与国家级创新创业比赛，获得“第二届‘百年乐·远志杯’全国高等中医药院校大学生课外学术科技作品二等奖”“第三届‘互联网+’吉林省大学生创新创业大赛铜奖”等多个奖项，参与学校组织的香港中医文化交流之旅等多项中医文化探索活动，这也锻炼了我独自处理事情、解决问题的能力，为我后期科研、临床工作奠定了基础。

二、花蓓年华，名师指路筑基石

我的中医求真之路在2015年迈入了一个新的阶段。我以优异的成绩被保送为本校研究生，师从中医教学名师、岐黄学者王富春教授，继续深研针灸专业知识。王教授不仅在学术上有着深厚的造诣，更是对学生充满了耐心与关怀，他的教导对我的学术道路产生了深远的影响。

作为一名研究生，我深知科研能力的重要性。临床规培之余，我积极参与导师主持的国家“973 计划”项目，根据导师研究方向，查阅大量与针灸相关的研究论文，深入总结分析前人的研究成果和方法，以第一作者身份发表了 3 篇科技核心期刊论文，并参与撰写了 3 本专业著作。这一过程中，我克服了从 0 到 1 的困难，经历了如何确定研究方向、如何设计实验、如何分析数据，最终完整地设计出自己第一个课题。每一步的艰辛，都让我收获了宝贵的经验，付出的努力也获得了认可。2019 年，我获得吉林省优秀硕士学位论文荣誉，并有幸参与国家标准《循证针灸临床实践指南：穴位贴敷疗法》的制定工作。这段经历让我对中医药标准化有了更深入的理解，也深刻认识到中医药现代化、国际化的重要性和紧迫性。

三、投身临床，康复之路谱新章

“纸上得来终觉浅，绝知此事要躬行”，中医理论转化为临床的实际应用一直是我对未来的规划。毕业之后，我投身到临床一线中，成为了长春市中医院康复科的一名医生。这五年中，我致力于中医药治疗脑病相关后遗症，始终坚持精研中医经典与勤于实践相结合的工作方法。综合运用扎实的中医理论基础和熟练的临床治疗技术，让我在临床中面对需要帮助的患者时充满了信心，患者多次送来的锦旗是对我临床工作的最高肯定。工作期间我荣获医院“优秀员工”“优秀党员”“优秀带教秘书”及“抗疫优秀奖”等多项荣誉称号。

工作之余，为了更好地将理论与临床工作相结合，我坚持查阅相关的学术最新进展，学习先进的学术思想，并且尝试将这些理论与临床工作内容相结合。通过不断探索和实践，我以第一作者发表 SCI 论文 2 篇，作为主要起草人参与了《脑卒中便秘针刺治疗操作规范》等 5 项标准的发布，并成功申请专利 1 项。在医院和科室领导的大力支持下，我作为骨干成员参与完成吉林省科技厅的重点研发课题、吉林省市场监督管理厅课题、吉林省中医药管理局课题等共 9 项课题，以及国家重点研发计划课题的分中心项目。这些科研项目的成功完成，不仅为我的学术生涯增光添彩，也更加坚定了我的中医求真之路。

“新冠疫情”开启了我三年的抗疫之路，作为千万医务工作者之一，和奔赴武汉等抗疫前线的医生相比，我不敢言苦，积极配合医院开展抗疫工作，运用自身所学为守好家乡人民健康献一份力，学会在压力之下保持冷静，学会如何更有效地与患者沟通，传递希望与安慰。患者和家属们的坚强意志，同事们的无私奉献，让我见证了无数感动。三年的抗疫经历也证实了我所选择的道路是经得起检验的，面对疫情这一全球性公共卫生危机，中医药展现出了独特的优势和价值。这段经历不仅加深了我对中医药实践能力的认识，也进一步坚定了我走中医药道路的决心。

四、求真问道，博极医源攀高峰

在深耕中医临床实践的过程中，我越来越意识到自己的中医经典知识储备还有很大的提升空间，这也促使我开始思考如何能够突破现有的知识限制，以更好地服务于患者。我有幸了解到岐黄学者王平教授在老年脑病研究领域的卓越成就，王平教授的研究成果紧密联系临床，对于提高患者的生活质量有着显著效果，这一点深深吸引了我。怀着强烈的学习欲望和对中医智慧的追求，我成功申请到在湖北中医药大学攻读博士研究生的机会，重新踏上求学之路，在王平老师的指导下进一步提升自己的中医临床思维和科研创新水平。

在导师王平教授的悉心指导下，我深入学习了《黄帝内经》等中医经典，并积极参与中医药防治老年病与延缓衰老的前沿研究。在导师的学术思想影响下，我认识到中医不仅仅是一门关于治疗的学问，它更是深刻理解和尊重生命的哲学。在博士的初步学习阶段中，困难与挑战并存，我不断地调整自己的学习方法，以适应这种跨学科的研究模式。在导师王平教授的悉心指导下，我深度挖掘《黄帝内经》中蕴含机体“生长壮老”等特殊生理演变的规律，撰写文章，并获得2023年“岐黄杯”第十五届全国中医药博士生学术论坛三等奖。这不仅是对我学术能力的一种肯定，更是对我未来研究方向的鼓励。

不忘初心，方得始终。中医之路漫漫，我深知道阻且长，所面临的挑战也会更加复杂。但正是这些挑战，激发了我探索未知、追求真理的决心。作为一名中医药的临床医师、科研人员，我的目标不仅仅是为了个人的职业发展，更是为了承载和传递中医药深厚的文化底蕴与独特的治疗理念。面对行业内的激烈竞争和诸多挑战，我将保持持续学习的习惯，不断提升自己的专业知识和技能，通过广泛的合作网络，共同推进中医药的现代化和国际化进程，为人类的健康福祉做出更大的贡献。

【特别鸣谢指导老师 王 平】

求真之路

王成龙（广西国际壮医医院医务部、民族医疗管理办公室副主任
副主任医师）

本人作为一名中共党员，在思想上始终与党中央保持高度一致，拥护党的领导，认真学习政治理论，在工作实践中，严格遵守党纪，牢记全心全意为人民服务的根本宗旨，荣获广西中医药大学“嘉奖”2次、广西中医药大学“优秀共青团干部”和广西国际壮医医院“优秀共产党员”称号。

新冠肺炎疫情之初，我成为医院首批报名援鄂医疗队成员，后作为替补队员加入医院发热门诊一线医生和医院医疗管理救治团队，直接参与新冠肺炎疫情防控工作，被认定为广西壮族自治区抗疫一线工作人员，先后荣获广西中医药大学“优秀共青团干部”（新冠肺炎疫情防控专项）和广西中医药大学疫情防控工作“先进个人”。2020年7—12月期间，我被借调到广西壮族自治区中医药管理局科技教育处工作。

我工作的单位于2016年成立、2018年开业，是庆祝广西壮族自治区成立60周年的献礼工程，是广西首个三级甲等民族医院。在日常工作中，本人刻苦实干、积极进取，投身医院各项工作和民族医药事业。近几年相关工作如下。

一、开展壮瑶医药基础理论的挖掘和整理工作

作为我院承担的广西壮族自治区中医药管理局“广西民间秘方、临床验方挖掘整理”专项工作的秘书和广西壮族自治区科学技术协会2022年青年托举课题（金秀瑶族自治县瑶族药浴发展现状及对策分析，NO. 桂科协［2022］T-17）的负责人，先后陪同国医大师黄瑾明和全国名中医黄汉儒及多位桂派中医大师、广西名中医等专家，多次亲赴靖西、忻城、金秀、恭城等基层调研，并在相关工作中得到专家们的认可，先后成为国医大师黄瑾明、第七批全国老中医药专家学术经验继承工作指导老师、广西名中医秦祖杰等名医的师承弟子，整理相关成果，出版了广西职业教

育教材《实用壮医药学》《实用瑶医药学》和专著《中国瑶医秘验方》（92 万字），本人均为编委。此外，本人参与主编了《壮医体质调理手册》（获 2020 年广西十佳科普读物大赛三等奖，2023 年中国民族医药学会学术著作奖三等奖）《壮医二十四节气养生》（获 2023 年广西十佳科普读物大赛三等奖）《实用壮医外科》，并担任人民卫生出版社出版的国医大师黄瑾明系列丛书中《国医大师黄瑾明临证壮药选编》的共同主编，作为副主编出版了《壮瑶医药优势病种诊疗方案》。本人也被遴选参与广西壮瑶医药传承骨干人才培养项目（广西壮族自治区中医药管理局），并顺利完成结业考核。

二、开展壮医特色外治技术的整理和标准化工作

壮医注重简便效验，善用外治，为其治疗特色。2020 年 5 月，自治区医疗保障局发布《广西壮族自治区医疗保障局关于将部分民族医技法纳入基本医疗保险医疗服务项目的通知》（桂医保规〔2020〕1 号），将壮医药线点灸疗法等 17 项民族医技法纳入基本医疗保险支付范围，按甲类项目管理，大力支持广西民族地区健康服务和民族医药事业发展，充分发挥民族医药诊疗服务“简便验廉”的特色和优势，进一步满足参保人员的基本医疗需求。

艾灸温通温补疗效确切。壮医龙脊灸是国医大师黄瑾明整理挖掘，并在多年临床上整理出的一种壮医灸法。该灸法通过采用由多种壮药材、艾绒制成的壮药艾柱，间接灸灼壮医龙脊穴，使背部产生温热感或轻度灼痛，以调节人体气血平衡，从而防治疾病。该疗法具有施灸面积广、艾炷大、时间长、火力足、温通力强的特点，治疗效果胜过一般灸法，可用于临床各科多种疾病的治疗，尤其对属虚、寒、痰、瘀的病症效果显著，深受广大民众欢迎。本人以壮医龙脊灸为重点，开展相关的研究，在继承国医大师黄瑾明学术思想的基础上，通过科学的方法，开展壮医龙脊灸标准化的研究，并负责完成广西教育厅 2020 年广西高校中青年教师基础能力提升项目（壮医龙脊灸防治阳虚质慢性疲劳综合征的规范化研究，NO.2020KY07023）和广西壮族自治区中医药管理局科技项目（壮医龙脊灸治疗嘘内的关键技术及标准化研究，NO.GXZYZ20210456），研究成果申报了广西地方标准［壮医龙脊灸治疗嘘内（慢性疲劳综合征）技术操作规范］，目前已完成征求意见稿，并接到通知，已通过主管部门的预审。

壮医药是壮族人民宝贵的文化财产，是祖国传统医药的重要组成部分，是我国传统医学的特色和优势。广西是以壮族为主体的少数民族自治区，也是全国少数民族人口最多的省（区），其中广西境内约有壮族人口 1572 万人（2020 年第七次全国

人口普查数据），约占全区总人口的33%，占全国壮族人口的90%以上，长期以来以壮医药为代表的民族医药在维护本民族地区人民身体健康、推进民族团结进步、促进本民族地区繁荣稳定方面发挥了重要作用。为此，如何建立一套既符合现代科学研究原则，又能充分体现壮医特色，并且能够得到国内外同行认可的壮医外治技术操作规范标准，是目前壮医临床发展亟需解决的重大问题。

壮医在长期的临床实践中，通过不断的积累、总结和升华，逐步完善了其独特多样而简、便、廉、验、捷的壮医外治方法，如壮医针法、灸法、刮法、敷贴法、熏洗法、药罐法等，广泛应用于临床各科，在预防疾病和治疗慢性病、疑难病等方面发挥了独特灵验的作用。历代壮医医家积累了丰富的知识和治疗经验，所创立的国家非遗项目壮医药线点灸疗法，以及广西非遗项目壮医药物竹罐疗法、壮医经筋疗法、壮医目诊等，为众多行之有效的壮医外治法的代表。

壮医外治法作为中医药诊疗技术的重要组成部分，千百年来，不仅在治疗疾病方面有着举世瞩目的疗效，在中华民族的预防保健方面，也一直有效地为人类健康做出贡献。但是，现代意义上的针灸治未病内涵及其实践运用规律研究相对滞后，限制了其在指导预防保健方面的应用，因此，有必要对壮医外治法治疗疾病和预防保健作用开展深入研究。

在深入挖掘整理壮医外治法的文献资源、系统归纳其临床规律方面，探讨如何在目前医疗环境中更好地发挥壮医外治法的作用和优势是很有意义的。这有助于提升壮医外治法在临床慢性病、多发病治疗方面的应用价值，进一步筛选壮医外治法优势病种，开展应用基础研究以阐明其效应机制。

关于壮医外治法的思考，既来自自己临床工作的体会，更是在博导秦祖杰教授的指导下开始的构思和规划。这部分内容将是我接下来科研工作的重点，期待能有机会依托更优质的科研平台，并在相关领域的专家和前辈们的指导下开展具体的研究工作。

三、开展大学生民族医药教学创新工作

作为广西中医药大学附属医院主治医师，我指导完成省级大学生创新创业（大创）项目1项，校级项目1项，指导在研国家级大创项目1项，研究成果荣获第十届“挑战杯”广西大学生课外学术科技作品竞赛特等奖（指导老师）、第七届中国国际“互联网+”大学生创新创业大赛“数广集团杯”广西赛区选拔赛银奖与铜奖各1项、广西中医药大学第八届大学生课外科技学术作品竞赛三等奖（指导老师），并被遴选为广西中医药大学本科生学业导师，累计指导本科生6名。

最后，我作为中国民族医药学会壮医药分会兼职干事，在分会领导的指导下，负责壮医药分会的日常具体事务，组织主办了2021年度、2022年度全国性学术会议各1场，举办国家级继续教育项目培训班2次，并组织完成壮医药分会2023年换届大会和学术年会，当选为分会的副秘书长。

百尺竿头更进一步，在今后的工作中，我将努力弥补自己的不足和差距，加强自我修养和业务知识学习，拓宽思路、大胆创新、勤奋工作、提升自我、实现目标，为建设“健康中国、健康广西”贡献自己的青春和力量。

【特别鸣谢指导老师 秦祖杰】

后记

翻看了《求真之路——百名全国中医药博士优秀论文获奖者自述集萃》，随着熟悉的名字映入眼帘，一位位博士活泼的脸庞、一场场活动精彩的剪影浮现在脑海，让我忆起当年着手筹备活动之初满怀期待的心情。

全国中医药博士生优秀论文评选活动旨在全面展示中医药博士生的学术水平和勇于创新的精神，搭建大范围、高水平、深层次的交流平台，调动博士生开展学术创新的积极性，加强培养博士生学术交流能力，提升博士生培养水平，促进全国中医药研究领域博士生人才的成长，培育新一代中医药研究领域的领军人才。

一晃十五载，最初几届博士生如今都已从稚嫩的学生变成了独当一面、颇有成果的佼佼者。活动历经十五届，影响力日益增强，得到越来越多学生、专家、院校的认可与支持，作为主办方，这些年背后的辛苦付出深感值得。

首届中医药博士生优秀论文评选活动于2010年3月16日启动，由中华中医药学会学术部和《中华中医药杂志》社共同主办，共收到中医药博士生论文149篇，最终评选出55篇优秀论文。同年9月16—17日，主办方推荐获奖论文作者代表中医药界参加了由国务院学位委员会办公室、中国科学技术协会第七届常委会青年工作专门委员会和中国科学技术协会组织、人事部主办的“第八届博士生学术年会中医药与民族医药传承专题分会”活动。首届活动的顺利举办为之后的活动奠定了基础，为中医药学术发展储备了优秀的人才资源和后备力量。

第二届至第四届全国中医药博士生优秀论文评选活动由中华中医药学会和《中华中医药杂志》社共同主办，分别由浙江中医药大学、广州中医药大学、上海中医药大学承办，活动逐渐形成了特定的模式，每年固定的时间征稿，并于次年召开学术论坛。同时，随着参与度越来越高，每一届的形式也有所变化，从最初的学生汇报、专家点评，到根据论文内容分组汇报，设立奖项级别，活动的影响力进一步扩大。

自第五届全国中医药博士生优秀论文评选活动起，北京岐黄中医药文化发展基金会加入到活动中来，成为了主办单位之一。第五届活动由湖南中医药大学承办，参与人数较以往有大幅提升。第一次采用了现场答辩形式确定一二等奖级别，并予奖学金以资鼓励。当年现场答辩的精彩场面至今难忘，3 个阶梯教室都座无虚席，除了现场答辩的博士生和专家外，还有参加活动的博士生。抬眼望去，教室后还站满了旁听的学生，当时感慨道，这就是中医的未来！

第六届至第九届全国中医药博士生学术论坛（2015—2018 年）分别由福建中医药大学、安徽中医药大学、江西中医药大学、湖北中医药大学承办，每届活动在保持原有模式的情况下都有所创新，内容包括增设博士生自己主持的博士生论坛专场、现场壁报展示与线上壁报投票、现场答辩会议直播、照片直播等，每年都有突破，每年都有新举措，形式越来越多元。

第十届全国中医药博士生学术论坛（2019 年）由山东中医药大学承办，这届成功举办了全国中医药博士生学术论坛十周年活动，近 300 名博士（生）与会。《中华中医药杂志》社经过征集，共开展了 8 个分论坛，各分论坛主席均由历届全国中医药博士生优秀论文获奖博士担任。这次会议不仅是对历届活动的回顾，更是中医药博士生的学术盛会。

第十一届至第十五届全国中医药博士生学术论坛（2020—2024 年）由《中华中医药杂志》社和北京岐黄中医药文化发展基金会共同主办，分别由长春中医药大学、成都中医药大学、辽宁中医药大学、河南中医药大学、南京中医药大学承办，其间经历了疫情，第十一届和第十三届是在线上开展的。第十三届活动还开启了“求真讲坛”，邀请获奖博士生代表进行线上交流，旨在分享中医药学者在工作学习中发现问题、解决问题、切磋心得体会的求真历程。虽然疫情阻隔了学者们彼此的相聚，但并没有磨灭大家投身活动的热情。

截至十五届活动，共收到 5692 篇投稿论文，评选出 1446 篇优秀论文。第十五届的投稿量（906 篇）更是达到了首届活动的 6 倍，影响力持续增强；另外，各院校研究生院周密的组织也让活动变得更加有序。回看十五载，获奖的博士生如今有不少已成为了博士研究生导师，成为了主管工作的领导，从当年意气风发的少年已茁壮成长为中流砥柱。带着对活动的热爱、信任、认可，他们又指导自己的学生参与到活动中来。他们在自己的学生身上看到了自己当年拼搏的身影，也看到了自己在研究领域的不断深耕，这不仅是活动的传递，也是学术的传承。全国中医药博士生优秀论文评选活动的开展，见证了许多博士生的成长，见证了中医药的进步，对各方的学术发展亦都产生了积极的推动作用。

对《中华中医药杂志》而言，发现了优质的、前沿的中医药创新成果，刊登了具有科学性、创新性、实用性的优秀论文，提高了优秀成果传播的时效性，并且聚拢了一批有思想、有见解的中医药博士，发现了朝气蓬勃的中医药人才，树立了良好的期刊品牌形象。鼓励年青人才把论文写在祖国的大地上，减少优质稿源外流，让优秀的论文带动起中国的科研发展，把建设世界一流科技期刊做到实处，做精做强中医药中文期刊，打造中医药卓越期刊，对打造和谐中医药学术生态圈产生了积极作用。

对博士生及其培养单位而言，调动了学生们学术创新的积极性，充分发挥了主观能动性，通过这样高水平的学术平台展示学术成果，是个人综合能力的提高，也是学校研究生培养成果的体现；通过活动还实现了与兄弟院校的深入交流，互相学习、互相助力，共同进步。

对学术而言，一部部中医药博士生论文专辑的出版，满载了中医药丰硕的学术成果，蕴含了深厚的学术价值。专辑内容包含对当前中医药前沿、热点学术问题的探讨，对中医药科研的创新，与现代研究的融合，对中医药传统理论的追溯，对中医药宝贵经验的探赜……展示了高层次人才高水平的中医药研究成果，也体现了中医药学术发展的历程。

这部书是对这十五届活动的纪念，汇集了百名博士的心路历程，虽然他们只是参与活动的一小部分，但却代表了广大中医药博士的求真之路，也能继续激励一代代中医药学子求真务实，奋勇拼搏。

全国中医药博士生优秀论文评选活动已连续举办了十五届，在中医药众多学术活动中能有一席之地，能让广大博士生、中医药院校有所获益，能够为中医药事业发展贡献些许力量，那便是这项活动的价值和意义了。在这十五年间，活动的背后有许许多多的人在默默付出，参与审稿、答辩的专家，各院校宣传、组织、带队参赛的老师，各承办单位的组织者、志愿者，等等，正好在此一并感谢。

灵素医典，千古长夜一盏灯；医道传人，杏坛春风华生生。让我们行中医之道，得中医之妙，仁心仁术，薪火相传，慈俭为宝，济世活人。让我们一起同行，让真常医道愈加光明。

《中华中医药杂志》社社长　闫志安

往届获奖者名单

第一届

程发峰　北京中医药大学
冯　玲　中国中医科学院
郭翔宇　北京中医药大学
何庆勇　中国中医科学院广安门医院
姜　丽　北京中医药大学
李　敏　北京中医药大学
李　敏　北京解放军总医院
李玉洁　中国中医科学院
李姿慧　北京中医药大学
林　媚　中国中医科学院西苑医院
刘乃刚　北京中医药大学
刘伟志　中央民族大学中国少数民族传统医学研究院
倪　青　中国中医科学院广安门医院
彭静波　北京中医药大学
萨础拉　北京中医药大学
库　宇　北京中医药大学
宋　军　中国中医科学院广安门医院
苏　芮　北京中医药大学
王　茜　北京中医药大学
王师菡　中国中医科学院广安门医院
许颖智　天津中医药大学
杨旭杰　北京中医药大学
姚魁武　中国中医科学院广安门医院
于丽丽　北京中医药大学
喻玲玲　北京中医药大学
张建武　北京市药品监督管理局
张喜莲　天津中医药大学
周晓菲　北京中医药大学
祝小惠　北京中医药大学

第二届

陈昌乐　北京中医药大学
陈玉萍　北京中医药大学
程发峰　北京中医药大学
付渊博　北京中医药大学
傅　晨　北京中医药大学东方医院
何庆勇　中国中医科学院广安门医院
李　春　北京中医药大学
李　岩　北京中医药大学东方医院
李宇铭　北京中医药大学东直门医院
林志健　北京中医药大学
刘大铭　北京中医药大学东直门医院
刘　果　中医科学院西苑医院
刘　璐　北京中医药大学
刘　明　北京中医药大学
刘乃刚　北京中医药大学
莫芳芳　北京中医药大学
倪丽伟　天津中医药大学
佘延芬　北京中医药大学
孙　文　北京中医药大学
汤艳莉　中国中医科学院广安门医院
田贵华　北京中医药大学
王利敏　北京中医药大学

王　茜　北京中医药大学
王　毅　北京中医药大学
王　勇　北京中医药大学
徐　静　北京中医药大学
杨旭杰　北京中医药大学
张光银　天津中医药大学
赵俊云　北京中医药大学
周英武　北京中医药大学

第三届

陈昌乐　北京中医药大学
陈欣燕　中国中医科学院广安门医院
程志立　中国中医科学院
董国锋　中国中医科学院
郭晓辰　天津中医药大学
郝　征　天津中医药大学
侯淑涓　北京中医药大学
姜幼明　北京中医药大学
李春华　北京中医药大学
李　丽　中国中医科学院
梁　佳　北京中医药大学
刘福水　北京中医药大学
刘　声　北京中医药大学
柳海艳　北京中医药大学
马家驹　北京中医药大学
马　捷　北京中医药大学
马师雷　北京中医药大学
马小鑫　北京中医药大学
马雪玲　北京中医药大学
全贞雪　北京中医药大学
师　宁　北京中医药大学
施　展　中国中医科学院
史　琦　北京中医药大学
汤巧玲　北京中医药大学
汤艳莉　中国中医科学院广安门医院
唐旭东　中国中医科学院西苑医院
王　辉　中国中医科学院广安门医院
王怡薇　中国中医科学院
魏　戌　中国中医科学院
吴丽丽　北京中医药大学
吴志生　北京中医药大学
徐　冰　北京中医药大学
薛春苗　北京中医药大学
杨常泉　天津中医药大学
杨　亨　北京中医药大学
杨　琳　北京中医药大学
姚斌彬　北京中医药大学
于晓飞　北京中医药大学
俞若熙　北京中医药大学
张凡帆　北京中医药大学
张牧川　北京中医药大学
周洪伟　北京中医药大学
朱海莲　北京中医药大学
艾青华　中国中医科学院
季新燕　北京中医药大学
乌格敦其其格　北京中医药大学
徐　静　北京中医药大学
张立平　中国中医科学院

第四届

一等奖

白　洁　北京中医药大学
富　苏　中国中医科学院
顾　浩　北京中医药大学
马鸣飞　北京中医药大学东方医院
田　甜　北京中医药大学
王乐平　北京中医药大学
苑鸿雯　北京中医药大学
张　健　北京中医药大学

二等奖

陈剑明　首都医科大学附属北京中医医院
郭晓玲　北京中医药大学

李小可　北京中医药大学
李怡文　北京中医药大学
李玉波　北京中医药大学
刘　静　中国中医科学院西苑医院
李玉波　北京中医药大学
刘　欣　中国中医科学院
宋观礼　中国中医科学院广安门医院
孙娅楠　北京中医药大学
汤巧玲　北京中医药大学
王　星　北京中医药大学
卫肖艳　北京中医药大学
徐　颖　北京中医药大学
张　莉　天津中医药大学
郑燕飞　北京中医药大学

三等奖

陈玉萍　北京中医药大学
邓卫芳　北京中医药大学第三附属医院
高　驰　中国中医科学院
顾恪波　中国中医科学院
郭晓辰　天津中医药大学第一附属医院
韩艳武　北京中医药大学东直门医院
贺梅娟　北京中医药大学
康明明　天津中医药大学
李　健　中国中医科学院广安门医院
李四维　北京中医药大学
李　昕　北京中医药大学
刘　佳　北京中医药大学
刘　妙　北京中医药大学
刘忠第　北京中医药大学
施　鹏　北京中医药大学
孙　文　北京中医药大学东方医院
王道涵　北京中医药大学
王　坦　北京中医药大学
王彦敏　北京中医药大学
王允亮　北京中医药大学东方医院
吴剑聪　北京中医药大学
杨　萃　天津中医药大学第一附属医院
张　玲　北京中医药大学
张　寅　北京中医药大学东直门医院
朱明瑾　北京中医药大学

第五届

一等奖

陈淑娇　福建中医药大学
党万太　成都中医药大学、川北医学院附属医院
付彩红　北京中医药大学
贾　节　广州中医药大学
李建超　湖南中医药大学
廖　君　湖南中医药大学
孟胜喜　上海中医药大学
倪露露　上海中医药大学
王　升　中国中医科学院
吴佳霓　中国中医科学院广安门医院
杨　硕　湖南中医药大学
于　宁　北京中医药大学
张　健　北京中医药大学
周静鑫　北京中医药大学
周　青　湖南中医药大学第一附属医院

二等奖

陈争光　南京中医药大学
杜俊英　浙江中医药大学
范延妮　山东中医药大学
高　驰　中国中医科学院
林兆洲　北京中医药大学
刘　朝　中国中医科学院
马　越　北京中医药大学
潘耀宗　南京中医药大学
潘　宇　湖南中医药大学
庞立健　辽宁中医药大学
束雅春　南京中医药大学附属医院
宋厚盼　广州中医药大学

孙安会　湖南中医药大学
孙相如　湖南中医药大学
王成阳　湖北中医药大学
王　磊　北京中医药大学
吴皓萌　广州中医药大学
伍文彬　成都中医药大学
邢冬梅　天津中医药大学
杨　潇　辽宁中医药大学
易　韬　复旦大学附属华山医院
于　丹　辽宁中医药大学
于　鹰　山东中医药大学
张　欣　长春中医药大学
赵　巍　广州中医药大学第二附属医院（广东省中医院）

三等奖

艾青华　中国中医科学院
陈　聪　湖南中医药大学
陈滢宇　广州中医药大学
程齐来　湖南中医药大学
段　颖　北京中医药大学
冯玄超　北京中医药大学东直门医院
付帮泽　北京中医药大学
付玉娟　长春中医药大学
郭晓辰　天津中医药大学第一附属医院
侯淑涓　北京中医药大学
胡　翔　成都中医药大学
江　媚　北京中医药大学东直门医院
江文文　广州中医药大学
矫健鹏　第二军医大学第二附属医院
李　峰　湖南中医药大学
李昭凤　广州中医药大学
梁建庆　上海中医药大学
林珈好　北京中医药大学
刘顶鼎　湖南中医药大学
刘　佳　北京中医药大学
刘丽娟　北京中医药大学东方医院
刘丽星　北京中医药大学东直门医院
刘　洋　成都中医药大学
刘　洋　上海中医药大学
刘　宇　福建中医药大学
刘　玥　北京中医药大学
莫雪妮　湖南中医药大学
倪玉婷　北京中医药大学东直门医院
潘建科　广州中医药大学第二附属医院（广东省中医院）
秦合伟　龙华医院
施　展　中国中医科学院广安门医院
孙东东　南京中医药大学
田维毅　湖南中医药大学
万　磊　安徽中医药大学
汪　萌　北京中医药大学
王　凡　上海中医药大学
王乐鹏　北京中医药大学
王瑞雪　广州中医药大学
王　轩　北京中医药大学
王　珍　中国中医科学院
武慧超　北京中医药大学
肖　瑶　广州中医药大学
谢金昆　上海中医药大学
许嗣立　成都中医药大学
许文杰　上海中医药大学
杨　芳　辽宁中医药大学
于海艳　成都中医药大学
余王琴　浙江中医药大学
俞　瑾　上海中医药大学
占永久　山东中医药大学
张贵彪　上海中医药大学
张　雯　北京中医药大学东方医院
张先慧　北京中医药大学东直门医院
张　轩　北京中医药大学
张　寅　北京中医药大学东直门医院
赵丹丹　北京中医药大学

赵宏波　北京中医药大学
赵丽红　北京中医药大学
朱　彦　中国中医科学院
左可可　南京中医药大学

第六届

一等奖

吴皓萌　广州中医药大学
陈祁青　浙江中医药大学
张百霞　北京中医药大学
杨　薇　中国中医科学院
刘宏伟　北京中医药大学东直门医院
刘钧天　北京中医药大学
张玉琴　福建中医药大学
郑春松　福建中医药大学
陈　岩　上海中医药大学附属龙华医院
夏洁楠　中国中医科学院
李　斌　成都中医药大学
赵　晨　天津中医药大学
张冀东　湖南中医药大学
刘　威　辽宁中医药大学
杜含光　福建中医药大学

二等奖

李　悦　广州中医药大学第一附属医院
吴欣莉　北京中医药大学
秦合伟　上海中医药大学附属龙华医院
俞裕天　广州中医药大学
秦昆明　南京中医药大学
刘　朝　中国中医科学院
曾令烽　广州中医药大学
孙世光　山东中医药大学第二附属医院
朱晓丹　北京中医药大学东方医院
李新建　福建中医药大学
高子任　长春中医药大学
王　鑫　北京中医药大学
刘　炜　北京中医药大学东直门医院
沈　娟　南京中医药大学
徐娇雅　上海中医药大学附属龙华医院
曲　淼　北京中医药大学
梁建庆　上海中医药大学
朱　彦　中国中医科学院
李进进　浙江中医药大学
庞立健　辽宁中医药大学
张苗苗　广州中医药大学
王大伟　中国中医科学院
夏乐敏　上海中医药大学附属曙光医院
唐梅森　湖南中医药大学
孙天琳　北京中医药大学东直门医院

三等奖

张世鹰　湖南中医药大学
闫二萍　中国中医科学院望京医院
毛竹君　浙江中医药大学
张　青　北京中医药大学东方医院
宋欣阳　上海中医药大学
姬少珍　北京中医药大学
刘晓娜　北京中医药大学
王乐鹏　北京中医药大学
袁　芳　北京中医药大学
温秀云　广州中医药大学第二附属医院（广东省中医院）
底婷婷　北京中医药大学
张　轩　北京中医药大学
汪　萌　北京中医药大学
陈　婧　北京中医药大学东直门医院
徐书君　广州中医药大学
徐哲学　北京中医药大学
洪敏俐　福建中医药大学附属漳州中医院
董　姝　上海中医药大学
曲道炜　辽宁中医药大学
于文静　北京中医药大学
刘　瑞　中国中医科学院广安门医院
林庆宾　福建中医药大学

林　驰　北京中医药大学
张先慧　北京中医药大学东直门医院
周立亚　湖北中医药大学
王慧娟　北京中医药大学
陈　茹　广州中医药大学
刘福生　北京中医药大学
崔一然　中国中医科学院
李春雷　北京中医药大学
吴晓毅　中国中医科学院
姜　婧　北京中医药大学
侯雪芹　广州中医药大学
杜丽娜　南京中医药大学
尉万春　中国中医科学院望京医院
于长禾　中国中医科学院
林明欣　中国中医科学院
周步高　江西中医药大学
梁　育　湖南中医药大学
孙相如　湖南中医药大学
王　珍　中国中医科学院眼科医院
刘顶鼎　湖南中医药大学
李　斌　上海交通大学附属第六人民医院
刘　玥　北京中医药大学东方医院
闵冬雨　辽宁中医药大学附属医院
武慧超　北京中医药大学
韩　健　北京中医药大学
梁楚西　北京中医药大学
崔　勇　辽宁中医药大学
刘　红　南京中医药大学
展嘉文　中国中医科学院望京医院
陈烨文　浙江中医药大学
陆奕宇　上海中医药大学
潘建科　广州中医药大学第二附属医院（广东省中医院）
黄子天　广州中医药大学
任之强　广州中医药大学
林久茂　福建中西医结合研究院
徐　琳　上海中医药大学
左　艇　南京中医药大学
霍秀红　浙江中医药大学

第七届

一等奖

姜　婧　北京中医药大学
庄梦斐　上海中医药大学附属岳阳中西医结合医院
童佳兵　安徽中医药大学
钱　丹　中国中医科学院
刘　朝　中国中医科学院
董　斐　北京中医药大学
芦　煜　北京中医药大学
万　凤　北京中医药大学
蔡荣林　安徽中医药大学
唐丽娜　湖北中医药大学
陈　浩　广州中医药大学
刘　林　湖南中医药大学
赵鸿飞　长春中医药大学
吴长汶　福建中医药大学
何　玲　安徽中医药大学

二等奖

周步高　江西中医药大学
臧凝子　辽宁中医药大学
全小红　广州中医药大学
于佳慧　天津中医药大学
柳诗意　中国中医科学院望京医院
朱　彦　中国中医科学院
赵　益　江西中医药大学
陈楚为　北京中医药大学
唐　莹　辽宁中医药大学
袁　婷　山东中医药大学
涂小华　广州中医药大学
郭　睿　上海中医药大学
曹利华　河南中医学院

沈　醉　浙江中医药大学
陈　蕊　南京中医药大学
刘　鸽　广州中医药大学
孙安会　湖南中医药大学
王　蒙　黑龙江中医药大学
王容容　湖南省中医药研究院
韩　岚　安徽中医药大学
王宝家　成都中医药大学
李晓娟　北京中医药大学
薛　强　西南大学
滕文静　上海中医药大学
张绍良　上海中医药大学

三等奖

梁建庆　甘肃中医药大学
戴彦成　上海中医药大学附属龙华医院
曾令烽　广州中医药大学
李映辰　湖南中医药大学
任　辉　广州中医药大学
温晓文　广州中医药大学
柳红良　中国中医科学院广安门医院
王桂倩　中国中医科学院
周良云　中国中医科学院
刘宏帅　上海中医药大学
李　茜　山东中医药大学
孙相如　湖南中医药大学
王思特　南京中医药大学
卢令慧　北京中医药大学
曹　瑾　北京中医药大学
崔　翔　湖北中医药大学
林树元　浙江中医药大学
刘宏伟　北京中医药大学东直门医院
刘晓婷　北京中医药大学
吴晓芳　广州中医药大学
赵　斌　广州中医药大学
赵　晨　天津中医药大学
朱映黎　北京中医药大学
王　凯　天津中医药大学
陈烟宇　北京中医药大学
何百川　天津中医药大学
李　斌　辽宁中医药大学
李文婷　南京中医药大学
刘　燕　湖北中医药大学
孙　玥　安徽中医药大学
陆春风　南京中医药大学
梁礼铿　广州中医药大学
陈　英　北京中医药大学
薛纯纯　上海中医药大学
呼雪庆　上海中医药大学
高允海　辽宁中医药大学
刘超男　广州中医药大学
韩晓春　山东中医药大学
姬少珍　北京中医药大学
修琳琳　北京中医药大学
杨雯晴　山东中医药大学
李　敏　北京中医药大学
马俊福　北京中医药大学东方医院
杨　丽　辽宁中医药大学
韩　芳　北京中医药大学东直门医院
邓　勇　安徽中医药大学
赵唯含　北京中医药大学东方医院
赵　鼎　山东中医药大学
任延毅　辽宁中医药大学
张和韡　北京中医药大学
吴兴全　长春中医药大学
李长香　北京中医药大学
谢　辉　广州中医药大学
苏泽琦　北京中医药大学
郭　迪　长春中医药大学
于　娜　北京中医药大学
张　岩　北京中医药大学
赖文芳　福建中医药大学
何文静　北京中医药大学

陈昱良 中国中医科学院

第八届

一等奖

崔一然 中国中医科学院
程若东 中国中医科学院广安门医院
刘盈君 浙江中医药大学
李晓娟 浙江中医药大学
马惠宁 天津中医药大学
王腾腾 上海中医药大学
张刘强 上海中医药大学
马度芳 山东中医药大学
孟庆岩 山东中医药大学
赵 益 江西中医药大学
陈 平 江西中医药大学
周 玲 湖北中医药大学
刘 伟 广州中医药大学
陈锦团 福建中医药大学
白 辰 北京中医药大学
修琳琳 北京中医药大学
童佳兵 安徽中医药大学
何 玲 安徽中医药大学

二等奖

谢淑玲 成都中医药大学
康传志 中国中医科学院
吕 林 中国中医科学院西苑医院
王伟杰 浙江中医药大学
赵鸿飞 长春中医药大学
杨 擎 长春中医药大学
杨静雯 首都医科大学
李文惠 上海中医药大学
房丽君 山东中医药大学
蒋文波 南京中医药大学
任延毅 辽宁中医药大学
周步高 江西中医药大学
黄小平 湖南中医药大学
陈向东 湖南中医药大学
王 蒙 黑龙江中医药大学
张 宁 黑龙江中医药大学
薛淑娟 河南中医药大学
王 强 广州中医药大学第一附属医院
叶增杰 广州中医药大学
苏 悦 成都中医药大学
石 玥 北京中医药大学东直门医院
王粟实 北京中医药大学

三等奖

常 程 中国中医科学院望京医院
陈 健 上海中医药大学
陈 昭 北京中医药大学
崔国策 中国中医科学院广安门医院
党思捷 成都中医药大学
范 筱 福建中医药大学
高 健 北京中医药大学
管媛媛 安徽中医药大学
郭 迪 长春中医药大学
郭 静 天津中医药大学附属保康医院
韩 笑 北京中医药大学东直门医院
何莉莎 中国中医科学院广安门医院
贺娜娜 河南中医药大学
侯江淇 山东中医药大学
黄小燕 天津中医药大学
纪瑞锋 中国中医科学院
姜文睿 中国中医科学院广安门医院
蒋鹏娜 黑龙江中医药大学
焦 琳 江西中医药大学
李 超 山东中医药大学
李洪霖 上海中医药大学附属上海市中医医院
梁 丹 江西中医药大学
梁建庆 甘肃中医药大学
梁礼铿 广州中医药大学
梁玉丹 广州中医药大学

刘　月　广州中医药大学第二附属医院（广东省中医院）
楼招欢　浙江中医药大学
马　莹　北京师范大学
庞　博　天津中医药大学
庞艳阳　浙江中医药大学
沈耿杨　广州中医药大学第一附属医院
石凯峰　中国中医科学院望京医院
史亚楠　北京中医药大学东方医院
孙立丽　天津中医药大学
孙启慧　山东中医药大学
孙志其　山东中医药大学
唐娜娜　福建中医药大学
王桂倩　中国中医科学院
王　欢　北京中医药大学
王南卜　广州中医药大学
王新陆　河南中医药大学第一附属医院
王一童　成都中医药大学
翁思颖　浙江中医药大学附属宁波市中医院
熊益亮　北京中医药大学
徐方方　广州中医药大学第二附属医院（广东省中医院）
徐荣廷　北京中医药大学
许伟明　中国中医科学院
闫二萍　中国中医科学院望京医院
杨丰文　天津中医药大学
杨　丽　辽宁中医药大学
杨旭杰　北京中医药大学
袁清洁　北京中医药大学
张菀桐　中国中医科学院
张　震　山东中医药大学
章平衡　安徽中医药大学
赵　鼎　山东中医药大学
赵家有　中国中医科学院
郑莉明　广州中医药大学
周严严　中国中医科学院
朱田田　甘肃中医药大学

第九届

一等奖

贡磊磊　中国中医科学院
李晓彤　中国中医科学院
刘伟伟　上海中医药大学
刘文平　上海中医药大学
芦　煜　北京中医药大学
孟庆岩　山东中医药大学
孙启慧　山东中医药大学
孙志其　山东中医药大学
王　卫　南京中医药大学
王　雨　北京中医药大学
项璇儿　浙江中医药大学
余　涛　湖北中医药大学
张　行　上海中医药大学
张菀桐　中国中医科学院
郑嘉怡　广州中医药大学

二等奖

安　宏　中国中医科学院
毕伟博　北京中医药大学第三附属医院
蔡荣林　安徽中医药大学
陈　鹏　广州中医药大学
单　思　江西中医药大学
费文婷　北京中医药大学
康四和　湖北省药品监督检验研究院
刘殿娜　北京中医药大学
刘雷蕾　天津中医药大学
刘　磊　浙江中医药大学
毛　静　河南中医药大学
谭庆龙　广州中医药大学
田年秀　首都医科大学
童　楠　中国中医科学院
王　洋　福建中医药大学

王一童　成都中医药大学
王永成　山东中医药大学
吴佳妮　北京中医药大学
谢璐霜　成都中医药大学
徐小茹　长春中医药大学
闫超群　首都医科大学附属北京中医医院
杨　擎　长春中医药大学
叶增杰　广州中医药大学
郑桃云　湖北中医药大学
庄翔莉　福建中医药大学

三等奖

曹　方　长春中医药大学
曾令烽　广州中医药大学第二附属医院（广东省中医院）
陈赛里　湖北中医药大学
陈晓乐　上海中医药大学
邸　莎　中国中医科学院广安门医院
董　俭　北京中医药大学
董　艳　中国中医科学院广安门医院
刚晓超　长春中医药大学
高璐佼　北京中医药大学
高武霖　山东中医药大学
高　鑫　黑龙江中医药大学
葛　政　中国中医科学院
郭　腾　上海中医药大学
贺娜娜　河南中医药大学
洪洁薇　北京中医药大学
黄　琪　湖北中医药大学
黄仲羽　广州中医药大学
姜　梅　山东中医药大学
金志超　中国中医科学院广安门医院
康传志　中国中医科学院
柯诗文　江西中医药大学
李国芳　南京中医药大学
李玲玲　河南中医药大学
李　媛　上海中医药大学
梁学振　山东中医药大学
刘安国　甘肃中医药大学
刘西芳　中国中医科学院
刘西洋　成都中医药大学
刘　星　山东中医药大学
刘　悦　辽宁中医药大学
马淬兰　北京中医药大学
马　放　中国中医科学院广安门医院
马　鹏　成都中医药大学
蒙玉娇　北京中医药大学
潘东梅　广州中医药大学
齐振强　山东中医药大学
佘燕达　辽宁中医药大学
申萌萌　北京中医药大学
宋亚刚　河南中医药大学
孙立丽　天津中医药大学
孙友强　广州中医药大学
滕文静　上海市中医医院
童佳兵　安徽中医药大学
汪　珺　湖北中医药大学
王潇慧　北京中医药大学
王秀梅　江西中医药大学
韦一佛　北京中医药大学
温红娟　山东中医药大学
翁思颖　浙江中医药大学附属宁波中医院
谢　晨　北京中西医结合医院
徐　鹏　长春中医药大学
徐　颖　福建中医药大学
杨　冰　北京中医药大学
杨　燕　湖北中医药大学
于春月　北京中医药大学
余丞浩　中国中医科学院西苑医院
岳滢滢　湖北中医药大学
张　虹　湖北中医药大学
张江松　浙江中医药大学
张立双　天津中医药大学

张　扬　成都中医药大学
张玉卓　广州中医药大学
赵　兵　中国中医科学院广安门医院
赵艳青　上海中医药大学普陀区中心医院
周　敏　上海中医药大学
周荣易　南京中医药大学
朱　叶　山东中医药大学
朱泳妍　南方医科大学

第十届

一等奖

戴胜云　北京中医药大学
耿子凯　山东中医药大学
何叶博　上海中医药大学
季　漪　南京中医药大学
姜　涛　浙江中医药大学
姜　欣　北京中医药大学
鞠芳凝　山东中医药大学
李爱云　上海中医药大学
李维薇　南京中医药大学
李卓恒　西南大学
李自辉　黑龙江中医药大学
孙志其　山东中医药大学
王　晶　河南中医药大学
魏赈权　广州中医药大学第一附属医院
吴丹丹　上海中医药大学
相　珊　山东中医药大学
于克英　长春中医药大学
詹　杰　福建中医药大学
赵　兵　中国中医科学院广安门医院
赵忠胜　福建中医药大学
祝　婧　江西中医药大学

二等奖

毕伟博　北京中医药大学第三附属医院
蔡浩斌　广州中医药大学
蔡丽娜　山东中医药大学
曾志成　湖南中医药大学
戴求福　中国中医科学院
邓丹芳　湖北中医药大学
巩彦龙　甘肃中医药大学
管媛媛　安徽中医药大学
柯诗文　江西中医药大学
李朝燕　上海中医药大学
林筱洁　浙江中医药大学
刘　艺　北京中医药大学
吕朝耕　中国中医科学院
吕　婧　山东中医药大学
漆仲文　天津中医药大学
田庆梅　山东中医药大学
于春月　北京中医药大学
于　彦　长春中医药大学
袁星星　黑龙江中医药大学

三等奖

白亭文　山东中医药大学
邓爱平　中国中医科学院
董　环　北京中医药大学
董重阳　南京中医药大学
付　兴　天津中医药大学
韩　聪　山东中医药大学
胡奇妙　浙江中医药大学
黄仁燕　上海中医药大学
蒋海琳　长春中医药大学
李冰冰　北京中医药大学东直门医院
李　峰　湖南中医药大学
李　崧　山东中医药大学
栗焕焕　天津中医药大学
梁建庆　甘肃中医药大学
梁秋语　北京中医药大学
梁学振　山东中医药大学
刘海涛　上海中医药大学
刘签兴　中国中医科学院广安门医院
刘伟伟　上海中医药大学

刘蔚翔　中国中医科学院广安门医院
芦　晔　河北中医学院
马　放　中国中医科学院广安门医院
马进疆　广州中医药大学
孟　慧　北京中医药大学
潘亚辉　山东中医药大学
庞　爽　辽宁中医药大学
亓润智　中国中医科学院广安门医院
邵琳琳　山东中医药大学
申　震　广州中医药大学
时　光　中国中医科学院广安门医院
宋均亚　山东中医药大学
孙建华　广州中医药大学第一附属医院
孙晓丽　北京中医药大学
孙筱婷　上海中医药大学
田　蕾　北京中医药大学
王传池　湖北中医药大学
王德辰　北京中医药大学
王海燕　江西中医药大学
王　坤　安徽中医药大学
王南卜　暨南大学
尉万春　北京中医药大学
吴　阳　湖南中医药大学
西　旺　黑龙江中医药大学
肖　啸　成都中医药大学
谢　晨　北京中西医结合医院
谢双峥　江西中医药大学
徐小茹　长春中医药大学
杨良俊　广州中医药大学
杨　梓　浙江中医药大学
叶国平　福建中医药大学
余　翔　广州中医药大学
袁　蓉　北京中医药大学
张部晨茜　浙江中医药大学
张晓哲　北京中医药大学第三附属医院
张逸雯　中国中医科学院
赵珈艺　北京中医药大学
赵　鑫　山东中医药大学
赵雨薇　山东中医药大学
赵正泰　山东中医药大学
周梦玲　北京中医药大学

第十一届

一等奖

弓雪峰　北京中医药大学
王照钦　上海中医药大学
刘晓清　湖南中医药大学
刘　鑫　长春中医药大学
吕　婧　山东中医药大学
西　旺　黑龙江中医药大学
张东东　上海中医药大学
杜　华　中国中医科学院
杨会生　中国中医科学院
肖　啸　成都中医药大学
徐小茹　长春中医药大学
徐榛敏　北京中医药大学
康　乐　河南中医药大学
曹泽标　广州中医药大学
嵇丽娜　浙江中医药大学

二等奖

于佳琦　北京中医药大学
马重兵　甘肃中医药大学
王杰鹏　河北中医学院
王海燕　江西中医药大学
王焱晳　广州中医药大学
叶　桦　成都中医药大学
司昕蕾　甘肃中医药大学
白　颖　北京中医药大学
孙　莹　河北中医学院
朱国双　湖北中医药大学
汤如莹　北京中医药大学
何信用　辽宁中医药大学

张　芳　山东中医药大学
张蓝熙　河南中医药大学
张　璐　上海中医药大学
李晨曦　云南中医药大学
杨　蕙　湖南中医药大学
陈启亮　福建中医药大学
姜　涛　浙江中医药大学
赵秦禹　山东中医药大学
徐满成　上海中医药大学
梁从莲　中国中医科学院
游广娇　天津中医药大学
董笑克　北京中医药大学
蔡佳丽　长春中医药大学

三等奖

于　莹　山东中医药大学
马嘉轶　北京中医药大学
尹　涛　成都中医药大学
王云霞　成都中医药大学
王　宁　山东中医药大学
王伟杰　中国中医科学院
王　雨　北京中医药大学
王俊岩　广州中医药大学
王程燕　上海中医药大学
王靖怡　中国中医科学院
付　兴　天津中医药大学
龙清华　湖北中医药大学
伏　瑶　山东中医药大学
刘金涛　北京中医药大学
刘　烨　辽宁中医药大学
刘雷蕾　北京中医药大学
刘蔚翔　中国中医科学院
吕桃桃　北京中医药大学
巩彦龙　甘肃中医药大学
纪鑫毓　中国中医科学院
宋　梅　湖南中医药大学
张　帅　中国中医科学院
张孟哲　上海中医药大学
张振华　北京中医药大学
李佳珊　北京中医药大学
杜海霞　浙江中医药大学
杜颖初　山东中医药大学
杜澍金　河北中医学院
杨佳楠　中国中医科学院
杨　梅　山东中医药大学
林云崖　湖北中医药大学
林　敏　浙江中医药大学
陈怡然　辽宁中医药大学
姜月华　山东中医药大学
柯诗文　江西中医药大学
胡宗仁　广州中医药大学
赵　文　福建中医药大学
赵　斌　中国中医科学院
赵翔凤　山东中医药大学
赵　黎　上海中医药大学
项璇儿　浙江中医药大学
袁星星　黑龙江中医药大学
袁莉蓉　江西中医药大学
贾茜钰　成都中医药大学
郝轩轩　河南中医药大学
崔天薇　中国中医科学院
崔庆科　长春中医药大学
梁绮婷　广州中医药大学
智沐君　长春中医药大学
曾智力　广州中医药大学
韩怡然　长春中医药大学
韩　聪　山东中医药大学
董阜挺　浙江中医药大学
蒋　莎　黑龙江中医药大学
詹吉恒　广州中医药大学
管　慧　山东中医药大学
裴　可　山东中医药大学
阚　默　长春中医药大学

樊湘珍　广州中医药大学
戴　宁　北京中医药大学

第十二届

一等奖

朱芳芳　广州中医药大学
赵丹萍　北京中医药大学
于绍华　山东中医药大学
于睿智　辽宁中医药大学
闫敏敏　北京中医药大学
徐　韬　成都中医药大学
王晓平　北京中医药大学
梁　潇　河北中医学院
栗林杰　成都中医药大学
李　敏　中国中医科学院广安门医院
阚　默　长春中医药大学
姜月华　山东中医药大学
陈文华　浙江中医药大学
杨　瑞　上海中医药大学
杨茂艺　成都中医药大学

二等奖

邹俊驹　成都中医药大学
郑　涵　山东中医药大学
赵吉超　江西中医药大学
张建伟　上海中医药大学附属曙光医院
于　宁　辽宁中医药大学
游广娇　天津中医药大学
闫　璞　中国中医科学院望京医院
王文晟　湖北中医药大学
涂鹏程　南京中医药大学
彭孟凡　河南中医药大学
卢雯湉　南京中医药大学
刘轶凡　北京中医药大学东直门医院
刘秋萍　浙江中医药大学
刘　检　湖南中医药大学
林嘉楠　长春中医药大学
李思怡　广州中医药大学
李晨曦　云南中医药大学
蒋鹏飞　湖南中医药大学
丰逸轩　中国中医科学院
董阜挺　浙江中医药大学
邓欣祺　北京中医药大学
边甜甜　甘肃中医药大学
张光涛　上海中医药大学
詹　杰　福建中医药大学
袁星星　黑龙江中医药大学
汪四海　安徽中医药大学
刘丽雅　福建中医药大学

三等奖

朱潇雨　中国中医科学院
周　悦　山东中医药大学
赵小萱　黑龙江中医药大学
张宏贤　北京中医药大学
张　芳　山东中医药大学
张丹丹　湖北中医药大学
余　涛　江西中医药大学
杨梦琳　湖南中医药大学
徐一菲　北京中医药大学
徐满成　上海中医药大学
肖　微　江西中医药大学
王怡超　上海中医药大学附属岳阳中西医结合医院
王　杰　河北中医学院
王德龙　浙江中医药大学
田　琪　山东中医药大学
唐　宇　湖南中医药大学
谭张奎　湖北中医药大学
孙永康　河南中医药大学
戎　姣　山东中医药大学
孟　玺　山东中医药大学
鲁　军　浙江中医药大学
刘昱麟　辽宁中医药大学

刘亚楠　河南中医药大学
刘启鸿　福建中医药大学
刘　念　云南中医药大学
李兆钰　山东中医药大学
李文静　北京中医药大学
李　琪　江西中医药大学
江佳林　广州中医药大学
贾丽燕　北京中医药大学
黄艳峰　福建中医药大学
郭玉琴　福建中医药大学
高　耀　山西大学
付　琨　长春中医药大学
范奇鑫　山东中医药大学
杜晓鹂　天津中医药大学
陈　婷　山东中医药大学
陈　琼　广州中医药大学
陈光耀　北京中医药大学
曹　妍　北京中医药大学
安　黎　南京中医药大学
徐若蕙　上海中医药大学
王　觉　甘肃中医药大学
孙　迪　辽宁中医药大学
苏　悦　成都中医药大学
沈　雁　浙江中医药大学
亓润智　中国中医科学院广安门医院
彭杨芷　成都中医药大学
刘亚华　上海中医药大学
刘金涛　北京中医药大学
李　霞　成都中医药大学
李佳珊　北京中医药大学
李　成　中国中医科学院广安门医院
黄晶晶　广西中医药大学
何家恺　中国中医科学院
邓丹芳　湖北中医药大学
程喜乐　沈阳药科大学
徐　静　上海中医药大学

第十三届

一等奖

尹晓琳　山东中医药大学
卢　进　上海中医药大学
孙瑶瑶　辽宁中医药大学
张丹丹　湖北中医药大学
张积思　河南中医药大学
李　成　中国中医科学院
李非洲　湖北中医药大学
陈立铭　上海中医药大学
陈梦涵　山东中医药大学
姚俊鹏　成都中医药大学
郭兆娟　北京中医药大学
傅　阳　河南中医药大学
曾丽华　广州中医药大学
黄　硕　浙江中医药大学
潘嘉祥　辽宁中医药大学

二等奖

丁珊珊　福建中医药大学
方崇锴　广州中医药大学
王艺霏　中国中医科学院
王晓婷　辽宁中医药大学药学院
王　瑶　黑龙江中医药大学
卢雯湉　南京中医药大学
叶佳蓓　河北中医学院
刘启鸿　福建中医药大学
刘志凤　北京中医药大学
宋　玮　成都中医药大学
张育贵　甘肃中医药大学
张泉龙　浙江中医药大学
时　健　湖南中医药大学
李　娜　天津中医药大学
杜颖初　山东中医药大学
杨楚琪　浙江中医药大学
杨　蕙　湖南中医药大学

孟庆岩　北京中医药大学
陈李圳　中国中医科学院
陈佳佳　北京中医药大学
陈剑明　首都医科大学附属北京中医医院
高　兵　安徽中医药大学
曹占鸿　长春中医药大学
陶雨晨　上海中医药大学
葛　巍　江西中医药大学

三等奖

马　洁　上海中医药大学
王永成　山东中医药大学
王永涛　中国中医科学院
王　响　长春中医药大学
王美子　南京中医药大学
王梦然　浙江中医药大学
王琪格　辽宁中医药大学
白　敏　甘肃中医药大学
石国栋　江西中医药大学
刘白雪　辽宁中医药大学
刘亚楠　河南中医药大学
刘妙华　江西中医药大学
刘轶凡　北京中医药大学东直门医院
刘　培　湖南中医药大学
刘　慧　北京中医药大学
孙　姮　黑龙江中医药大学
孙继飞　中国中医科学院
孙晨冰　上海中医药大学
安继仁　辽宁中医药大学
朱杨壮壮　上海中医药大学
朱婷婷　上海中医药大学
闫德祺　新疆医科大学
巫晓慧　河南中医药大学
张一凡　上海中医药大学
张　丹　广州中医药大学
张承坤　长春中医药大学
张　勋　福建中医药大学
张　恬　山东中医药大学
张　洋　上海中医药大学
张新悦　湖北中医药大学
李文娜　北京中医药大学
李巧稚　河南中医药大学
李宏林　山东中医药大学
李　灵　山东中医药大学
李佳欣　成都中医药大学
李缘缘　福建中医药大学
杨　颖　山东中医药大学
邢利威　云南中医药大学
周晔禄　上海中医药大学
孟祥丽　山东中医药大学
陆梦馨　北京中医药大学东直门医院
陈奕历　中国中医科学院望京医院
胡宗仁　湖南中医药大学
赵子楠　北京中医药大学
赵开政　湖北中医药大学
赵芸芸　长春中医药大学
郑思思　首都医科大学附属北京安定医院
唐　青　广州中医药大学
徐宁阳　辽宁中医药大学
徐闪闪　河南中医药大学
徐菁晗　广州中医药大学
秦百君　广西中医药大学
贯　静　甘肃中医药大学
崔文文　山东中医药大学
崔　鑫　中国中医科学院
梁绮婷　广州中医药大学
郭　谦　长春中医药大学
潘　雪　中国中医科学院广安门医院
燕文海　北京中医药大学
戴方圆　北京中医药大学第三附属医院

第十四届

一等奖

王若冲　北京中医药大学
张楚楚　中国中医科学院
李雪军　上海中医药大学附属龙华医院
古豫蕾　河南中医药大学
李春琳　上海中医药大学
杨　灏　河南中医药大学
陈佳佳　北京中医药大学
陈文华　浙江中医药大学
黄　娴　广州中医药大学
李媛媛　河北中医学院
林星星　辽宁中医药大学
刘　览　河南中医药大学
马　跃　中国中医科学院
施庆武　南京中医药大学
杨　颖　山东中医药大学
张楠茜　长春中医药大学

二等奖

季文达　甘肃中医药大学
蒋鹏飞　湖南中医药大学
金　萌　浙江中医药大学
孔鑫靓　北京中医药大学
李宝花　山东中医药大学
李　琼　江西中医药大学
李文飞　北京中医药大学
李缘缘　福建中医药大学
廖翠平　中国中医科学院
刘媚琪　天津中医药大学
刘　杨　河南中医药大学
罗心遥　湖北中医药大学
沈嘉艳　云南中医药大学
宋　玮　成都中医药大学
宋　鑫　江西中医药大学
王　成　成都中医药大学
王镜宇　山东中医药大学
王　震　黑龙江中医药大学
吴承杰　南京中医药大学
杨文育　湖北中医药大学
杨　晓　上海中医药大学
昝树杰　天津中医药大学
张　帆　安徽中医药大学
赵洪庆　湖南中医药大学

三等奖

李旭豪　山东中医药大学
倪世豪　广州中医药大学
陈　慧　南京中医药大学
陈贞月　广州中医药大学
李斐斐　上海中医药大学
宋　哲　山东中医药大学
巫晓慧　河南中医药大学
肖　洋　长春中医药大学
艾梓黎　江西中医药大学
白　敏　甘肃中医药大学
毕珊榕　澳门科技大学
曹　兵　河南中医药大学
曹　方　长春中医药大学
陈炳力　上海中医药大学
陈弘林　广州中医药大学
陈　娜　河南中医药大学
陈一凡　北京中医药大学
戴淑颖　浙江中医药大学
方崇锴　广州中医药大学
高天慧　成都中医药大学
高　原　河南中医药大学
何信用　辽宁中医药大学
胡宗仁　湖南医药学院
李傅尧　北京中医药大学
李泓莹　云南中医药大学
李嘉鑫　辽宁中医药大学
李　敏　中国中医科学院广安门医院

林　青　暨南大学
刘辰昊　成都中医药大学
刘　晓　贵州中医药大学
刘雪平　河北中医学院
刘运华　北京中医药大学
彭思涵　成都中医药大学
齐诗仪　福建中医药大学
邱旭东　北京中医药大学
宋玲玲　河南中医药大学
谭　丽　首都医科大学附属北京世纪坛医院
陶兴宝　重庆中医药学院
王桂彬　中国中医科学院
王　杰　辽宁中医药大学
王俊岩　广州中医药大学
王梦洁　山东中医药大学
吴　康　北京中医药大学东直门医院
夏庭伟　成都中医药大学
夏旭婷　湖南中医药大学
徐晓楠　浙江中医药大学
许嘉慧　上海中医药大学
许　睿　山东中医药大学
颜水平　福建中医药大学
姚嘉麟　上海中医药大学附属岳阳中西医结合医院
袁丽莎　中国中医科学院望京医院
张全金　湖北中医药大学
张　蕾　山东中医药大学
张　宁　北京中医药大学
张益琳　山东中医药大学
张　震　中国中医科学院
赵泽世　中国中医科学院广安门医院
征宗梅　上海中医药大学
钟　霞　山东中医药大学
卓桂锋　广西中医药大学

第十五届

一等奖

肖秋萍　江西中医药大学
阮　健　江西中医药大学
赵泽世　中国中医科学院广安门医院
张　烨　南京中医药大学
施　娜　南京中医药大学
高媛媛　南京中医药大学
崔艺萌　上海中医药大学
操　颖　上海中医药大学
廖雪娇　山东中医药大学
钟　霞　山东中医药大学
郭红鑫　河南中医药大学
李媛媛　河北中医药大学
郭　智　福建中医药大学
张翼飞　北京中医药大学
姜月蓬　浙江中医药大学
王蓉燕齐　北京中医药大学
刘辰昊　成都中医药大学

二等奖

倪世豪　广州中医药大学
刘　鑫　广州中医药大学
尹东阁　北京中医药大学
李俐霜　中国中医科学院
张育贵　甘肃中医药大学
尹　誉　天津中医药大学
张丰荣　中国中医科学院
赵　凡　湖南中医药大学
陈　旭　新疆医科大学
宋子瑜　浙江中医药大学
王子焱　湖南中医药大学
彭思涵　成都中医药大学
刘　桐　安徽中医药大学
李　宁　云南中医药大学
王　浩　湖北中医药大学

梁元钰　辽宁中医药大学
王博文　湖北中医药大学
丁　强　广西中医药大学
郭丹丹　黑龙江中医药大学
郭彭莉　河南中医药大学
宋玲玲　河南中医药大学
纪凌云　山东中医药大学
刘应超　上海中医药大学

三等奖

欧　燕　贵州中医药大学
陶经纬　北京中医药大学东直门医院
毕珊榕　澳门科技大学
刁云皓　北京中医药大学
周星辰　浙江中医药大学
秦雪颖　北京中医药大学
季文达　甘肃中医药大学
赵京博　北京中医药大学
高　雅　中国中医科学院
张妙芬　广州中医药大学
陈淑敏　中国中医科学院
展立芬　湖南中医药大学
蒋　啸　湖南中医药大学
李缘缘　福建中医药大学
张　宁　北京中医药大学
马　倩　广州中医药大学
郑晓宇　中国中医科学院西苑医院
贺喜盈　云南中医药大学
许云腾　福建中医药大学
陈惠芳　福建中医药大学
高　兵　安徽中医药大学
徐　磊　云南中医药大学
鄢梁裕　长春中医药大学
赵晓然　天津中医药大学
李嘉鑫　辽宁中医药大学
徐　樱　辽宁中医药大学
曹静雅　成都中医药大学
鄢香芸　成都中医药大学
朱晓东　广西中医药大学
刘　琳　广西中医药大学
袁孟珂　黑龙江中医药大学
李林俊　贵州中医药大学
孟　鑫　河北中医药大学
孙亚磊　河南中医药大学
陈莉华　河南中医药大学
宋　哲　山东中医药大学
石雅馨　山东中医药大学
王　琳　山东中医药大学
熊乐文　山东中医药大学
刘圆圆　山东中医药大学
王子健　山东中医药大学
常晓丽　山东中医药大学
李旭豪　山东中医药大学
李斯锦　上海中医药大学
吕　胜　上海中医药大学
韦紫君　上海中医药大学
张永康　上海中医药大学
杨　妮　南京中医药大学
黄佳琦　江西中医药大学
王思童　北京中医药大学
徐晓楠　浙江中医药大学
王照东方　北京中医药大学第三附属医院
雷佳楠　浙江中医药大学
李晓玲　甘肃中医药大学
王　玺　天津中医药大学
曹　迪　湖北中医药大学
张诗嘉　黑龙江中医药大学
刘秀彬　山东中医药大学
常　捷　上海中医药大学
谢荣芳　江西中医药大学